Sterben und Tod in der Palliativ- und Intensivpflege

Die Reihe „Ethik – Pflege – Politik", Band 8

Ethik bewegt uns. Denn sie berührt Fragen des Menschseins und die Sorge um ein gutes Leben. Gerade in Zeiten des Krankseins, der Gebrechlichkeit und des Sterbens kann auf eine kompetente Begleitung und Versorgung nicht verzichtet werden. Dazu gehört auch eine gute Pflege im Sinne von Care als eine kritische Alltagspraxis, sei es im Krankenhaus, im Pflegeheim oder in der häuslichen Umgebung.

Die Titel der Reihe eint die Auseinandersetzung mit pflegerischen Themen aus einer ethischen Perspektive, die Konflikte in den Blick nehmen und historischen Erfahrungen gerecht werden. Für die Praxis im Gesundheitswesen werden Denk- und Handlungsmöglichkeiten eröffnet, die auf eine Pflege auf Augenhöhe zwischen professionell Pflegenden und pflegebedürftigen Menschen abzielen.

Prof. Dr. Helen Kohlen (Hrsg.)

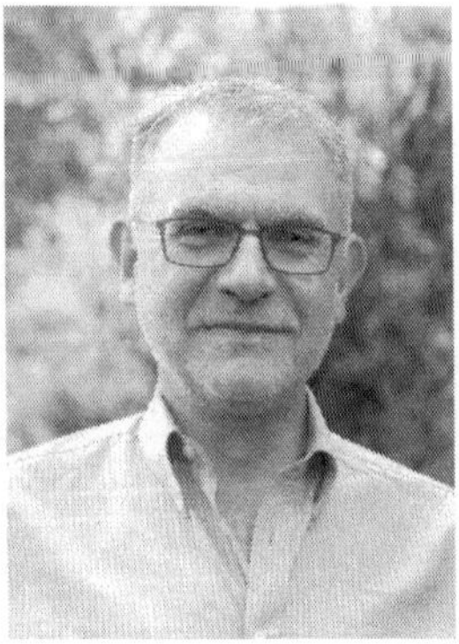

Manfred Baumann, Dr., geb. 1968, ist evangelischer Theologe, Pflegewissenschaftler, Ethikberater im Gesundheitswesen, Gesundheits- und Krankenpfleger, Palliative Care-Fachkraft und Hospizleiter. Er arbeitet freiberuflich in der Erwachsenenbildung mit Schwerpunkt Ethik im Gesundheitswesen und Palliative Care.

Manfred Baumann

Sterben und Tod in der Palliativ- und Intensivpflege

Woran Fachkräfte ihr Handeln orientieren

Mabuse-Verlag
Frankfurt am Main

Bibliografische Information der Deutschen Nationalbibliothek

Die Deutsche Nationalbibliothek verzeichnet diese Publikation in der Deutschen Nationalbibliografie; detaillierte bibliografische Daten sind im Internet über http://dnb.dnb.de abrufbar.

Informationen zu unserem gesamten Programm, unseren Autor:innen und zum Verlag finden Sie unter: www.mabuse-verlag.de.

Wenn Sie unseren Newsletter zu aktuellen Neuerscheinungen und anderen Neuigkeiten abonnieren möchten, schicken Sie einfach eine E-Mail mit dem Vermerk „Newsletter“ an: online@mabuse-verlag.de.

Vorliegende Arbeit wurde unter dem Titel „Was ich nie vergessen werde‘. Handlungsleitende Orientierungen im Umgang mit Sterbenden und Verstorbenen in der spezialisierten Palliativpflege und der Intensivpflege“ von der Pflegewissenschaftlichen Fakultät der Philosophisch-Theologischen Hochschule Vallendar (seit 12/2021 Vinzenz Pallotti University) als Dissertation zur Erlangung des Doktorgrades der Pflegewissenschaft (Dr. rer. cur.) angenommen und am 20.12.2023 erfolgreich verteidigt.

Kasseler Str. 1 a
60486 Frankfurt am Main
Tel.: 069-70 79 96-22
Fax: 069-70 41 52
vertrieb@mabuse-verlag.de
www.mabuse-verlag.de
www.facebook.com/mabuseverlag
www.instagram.com/mabuseverlag

Umschlaggestaltung: Tanja Huckenbeck, ffj Büro für Typografie und Gestaltung, www.ffj-design.de
Satz und Gestaltung: Björn Bordon/Metalexis, Niedernhausen

Druck: Stückle Druck und Verlag, Ettenheim
ISBN: 978-3-86321-736-5
Printed in Germany

Inhalt

Danksagung

An dieser Stelle möchte ich allen danken, die mich bei der Anfertigung meiner Dissertation unterstützt haben. Mein besonderer Dank gilt Helen Kohlen für die wunderbare und anregende Betreuung bei der Umsetzung der gesamten Arbeit. Ein herzlicher Dank an Carlo Leget, der die Zweitbegutachtung übernommen hatte. Außerdem möchte ich mich bei meinen zwei lieben Freundinnen Martina und Anette bedanken, die mich auf meinem Weg mit Rat und Tat unterstützt und begleitet haben. Zuletzt möchte ich mich sehr herzlich bei allen interviewten Personen bedanken – für ihr Vertrauen und dass sie mir tiefe Einblicke in ihre privaten und beruflichen Lebensgeschichten gewährt haben. Sie haben mich mit ihren Erfahrungen beschenkt, die nun Grundlage dieser Arbeit sind. Danke an meine lieben Menschen um mich – für ihren Rat und vor allem ihre Geduld und guten Zuspruch. Danke.

Wo möglich, habe ich integrierte Formulierungen verwendet. In allen anderen Fällen steht die weibliche bzw. männliche Variante stellvertretend für alle Geschlechter. Zitate, die ein Kapitel einleiten, sind grundsätzlich kursiv abgedruckt. Einfügungen des Autors sind in [ ] gesetzt.

Abstract

Hintergrund: Die Pflege schwerstkranker und sterbender Menschen gehört zu den Kernaufgaben beruflich Pflegender und schließt die Pflege Verstorbener, das Verabschieden der Verstorbenen sowie die Begleitung nahestehender Personen ein. In Deutschland versterben etwa 75 % der Menschen in Institutionen der allgemeinen Palliativversorgung (APV) und der spezialisierten Palliativversorgung (SPV) mit einer Verdichtung des Sterbens in spezialisierten palliativen Versorgungsformen und auf den Intensivstationen. Je nach Versorgungsstufe (Grund-, Regel-, Schwerpunkt- oder Maximalversorgung) versterben etwa 40–50 % der Patient:innen auf einer Intensivstation. Pflegende dieser Felder sind mit einer Dichte an Sterbeerfahrungen konfrontiert. Untersuchungen konzentrieren sich im Bereich der Intensivpflege (Kinder und Erwachsene) vor allem auf die Rolle der Pflegenden in Entscheidungsfindungsprozessen, die Kontinuität der Pflege nach Therapiezieländerung und Praktiken einer Comfort Care. Untersuchungen im Bereich der SPV thematisieren mitunter Orientierungen in den stationären Feldern der SPV. In allen Feldern beschäftigt sich ein Großteil der Untersuchungen mit den Belastungen der Pflegenden. Angesichts dichter Sterbeerfahrungen wissen wir aber wenig darüber, was für erfahrene Pflegende aus diesen Feldern im Umgang mit Sterbenden und Verstorbenen bedeutsam ist, welche Deutungen für sie im Umgang mit Sterbenden und Verstorbenen relevant sind, welche Orientierungen in ihrem Handeln in Situationen der Sterbebegleitung zum Tragen kommen.

Forschungsfrage: Ziel der vorliegenden Arbeit ist es, Erkenntnisse darüber zu gewinnen, woran erfahrene Pflegende aus den Feldern der spezialisierten Palliativpflege und der Intensivpflege ihre Praxis des Umgangs mit sterbenden und verstorbenen Menschen orientieren. Was ist für sie bedeutsam im Umgang mit Sterbenden und Verstorbenen, welche Erfahrungen und Deutungen kommen darin zum Tragen und orientieren das Handeln der Pflegenden?

Methode: Um Antworten auf die Frage, was ihre Praxis der Sterbebegleitung orientiert und welche Deutungen für sie relevant sind, zu finden, führte der Autor 20 biografisch-narrative Interviews nach Fritz Schütze mit erfahrenen Pflegenden aus den Feldern der stationären Intensiv- und der spezialisierten

Palliativpflege. Die Interviewten hatten mindestens 12 Jahre Berufserfahrung und waren zwischen 30 und 59 Jahren alt. Von zwei Männern und 18 Frauen arbeiteten acht als Intensivpflegende, sieben als SPV-Pflegende und weitere 5 SPV-Pflegende hatten vorm Wechsel ins Feld der SPV über viele Jahre als Intensivpflegende gearbeitet. Die Interviews wurden mit der dokumentarischen Methode nach Ralf Bohnsack ausgewertet.

Ergebnisse: Die Pflegenden erzählen in Narrativen, was sie nie vergessen werden: unausweichlich Belastendes und Bedrängendes. Es sind Erfahrungen der Unausweichlichkeit des sinnlich Erlebten und der emotionalen Nähe zu anderen, das Wissen um die Wirklichkeit falscher Orte und der falschen Zeit fürs Sterben sowie um das unausweichlich Bedrängende der eigenen Hilflosigkeit – es sind Erfahrungen des gemeinsamen Raums, des unausweichlichen *Drinnen-Seins* im Raum mit den Sterbenden und Verstorbenen. Die Narrative führen in den Raum des *Innen* mit dem Fehlen der Möglichkeit einer Distanzierung. In die Narrative eingewoben sind sprachliche, emotionale, leiblich-räumliche und rationalisierende Distanzierungen zum Erlebten. Die Erzählungen sind eingelassen in argumentativ verfasste „Counterstories", die vom eigenen guten Umgang mit belastenden Situationen, von entlastenden Deutungen anhand eines besonderen Wissens sowie Deutungen der eigenen Rolle und Bedeutsamkeit in Situationen des Begleitens von Sterbenden, von Nahestehenden und in der Verstorbenenpflege handeln. Sie führen in den Raum des *Draußen* durch Distanzierung und normierte Praktiken des Umgangs mit Sterbenden und Verstorbenen, die durch Normierung die Pflegenden schützen. So orientieren die Pflegenden ihr Handeln – angesichts der Erfahrung des unausweichlich Bedrängenden in belastenden Situationen und angesichts des vermeintlich Nichtplanbaren und Nichtkontrollierbaren von Sterben und Tod – am Wissen um ihre Wirksamkeit am Übergang des Lebens zu Sterben und Tod, an ihrem besonderen Erfahrungs-, Spür-, „magischen" und spirituellen Wissen, mit dem sie das Erlebte deuten, sowie schließlich an Praktiken des Schön-Machens des Sterbens und Verstorben-Seins – zum Zwecke eines schönen Abschieds.

Fazit: Die Ergebnisse der Auswertung der Interviews sind eingebettet in die Frage, wie über Sterben und Tod angesichts der Nichterfahrbarkeit des Todes und der Erfahrbarkeit des Sterbens allein aus der Perspektive auf den anderen gesprochen werden kann. Pflegende erzählen über Belastendes und Bedrängendes, indem sie die *Narrative einer Moral der Nähe* in Narrative einbetten, die *Counterstories* zum Erlebten sind, die das Sprechen über Belastendes und Bedrängendes und die Praxis des täglichen Umgangs mit Sterbenden und Verstorbenen orientieren. Es konnten Wissensbestände im Umgang mit Sterbenden und Verstorbenen identifiziert werden, die in der Forschung bisher wenig Beachtung finden: (1) Das unausweichlich Bedrängende des in der Sterbebegleitung sinnlich Erlebten ist die orientierende Hintergrundfolie für die palliative Praxis. Dies umfasst den Umgang mit der Wirklichkeit entgrenzter Körper, das Verhältnis des Raums des Sterbens als Ort des unausweichlichen Drinnen (Ort der Resonanz) und des entlastenden Raums des Draußen (Ort der Distanz), das Erleben von Schuld und Mittäterschaft einer quälenden Intensivpraxis sowie die Not der Pflegenden aufgrund der Notwendigkeit der Proklamation *er/sie ist sterbend/verstorben* und die Bedeutung dieser Proklamation. (2) Pflegende distanzieren sich im Erzählen und im erzählt Erlebten von unausweichlich belastenden Erfahrungen – sprachlich, emotional, räumlich und rational. Hierzu gehört die Diskrepanz zwischen erzählt Erlebtem (was ich nicht vergessen kann) und argumentativ Konstruiertem (dass ich vermeintlich alles vergesse, wenn ich zur Tür raus bin). (3) Der Umgang mit kontingent Erlebtem durch deutende Zuschreibungen in Narrativen der Kontingenzbewältigung. Die Pflegenden verfügen über ein recht homogenes Portfolio an spirituellen Deutungen sowie an „magischen“ Zuschreibungen: dass Sterbende Einfluss auf Zeitpunkt und Art ihres Sterben haben und damit Akteur:innen ihres Sterbens sind und dass Nahestehende und Pflegende Einfluss auf Zeitpunkt und Art des Sterbens haben können. (4) Die Inszenierung des Schönen in der Begleitung Sterbender und in der Praxis der Verstorbenenpflege – angesichts belastender, erschreckender und verunsichernder Erfahrungen.

Vorwort

Im Rahmen einer seit Jahrzehnten zunehmenden gesellschaftlichen – auch globalen – Care-Krise, sei es in Bezug auf die tagespolitischen Fragen der Bildung, Erziehung und der ärztlichen Versorgung sowie einer Sicherung von Pflegearbeit und Anerkennung der Pflegeberufe, ist es dringlich, den Kompetenzen von Pflegenden und den damit verbundenen ethischen Herausforderungen Aufmerksamkeit zu schenken. Niemand möchte unachtsam und unverantwortlich gepflegt werden, erst recht nicht am Lebensende.

Die Pflege schwerstkranker und sterbender Menschen gehört zu den Kernaufgaben beruflich Pflegender. Dazu gehört auch die Pflege der Verstorbenen, die Verabschiedung der Verstorbenen, die Begleitung der Zu-und Angehörigen sowie die eigene Trauerarbeit. Um Antworten auf die Frage zu finden, woran sich die Pflegenden in der Praxis der Sterbebegleitung orientieren und welche Deutungen für sie relevant sind, hat Manfred Baumann 20 biographisch-narrative Interviews mit erfahrenen Pflegenden aus den Feldern der stationären Intensivpflege und der Spezialisierten Palliativpflege (SPV) geführt.

Ebenso hat er sich umfänglich mit der Literatur zur Thematik auseinandergesetzt. Der Forschungsstand zeigt, dass Pflegende in ihrer Versorgung und Begleitung am Lebensende stets ihr Möglichstes tun. Was sie strukturell belastet, sind fehlende Palliative Care-Ansätze auf den Stationen, Schwierigkeiten mit anderen Berufsgruppen, fehlende Kontinuität des Behandlungsregimes, widersprüchliche Ansprüche sowie emotionale Stressoren wie Wertekonflikte im Umgang mit Leid und Trauer der Angehörigen. Die vorliegende Veröffentlichung bietet somit neben den gehaltvollen Erkenntnissen aus der empirischen Untersuchung einen reichen Schatz an systematisch aufgearbeiteter Literatur. Diese anspruchsvolle Untersuchung ist Manfred Baumann auch deshalb so überzeugend gelungen, weil er als erfahrener Pflegender und Theologe vertrauensvoll mit den Interviewpartner:innen sprechen konnte.

Die Untersuchung zeigt: Pflegende in ihrer Begleitung von Sterbenden am Lebensende wissen um das Erschreckende von Sterben und Tod. Was sie sehen und riechen, was sie hören und spüren, dem können sie sich nicht entziehen und können es nicht vergessen.

Was sie sinnlich wahrnehmen, führt zu Sterbebildern und -erinnerungen, die sie in Erinnerung behalten und von denen sie sich nicht distanzieren können. Pflegende sprechen vom „drinnen“ und „draußen“. Drinnen-Sein bedeutet in den Erzählungen, Sterbenden und Verstorbenen durch das sinnliche Erleben im gemeinsamen Raum Nähe zuzulassen. Die Tür wird zur Metapher für eine Grenze, die das Drinnen-Sein vom Draußen-Sein trennt. Draußen bedeutet Abstand nehmen, Distanz gewinnen.

Die Pflegenden der stationären Intensivpflege erzählen von erlebter Schuld und Mittäterschaft einer erlebten quälenden Intensivpraxis. Sie berichten, dass im klinischen Kontext die Rahmenbedingungen fehlen – wie Räume, Zeit und Personal –, um Sterbende gut begleiten zu können.

In den Erzählungen der Interviews wird deutlich, dass ein Wissen um das sinnlich oft unausweichlich Erschreckende von Sterben und Tod das Handeln der Pflegenden begleitet. Sie reagieren mit Distanzierung mittels einer ritualisierten Praxis. Sie setzen Abschiedsrituale ein, die sie als emotionale Stütze sehen. Pflegende unterscheiden hiervon routinierte Praktiken wie das „Richten“ Verstorbener. Das gilt für beide Felder, für die stationäre Intensivpflege und die Spezialisierte Palliativpflege (SPV). Die Pflegenden versuchen, den Abschied eines Menschen möglichst schön zu gestalten. Sie beschreiben Praktiken des „Schön-Machens“ für einen schönen, ruhigen und friedlichen Abschied. Ihre Erzählungen zeigen eine Orientierung an normativen Vorstellungen eines guten Sterbens und guten Todes.

Das vorliegende Werk ist nicht nur theoretisch äußerst fundiert und reich an pflegewissenschaftlichen Erkenntnissen, sondern wirft auch gesellschaftlich-kulturelle Fragen nach guten Sterbeorten und Sterbebedingungen für alle auf.

Helen Kohlen Bremen, 26.10.2024

Einleitung

„Der Tod des anderen macht es unmöglich,
die eigene Vergänglichkeit zu ignorieren."
(Von Arnim 2021, 230)

Hintergrund

Als sterblichen Menschen wohnt uns das Wissen um unsere Sterblichkeit inne. (Elias 1995, 11) Wir können der Auseinandersetzung mit dem Tod nicht ausweichen. Werden wir in der Anschauung todkranker und verstorbener Menschen an unser Endlich-Sein und unseren eigenen Tod erinnert, welche Bedeutung hat dann der Umgang mit schwerstkranken, sterbenden, verstorbenen und trauernden Menschen für die, die tagtäglich mit ihnen umgehen? Ganz besonders für Pflegende, die aufgrund der beruflichen Kontexte, in denen sie arbeiten, eine besondere Nähe zu diesen Menschen haben und über einen längeren Zeitraum mit ihnen umgehen, für die Sterbebegleitung also zu ihren täglichen Aufgaben gehört? Welches Wissen orientiert ihr Handeln angesichts des Befundes, dass dem „modernen Selbst […] durch religiöse und gesellschaftliche Pluralisierungsprozesse eine Vielzahl von thanatospezifischen Deutungs- und Handlungsmustern zur Verfügung" stehen? (Schiefer 2007, 13)

Die Pflege schwerstkranker und sterbender Menschen gehört zu den Kernaufgaben beruflich Pflegender (Pleschberger/Heimerl 2005; Hospiz- und Palliativgesetz 2015; Pflegeberufereformgesetz 2017; International Council of Nurses 2021). Sie endet nicht mit dem Tod des Menschen, sondern schließt im beruflichen Alltag die Pflege Verstorbener, das Verabschieden der Verstorbenen sowie die Begleitung nahestehender Personen mit ein – immer unter Berücksichtigung ihrer sozialen und kulturellen Einbettung. Obwohl eine Kernaufgabe, fühlen sich viele Pflegende nur unzureichend auf die Aufgabe der Sterbebegleitung vorbereitet. „Sie äußern Unsicherheit in der Kommunikation mit Sterbenden und deren Angehörigen und befürchten mitunter, beim Umgang mit Sterbenden etwas falsch zu machen und ihnen damit zu schaden." (Kaluza/Töpferwein 2005, 34)

In Deutschland versterben etwa 75 % der Menschen in Institutionen der allgemeinen und spezialisierten Palliativversorgung mit einer Verdichtung des

Sterbens in spezialisierten palliativen Versorgungsformen (SPV)[1] und auf den Intensivstationen. Während der Anteil der in spezialisierten palliativen Feldern sterbenden Menschen vergleichsweise gering ist, versterben etwa 50 % in Krankenhäusern. Je nach Versorgungsstufe des Krankenhauses (Grund-, Regel-, Schwerpunkt- oder Maximalversorgung) versterben etwa 40–50 % der Patient:innen auf einer Intensivstation. Da Institutionen die hauptsächlichen Sterbeorte sind, gehören die Angehörigen der „Berufsgruppen, die professionell mit der Versorgung und Betreuung von Schwerkranken und Sterbenden beschäftigt sind, auch in Zukunft zu den wichtigsten Sterbebegleitern." (ebd., 30) Aufgrund der Verdichtung des Sterbens in den Feldern der Intensivpflege und der spezialisierten Palliativpflege sind Pflegende hier professionelle Sterbebegleiter:innen im klinischen Kontext. (Müller 2018, 28) In spezialisierten palliativen Feldern sind Pflegende tagtäglich mit der Vergänglichkeit des Lebens, der Unabänderlichkeit des Todes, dem Leid durch Verlusterfahrungen und der existenziellen Suche nach Sinn und Bedeutung konfrontiert. (Papadatou 2009, 13) Der Umgang mit Sterbenden bedeutet ein Arbeiten an Grenzen: die Begrenztheit unserer Lebenszeit, die Grenzen unserer medizinischen Macht, die Grenzen unseres Bestimmen- und Verfügen-Könnens. (Knellwolf/Rüegger 2005, 102) „Exposure to death has a profound impact, whether we recognize it or not." (Papadatou 2009, 43)

Angesichts dieser Verdichtung des Sterbens in dafür explizit[2] oder implizit[3] definierten Feldern verbunden mit einem Verständnis professioneller Pflege[4] als Körper- und Beziehungsarbeit mit einer besonderen Nähe zu (sterbenden) Menschen drängt sich die Frage auf, was und wie beruflich erfahrene Pflegende aus diesen Feldern über ihre Erfahrungen und Erlebnisse im Umgang mit sterbenden und verstorbenen Menschen und über die Bedeutung, die für sie die Pflege sterbender und verstorbener Menschen hat, erzählen. Untersuchungen konzentrieren sich im Bereich der Intensivpflege vor allem auf die Rolle der Pflegenden

1 Stationäre Hospize, Palliativstationen, Spezialisierte ambulante Palliativversorgung.

2 Die Versorgungsform SPV wurde explizit dafür geschaffen – als Feld mit eigenem Habitus. (Baumann 2013)

3 Den interviewten Personen aus dem Feld der Intensivpflege war das in der Regel nicht bewusst.

4 Zum Verständnis professioneller Pflege vgl. Weidner 2011.

in Entscheidungsfindungsprozessen, die Kontinuität der Pflege nach Therapiezieländerung und mögliche Praktiken einer Comfort Care. Untersuchungen im Bereich der SPV thematisieren mitunter Handlungsorientierungen in den stationären Feldern der SPV. In allen Bereichen beschäftigt sich ein Großteil der Untersuchungen mit der Belastung der Pflegenden. Wir wissen aber nur wenig darüber, welche Bedeutung der Umgang mit Sterbenden und Verstorbenen für die erfahrenen Pflegenden aus diesen Feldern hat, welche Deutungen für sie im Umgang mit ihnen relevant sind und was ihr Handeln in Situationen der Sterbebegleitung orientiert – was sie über Sterben und Tod wissen.

Sind Bedeutungen Ausdruck gesellschaftlich verankerter Denk- und Handlungsmöglichkeiten, verbinden Pflegende in ihrer pflegerischen Praxis also habitualisierte Denk- und Handlungsmöglichkeiten mit einer konkreten Situation. (Ittner 2016, 14; Weidner 2011) „Neben impliziten – in Handlungsroutinen lediglich vollzogenen, dem handelnden Subjekt aber nicht (mehr) bewussten – Bedeutungsgehalten manifestieren sich Bedeutungen gerade auch in nichtsprachlichen Symbolen.“ (Ittner 2016, 11) „In den Bedeutungen bildet sich das Wissen der Gesellschaft über die Welt, aber auch das Spektrum der Deutungen der Gesellschaft, des Menschen […] ab.“ (ebd., 14) Dem Symbolischen Interaktionismus folgend handeln Menschen aufgrund der Bedeutungen, „die sie den Dingen geben. Bedeutungen werden durch Personen gebildet, die gemeinsam handeln und sich untereinander verständigen. Bedeutungen sind also ‚soziale Produkte‘.“ (Mayer 2007, 92) Die Frage, welche Bedeutung der Umgang mit Sterbenden und Verstorbenen für Pflegende hat und welches Wissen ihre berufliche Praxis orientiert, ist eingebettet in das Wissen, dass das Sterben eines Menschen und das Verständnis vom Sterben eines Menschen von der Gesellschaft, in der das Sterben seinen Ort hat, bestimmt sind. Das Sterben eines Menschen „vollzieht sich in den für die Beteiligten gegebenen sozialen Beziehungen, wird entlang der jeweiligen, situativen institutionellen Bezüge und materialen Bedingungen ausgestaltet und ist an den je vorherrschenden gesellschaftlichen Normen und Leitvorstellungen zu Sterben und Tod ausgerichtet.“ (Schneider 2014, 62)

Zielsetzung der Arbeit – Forschungsfragen

Ziel der vorliegenden Arbeit ist es, die Praxis der Pflege sterbender und verstorbener Menschen und das Wissen, das diese Praxis orientiert und ordnet, aus der Perspektive von beruflich besonders erfahrenen Pflegenden aus den Feldern der spezialisierten Palliativpflege und der Intensivpflege besser zu verstehen: welche sozial konstruierten Deutungen rund um Sterben und Tod kommen darin zum Tragen und orientieren das Handeln der Pflegenden? Eine wissenssoziologisch-thanatologische Perspektive kann ein solches Wissen, das die berufliche Praxis sinngebend prägt, das die berufliche Praxis deutet und orientiert, erschließen helfen. (Tirschmann 2017, 2)

Die Deutungsmuster und das Orientierungswissen im Umgang mit Sterbenden und Verstorbenen wurden in dieser Arbeit mittels narrativ-biografischer Interviews nach Fritz Schütze rekonstruiert. Ein solches Wissen ist nie voraussetzungslos: jede individuelle Deutung repräsentiert immer „einen historisch konkreten Ausschnitt eines gesellschaftlichen Wissensvorrats, aus dem sich jede und jeder zwanglos bedienen kann, der oder dem der Tod zur Deutung aufgegeben wird." (ebd., 8) Unsere Orientierungen über Sterben und Tod und für unseren Umgang mit Sterbenden und Verstorbenen sind stets in den Auffassungen der eigenen Zeit über Sterben und Tod und den Umgang mit Sterbenden und Verstorbenen eingebettet. Forschende sind davon nicht ausgenommen. Auch sie nähern sich mit bestimmten Erwartungen, Befürchtungen und einer dadurch schon vielfach festgelegten Aufmerksamkeit dem zu untersuchenden Gegenstand an. Das Wissen des Einzelnen über Sterben und Tod und über den Umgang mit Sterbenden und Verstorbenen, das Wissen also, über das beruflich Pflegende „in ihrem Arbeitsalltag verfügen, steht in einem wechselseitigen Abhängigkeitsverhältnis zu gesellschaftlichen Wissensbeständen zum Umgang mit Sterben und Tod." (Gerstenkorn 2004, 45) Es wurden Interviews geführt, bis eine theoretische Sättigung der orientierenden Muster zu erkennen war. Auch der Idee der theoretischen Sättigung liegt die Annahme zugrunde, dass der Sinn einer Handlung kein rein individueller, sondern v. a. ein sozialer Sinn ist. Der soziale Sinn einer Handlung verwirklicht sich „vielfach ‚durch uns hindurch', so dass ein Einzelner darüber nicht ohne Weiteres im Sinne eines Experten für sein Handeln Auskunft geben kann." (Przyborski/Wohlrab-Sahr 2014, 18) In diesem Sinne ist auch der Sinn der Praxis „Sterbebegleitung" kein rein individueller, sondern v. a. ein sozialer Sinn. Die mit 20 Pflegenden geführten Interviews waren so offen gehalten, dass die Interviewten die Möglichkeit hatten, das Erzählte selbst zu strukturieren und das beruflich und privat Erlebte in einen eigenen Zusammenhang zu bringen.

Die Daten wurden mit der dokumentarischen Methode ausgewertet, die „auf das praktische, das **habituelle** Handeln sowie auf den ‚objektiven Sinn' bzw. den ‚Dokumentsinn' gerichtet" ist. (ebd., 20) Im dokumentarischen Sinngehalt dokumentieren sich kollektive (Handlungs-)Orientierungen (ebd., 21), die der Praxis der Sterbebegleitung eingeschrieben und also in den untersuchten Feldern und in unserer Gesellschaft bedeutsam und verbürgt sind. Für die Auswertung waren die Fragen leitend: Was und wie erzählen erfahrene Pflegende über die Bedeutung, die der Umgang mit Sterbenden und Verstorbenen für sie in privaten und beruflichen Kontexten hat? Welche Sterbe- und Todesvorstellungen haben sie? Welche Deutungen bieten sie an? Welches Wissen orientiert die pflegerische Praxis der Sterbebegleitung?

Aufbau der Arbeit

Wenn Pflegende über Sterben und Tod sprechen, greifen sie auf sozial verankerte Vorstellungen und Orientierungen zurück, die sie mit anderen (und nicht nur der eigenen Berufsgruppe) teilen. Den Voraussetzungen des Sprechens über Sterben und Tod und dem aktuellen Forschungsstand zur Frage der Bedeutung von Sterben und Tod für erfahrene Intensivpflegende und SPV-Pflegende ist der erste Teil der Arbeit gewidmet. Der zweite Teil begründet und veranschaulicht die Methoden der Erhebung von Daten mittels biografisch-narrativer Interviews und deren Auswertung mit der dokumentarischen Methode. Im dritten Teil werden die Untersuchungsergebnisse dargestellt: das handlungsleitende Wissen für den Umgang mit Sterbenden und Verstorbenen. Die Arbeit schließt mit der Diskussion der Ergebnisse, mit einem Fazit und Ausblick.

Teil I: Theoretische Einbettung und aktueller Forschungsstand

Wir wissen, dass wir sterben werden. (Van Brussel/Carpentier 2014a, 1) Wir kennen Menschen, die gestorben sind. Und doch können wir nicht wirklich wissen, was es heißt zu sterben. Diese Erfahrung ist nicht vermittelbar, nicht erzählbar, sondern zeigt sich jedem Einzelnen nur im Vollzug des Sterbens. Auch das Sterben des anderen können wir nicht erfahren, sondern höchstens dabei sein. (Wittwer 2014b, 25) Für Heidegger ist der Tod „die eigenste Möglichkeit des Menschen, weil er unvertretbar ist; er ist unbezüglich, weil er den Einzelnen aus allen Bezügen zu anderen Menschen herausreißt und ihn auf sich selbst zurückwirft. Er ist gewiss, weil alle Menschen wissen, dass sie sterben werden; unbestimmt, weil in der Regel niemand weiß, wann er sterben wird. Unüberholbar ist der Tod schließlich, weil er unumkehrbar ist.“ (ebd., 27) Das Bewusstsein des eigenen Sterben-Müssens wirft die Menschen in radikaler Weise auf sie selbst zurück. Jeder muss für und mit sich selbst ausmachen, was der Tod für die eigene Existenz bedeutet. Héctor Wittwer identifiziert vier mögliche Formen des Umgangs mit dieser Gewissheit.

- Das Leben soll der Vorbereitung auf die Zeit nach dem Tod dienen. (ebd., 20)
- Wir sollen gar nicht an den Tod, sondern mit all unserer Kraft ans Leben denken. (ebd., 23)
- Wir sollen uns an den Gedanken des eigenen Todes gewöhnen, um unsere Furcht vor ihm zu mindern, ein gelingendes Leben zu führen und am Ende des Lebens gelassener sein zu können. (ebd., 21)
- Wir sollen stets an unser Sterben-Müssen denken, um dadurch richtig leben zu können. Das ist die Idee des memento mori. Bei Heidegger, um authentisch leben zu können. Bei Jaspers, um reflexiv existieren zu können und nicht bloß zu leben. (ebd., 22 f.) Memento mori bedeutet: wir alle wissen um unsere Endlichkeit. Gleichzeitig ist das memento mori Appell ans Individuum, die Lebensführung im Wissen um die eigene Endlichkeit aktiv zu gestalten. (Tirschmann 2017, 137)

Dass uns der Tod in radikaler Weise auf uns selbst zurückwirft, greift Karl Jaspers im Bild der Grenzsituation auf. Grenzsituationen sind Situationen im Leben eines Menschen, in denen er radikal auf sich selbst zurückgeworfen wird, in denen er an die Grenzen seines selbst stößt und seine Existenz unmittelbar erfährt. Dies sind Erfahrungen wie Tod, Leid oder familiäre Schicksalsschläge. Solche Grenzsituationen sind Tatsachen der Wirklichkeit, die nicht mit dem Denken erfasst werden können, „sondern nur in der Existenz erfahren werden." (Brathuhn 1999, 25) Daraus erwächst die existenzielle Aufgabe, sich klarzumachen, wer man ist und was im Leben wesentlich ist. „*Jaspers* bezeichnet den Tod als ein unüberwindbares Hindernis, als eine Grenzsituation im Leben des Menschen, an der er scheitert und die ihn in existentieller Erschütterung über die Welt hinausschleudert. Der Durchgang durch eine solche Grenzsituation ermöglicht es dem Menschen, den Tod in das Leben aufzunehmen und Aufschluß über die eigene Sterblichkeit zu erlangen. Erst das Annehmen der eigenen Sterblichkeit führt zu einem Sein als Existierender. [...] Nicht der allgemeine, sondern nur der bestimmte Tod des Anderen oder der eigene könne zur Grenzsituation werden." (ebd., 24) Nicht der Tod als solcher ist die Grenzsituation, sondern der Tod wird mir zur Grenzsituation, wenn er mich existenziell erschüttert, wenn ich den Tod des anderen miterlebe und damit in mein Leben aufnehme. Der Tod ist für uns gewiss. Diese Gewissheit ermöglicht uns ein bewusstes Leben. (ebd., 27 f.)

Wilhelm Weischedel beschreibt das Handeln angesichts der eigenen Sterblichkeit und Endlichkeit als Handeln in der Grundhaltung der Abschiedlichkeit. Jeder Augenblick soll als Schritt auf dem Weg zum Sterben aufgefasst werden. Wir wissen uns „vor die große Aufgabe gestellt, mit dem Tod einig zu werden, schon im Leben das Sterben zu lernen." (Weischedel 1980, 196) Der Tod ragt in die Offenheit des Daseins hinein und konfrontiert unser Dasein mit dessen Zeitlichkeit und Endlichkeit. „Uns droht dasselbe Schicksal, das allen natürlichen Wesen beschieden ist, wir werden mit der Geburt einem riskanten Leben ausgesetzt, sind ständig von organischen Krankheiten bedroht und sehen im Tod dem Untergang alles Lebendigen entgegen." (Honneth 2010b, 298) Aus der Erfahrung, dass wir nicht immer leben werden, erwächst die Grundhaltung der Abschiedlichkeit. Als Kunst des Loslassen-Könnens soll sie aktiv geübt werden, der Tod also nicht passiv erfahren, sondern aktiv ins Leben einbezogen werden – als Tätigkeit des Abschieds. Aus dieser Tätigkeit heraus wird sich der Mensch seiner innersten Freiheit bewusst: aus seiner Distanz zur Welt erwächst ihm der Auftrag zum Engagement in der Welt, ohne sich dabei an die Welt zu verlieren. (Weischedel 1980, 194 ff.)

Was unseren Umgang mit und unser Sprechen über Sterben und Tod angesichts der Erkenntnis, dass wir das Sterben und den Tod der anderen nicht erfahren, sondern lediglich begleitend anwesend sein können, orientiert, entfalte ich in vier Schritten. So betrachte ich zunächst das Sprechen über das, worüber nicht gesprochen werden kann: die disziplinäre Bedeutungsvielfalt von Sterben und Tod erfordert zuallererst eine begriffliche Näherbestimmung. Es braucht Ordnungssysteme, die ein Sprechen über Sterben und Tod möglich machen: das Sprechen in der ersten, zweiten und dritten Person und das Formulieren möglicher Todeskonzeptionen. Todesmetaphern können eine Brücke im Sprechen über Unaussprechliches sein. Unser Sprechen ist ein Sprechen angesichts Todesfurcht und sozial verankerter Vorstellungen über den toten Körper. Im zweiten Schritt betrachte ich die gegenwärtige Rahmung unseres Sprechens und Handelns – unseren Umgang mit Sterben und Tod heute. So findet das Sprechen über Sterben und Tod zwischen Verdrängungsvermutung und neuer Sichtbarkeit von Sterben, Sterbenden und Verstorbenen statt. Sterben und Tod werden privatisiert und institutionalisiert und eigene Sterbewelten geschaffen. In einem dritten Schritt nehme ich die normativ wirksame Rahmung unseres Sprechens und Handelns durch die Orientierung an Vorstellungen eines guten Sterbens und guten Todes in den Blick. Der Theorieteil schließt mit einer Darstellung des aktuellen Forschungsstands zur Frage der Bedeutung von Sterben und Tod für erfahrene Intensivpflegende und SPV-Pflegende.

1. Über das nicht gesprochen werden kann, sprechen

„Für denjenigen, der den Ernst des Todes ‚realisiert', hält der Tod Einzug in Zeit und Raum. Der Tod ist ein Ereignis, das stattfindet."
(Jankélévitch 2017, 25)

Pflegende begleiten Sterbende und deren Familien bis an den Tod und darüber hinaus. Sie sprechen in den Interviews über ihre Erfahrungen mit Sterbenden und Verstorbenen, über ihre Praxis der Sterbebegleitung und Verstorbenenpflege, über das Sterben und den Tod der anderen. Ihr Sprechen ist ein begrenztes Sprechen – angesichts der Unfähigkeit, über etwas sprechen zu sollen, das sich ihrer Erfahrung, ihrer Anschauung und ihrem Sprechen notwendigerweise entzieht.

„Die Frage nach dem Tod ist das Ureigenste des menschlichen Daseins und zugleich das schlechthin Fremde." (Gerstenkorn 2004, 9) Wir wissen um die Unvermeidbarkeit unseres Todes in der Form einer „mit uns existierenden *Frage*: Was ist der Tod? Diese Frage ist mit unserer Existenz zugleich gegeben." (Jüngel 1993, 16) Epikur betont das schlechthin Fremde des Fragens nach dem Tod, das fremd bleiben muss. In Anlehnung an ihn wird heute „die Unmöglichkeit der Erfahrung des Todes als Grund für dessen Abwesenheit benannt und demgegenüber die Anwesenheit des Sterbens diskutiert." (Groß et al. 2010c, 20) Der Tod ist das, worüber ich nicht sprechen kann, weil er sich meinem Sprechen und meiner Anschauung entziehen muss, insofern meine Person in dem Moment, in dem ich ihn erfahre, anschaue und sprechen könnte, ausgelöscht ist und ich nicht mehr bin. Das ist kein Verdrängen, sondern ein Nicht-Können. Hier verläuft die Grenze unseres Todeswissens und weckt unsere Neugier. Wir stehen an der Grenze des Sprechen- und Anschauen-Wollens, aber Nicht-Könnens. Der Tod ist ein Faszinosum, möglicherweise verbunden mit der Furcht vor unserem Nicht-mehr-Sein, vor dem wir zurückweichen. Die Gewissheit, dass wir sterblich sind und sterben müssen und irgendwann tot sein werden, ist uns mit unserem Leben gegeben. „Der Tod selbst ist also sicheres Wissen und sicheres Nichtwissen zugleich." (Kahl 2010, 203) Das nahe Bevorstehen des Todes „ist die zeitliche Form der Tatsächlichkeit." (Jankélévitch 2017, 25) Der Tod ist dann nicht mehr ferne Zukunft, sondern wird an die eigene Gegenwart herangerückt. (ebd., 26) Das Wissen um das eigene Sterben-Müssen wirkt zurück in unser Leben, immer da, wo dieses Wissen uns in unserem Leben berührt. Der Tod ist unausweichlich, aber nicht erfahrbar. Wer oder was der Tod ist, kann niemand aus eigener Anschauung beantworten, „weil unser jeweiliges Ich, das eine solche Reflexion leisten könnte, im Tod selbst verstirbt und daher kein Zeugnis über den Tod ablegen kann." (Dunger et al. 2018, 41) Der eigene Tod in der ersten Person bleibt unerfahrbar.

Unser eigener Tod ist nicht erfahrbar, auch nicht der Tod des anderen. Den Tod des anderen kann ich nicht erfahren, es ist sein Tod. Der Tod des anderen ist für uns nur erfahrbar durch seinen sinnlich wahrnehmbaren Leichnam als materielle Vergegenwärtigung des Todes. Der tote Körper ist „Präsenz des Todes und damit die materielle Basis des Verhältnisses einer Gesellschaft zum Tod." (Kahl 2010, 207) Der Leichnam ist für die Lebenden Anlass zum Handeln. Die Formen des Umgangs mit Verstorbenen, z. B. Bestattungsriten, „sollen gewährleisten, dass der Tote und sein Körper ordnungsgemäß aus der Welt der Lebenden entfernt werden können." (ebd., 210) Der Tod von Menschen, die mir nahe sind, ist der Tod in der zweiten und der Tod Fremder ist der Tod in der dritten Person. Beide manifestieren sich erfahrbar in der Leiche des verstorbenen Menschen. „Der tote Körper vermittelt sinnlich und rational, dass ein Mensch gestorben ist, und macht ebendiese Veränderung erfahrbar." (Groß et al. 2010b, 7 f.)

Da wir den Tod nicht erfahren können, können wir auch nicht über ihn sprechen, „weil wir gar nichts von ihm wissen." (Macho 1987, 7) „In Sachen ‚Tod und Unsterblichkeit' gibt es [nach Kant] nichts positiv zu wissen; wir können nur über die Grenzen des Wissens sprechen – und über die Grenzenlosigkeit unserer Hoffnung." (ebd., 82) Über den eigenen Tod können wir nicht sprechen, sondern immer nur

- über unsere Erfahrung mit dem Sterben anderer,
- über unser Leben in Anbetracht der Bedrohung durch schwere Krankheit, Sterben und Tod,
- über die Grenzen unseres Todeswissens und
- über die Grenzenlosigkeit unserer Hoffnung.

Wir wissen weder, was der Sterbende im Augenblick des Todes weiß und erfährt, noch was nach dem Tod, das auch nicht vorstellbar ist, sein wird. Im Wissen um die Nichterfahrbarkeit hat das Bestreben, die Welt von ihren Geheimnissen und Mysterien befreien zu wollen und zu können, vor den vorgefundenen Todesdeutungen und -bedeutungen nicht Halt gemacht. „Die umfassende Berechenbarkeit von allem und jedem hat schließlich auch vor dem Umgang mit dem Tod keinen Halt gemacht. Alles schien von nun an beherrschbar. Weil die Inhalte des Lebens immer bedeutsamer wurden, veränderte sich damit auch die Einstellung zum Tod, allerdings mit gegenteiligem Effekt. Die Entmystifizierung der Todbedeutung brachte (vorerst) keine neuen Todbedeutungen hervor, die die Lücke füllen konnten, die von der Entzauberung der Todesmythen hinterlassen wurden. Das Fehlen an verbindlichem Todessinn wirkt in die Sinngebung des Lebens hinein." (Tirschmann 2017, 65 f.) Die Individuen können sich an kollektiv vermittelten Sinngehalten orientieren, was meist unbewusst geschieht und im Rahmen gesellschaftlich dominanter Denkweisen (Diskurse) internalisiert wird. Sie können sich dabei entsprechend ihrer Sozialisation an z. B. kirchlich vermittelten Wissensinhalten orientieren oder in eher synkretistischer Weise Wissen zum Thema Sterben und Tod erlangen und zum eigenen Sterbe- und Todeswissen zusammenfügen. Dem Fehlen an allgemein gültigem Todessinn steht also das persönliche Erleben gegenüber: durch persönlich erlittene Verluste oder durch berufliches Handeln.

1.1. Begriffliche Annäherung an Sterben und Tod

Am Anfang jeden Sprechens über einen Gegenstand, über den wir uns mit anderen verständigen möchten, steht der Versuch, sich ihm begrifflich anzunähern. Im Sprechen über Sterben und Tod sind wir mit einer disziplinären Bedeutungsvielfalt konfrontiert. „Die kaleidoskopartige Fülle unterschiedlicher Deutungen der sozialen Phänomene Sterben, Tod und Trauer in der modernen Gesellschaft lassen schnell die Grenzen und Unzulänglichkeiten von (präzisen) Definitionsversuchen dieser Termini erkennen." (Schiefer 2007, 125) Wenn wir vom Sterben statt von Sterbenden sprechen, bedeutet das, dass es nicht mehr um einen konkreten Sterbenden in einer bestimmten Situation geht, sondern dass wir der Auffassung sind, „dem Sterben" Eigenschaften zuschreiben zu können, „die auf jedes Sterben zutreffen oder die doch zumindest bis zu einem gewissen Grad regelhaft mit dem Sterben verbunden sind." (Streeck 2017, 31) Eckpunkte des Sterbeprozesses wie der Beginn des Sterbens und das Kriterium des Todeszeitpunktes werden „durch medizinisch-biologische Modelle, aber auch durch religiöse und ethische, gesellschaftliche und kulturelle, historische und rechtliche Konstruktionen […] (mit)bestimmt." (Groß et al. 2010c, 17; vgl. Wong/Tomer 2011, 99) Das heißt weder der Beginn noch das Ende des Sterbeprozesses lassen sich eindeutig definieren. (Becker/Xander 2011, 133) Jeder Versuch einer Definition kann immer nur ein Versuch der Annäherung sein aus jeweils unterschiedlicher disziplinärer Perspektive.

„In der Psychologie beginnt der Sterbeprozess eines Menschen, wenn er objektiv vom Tode bedroht und sich dieser Todesbedrohung soweit bewusst ist, dass sie sein Erleben und Verhalten bestimmt. In der Soziologie beginnt der Sterbeprozess eines Menschen, wenn seine sozial relevanten Attribute für den Umgang mit ihm keine Rolle mehr spielen. In der Medizin beginnt der Sterbeprozess, wenn die elementaren Körperfunktionen unaufhaltsam versagen und keine medizinischen Maßnahmen mehr Erfolg versprechen. In der Biologie beginnt der Sterbeprozess menschlichen Lebens mit der Geburt." (ebd., 126) Dies entspricht der Auffassung Augustinus von der permanenten Anwesenheit des Todes im Leben der Menschen: vom Anfang des Lebens befinden wir uns im Tod. Augustinus Einfluss zeigt sich im mittelalterlichen memento mori bis in die Philosophie der Moderne, wenn Heidegger vom Dasein zum Tode spricht. (Groß et al. 2010c, 18 f.) Dieser lebenslängliche Sterbeprozess wird in der Perspektive dieser Arbeit vom Sterbeprozess am Ende eines Lebens unterschieden, der seinen Anfang mit der Proklamation des nahen und unausweichlichen Lebensendes nimmt.[5] „Wir sterben von dem Augenblick an, in welchem wir geboren werden, aber wir sagen erst, wir sterben, wenn wir am Ende dieses Prozesses angekommen sind, und manchmal zieht sich dieses Ende noch eine fürchterlich lange Zeit hinaus. Wir bezeichnen als Sterben die Endphase unseres lebenslänglichen Sterbeprozesses." (Bernhard 1982, 64)

1.1.1. Begriffliche Annäherung: Sterben

„Der Sterbende lässt sich nicht mehr ansprechen, jeder Kontakt wird abgeschnitten, sein körperliches Aussehen verändert sich dramatisch: vom blassen Gesicht zum spitzen Kinn und zu den eingefallenen Gesichtszügen; zu den aufgerissenen Augen, von denen niemand weiß, ob und was sie noch sehen; zur langsam aussetzenden Atmung und zu den Muskelkontraktionen und Zuckungen, die uns wie mechanische Krämpfe anmuten. Schließlich bleibt eine Leiche zurück."
(Macho 1987, 408)

Thomas Macho beschreibt hier mögliche körperliche Anzeichen der letzten Augenblicke menschlichen Lebens. In medizinischer Perspektive ist der Beginn des Sterbeprozesses als ein „punktuell zu definierender Beginn dieses Prozesses […] nicht eindeutig zu bestimmen. Kennzeichnet das Sterben die Überschreitung zweier Schwellen, die des Lebens und die des Todes, so liegt der Sterbe-Prozess im Raum dazwischen." (Becker/Xander 2011, 135) Die Feststellung des

5 Dass tagtäglich ein Teil der Zellen aufgrund des programmierten Zelltodes (Apoptose) im menschlichen Körper absterben, ist ein normaler Prozess und darf nicht gleichgesetzt werden mit dem ganzkörperlichen Sterben am Lebensende. (Caws 2010, 13–15) „The live body is highly organized dust; the processes of death undo the organization, but the dust remains. Alive or dead, the body belongs to the earth." (ebd., 20 f.)

Todes als Ende des Sterbeprozesses und die Bestimmung des Beginns des Sterbeprozesses können nur ex post vorgenommen werden. Die Bestimmung des Beginns des Sterbeprozesses, der nicht mit dem Geboren Werden gesetzt ist, sondern den Beginn des Sterbeprozesses am Lebensende meint, bleibt diffus. Eine verbindliche international einheitliche Definition fehlt. Die *S3-Leitlinie Palliativmedizin für Patienten mit einer nicht-heilbaren Krebserkrankung* schlägt vor, aus klinischer Sicht die letzten drei bis sieben Tage als Sterbephase zu definieren, wobei der Beginn der Sterbephase nicht verlässlich bestimmt werden kann, da bisher kein valides Messinstrument zur Feststellung der Sterbephase vorliegt. (Leitlinienprogramm 2020, 441 f.) Der Sterbeprozess ist „die letzte Phase des Lebens eines organischen Individuums, in der die Lebensfunktionen unumkehrbar zu einem Ende kommen." (Becker/Xander 2011, 119) Eine zeitliche Verengung der Sterbeverläufe auf die Sterbephase kurz vorm Tod findet sich auch in der Definition der Bundesärztekammer: Sterbende sind Kranke oder Verletzte „mit irreversiblem Versagen einer oder mehrerer vitaler Funktionen, bei denen der Eintritt des Todes in kurzer Zeit zu erwarten ist." (Bundesärztekammer 2011, 347) Diese letzte Phase im Leben eines Menschen ist „die Phase unmittelbar vor dem Eintritt des Todes." (Peters et al. 2020, 38) Sie wird in der palliativmedizinischen Literatur als Finalphase bezeichnet, die auf die Terminalphase folgt. Auch für diese beiden Phasen existiert „keine einheitliche Definition. So variiert die angegebene maximale Dauer der Finalphase zum Teil stark von mehreren Tagen bis hin zu mehreren Wochen." (ebd., 39) Die Unsicherheit wird durch fortschreitende medizinische Möglichkeiten zusätzlich erschwert. Durch medizinische Eingriffsmöglichkeiten ist „die Grenzlinie vom Leben zum Tod hinausgeschoben worden und müsse deshalb im gesellschaftlichen Diskurs einer neuen normativen Bestimmung zugänglich gemacht werden. Viele Sterbeprozesse, die vor wenigen Jahrzehnten noch als endgültig und irreversibel erschienen, können aufgrund des medizinischen Fortschritts nun erfolgreich interveniert und ihrer Lebensbedrohlichkeit entzogen werden." (Schiefer 2007, 137) So wird heute auch gemeinhin akzeptiert, dass Ärzt:innen die Definitionsmacht über den Beginn des Sterbeprozesses zukommt. Nachdem sie die medizinischen Fakten für den unausweichlich bevorstehenden Tod entdeckt haben, weisen sie den Patient:innen die Rolle der Sterbenden zu. (ebd., 138)

Die Soziologen Barney G. Glaser und Anselm L. Strauss beschreiben 1968 in ihrem Modell der dying trajectories (Sterbeverläufe) den Sterbeprozess als

Zeit-Handlungskontinuum. Das heißt jeder Sterbeverlauf ist von entsprechenden Handlungsmustern begleitet.

- Mit einem **erwartet schnellen Verlauf** von Sterben und Tod muss infolge eines traumatischen Ereignisses (Unfall, Suizid, Herzinfarkt, Schlaganfall etc.) gerechnet werden.
- Ein **unerwartet schneller Verlauf** ist das Ergebnis unvorhergesehener Krisen (Komplikationen bei Routineeingriffen, Pneumonie, Lungenembolie etc.). Beide schnelle Verläufe verlangen nach einem sicheren Krisenmanagement und routinierten Vorgehen.
- Ein **langsamer Verlauf** (Tumorleiden etc.) erfordert eine kontinuierliche Begleitung und Sorge.

In soziologischer Perspektive wird das Sterben eines Menschen weder als ein lebenslänglicher Sterbeprozess in den Blick genommen noch auf rein biologisch-physiologische Vorgänge in den Wochen, Tagen oder Stunden vorm Tod reduziert. Das Sterben wird als sozialer Prozess aufgefasst, der oft mit Diagnosestellung einer infausten Erkrankung beginnt und also einer physiologisch definierten Sterbephase vorausläuft. Das Sterben markiert den Übergang vom Leben zum Tod. (Thieme 2019, 79) Die medizinische Proklamation ist dann auch eine soziale, denn sie verändern den Umgang mit den Menschen, die nun Sterbende sind, grundlegend. Folglich sind Menschen dann sterbend, wenn sie als sterbend eingeschätzt und benannt werden und das Handeln entsprechend verändert wird. (Pfeffer 2005, 264) Sterben umfasst „einen kulturell gerahmten und gesellschaftlich bestimmten, zeitlich gestreckten Prozess des Übergangs, der Transition. [… Anhand] der je herrschenden Vorstellungen zu Leben und Tod, des jeweils als ‚wahr' geltenden Sterbe-/Todeswissens – sowie entlang der jeweiligen institutionellen Kontexte und interaktiven Bezüge [wird] ein als sterbend definiertes Individuum ‚als sterbend' behandelt." (Schneider 2014, 57 f.) Der Zuschreibung von *außen* kann die eigene Bestimmung des Zeitpunkts des Beginns des Sterbens zuwiderlaufen, wenn es vom Selbstverständnis der Betroffenen abhängt, ab wann und ob sie sich als sterbend begreifen. Dieser Zeitpunkt kann vor, mit oder nach der Proklamation „sterbend" liegen und immer wieder verändert werden. Bei Sterbenden bleibt oft bis zuletzt eine Ambivalenz. (Engelke 2015, 162 ff.) Der Tod ist punktueller Abschluss des Sterbeprozesses, ein Zustand und Ereignis, das Sterben ein Prozess. (Streeck 2017, 30) Das körperliche Sterben darf nicht mit dem Sterben der Person, deren Körper stirbt, gleichgesetzt werden. In Sterbeprozessen „laufen vorwiegend physische, psychische und soziale Prozesse bis zum Eintritt des endgültigen Todesereignisses ab, die sich vornehmlich auf den Sterbenden als mehr oder weniger aktives Handlungssubjekt im Rahmen einer spezifischen finalen Interaktion mit Angehörigen, Bekannten und Pflegekräften etc. beziehen." (Schiefer 2007, 134 f.) Sozialwissenschaftlich kann Sterben also in ein physisches (bis zum Tod des Körpers), psychisches (bis zum Tod der personalen Identität) und soziales Sterben (bis zum Tod der sozialen Identität) unterschieden werden. (Becker/Xander 2011, 124)

Das physische Sterben bedeutet den Verlust körperlicher Funktionen. Auch das ist biologisch betrachtet ein lebenslanger Prozess, der aber am Ende des Lebens rasant an Fahrt aufnimmt. Das kann durch Messung des Funktionsabbaus veranschaulicht werden. June R. Lunney et al. erweitern 2003 das Modell von Glaser/Strauss der drei Sterbeursachen um die Kategorie „Gebrechlichkeit". Sie untersuchen, ob sich der funktionale Abbau am Ende des Lebens innerhalb der vier Krankheitslaufbahnen plötzlicher Tod, Tod aufgrund einer Tumorerkrankung, Tod aufgrund Organversagen und altersbedingte Gebrechlichkeit unterscheidet: Menschen, die eines plötzlichen Todes verstarben, hatten eine hohe Funktionalität bis nahe an den Tod; bei Tumorerkrankten lässt die lange Zeit aufrechterhaltene hohe Funktionalität drei Monate vorm Versterben rapide nach; Menschen mit Organversagen zeigten ein fluktuierendes Muster mit einem deutlichen Einbruch drei Monate vorm Tod; gebrechliche Menschen waren bereits im letzten Jahr sehr eingeschränkt und besonders im letzten Monat abhängig in den Aktivitäten des täglichen Lebens. (Lunney et al. 2003, 2387) Die Ergebnisse von Lunney et al. wurden 2019 von Deidre D. Morgan et al. bestätigt. Auch wenn es unterschiedliche Verläufe der Funktionseinschränkung und des Funktionsabbaus gibt, so ist allen gemeinsam, dass der schnellste Funktionsverlust in den letzten zwei Wochen vorm Tod stattfindet. (Morgan et al. 2019, 693)

Das psychische Sterben umfasst den Verlust des Bewusstseins bzw. verschiedener Teile des Ichs und manifestiert sich als „die antizipierende bewusstseinsmäßige Vorwegnahme des Todes als dem absoluten und irreversiblen Ende jeglicher individueller Aktivitäten und unmittelbar drohenden Totalverlust von Handlungsressourcen des Individuums mit seiner sozialen Umwelt. [...] Psychisches Sterben ereignet sich jedoch nicht bloß beim bevorstehenden und drohenden eigenen Tod einer Person, sondern vermag auch bei Angehörigen und so genannten ‚Hinterbliebenen' aufzutreten, die mit einem ‚fremden' Tod bzw. Tod eines signifikanten Anderen (zum Beispiel Ehepartner, Kind, Lebensgefährte) als krisenhafte Erfahrungstatsache nachhaltig konfrontiert werden." (Schiefer 2007, 136)

Das soziale Sterben bedeutet den „Verlust der Anerkennung durch andere, von Rollen und sozialen Teilhabechancen. […] In modernen Industriegesellschaften sterben die meisten Individuen zuerst sozial und erst später auch physisch." (Feldmann 2015, o. S.) Der Entzug sozialer Wertschätzung und Anerkennung „durch die soziale Umwelt erfolgt nicht zuletzt aufgrund der körperlichen und geistigen Konstitution einer Person, die während ihres biologischen Sterbevorganges mehr oder weniger starke Defizite aufweisen kann. Dabei kann zwischen zwei Formen sozialen Sterbens differenziert werden, die sich reziprok aufeinander beziehen. Zum einen beschreibt sich der Sterbende vor seinem körperlichen Tod bereits als sozial tot, andererseits wird er von der sozialen Umgebung wie ein Verstorbener behandelt." (Schiefer 2007, 136) Das soziale Sterben ist als sozialer Prozess ein Ausgliederungsprozess der Sterbenden mit dem Ziel einer „Um- und Neudefinition der gemeinsam geteilten Wirklichkeit durch alle am Sterbensverlauf Beteiligten." (Schneider 2014, 60) Jede Gesellschaft hat diese Aufgabe zu bewältigen: „*Handlungssicherheit* und *Deutungsgewissheit* darüber herzustellen, *wann menschliches Leben endet* und *wie mit dem Lebensende praktisch umzugehen ist*" (ebd., 61), d. h. welche Praktiken, Beziehungsmuster und Rituale die Gestaltung des Sterbens bestimmen. Wie Menschen sterben, wird von der Gesellschaft bestimmt. „Es vollzieht sich in den für die Beteiligten gegebenen sozialen Beziehungen, wird entlang der jeweiligen, situativen institutionellen Bezüge und materialen Bedingungen ausgestaltet und ist an den je vorherrschenden gesellschaftlichen Normen und Leitvorstellungen zu Sterben und Tod ausgerichtet." (ebd., 62)

1.1.2. Begriffliche Annäherung: Tod

„Der Tod ist das Allgemeinste und zugleich das Individuellste."
(Noll 2009, 109)

Der Tod ist „das Ende eines individuellen Lebens. [… Er ist] eine unausweichliche, biologisch bedingte, durch die Gesellschaft und ihre Kultur beeinflusste und individuell sowie sozial zu bewältigende Tatsache." (Thieme 2019, 3) Der

Tod ist „die Zerstörung der Person selbst.“ (Leget 2021, 19) Klaus Feldmann identifiziert drei Bezugsebenen für das Phänomen des Todes: Der **Körpertod** (physischer Tod), der **psychische Aspekt des Todes** (der Tod wird mit der Vorstellung der Fortexistenz der Seele und des menschlichen Bewusstseins verbunden) und der **soziale Tod** (der Tod wird als soziale Tatsache aufgefasst). (Feldmann 2010, 18 ff.) Die Grenzziehung zwischen Leben und Tod beruht dabei stets „auf gesellschaftlichen Festlegungen bzw. Definitionsprozessen [...], welche den Tod als (biologisches oder soziales) Ereignis jeweils neu festlegt. Die entsprechende Ziehung dieser Grenzlinie zwischen Leben und Tod resultiert auf einem konstruktiven Akt[,] der als gültiger Wertmaßstab bzw. normatives Orientierungsmuster meist diskursiv festgelegt und/ oder modifiziert wird.“ (Schiefer 2007, 125) Die „Feststellung des Todes markiert dabei jenen Punkt, von dem an dem Betreffenden die Mitgliedschaft in dieser Gemeinschaft als ‚lebender Akteur‘, festgemacht am Person-Status, endgültig entzogen ist, indem es nun ‚als gestorben‘ behandelt wird.“ (Schneider 2014, 58)

Körpertod: Der Tod bezeichnet den „Zustand eines zuvor lebendigen, nunmehr leblosen Körpers. Der Tod erzeugt Bilder und Bewertungen auf der Grundlage kulturell und lebensgeschichtlich geprägter Wahrnehmungen und Erfahrungen. Ob er gefürchtet wird oder nicht, ob man ihn erwartet oder herbeiwünscht, ob man vor ihm flieht, oder ob man ihn für einen Feind oder Freund des Lebens hält – die Möglichkeiten der Einschätzung sind vielfältig.“ (Thieme 2019, 19) Die Feststellung des Körpertodes erfordert in jüngerer Zeit medizinisches Sonderwissen. Der Tod „wird in der Regel sowohl naturwissenschaftlich als auch philosophisch *ex negativo* ausgehend vom Ausbleiben der Eigenschaften des Lebens als Nicht-Vorhandensein von Leben beschrieben.“ (Becker/ Xander 2011, 116) Der Tod ist „jener Zustand eines Körpers, dessen Lebensfunktionen irreversibel erloschen sind.“ (Thieme 2019, 19) Der Tod wird als organisches Versagen gedeutet und dabei „in verschiedene Todesformen oder Todesstadien, wie etwa Scheintod, klinischer Tod, Hirntod, sowie absoluter biologischer Tod unterteilt.“ (Schiefer 2007, 127) Es muss von einer Dissoziation des Todeseintritts ausgegangen werden, da der Organismus nicht auf einmal, sondern zellgruppenweise stirbt. „Der Tod ist nicht nur das plötzliche Ereignis am Ende des Sterbens, sondern kann auch als multipler Tod verstanden werden, der erst allmählich eintritt. Der Biologe Lyall Watson beschreibt diesen Vorgang als Abfolge unterschiedlicher Todesstadien: ‚Man erkennt heute klar, dass es verschiedene Grade des Todes gibt und dass der klinische Tod (das Aufhören der Lebensfunktionen) einige Zeit vor dem absoluten Tod eintritt (der durch den Verfall der diese Funktionen bewirkenden Zellen gekennzeichnet ist).'" (Tirschmann 2017, 123) Durch die Möglichkeiten der modernen (Intensiv-)Medizin veränderte sich der „überkommene Todesbegriff, nach dem ein Mensch dann als tot galt, wenn sein Kreislauf zum Stillstand gekommen ist [...] und die Grenzziehung zwischen Sterben und Tod geriet einmal mehr zur offenen Frage." (Groß et al. 2010c, 27) Die Todesdefinition der Ad-Hoc-Kommission der Harvard Medical School von 1968, die den Hirntod per Konvention als Tod definierte, löst diese Frage nicht auf. (Baumann et al. 2014)

Fortexistenz der Seele und des menschlichen Bewusstseins: Grundlage für die Auffassung eines Fortexistierens nach dem Körpertod ist ein dualistisches Menschenbild, das der körperlichen Komponente eine seelische hinzufügt. Die soziale Konstruktion der Seele in religiös-metaphysischer und eschatologischer Deutung ist Teil des gesellschaftlichen Wissensvorrats vom Tod, „die über das Faktum des physischen Todes hinausreichen und ein mögliches Weiterleben nach dem Tode zumindest approximativ zu erklären versuchen." (Schiefer 2007, 130) Dabei sind Seelenvorstellungen vielfältig und weisen religiöse, philosophische und sozialwissenschaftliche Wurzeln auf. Es können kollektive von individuellen, materiale bzw. körpergebundene von immaterialen bzw. nicht-körpergebundenen sowie metaphysisch-transzendentale von psychisch-immanenten Seelenvorstellungen unterschieden werden. (Schiefer 2007, 131, Anm. 16)

Sozialer Tod: In einem interaktionistischen Verständnis kann der Tod als abrupter Kommunikationsabbruch aufgefasst werden. (Macho 1987, 408; Jankélévitch 2017, 310 ff.) In einem weiter gefassten Verständnis tritt der soziale Tod ein, „wenn ein Individuum sich aus sozialen Beziehungen und Rollen zurückgezogen hat oder sich aus diesen verdrängt und verstoßen fühlt." (Thieme 2019, 25) Der Mensch ist vergessen oder wurde aus der Gemeinschaft ausgeschlossen – er stirbt aus einer Gemeinschaft heraus. Das ist ein Bruch, weil er fortan nicht mehr Teil dieser Gemeinschaft ist und von dieser nicht mehr angesprochen werden kann. Der Tod des anderen ist radikaler und unumkehrbarer Beziehungsabbruch. (Schneider 2014, 55 f.) Der Ausdruck „sozialer Tod" taucht „zum ersten Mal bei David Sudnow auf, der ihn in eingeschränktem Maße von seinem Lehrer Erving Goffman übernahm [...], wobei Goffman die Situation Geisteskranker mit der von Sterbenden verglichen hatte. Goffman beschrieb das Phänomen des ‚bürgerlichen Todes' […] in so genannten ‚totalen Institutionen', wie Gefängnissen, Krankenhäuser, Kasernen, Internaten etc." (Schiefer 2007, 133, Anm.22) Da der soziale Tod des Menschen als eines sozialen Wesens nicht vor dem physischen liegen kann, sondern in letzter Konsequenz mit diesem zusammenfällt, ist der Begriff problematisch, da er „nicht zwingend die Endgültigkeit und Irreversibilität des physischen Todes aufweist. Begriffssemantisch sinnvoller erscheint es dagegen, vom ‚sozialen Sterben' zu sprechen." (ebd., 134) Der Leichnam „repräsentiert den individuellen Leib, der den *sozialen Körper* erfolgreich ausgeschaltet hat." (Macho 1987, 207) An der Leiche erfahren wir deshalb nicht den Tod des individuellen Leibes, sondern den Tod des sozialen Körpers. (ebd., 220) Sprechen wir vom Tod, sprechen wir vom Tod des sozialen Körpers. (ebd., 228)

1.2. Ordnungssysteme für ein Sprechen über Sterben und Tod

„Im Tod berühren sich metaempirisches Geheimnis und natürliches Phänomen."
(Jankélévitch 2017, 16)

Der Tod ist als metaempirisches Geheimnis nicht erfahrbar und zugleich ein natürliches Phänomen, weil Sterben und Tod notwendig zur menschlichen Natur gehören. In der Literatur lassen sich Ordnungssysteme identifizieren, die das Sprechen über Sterben und Tod an der Grenze ihrer Nichterfahrbarkeit strukturieren.

- Drei Perspektiven können unterschieden werden, wenn über den Tod gesprochen wird. (Landsberg 2009; Jankélévitch 2017)
- Das Erleben des Todesgeschehens kann drei verschiedenen Bewusstseinstypen zugeordnet werden. (Tirschmann 2017)
- Vier Konzeptionen des Todes können unterschieden werden. (Wittwer 2014b)

1.2.1. Aus drei Perspektiven über den Tod sprechen

„Der Mensch ist hilflos, wenn er sich plötzlich Auge in Auge einer Zukunft gegenübersieht, die nicht dazu gemacht schien, empirisch einzutreten."
(Jankélévitch 2017, 28)

Im Sprechen über den Tod können wir drei Perspektiven unterscheiden: Der Tod in der ersten, zweiten und dritten Person. (ebd., 34) Den Tod in der ersten und zweiten Person hatte der Philosoph Paul Ludwig Landsberg bereits 1935 in den Denkfiguren *anwesende Abwesenheit* (erste Person) und *abwesende Anwesenheit* (zweite Person) beschrieben.[6]

Der Tod in der ersten Person, anwesende Abwesenheit oder der eigene Tod: Die Frage, was der Tod für uns Menschen bedeutet, ist für Landsberg die Frage nach dem Mysterium Mensch selbst. (Landsberg 2009, 23) Die Tatsache, dass wir sterben müssen und dass dies jederzeit der Fall sein kann, dass der Tod uns also immer nahe ist, bedeutet für uns ein Nichtwissen, „in dem sich ebensowohl eine Anwesenheit wie eine Abwesenheit des Todes konstituiert. *Mors certa, hora incerta.* Der Tod [...] ist für uns *anwesend in Abwesenheit.*" (ebd., 29) Die Anwesenheit ist das Wissen um das eigene Sterben-Müssen. Dieses Wissen entsteht durch die Analogie zwischen dem, was ich am anderen erlebe, und dem, was ich an mir selbst noch nicht erlebt habe. Im „wir" mit dem anderen „werden wir zu einer erlebten Kenntnis unseres eigenen Sterbenmüssens hingerissen." (ebd., 38)

Der Tod in der ersten Person ist der eigene Tod. Über ihn kann ich nicht sprechen, er ist nicht erfahrbar für ein Ich, das im Tod nicht mehr ist. (Dunger et al. 2018, 41 ff.) Der Philosoph Quentin Meillassoux hält den Tod für etwas Unvorstellbares, den wir nicht denken können, da das Denken ein Vorzug lebendiger Wesen ist. Der Tod hängt nicht von unserem Denken ab und kann nicht negativ als Nichtleben bestimmt werden, da jede Verneinung bereits eine Operation des Denkens ist. Der Tod hat seine eigene Wirklichkeit, die vom Denken unerreicht bleibt. Wir können nicht beanspruchen zu denken, was ist, während wir nicht sind. (Meillassoux 2018, 81) Die Perspektive der ersten Person bedeutet für den

6 Der Essay „Die Erfahrung des Todes" wurde 1935 auf Spanisch und in der originalen deutschen Fassung 1937 veröffentlicht. Jankélévitch nimmt Bezug auf ihn in La Mort (1977).

Philosophen Vladimir Jankélévitch: Wer „stirbt, stirbt allein, geht den persönlichen Tod, den jeder für sich sterben muß, alleine an, macht den einsamen Schritt allein […] gerade der letzte Augenblick duldet keine Weggenossen. Man kann dem einsam Sterbenden […] in der Stunde seines Todes beistehen, bis sein vorletzter Augenblick gekommen ist, doch kann man es ihm nicht abnehmen, den letzten Augenblick selbst und in eigener Person zu durchleben […], da es den *einsamen Schritt* zu machen gilt, bis an die endgültige und unbekannte Schwelle, die alleine zu überschreiten man sich entschließen muß, mit der Hoffnung als einziger Wegzehrung.“ (Jankélévitch 2017, 38 f.) Mit der Anerkennung der Nichterfahrbarkeit des Todes kann auch nicht gesagt werden, was danach kommt. „Was *nach* dem Tode kommt, entzieht sich umso mehr dem eigenen Ich, als der Tod dieses eigene Ich eben vernichtet hat. Das nachträgliche oder posthume Bewußtsein steht zwangsläufig in der zweiten oder dritten Person. Da es keine unmittelbare Botschaft gibt, braucht der Tod des einen das Bewußtsein des Anderen, und dieses Bewußtsein spricht ein Nachwort zu jenem Tod, so wie man auf die Vergangenheit eine Rede hält.“ (ebd., 47)

Der Tod in der zweiten Person, abwesende Anwesenheit oder der Tod des anderen: Da uns unser eigener Tod als beschreibbare Erfahrung nicht verfügbar sein kann, können wir uns der Erfahrung des Todes nur über die Erfahrung des Todes des Mitmenschen nähern. (Landsberg 2009, 34) Das ist der Tod in der zweiten Person, der Tod des anderen. Es ist der Tod einer mir bekannten bis sehr nahen Person in persönlichen oder beruflichen Kontexten. „Der *Tod des Nächsten*: das ist unendlich viel mehr als der Tod des Anderen im Allgemeinen. […] Ein lebender Leib leidet; der unsere sympathisiert in seinen Lebenstiefen mit seinem gequälten Genossen. – Und dann ein Augenblick, wo alles ruhig wird […] Genau nun, in diesem Augenblick, wo das Lebewesen uns abhanden kommt, machen wir auch die Erfahrung einer geheimnisvollen Abwesenheit der geistigen Person […] alsbald fühlen wir uns hinübergeführt in die fremde und kalte Welt des vollendeten Todes. […] War der Tod in jedem unserer Lebensaugenblicke anwesend in Abwesenheit, so ist nun der Tote […] *abwesend in Anwesenheit.*“ (ebd., 35 f.)

Wenn andere „sterben und nicht mehr sind, dann ist ihr Tod *für mich*. Und wenn ihr Tod für mich ist, dann *sind* sie als Sterbende, Gestorbene und Tote auf das schmerzlichste.“ (Lütkehaus 2014, 4) Für Paul Ludwig Landsberg und Emmanuel Lévinas ist nicht der eigene Tod der erste, sondern der Tod des anderen der erste (erfahrbare) Tod. Ihn erlebt man zuerst. Chronologisch und existenziell. „Der Tod des Anderen ist *das* Ereignis des Lebens. Diesen Tod erlebt man wie nichts sonst. Und vielleicht überlebt man ihn nicht. Ob dieser Tod ein Übel sei? Ja, denn wenn er ist, dann ist der Andere für uns nicht mehr und wir, die Überlebenden, sind noch." (ebd., 5) Der Tod des anderen ereignet sich in meinem Leben. Nach dem Tod des anderen bin ich nicht mehr derselbe. Der Tod des anderen bedeutet mir Selbst- und Weltverlust. Er ist aus unserer Beziehung hinausgestorben. Mit dem Tod des anderen ist die Gemeinschaft mit ihm zerbrochen. Aber „diese Gemeinschaft war in gewissem Maße *ich selbst*, und in eben diesem Maße dringt der Tod in das Innere meiner eigenen Existenz ein und wird eben dadurch unmittelbar spürbar." (Landsberg 2009, 40) Durch den Tod zerreißt das „wir". Insofern ich dieses „wir" bin, zerreißt der Tod des anderen mich, ich sterbe mit. „Nicht das Sein-zum-Tode, das *Mit-Sein-zum-Tode* ist die tiefste und innigste Möglichkeit, am Erlebnis des Todes zu partizipieren." (Zwierlein 2009, 13) Leben ist Überleben der Hinterbliebenen. Der Tod des anderen schärft das vorauseilende Bewusstsein des Eigentodes. Es gibt kein Entkommen.

Der Tod in der dritten Person ist der unpersönliche Tod. Er geht uns nicht persönlich nahe. Das sind die Expert:innen in der Gesellschaft, die *über den Tod* sprechen.

1.2.2. Auf drei Weisen Sterben und Tod erleben

Der Soziologe Felix Tirschmann unterscheidet drei Typen von Erlebnisstilen als Folge des Erlebens eines Todesgeschehens: das Sterbebewusstsein, das Totbewusstsein und das Todesbewusstsein. (Tirschmann 2017, 229)

Sterbebewusstsein – dass ich sterblich bin: Das Sterbebewusstsein entsteht als Reaktion auf das Erleben des Sterbens eines für mich bedeutenden anderen, auf den Anblick seines von Krankheit gezeichneten Körpers, auf den Schock der Übermittlung einer schlechten Nachricht oder auf den Anblick eines Toten. Es ist das Wissen um die zeitliche Begrenztheit des Lebens, das aus dieser Perspektive betrachtet wird. Das Sterbebewusstsein ist der Blick von einer sicheren Zukunft aus, nämlich des Todes als Endpunkt des Lebens, zurück auf das gelebte Leben, auf die Gegenwart und auf das noch zu lebende Leben und was dann als Gesamtleben einmal gewesen sein wird. (ebd., 230) Das Handeln ist im Sterbebewusstsein an der Maxime des Gewesen-Seins ausgerichtet. Die Handlungssicherheit gerät unter Druck, unsere Kontinuitätsvorstellungen sind erschüttert angesichts des in Aussicht gestellten Nicht-mehr-Seins, unser Handeln gerät unter den normativen Imperativ: „Bedenke, dass du sterben wirst! Dies ist die Leitmelodie einer durch das Sterbebewusstsein aufgerüttelten Lebenseinstellung." (ebd., 231) Es ist außerdem das Bewusstsein von der drohenden „Gefahr des Verlusts der Kontrolle über die gewohnheitsmäßigen Abläufe des Lebens. [...] Die Ankündigung des Todes im verfallenden Körper stellt dann das fraglos Gegebene insgesamt in Frage. Die Bildung des Sterbebewusstseins ist damit nicht nur die plötzliche Reaktion auf einen Schock, sondern auch der Anlass für die Umbildung des Lebebewusstseins durch jene Korrektur, die es an ihm vornimmt." (ebd., 232)

Totbewusstsein – dass der Tod im Leichnam sichtbar anwesend ist: Das Sterbebewusstsein wird durch die Anschauung des toten Körpers ins Totbewusstsein überführt, der Tod wird durch Anschauung zur sichtbaren Realität. Das Totbewusstsein ist die Erkenntnis, dass der Tod real ist, und damit die Erkenntnis von der unleugbaren und unausweichlichen Endlichkeit des Lebens und den Grenzen der eigenen Lebensgestaltung. Aufgrund der Erfahrung des Nichterfahrbaren ist das Wissen über den Tod ein symbolisches Wissen. Der Umgang mit Sterbenden und Verstorbenen ist individuell und gesellschaftlich geformt. „Die individuelle Ausgestaltung des symbolischen und handlungspraktischen Todeswissens, das alles Handeln in Gegenwart eines Leichnams mit Sinn und Bedeutung erfüllt, rekurriert auf biographisch sedimentiertes Vorratswissen und medial vermitteltes Archivwissen. Jede konkrete Deutung ist daher historisch und die Deutungsentscheidung vorgeformt durch jene Konjunkturen, denen die Sterbedebatten in Politik, Öffentlichkeit und Wissenschaft unterliegen." (ebd., 229)

Todesbewusstsein in den Sterbeinstitutionen: Das Todesbewusstsein ist „die Abweichung vom Normalbewusstsein." (ebd., 236) Der Tod ist normalerweise kein Bestandteil des Alltags. Die berufliche Beschäftigung mit dem Tod stellt eine Ausnahme dar, sodass das meiste Alltagswissen über den Tod in Krankenhäusern, Pflegeeinrichtungen oder in Hospizen generiert wird. (ebd., 233) Der Tod bleibt im Alltag solange unauffällig, bis er sich ankündigt oder plötzlich ereignet. Er durchbricht dann die Routinen des Alltags und gilt als Störfaktor für die gewohnte Normalität. Um die Normalität wiederherzustellen, sollen Tote deshalb auch rasch wieder aus dem Alltag entfernt werden. „Das professionell abgestimmte Handeln zielt auf die schnellstmögliche Überführung des Toten in Spezialgebiete. Dadurch wird der Tod zu einem Problem der Experten gemacht." (ebd., 234)

1.2.3. Vier Konzeptionen des Todes

Seit der Antike stehen sich die Positionen des Monismus (der ganze Mensch stirbt) und des Dualismus (ein Teil des Menschen stirbt) gegenüber. (Wittwer 2014b, 9) Entweder sind „alle Eigenschaften des Menschen einschließlich seiner geistigen, seelischen und emotionalen Fähigkeiten Merkmale einer einzigen Substanz, nämlich der Substanz des menschlichen Organismus" (ebd., 11) oder der Mensch ist eine Verbindung aus den zwei Substanzen menschlicher Organismus und immaterielle Substanz „Seele". Ausgehend von der Minimalbestimmung des Todes, dass er das Ende des körperlichen Lebens ist, und von den daran anschließenden und vorzunehmenden Klärungen, ob unsere Existenz mit dem Tod ganz oder nur teilweise endet und ob der Tod das endgültige oder nur vorläufige Ende des Lebens ist, ergeben sich für Héctor Wittwer vier Konzeptionen des Todes. (ebd., 9 f.)

Partielles und vorläufiges Ende: Der Tod ist das vorläufige Ende des Lebens nicht des ganzen Menschen, sondern nur von einem Teil des Menschen. So z. B. in der Vorstellung des platonisierten Christentums, dass sich im Tod der Körper von der Seele trennt. Die Existenz des Körpers endet bis zu seiner Auferstehung, die Seele aber existiert auch mit dem Tod des Menschen fort.

Partielles und endgültiges Ende: Die Existenz eines Teils des Menschen endet nicht vorläufig bis zu seiner Wiederauferstehung, sondern endgültig mit dem Tod. So z. B. in den Seelenwanderungslehren, in denen das Leben des Körpers endgültig endet, während die Seele fortexistiert.

Vollständiges und vorläufiges Ende: Der Tod ist das vorläufige Ende des ganzen Menschen. So z. B. im ursprünglichen Christentum, in dem bis zur Auferstehung das Leben des Menschen endet. Der Mensch ist eins und ungeteilt, das Neue Testament kennt keine Unsterblichkeit der Seele. „Die Hoffnung über den Tod hinaus besteht darin, daß Gott seinen Geist aufs neue in den Toten sende, der hierdurch auferweckt wird." (Brathuhn 1999, 67 f.) Die christliche Hoffnung bezieht sich dabei nicht auf den einzelnen Menschen, sondern auf die Gesamtschöpfung. „Die Auferstehung des Leibes ist nur ein Teil der gesamten Neuschöpfung am Ende der Zeiten." (Oscar Cullmann bei Goller 2017, 290)

Vollständiges und endgültiges Ende: Der Tod ist das unumkehrbar-endgültige Ende des ganzen Menschen. So z. B. im antiken Materialismus des Epikur und im gegenwärtigen Naturalismus.

1.3. Todesmetaphern als Brücken des Sprechens über das Unaussprechliche

„Der Tod ist undefinierbar […], ein unvorstellbar Anderes, das sich der Kommunikation entzieht. Wann immer das Sein über dieses Andere redet, erkennt es, daß es mittels negativer Metaphern über sich redet.“
(Bauman 1994, 8 f.)

Der Tod ist unserer Erfahrung entzogen, der eigenen wie auch der der anderen. Ihr Sterben und ihren Tod erfahren wir nicht, wir sind lediglich begleitend anwesend dabei. Wir erfahren nur uns selbst in der Begleitung der Sterbenden. „Die Nichterfahrbarkeit des Todes hat eben nicht Sprachlosigkeit zur Folge, sondern das Gegenteil: Seine Nichterfahrbarkeit entfesselt Kommunikation, zwingt uns dazu, sprachliche Sinn-Universen zu errichten und jener *Spur* zu folgen, die am Ende dann doch nur auf sich selbst verweist, nicht auf den Tod selbst.“ (Nassehi/Saake 2005, 32) Da ich über meinen eigenen Tod keine Auskunft geben kann, bleibt für das Sprechen über den Tod nur die Perspektive der Weiterlebenden. Das bedeutet, „dass erfahrungswissenschaftlich über ‚den Tod‘ selbst nichts ausgesagt werden kann, sondern bestenfalls über den *Prozess des Sterbens*, und zwar ab einem gewissen Zeitpunkt ausschließlich darüber, wie er seitens der beteiligten (Weiter-)Lebenden wahrgenommen und organisiert wird.“ (Schneider 2014, 57) Wir leben an den Tod als an eine Grenze hin und können über ihn nur als eine Grenzerfahrung sprechen. Das Wissen um und das Sprechen über den nicht erfahrbaren und nicht vorstellbaren Tod kann deshalb nur ein symbolisches sein. Wir brauchen Bilder vom Tod, Todesmetaphern, Chiffren für Grenzerfahrungen, um sprachfähig zu sein. (Macho 1987, 196) Deshalb kann er auch nicht sichtbar gemacht oder verdrängt werden. „Öffentlich wahrgenommen oder verdrängt werden allein die Toten: Sie können gesehen oder nicht gesehen werden. Öffentlich wahrgenommen oder verdrängt werden die Hinterbliebenen, die Trauernden, die Ärzte, Priester oder Totengräber. […] Die Menschen fürchten nicht den Tod, sondern dessen Unvorstellbarkeit. Was Angst erzeugt, ist eine logische Lücke der Phantasie.“ (Macho 2012, 41) Sprachliche Brücken über diese Lücke sind Metaphern – vom Tod können wir nur in Metaphern sprechen, weil anders über ihn nicht gesprochen werden kann.

Unser metaphorisches Sprechen über den Tod ist ein interpretatives Sprechen. Metaphern können aufgrund ihres Gegenstands, über den nicht gesprochen werden kann, weil er sich der Erfahrung entzieht, nicht verifiziert werden. „Der mythisch-metaphorische Charakter des Todesbegriffs in seiner alltäglichen Verwendung ist sein *einziger Sinn.* […] Es läßt sich nach *Bedeutung* und *Zusammenhang* der Metaphern fragen, ohne daß die Metapher durch dieses Verfahren zum Begriff geläutert zu werden braucht.“ (Macho 1987, 183) Bilder und Symbole füllen die Unsagbarkeit des leeren Begriffs Tod, dem keine Anschauung und Erfahrung korrespondiert, aus. „Wir reden vom Tod als Schlaf, […] als Trieb, der uns ins Nirwana drängt, als Angst, die unser ‚In-der-Welt-sein‘ überhaupt offenbart. […] Wir erwarten den Tod als eine letzte Reise, als Abschied, als Heimkehr. Wir reden von ihm […] als Wiedergeburt, als Höllenfahrt und als Verwandlung. Wir begegnen dem Tod als dem Schnitter und Sensenmann […] und als barmherzigem Erlöser. […] Wir finden den Tod in der Nacht und im Winter.“ (ebd., 187).

Todesmetaphern sind spezifische Ausdrucksformen von Todesbildern, die die Nichterfahrbarkeit des Todes, das Nichtwissen um eschatologische Vorstellungen und das Geheimnis des Todes zu überbrücken suchen. (Schiefer 2007, 265) Was im Tod geschieht oder danach sein wird, ist unserer Erfahrung entzogen. „Im Diesseits […] kommt kein stoffliches Zeichen aus dem Jenseits zu uns, gibt es kein Vorzeichen einer anderen Welt […]. Nur Spiritismus, Interpretationsdelirium oder die Augen des Glaubens urteilen hier anders.“ (Jankélévitch 2017, 76) Das Sprechen über das Jenseits kann immer nur sprechende Zuschreibung sein – unsere Todesbilder repräsentieren unsere Vorstellungen vom und unsere Einstellungen zum Tod. Die Todesbilder einer Gesellschaft umfassen „mehr oder weniger konkrete bildhafte Deutungen, wie man sich etwa eine mögliche Weiterexistenz nach dem Tode vorzustellen hat bzw. welche Einstellungen generell in einer Gesellschaft gegenüber dem/einem Todesereignis vorherrschen. […] Allerdings umfasst der Terminus Todesbilder im eigentlichen Sinne nicht nur die Möglichkeit des expliziten Weiterlebens (postmortale

Existenz) nach dem Tode in Form von Paradies- oder Höllenvorstellungen und dergleichen, sondern auch die Möglichkeit einer ‚postmortalen Extinktion' bzw. existentiellen Verlöschung menschlicher Existenz." (Schiefer 2007, 233) Ein letales Nichtsein aber „schließt jede Beziehung oder Kommunikation mit einer Andersheit und jede Möglichkeit einer ‚Ansprache' aus; eine solche Beziehung würde lediglich [...] existieren [...] für eine anthropomorphe Eschatologie, die die Nichtheit mit ihren Schatten bevölkert, die tödliche Finsternis so hell macht wie eine klare Nacht, das Jenseits zu einem bloßen Abbild des Diesseits werden läßt und sich irgendeinen absurden Austausch unter Lebenden und Wiedergängern vorstellt. [...] Der Tote unterhält keine Verbindung mehr. [... D]ie Beziehung des Seins zum Nichtsein ist eine Null an Beziehung." (Jankélévitch 2017, 310 f.)

In westlichen Gesellschaften finden sich plurale Weltvorstellungen, Menschenbilder und Jenseitsvorstellungen, die häufig medial gestützt werden, synkretistisch miteinander verbunden sind und deren kultureller Ursprung kaum mehr bewusst ist. Nicht kollektiv verbürgte, sondern individuell gebastelte Vorstellungen sind tragend. (Schiefer 2007, 295) Seit den 1960er-Jahren verfestigten sich in westlichen Gesellschaften über neureligiöse Bewegungen „fernöstlich geprägte religiöse Todesbilder und Jenseitsvorstellungen, wodurch der Wiedergeburtsglaube (Reinkarnation) als Jenseitstopos zunehmend salonfähig wurde." (ebd., 246) Die Reinkarnationsidee kann die Individualität über den Tod hinaus retten.

1.4. Über die Furcht vor Sterben und Tod sprechen

Worauf richtet sich unsere Furcht, wenn wir über die Furcht vorm Sterben und vorm Tod sprechen, und wie gehen wir individuell und gesellschaftlich mit dieser Furcht um?

1.4.1. Gründe für die Furcht vor Sterben und Tod

„Tatsächlich fürchtet man besonders im modernen Bewusstsein den Tod nicht mehr aus Angst vor einer Bestrafung im Jenseits, sondern vor der Staubwüste, zu der das Leben verdorrt: vor einer unvorstellbaren Einsamkeit, in der das Selbst aller Verbindungen zu unserer menschlichen und nichtmenschlichen Welt beraubt wird."
(Kakar 2021, 59)

Worauf richtet sich unsere Furcht – auf den Tod und also auf unser Nicht-mehr-Sein oder auf unser Sterben und was uns da erwarten könnte? Der Tod bleibt ein Unbekanntes. Die Furcht vor dem Tod „kann durch kein Lernen beseitigt werden." (Nussbaum 2020, 64) Gerd Göckenjan spricht sich für die Furcht vorm Sterben und gegen die Furcht vorm Tod aus. „Sterben ist das, vor dem die Menschen heute Angst haben [...]. Mit dem Tod, dem Nicht-Sein, wird dagegen wenig Beunruhigendes verknüpft." (Göckenjan 2008, 8) Das Sterben bleibt ein Unbekanntes aus der Perspektive der ersten Person, bis unser Sterben beginnt. „Die Wahrheit über das Sterben ist: Man kann ihm nichts von seinem Schrecken nehmen. [...] Die Angst vor dem Sterben werden wir nicht verlieren, weil wir das Leben lieben und uns nicht von den Menschen, die uns lieben und die wir lieben, verabschieden möchten." (Engelke 2015, 233) Auf die Frage, warum der Tod als Ende unserer Existenz ein Übel ist, finden sich in der Literatur vielfältige Antworten.

Erste Antwort: Grund unserer Furcht ist das Bewusstsein für unsere eigene Endlichkeit und Sterblichkeit. (Remmers 2019, 43) Unser Großhirn ist „fähig zu begreifen, dass unser Leben [...] endlich ist. Das erzeugt einen tiefen, lähmenden Schrecken." (Solomon 2016, 107) Entwicklungspsychologisch betrachtet werden sich Kinder zwischen fünf und neun ihrer selbst bewusst. Sie begreifen, dass ihre Eltern sterblich sind, und beziehen ihre Sicherheit fortan aus der Kultur und deren Wertesystem. (ebd.) Dass das Bewusstsein unserer Sterblichkeit uns ängstigt, sieht Paul Landsberg sowohl in der epikureischen als auch in der stoischen Argumentation belegt. Epikurs Argumentation, dass der Tod nicht ist, solange wir sind, und dass uns der Tod deshalb nichts angeht, ist ein Ausdruck von Flucht angesichts der Todesgewissheit. „Man versucht hier, mit Worten eine Gewalt zu leugnen, der der Mensch *in Wirklichkeit* sich nicht entledigen kann: die Erschütterung der menschlichen Existenz [...] durch die Angst vor dem Tod selbst und seiner Gewalt über unsere Person.“ (Landsberg 2009, 68) Doch auch die Argumentation der Stoa mit dem Aufruf, sich mit dem eigenen Sterben-Müssen täglich auseinanderzusetzen, um durch eine solche Übung das eigene Verhältnis zu Sterben und Tod zu normalisieren, ist ein Ausweichmanöver. Denn wenn der Stoiker „so dem Tod gerade entgegensieht und entgegengeht, verrät sich nicht eben in diesem verzweifelten Willensakt ein ungeheurer Untergrund von Angst? [...] Die stoische Entscheidung ist nicht eine Flucht wie die der Epikureer, sie ist ein Angriff, aber ein zugleich auch schon verzweifelter Angriff.“ (ebd., 72 f.)

Zweite Antwort: Wir fürchten nicht den Tod, sondern das Unvorstellbare des Todes und das Nicht-mehr-Sein. (Jankélévitch 2017, 460; Thieme 2019, 3) Die „Tatsache unserer Sterblichkeit [ist] eine Zumutung, die zur Auflehnung gegen das Verschwinden aufrufen kann. Das Sterbenmüssen konfrontiert uns mit Nichtigkeit, was Angst hervorruft.“ (Maio 2020, 53) „Was Angst erzeugt, ist eine logische Lücke der Phantasie.“ (Macho/Marek 2007b, 9) Unsere Deutungen in der Auseinandersetzung mit dem Unvorstellbaren des Todes sind Reaktionen unserer „Todesfurcht“ und außerdem „Versuche, den Tod als etwas Sinnvolles zu begreifen.“ (Wittwer 2014b, 7)

Dritte Antwort: Der Tod macht mir meinen Irrtum bewusst, ich wäre das Zentrum der Welt. Aufgrund eines Anthropozentrismus neigt „jeder dazu, sich als Universum zu sehen, aber es ist ein Irrtum: Ich bin *in* der Welt, diese ist das Universum, und ich nur eine Partikel.“ (Tugendhat 2014, 306) Das haben wir verdrängt. Der Tod enthält „die Chance, diesen Irrtum einzusehen und sich gewissermaßen innerhalb des Theaters auf die Seite zu stellen, aus dem Zentrum heraus.“ (ebd.) Gelingt dies nicht, „dann ist das Weiterlebenwollen um jeden Preis selbstverständlich – nicht, weil das Leben ein Gut ist, nicht weil die Güter die Übel überwiegen, sondern weil der Wille zur Selbsterhaltung die erste, grundlegende Komponente [...] des Sichwichtignehmens ist, und das ist auch der Grund, warum das Aufhören schrecklich erscheint, wenn man im Zentrum bleibt.“ (ebd., 308)

Vierte Antwort: Der Tod ist Optionenvernichter und Räuber unseres Lebens mit seinen guten Möglichkeiten. Angesichts der Aussicht auf unser Nicht-mehr-Sein erschrecken wir, weil wir durch den Tod die Chance verlieren, unserem Leben Sinn oder auch mehr Sinn zu geben. (ebd., 303) Für Hartmut Rosa ist der Tod der Optionenvernichter schlechthin. Durch Ausschöpfen von Möglichkeiten soll der Tod aus dem Leben gedrängt werden. „*Weil sich umso mehr Möglichkeiten realisieren lassen, je schneller die einzelnen Stationen, Episoden oder Ereignisse durchlaufen werden, stellt Beschleunigung die aussichtsreichste, ja die einzige Strategie dar, Weltzeit und Lebenszeit tendenziell einander anzunähern.*" (Rosa 2005, 291) So gilt: „*Wer unendlich schnell wird, braucht den Tod als Optionenvernichter nicht mehr zu fürchten.*" (ebd., 292) Der Tod ist als Optionenvernichter der Feind der Beschleunigung. Für Thomas Nagel ist der Tod ein Übel, da er das Eintreten des möglichen Guten, das nur im Leben geschehen kann, verhindert. Der Tod beraubt uns mit dem Leben seiner Möglichkeiten. (Nagel 2017, 136) Der Tod ist ein Übel, „weil mit seinem Eintreten all das Gute ein Ende hat, das uns das Leben bietet […] – Wahrnehmen, Wünschen, Handeln und Denken." (ebd., 121) Die „Zeit nach unserem Tod ist die Zeit, die uns der Tod *raubt*. Wären wir nicht gestorben, wären wir zu dieser Zeit ja noch am Leben. Deshalb führt der Tod stets zum Verlust *irgendeiner* Lebensspanne, die sein Opfer noch erlebt *hätte*, wäre es nicht zu dieser oder einer früheren Zeit gestorben." (ebd., 132)

Fünfte Antwort: Die Unverfügbarkeit des Lebens bedeutet Kontrollverlust. „In der Unverfügbarkeit des Lebens kehrt die Unsicherheit und die Angst des modernen Menschen vor Kontrollverlust am Ende des Lebens mit voller Wucht zurück." (Baumann 2013, 203)

Sechste Antwort: Die Furcht vorm Tod wächst mit dem Verlust metaphysischer Gewissheiten und dem Gewahrwerden unserer Kontingenz. „*Kontingenz* bedeutet die existenzielle Erfahrung des Endlichen und Zufälligen, durch die der Mensch auf sich zurückgeworfen wird." (Marotzki 2005, 177) Was bietet uns Sicherheit angesichts der unausweichlichen Kontingenz des Lebens? Nur mehr selten metaphysische Gewissheiten, sondern mit Rosa der Fortschrittsglaube eines beschleunigten Menschen. Beschleunigung ist Ewigkeitsersatz. (Rosa 2005, 472) „Das eigentliche, verborgene, aber kulturell höchst wirksame ‚Heilsversprechen' der sozialen Beschleunigung […] besteht darin, dass sie ein säkulares funktionales Äquivalent für die Idee des ‚ewigen Lebens' zu bieten scheint und daher als *die Antwort der Moderne* auf das unvermeidliche große Kulturproblem der menschlichen Endlichkeit, *den Tod*, verstanden werden kann." (ebd., 287) „Der Fortschrittsglaube ist […] eine ins Säkulare gewendete Eschatologie." (Tomás Sedlácek in Roman Leick 2012, 116)

Siebte Antwort: Die eigentliche Furcht ist die Furcht vorm Sterben. Sie kann sich auf somatische, psychische, soziale und spirituelle Dimensionen des Sterbens und auf ein medikalisiertes Sterben beziehen. Die Mehrheit wünscht sich zu Hause zu sterben und meint damit: „möglichst direkt aus dem Alltag gerissen zu werden.“ (Göckenjan 2008, 8) Die Furcht vorm Sterben ist mit Bildern vom einsamen Sterben, in Abhängigkeit, an Maschinen angeschlossen etc. verbunden, die wenig Vertrauen in ein Leben bis zuletzt schenken.

1.4.2. Individueller und gesellschaftlicher Umgang mit Todesfurcht

Der Tod bedient sich „der medizinischen Technik und Apparatur, indem er jede deiner Körperöffnungen an eine Kanüle anhängt. Der Lebenszwang darf einfach nicht so stark sein, dass du all dies über dich ergehen lässt.“
(Noll 2009, 26)

Individueller Umgang mit Todesfurcht: Es gibt individuelle und gesellschaftliche Formen, mit Todesfurcht umzugehen. Wenn Todesfurcht zum unerträglichen Schrecken (Terror) wird, sehen Paul T. P. Wong und Adrian Tomer zwei individuell auszugestaltende Wege, mit dieser umzugehen: Terror management und Meaning management. So kann die Furcht vorm Tod Verteidigungsmechanismen auslösen (**Terror management**), die uns vor dem permanenten „Terror“ des Bewusstseins der eigenen Sterblichkeit bewahren sollen. (Wong/Tomer 2011) „Einerseits vermag ein Festhalten an präferierten kulturellen Werten und andererseits die Anhebung des Selbstwertgefühls die Angst vor dem Tod zu reduzieren.“ (Trachsel/Maercker 2016, 38) „Kultur gibt unserem Leben einen Sinn […], indem sie uns eine Vision von Unsterblichkeit liefert: Entweder sie gibt uns Hoffnung auf echte, buchstäbliche Unsterblichkeit, in Form des Himmels, der Seele oder der Wiedergeburt. Oder sie lässt uns glauben, dass wir in übertragenem Sinne über den Tod hinaus fortbestehen, in Gestalt unserer Kinder, unserer Werke oder des Vermögens […]. Allerdings ist kein Glaubenssystem stark genug, um uns die Todesangst in Gänze nehmen zu können.“ (Solomon 2016, 107) Durch Terror management soll Todesfurcht vermieden und dadurch eine vermeintliche Sicherheit in einer chaotischen und bedrohlichen Welt erlangt werden. Die Todesfurcht ist blockiert. **Meaning management**

beschreibt Strategien, sich mit der eigenen Todesfurcht bewusst auseinanderzusetzen und sehr offensiv erstrebenswerte Lebensziele in Angriff zu nehmen. Die Auseinandersetzung mit dem Tod führt uns die Zerbrechlichkeit des Lebens und die Sinnlosigkeit des Alltagsgeschäfts vor Augen. Die Todesfurcht lehrt uns, was im Leben wirklich zählt. (Wong/Tomer 2011)

Gesellschaftlicher Umgang mit Todesfurcht: Die gesellschaftliche Antwort auf unsere Todesfurcht ist Gegenstand der Biopolitik, die dadurch Einfluss auf Leben und Sterben nimmt, dass sie **leben macht und sterben lässt**. Sterben und Tod werden in der Moderne zugunsten des Lebens aus dem öffentlichen Raum gedrängt. Die „Bio-Macht" bestimmt unser Denken und Handeln, sie ist der gesellschaftlich in uns eingepflanzte Habitus, um jeden Preis leben zu machen und nicht sterben zu lassen. Das manifestiert sich in einer fortschreitenden Abwertung des Todes. Die große öffentliche Ritualisierung des Todes ist seit dem Ende des 18. Jahrhunderts verschwunden. Der Tod ist zu etwas geworden, das man verbirgt. „Er ist die allerprivateste und verschämteste Angelegenheit geworden." (Foucault 1992, 35) Da die Bio-Macht zugunsten des Lebens interveniert, um das Leben zu verbessern und zu kontrollieren, kennzeichnet der Tod als Endpunkt des Lebens die Grenze der Macht. Der Tod „gehört im Verhältnis zur Macht zur Seite des *Außen*: er ist das, was außerhalb ihres Zugriffs liegt und auf das die Macht nur im allgemeinen, global, statistisch Zugriff besitzt. Worauf die Macht Zugriff hat, ist nicht der Tod, sondern die Sterblichkeitsrate. […] Die Macht kennt den Tod nicht mehr. Strenggenommen läßt die Macht den Tod fallen. [… Die] Bio-Macht, die im 19. Jahrhundert errichtet wurde […,] bringt Menschen dazu, derart gut zu leben, daß man dahin gelangt, sie sogar zu einem Zeitpunkt leben zu machen, an dem sie biologisch seit langem tot sein müßten." (ebd., 35 f.) Leben wird „zur Grundgröße der modernen Biomedizin und ihren Techniken, von der Epidemiologie und der Immunologie über die Intensivmedizin und Transplantationschirurgie bis zur Gendiagnostik und (angekündigt) der Gentherapie." (Gehring 2017, 40) Auf einer Intensivstation wird das Leben durch Technik steuerbar. „Dass zum Schluss alles nicht gut ausgeht, hat nicht mit einem Zuviel an Technik, sondern mit dem Fehlen von Todestechniken, nämlich Todesinteresse, Todeswissen und entsprechenden kulturellen Anstrengungen zu tun. Was Erfahrungen mit dem Tod und Haltungen zum Tod wären, die nicht Überlebenserfahrungen und Lebensethiken sind – hierzu hält die Moderne keine Bildungsmittel bereit." (ebd., 42) Da Biomedizin vor allem Lebensmedizin ist, sind Kliniken zur Sterbeinstitution Nummer eins geworden. In dieser Ambivalenz von Lebensmedizin und Sterbeinstitution arbeiten die beruflich Sorgenden. Die „naturwissenschaftliche Medizin ist funktional auf Gesundheit und Leben ausgerichtet, ihre Aufgabe ist das Erhalten von Gesundheit und die Behandlung von Krankheit. Dieser Umstand erweist sich als institutionelles Problem mit Blick auf das Sterben: Das sinnentleerte, unsinnige Sterben wird zu einem funktionellen ‚Störfall' […] Vor dem Hintergrund der kulturellen Deutung von Behandlung als Kampf gegen Krankheit – bzw. im Extremfall gegen den Tod – stört Sterben die Planungs- und Handlungsroutinen der Klinik und läuft der institutionellen Zielsetzung zuwider. […] Eine Klinik will per definitionem kein Sterbeort sein, obwohl sie das faktisch (auch) ist." (Stadelbacher 2017, 53 f.)

1.5. Sprechen im Ansehen des toten Körpers

„Am Anfang war die Leiche; und danach kam alle Theorie."
(Macho 1987, 195)

Der Tod wird durch Anschauung des toten Körpers zur sichtbaren Realität, das Sterbebewusstsein zum Totbewusstsein. Das Leichenparadox ist Ausdruck unserer Irritation, dass Leichen menschlich und unmenschlich zugleich sind. Irritierend ist auch das Plötzliche des Übergangs von eben noch lebendig und jetzt tot. Im Ansehen des toten Körpers wird unser Sprechen zum Sprechen an der Grenze von Immanenz und Transzendenz.

1.5.1. Das Leichenparadox

Wie der eigene Tod, so ist auch der Tod der anderen unvorstellbar. Im Augenblick des Versterbens sehen wir den ausdruckslosen Blick, „der jeden Kontakt abbricht. Was sich im Sterben der anderen Menschen zeigt, ist eine Maske, in der sich die eigene Trauer spiegelt." (Macho/Marek 2007b, 10) In der Begegnung mit den Toten erfahren wir deren abwesende Anwesenheit – das Leichenparadox. Die physische Existenz bleibt nach dem Tod erhalten. Leichen sind Menschen, verhalten sich aber nicht wie Menschen. Sie sind menschlich und unmenschlich zugleich, Dinge und doch Menschen. (Macho 1987, 198) Wir

„erfahren das Leichenparadox des Widerspruchs von Anwesenheit und Abwesenheit, Identität und Identitätslosigkeit." (ebd., 220) „Auf der einen Seite ist die Leiche ganz offensichtlich identisch mit einem bestimmten Menschen: wir wissen genau, wer da liegt und gestorben ist; auf der anderen Seite aber ist dieselbe Leiche – ebenso offensichtlich – nicht identisch mit einem bestimmten Menschen." (ebd., 409) Wir erfahren „die *Verwandlung* von Mitmenschen in Leichen. […] *Alles*, was sich vom Tod in Erfahrung bringen läßt, erfahren wir gleichsam in der Konfrontation mit den Leichen. Wir erfahren *keinen Tod*, wohl aber erfahren wir die *Toten*. In der Erfahrung der *Toten* wird uns der *Tod* nicht offenbart; wir erfahren nur den *Widerstand*, den uns die *Toten*, in ihrer puren Anwesenheit, entgegenhalten. Es gibt keinen Zugang zur Erfahrung des *Todes*; daß wir nach dieser Erfahrung suchen und fragen, verdanken wir aber der unerklärlichen Erfahrung, die uns jede Begegnung mit *Toten* verschafft. Am Anfang war die Leiche; und danach kam alle Theorie." (ebd., 195)

Bedeutet der Tod nun den irreversiblen Übergang von der Person zur Sache? (Tirschmann 2017, 132) Theda Rehbock verneint das und spricht dem toten Menschen den moralischen „Status der Person mit einem Anspruch auf Achtung ihrer Würde und elementarer Rechte" (Rehbock 2012, 143) zu. Sie widerspricht einer philosophischen Theorie, die den moralischen Status der Person vom Faktum des biologischen Lebens eines Menschen abhängig macht, indem sie den Toten mit seinem Körper identifiziert. (ebd., 153) Der Mensch bleibt nach ihrer Auffassung über seinen Tod hinaus in einen **personalen Sinnhorizont** eingebettet. (ebd., 160) Es geht mit Kant „nicht um Rechte einer ehemals lebenden Person, sondern um Rechte des Verstorbenen als für die Überlebenden gegenwärtige Person." (ebd., 161) Im personalen Sinnhorizont begegnet uns der verstorbene Mensch einmal **zeitlich-geschichtlich** – als jemand mit einer bestimmten Vorgeschichte und möglichen Zukunft hinsichtlich des Umgangs mit ihm. Ereignisse nach seinem Tod können zu einem Teil seiner Geschichte werden. Seine personale Identität erstreckt sich über die Grenzen seines Lebens und Erlebens hinaus. (ebd., 165) Der verstorbene Mensch begegnet uns sodann **leiblich-sprachlich**. Er bleibt uns auch in seinem Leichnam als Person leiblich präsent, „es ist ein und dieselbe Person, die damals lebte und jetzt tot ist. […] Was es heißt, dass der Tote als Person […] leiblich präsent bleibt, fällt besonders ins Auge, wenn man das Gesicht eines Menschen kurz vor und kurz nach seinem Tod sieht. Es ist das Gesicht ein und derselben Person."

(ebd., 166 f.) Zur leiblichen Präsenz gehört auch, was der Verstorbene (sprachlich) hinterlässt. Der Verstorbene begegnet uns schließlich **personal-interpersonal.** Der Tote bleibt für die Überlebenden als Person präsent. Wir teilen mit ihm den interpersonalen Sinnhorizont der eigenen Sterblichkeit und Endlichkeit. (ebd., 170) Dieses Mit-Sein mit dem anderen begründet unsere Fürsorge für ihn. Sie gilt „nicht lediglich dem toten Körper, sondern dem Anderen *als Person.*" (ebd., 171) Mit der Praxis der Verstorbenenpflege und mit der Bestattung wird die personale Würde des Toten geachtet und anerkannt. (ebd., 172) Wenn also der Verstorbene im Rahmen eines personalen Sinnhorizonts seinen moralischen Status als Person behält, „dann folgt daraus, dass wir zwar mit dem Toten und seinem Körper vieles machen dürfen, was mit lebenden Menschen strikt verboten wäre, dass aber die normativen Bedingungen und Grenzen, denen dieses Tun unterliegt, im Falle des Toten nicht weniger unbedingt gelten als im Falle des Lebenden." (ebd., 173) Das rechtlich verankerte postmortale Persönlichkeitsrecht kann so begründet werden. Der Leichnam ist keine Sache, sondern noch immer leibliche Seinsweise der Person. Auch wenn der Leichnam zu medizinischen und lebenserhaltenden Zwecken verwendet wird, gilt es, Willen und Würde der verstorbenen Person zu achten. Der tote Körper ist der Leib der Person des Toten. (ebd., 174 f.)

„Das Ende des Sterbensprozesses produziert ‚Dingmenschen', die […] nicht mehr direkt angesprochen werden können […], gleichwohl aber als Individuen lokalisierbar und identifizierbar bleiben." (Schneider 2014, 56) In der Situation des wahrgenommenen Leichenparadoxons brauchen wir besondere (Kultur-) Techniken (Praktiken, Rituale und Symbole) zur Bewältigung dieser Situation. (ebd.) Die Entpersonifizierung des Toten ist der Versuch einer Distanzierung. Die Entpersonifizierung wird mit der Internalisierung eines professionellen Habitus verknüpft. (Tirschmann 2017, 115 f.) In Betrachtung eines Verstorbenen konkurrieren zwei Ebenen miteinander. „Dem ‚medizinischen Blick' auf den Tod ist der situative Anblick des Todes vorgelagert, der, gewissermaßen als anthropologisch fundiertes Vorwissen über den Tod, erst aus der konkreten Erfahrung des Todes am toten Körper entsteht." (ebd., 120) „Im konkreten Erleben stellt ein Todesgeschehen auch all jene, die damit aufgrund ihrer Profession zu tun haben, vor Aufgaben, die nur sie individuell lösen können, auf Grundlage biographischen Wissens und individueller Symbolisierung dessen, was im Alltag als widersprüchlich erfahren wird. So zu tun, als ob der Tote vollständig ‚entpersonifiziert' werden könnte, ist eine Taktik, die durchaus erfolgreich sein kann, auch wenn sie sich nicht immer widerspruchsfrei umsetzen lässt." (ebd., 136 f.)

1.5.2. Das Plötzliche des Todes als Bruch

Wir wissen, dass alle Menschen sterben müssen. Doch wenn der Tod dann tatsächlich eintritt, die Möglichkeit in eine Tatsächlichkeit übergeht, ist dies ein Bruch, ein Plötzliches, da aus der Möglichkeit Gewissheit, aus der Essenz Existenz wird. „Die ‚Realisierung' ist keine gedankliche Herleitung, sie ist plötzliche Eingebung." (Jankélévitch 2017, 32) Tirschmann spricht vom Zeitenbruch. „Es ist immer eine besondere Situation, wenn der Tod zum Bewusstseinsthema wird. Als Ausnahmesituation unterbricht er die täglich praktizierten Routinen des gewohnheitsmäßigen Handelns für eine bestimmte Zeit und führt einen Zeitenbruch herbei. Danach ist nichts mehr wie davor." (Tirschmann 2017, 187) Der „Tod ist eine Leere, die plötzlich mitten im Leben eines Wesens aufbricht; das Seiende, das wie durch eine wundersame Verfinsterung plötzlich unsichtbar wird, stürzt auf einmal durch die Falltür des Nicht-Seins." (Jankélévitch 2017, 13) „Was die letale Plötzlichkeit auszeichnet, ist ihre Unwiderruflichkeit […]. Was die letale Plötzlichkeit so schmerzlich erscheinen läßt, ist die Unmöglichkeit, ihren Sinn ins Gegenteil zu verkehren." (ebd., 347)

Das Eintreten des Ereignisses des Todes, wenn es ein Tatsächliches wird, ist ein Plötzliches – unabhängig davon, wie lange der Mensch bereits im Sterben lag. Auch die Menschen, die einen langsamen und späten Tod sterben, sterben auf ihre Weise plötzlich. (Jankélévitch 2017, 343) Das Eintreten des Todes, der Übergang vom Leben zum Nicht-mehr-Sein ist ein plötzlicher, nicht messbarer Zeitpunkt. „Im Brennpunkt des Augenblicks [des Todes] treffen konkrete Realität des Erlebten und metaempirische Jenseitigkeit aufeinander, doch ist dieses Zusammentreffen nur ein blitzartiges Aufleuchten, der Rest ist Finsternis." (ebd., 51) Der Tod ist stets brutaler Abbruch, er ist „der Augenblick, der zerstört." (ebd., 342 f.) Für Jean-Paul Sartre ist der Blick des anderen zentrales Moment des menschlichen Existierens. Der Blick des anderen verweist auf das eigene Dasein. Indem ich gesehen werde und der andere auf mich reagiert, wird durch ihn mein Dasein festgestellt. Im Augenblick des Versterbens „lediglich ein ausdrucksloser Blick, der jeden Kontakt abbricht." (Macho 2012, 42)

„Er ist verstorben", „sie ist von uns gegangen", „er ist friedlich eingeschlafen" – die Proklamation des Todes führt zur Erfahrung der unabänderlichen Tatsache, dass der Mensch verstorben ist. Die Proklamation spricht den irreversiblen Übergang des Lebens zum Tod in die Wirklichkeit der Betroffenen hinein und macht den Bruch und das Plötzliche zur erfahrenen Wirklichkeit. Wir fragen danach, wie der andere verstorben ist. Der Akt des Sterbens nämlich ist unserem Verstehen zugänglich, der Tod nicht. (Landsberg 2009, 43)

1.5.3. Sprechen an der Grenze von Immanenz und Transzendenz

Dass Kirche, christliche Glaubensüberzeugungen und Rituale in unserer Gesellschaft an Bedeutung verlieren, verändert den Blick auf die Endlichkeit des Lebens und mit Sterben und Tod verbundene rituelle Praktiken. „Während der Tod im Verständnis gläubiger Menschen meist ein Übergang in einen wie auch immer gearteten Zustand oder in eine andere Welt darstellt, hat sich seit den 1960er Jahren verstärkt das Sterben im Hier und Jetzt als Thema in den Vordergrund geschoben." (Heiermann et al. 2020, 22 f.) Die Konsequenz ist die Suche nach Ersatz für tröstende christliche Gewissheiten. „Ein Wegzeichen beim Wechsel zu einer säkularen Wahrnehmung des Todes ist der in der zweiten Hälfte des 19. Jahrhundert verbreitete Glaube an eine künftige leibhaftige Wiederbegegnung mit den Verstorbenen […] Ein weiteres Surrogat ist *Spiritualität.* Sie bedient sich oft der Symbolik fernöstlicher Religionen. […] Während der Leib vergeht, gilt die Seele als unsterblich. […] Der trostspendende Glaube an die Unsterblichkeit verschwindet nicht." (Thieme 2019, 73) So beschreibt die Kulturwissenschaftlerin Antje Kahl spirituelle Erfahrungen im Umgang mit Verstorbenen als Transzendenzerfahrungen in der Begegnung mit Toten. Der tote Körper ist für sie ein Transzendenzvermittler. (Kahl 2010, 235) Der friedvolle und entspannte Gesichtsausdruck von Verstorbenen kann als Zeichen des Übergangs aufgefasst werden – der Tod ist für sie nicht das absolute Ende des Lebens, sondern ein Übergang in eine andere Wirklichkeit. (ebd., 223) Von der Mimik schließt Kahl auf die Befindlichkeit der Toten, der tote Körper verweist sichtbar auf die andere Wirklichkeit. Das wirkt auf die Nahestehenden beruhigend und tröstend, weil aus dem Anblick des Toten auf eine positive jenseitige Existenz geschlossen wird, „deren Vorhandensein das Wissen um ein Wiedersehen, Schutz und Trost vermittelt." (ebd., 224) Mit Verstorbenen kann außerdem Zwiesprache gehalten werden. Die Vorstellung eines Übergangs ermöglicht es Nahestehenden, „dem Toten Empfindungs- und Aufnahmefähigkeit zuzusprechen und Zwiesprache mit ihrem Toten zu halten. […] Bei solchen ‚Interaktionen' kann Dankbarkeit zum Ausdruck gebracht, um Entschuldigung gebeten oder Verzeihung ausgesprochen werden. […] Dies kann der Beziehungsklärung dienen." (ebd., 223 f.) „Die Begegnung mit dem Toten eröffnet den Raum für die Zuspitzung existenzieller Fragen nach der eigenen Sterblichkeit, dem Sinn des Lebens oder den richtigen Werten und ist somit auch diesseitsorientiert – das memento mori dient sozusagen der ars vivendi." (ebd., 226)

Für Allan Kellehear kann die Frage nach dem Danach nicht mehr beantwortet werden. „It has become 'unanswerable' because the grand narratives (the big, overarching stories about creation, the good life and the good death, and the nature of God behind all of the previous three) of traditional religions are being jostled and mixed by global diversity and competition." (Kellehear 2017, 23) „Die Betonung thanatopraktischer religiöser Relevanz liegt demnach in der Vormoderne in verbindlich konstituierten und unhinterfragt geltenden rituellen Praktiken, die von kirchlich-religiösen Autoritäten abgeleitet worden waren, wohin gegen die Moderne eher von reflektierten und theoretisch differenzierten Glaubensüberzeugungen und lokal konstituierten und individuell praktizierten Trauerritualen geprägt sein dürfte." (Schiefer 2007, 100 Anm. 116)

2. Umgang mit Sterben und Tod heute

Der Umgang mit Sterbenden und Verstorbenen findet in der öffentlichen Wahrnehmung zwischen einer vielbeschworenen Verdrängung und einer dieser These widersprechenden neuen Sichtbarkeit statt. Trotz der neuen Sichtbarkeit finden Sterben und Tod heute mehrheitlich hinter den Mauern von Institutionen statt. Sterben und Tod werden privatisiert und zugleich institutionalisiert. Sie finden in für sie geschaffenen Sterbewelten statt.

2.1. Zwischen vermeintlicher Verdrängung und neuer Sichtbarkeit

Werden Sterben und Tod in unserer Gesellschaft tatsächlich verdrängt, verneint, tabuisiert oder ist nicht viel eher eine neue Kultur des Sprechens über und des Umgangs mit Sterben und Tod sowie eine neue Sichtbarkeit entstanden?

2.1.1. *Abschied von der Verdrängungsthese*

Dass Sterben und Tod heute kaum mehr sichtbar sind und sich im Laufe des 20. Jahrhunderts zunehmend verbergen, hatte vor allem Philippe Ariès in den 1970er- und 1980er-Jahren vertreten: die körperlichen Beweise der Vergänglichkeit seien hinter den Mauern von Institutionen verschwunden; in früheren Gesellschaften sei der Tod im Alltag präsenter gewesen (so Ariés nach Heiermann et al. 2020, 24). Die Medizinkritik der 1970er- und 1980er-Jahre nahm dies auf und sprach von „fehlender Anerkennung des Todes im Klinikbetrieb […], von Tabuisierung und Verdrängung des Todes (Kübler-Ross 1969), von Medikalisierung und Mechanisierung (Illich 1975/76) sowie von einer Verkehrung, Ausbürgerung und dem Verschwinden des Todes in der Moderne überhaupt (Ariès 1978)." (Gehring 2017, 36) Die Verdrängungsthese, dass der Tod in modernen westlichen Gesellschaften an den Rand gedrängt worden ist, ist nach Felix Tirschmann fester Bestandteil von Moderneerzählungen und als Diskurs im gesellschaftlichen Denken verankert. (Tirschmann 2017, 5 f.) Bis heute findet sich im Zusammenhang des Nachdenkens und Sprechens über unseren Umgang mit Sterben und Tod die Denkfigur der Verdrängung bzw. der Tabuisierung des Todes als die in unserer Gesellschaft vorherrschende Form des Umgangs mit Sterben und Tod. „Die Todesverdrängungshypothese darf […] als das am stärksten und nachhaltigsten diskutierte Verhaltensmuster für die Bewältigung der Todesproblematik betrachtet werden. […] Als Fazit kann festgehalten werden, dass die Hypothese der (kollektiven) Todesverdrängung im Großen und Ganzen sozialwissenschaftlich widerlegt ist […], aber gegenwärtig noch immer von diversen weltanschaulichen Gruppen und Institutionen gleichsam als ‚ideologischer Kampfbegriff' verwendet wird. Dies soll aber nicht heißen, dass es im Einzelfall nicht zur Verdrängung von bewusstseinsmäßiger Beschäftigung mit dem Tod komme oder einzelne Fälle von Verdrängung im Umgang mit Patienten existierten. Trotz aller Kritik hält sich die Hypothese der Todesverdrängung im gesellschaftlichen Kontext häufig aufgrund vordergründiger Plausibilitäten äußerst hartnäckig." (Schiefer 2007, 171) Was verwundert, da seit den 1960er-Jahren viele öffentliche Diskussionen zu ganz verschiedenen Fragen rund um Sterben und Tod geführt werden: wann ist der Mensch tot, wie soll und kann die Versorgung Sterbender gestaltet werden, unter Zugrundelegung welcher Kriterien darf eine Therapiezieländerung eingeleitet werden, welche Form der Sterbehilfe soll legitim sein, wie können

Grenzen der Unverfügbarkeit menschlichen Lebens definiert und begründet werden, wie viel darf das Lebensende eines Menschen kosten etc.? Der Tod ist „zu einem Topos in der Öffentlichkeit geworden." (Knoblauch/Zingerle 2005b, 14) Nicht Verdrängung steht im Vordergrund, sondern eine tiefe Verunsicherung, da „die *Handlungsunsicherheiten und Deutungsungewissheiten am Lebensende* (und auch am Lebensbeginn) zunehmen." (Schneider 2014, 52)

Frank Schiefer weist auf die ungenaue Verwendung der Begriffe *Verdrängung* und *Tabuisierung* hin. Verdrängung ist „per se ein asoziologischer, aus der Psychoanalyse Sigmund Freuds stammender Begriff, und kann deshalb sinnvollerweise nur auf Individuen angewandt, nicht aber unreflektiert auf soziale Systeme und Kollektive übertragen werden [...]. Auch der aus dem Polynesischen stammende Begriff ‚Tabu' kann nicht uneingeschränkt und bedenkenlos auf die moderne Gesellschaft transformiert werden. Ursprünglich als eine Bezeichnung für alles Außeralltägliche und Sakrosankte, kennzeichnet es durch kulturelle Bräuche sanktionierte Vermeidungs- und Verbotsfestlegungen, die sich in Blick- und Berührungsverboten äußern können." (Schiefer 2007, 152) Freud hatte keine Verdrängung, sondern eine Verleugnung des Todes diagnostiziert. (Macho 2012, 44) „Verleugnungen negieren Erfahrungen oder Einsichten, ohne sie jedoch ins Unbewusste zu verschieben." (Macho/Marek 2007b, 12) Wir meiden und fürchten von Natur aus Sterben und Tod. Die Todesverleugnung ist „Teil der Conditio humana, um überhaupt gesellschaftliche und soziale Handlungsfähigkeit zu ermöglichen." (Heller/Wegleitner 2017, 11) Wir verleugnen Sterben und Tod, weil wir uns persönlich schützen wollen vor dem, was uns daran angreift – eine Trauererfahrung oder die Furcht vor dem Tod anderer oder vorm eigenen Nicht-mehr-Sein oder das Unkontrollierbare und Unverfügbare des Todes. (Flasspöhler 2017, 8) Ausdruck der Verleugnung ist die Suspendierung des Individuums „in anonymen Kollektivsubjekten. ‚Dass ‚man stirbt' verbreitet die Meinung, der Tod treffe gleichsam das Man [...] dieses Man ist das *Niemand*.'" (Heidegger nach Macho 2012, 45) Wenn von Verdrängung im Zusammenhang mit Sterben und Tod gesprochen werden soll, dann nicht mehr von der psychischen, sondern von der räumlichen Verdrängung, der Absonderung der Sterbenden und Toten aus dem Raum der Lebenden. (ebd., 44 f.)

Dass Sterben und Tod nicht verdrängt, sondern einen Platz in unserem Bewusstsein haben, belegt die vom Deutschen Hospiz- und PalliativVerband 2012 in Auftrag gegebene repräsentative Umfrage, in der mehr als die Hälfte der befragten Personen angab, dass sie häufig bzw. ab und zu über das eigene Sterben nachdenken würden. 83 % der Befragten gab an, eine wie auch immer ausgestaltete Erfahrung mit dem Sterben einer nahen Person gemacht zu haben – ihre Lebenswelten waren bereits auch Sterbenswelten gewesen. Mehr als die Hälfte ist dennoch überzeugt, dass sich die Gesellschaft zu wenig mit dem Thema befasse – „womöglich ein Effekt des ständigen öffentlichen Redens über Sterben und Tod mit der immer wieder vorangestellten Botschaft, darüber werde zu wenig geredet." (Schneider 2014, 53) Die Ergebnisse der Untersuchung von Adrián Carrasco Heiermann et al. (2020) bestätigen die Widersprüchlichkeit der Aussagen der Teilnehmer:innen zum Umgang mit Sterben und Tod. „Die Befragten sehen zwar, dass der Einzelne sich im Privaten sehr wohl damit auseinandersetzt, zugleich haben sie aber das Gefühl, dass die Themen in der Öffentlichkeit ausgeblendet werden. Öffentlich stehen tatsächlich vor allem spezielle Fälle wie Sterbehilfe oder Suizid zur Diskussion, während das normale Sterben seinen Platz bislang eher im Privaten hat." (Heiermann et al. 2020, 24)

2.1.2. *Eine neue Sichtbarkeit von Sterben und Tod?*

Müssen wir statt von Tabuisierung und Verdrängung nicht viel eher von einer neuen Sichtbarkeit von Sterben und Tod und einer verstärkten öffentlichen Präsenz sprechen? Aktive „und passive Sterbehilfe, Hospizbewegung, Hirntoddebatte, Embryonal- und Stammzellenforschung, Debatte über das Klonen, medizinische Machbarkeiten, antizipative Zählungen der Opfer von Kriegen, von Verkehrspolitik oder Strukturreformen im Gesundheitswesen, das versicherungsmathematische Rechnen mit dem Tod und vieles mehr zeugen auch in der Moderne von einer *Geschwätzigkeit des Todes.* [...] Konzediert man also eine Individualisierung, Biographisierung oder Privatisierung des Todes in der modernen Gesellschaft, so muss ebenso seine Verwissenschaftlichung, Politisierung, Ökonomisierung, Medikalisierung, Juridifizierung usw. in Rechnung gestellt werden." (Nassehi/ Saake 2005, 39) Sterben und Tod sind medial sichtbar in Nachrichten, Krimis etc. – immer sind Bilder von Toten allgegenwärtig. „Sichtbar wird der Tod seit Beginn des 21. Jahrhunderts in [...] TV-Sendungen, die explizit den Tod, tote Körper und das Sterben fokussieren." (Schweikardt/ Groß 2010, 13) Es ist der Tod von Menschen, zu denen ich keine persönliche Beziehung habe – der Tod in der dritten Person. In den digitalen Medien ist das anders. Hier wird der Tod in der ersten und zweiten Person medialisiert. Eine neue Sichtbarkeit des Todes wird auch durch die moderne Fotografie hervorgebracht. „Spätestens im letzten Drittel des 20. Jahrhunderts begannen die Künste, den Tod und die Toten neu zu zeigen und zu reflektieren.“ (Macho 2008, 4)

Thomas H. Macho und Kristin Marek erinnern daran, „dass der Tod weder sichtbar noch unsichtbar ist, als Grenzbegriff gar nicht gesehen werden kann. Sichtbar oder unsichtbar sind allein die Toten: Sie können gesehen oder nicht gesehen werden.“ (Macho/Marek 2007b, 9) Außerdem wird medial die Fokussierung auf besondere Situationen und nicht auf die Alltäglichkeit des Sterbens und des Todes unterstützt. (Heiermann et al. 2020) Es ist ein Sprechen über Themen im Zusammenhang mit Sterben und Tod. Es sind keine Primärerfahrungen. „Dem lediglich vermittelten Wissen um den Tod korrespondiert die fehlende Erfahrung im Umgang mit den Toten. Wir sehen heute zwar so viele Bilder von Toten wie niemals zuvor, doch sind dieser neuen und massenhaften Sichtbarkeit des Todes oft genug die Referenten, nämlich die Toten selbst, abhanden gekommen.“ (Macho/Marek 2007b, 20) Und dennoch berühren uns die medial vermittelten Bilder. „Die visuell abgebildete Seite des endgültigen Moments im Sterben, überhaupt die Konfrontation mit dem Verlust der Person, rührt an etwas, das nach wie vor nicht harmlos ist. Die ambivalenten Medienkulturen westlich-globalisierter Prägung zeigen, dass extreme Scheu und eine ebenso extreme Gier nach Sichtbarmachung sich gegenseitig steigern (Macho/Marek 2007b).“ (Gehring 2017, 38)

Tod und Sterben werden schließlich seit den 70er-Jahren des 20. Jahrhunderts durch die bewusste Auseinandersetzung mit dem eigenen Tod und Sterben sichtbar. Die Gespräche von Elisabeth Kübler-Ross mit Sterbenden markieren „den Beginn eines Trends, der durch die wenig später folgende Publikation des amerikanischen Arztes und Psychiaters Raymond A. Moody über Todesnäheerfahrungen (1975) noch verstärkt wird und als Death-awareness-Movement bezeichnet wird.“ (Goebel 2012, 42) In den 80er-Jahren bringen Hospiz- und Aidsbewegung die öffentliche Wahrnehmung von Tod und Sterben voran. Sie zielen auf eine größere Sichtbarkeit von Sterben und Tod und folgen dem Bestreben, „den als organisiert und ausgegliedert verstandenen Tod wieder anzueignen.“ (ebd., 43)

2.2. Sterben und Tod werden privatisiert und institutionalisiert

2.2.1. Sterben und Tod werden privatisiert – die Einsamkeit der Sterbenden

Mit dem ausgehenden 18. Jahrhundert setzte zunehmend eine Ausgliederung des Todes aus dem öffentlichen Leben ein. Sterben und Tod wurden privatisiert. Die „Vorstellung vom persönlichen, unsichtbaren und intimen Tod [ist] erst in der Moderne aufgekommen." (Macho 2008, 3) Der kollektive Umgang mit Sterbenden und Verstorbenen wird zunehmend aufgelöst in einen individualisierten Umgang. Der „Tod wird in dem Sinne ‚individualisiert', als das je eigene Sterben, der (antizipierte) je eigene Tod oder der eines ‚signifikanten Anderen' der individuellen, biographischen Sinnbearbeitung überlassen bleibt bzw. in der Regel dem je eigenen Nahraum zugerechnet wird." (Schneider 2005, 64) Aufgrund der Privatisierung des Sterbens haben Menschen westlicher Gesellschaften immer weniger Primärerfahrungen mit Sterbenden und Toten. (Feldmann 2015, o. S.) Der Tod wird im Durchschnitt nur alle 10–15 Jahre innerhalb der Kernfamilie direkt erlebt. „Sonstige Todeskonfrontation ist indirekter Art und wird in der Regel über die Medien vermittelt. Dies führt zu der Einstellung, daß es sich immer um den ‚Tod der anderen' an einem anderen Ort handelt." (Brathuhn 1999, 36 f.) „Die erste Konfrontation mit einem Verstorbenen findet im Durchschnitt mit 13 Jahren statt. Nur sehr wenige Ausnahmen erleben dies erst im [pflege-] beruflichen Umfeld." (George 2018c, 178)

Der praktische Umgang mit Sterbenden und Toten gibt Auskunft über die gesellschaftlichen Wirklichkeiten von Sterben und Tod. (Schneider 2014, 54) Dazu gehört auch die Vereinzelung und schließlich Vereinsamung der Menschen in schwerer Krankheit, im hohen Alter und im Sterben. Mit Sorge nimmt Norbert Elias eine „frühzeitige Vereinsamung der Sterbenden gerade in den entwickelteren Gesellschaften" wahr. (Elias 1995, 9) „Viele Menschen sterben allmählich, sie werden gebrechlich, sie altern. […] Schon Gebrechen sondern oft die Alternden von den Lebenden. Ihr Verfall isoliert sie. […] Das ist das Schwierigste – die stillschweigende Aussonderung der Alternden und der Sterbenden aus der Gemeinschaft der Lebenden, das allmähliche Erkalten der Beziehung zu Menschen, denen ihre Zuneigung gehörte, der Abschied von Menschen überhaupt, die ihnen Sinn und Geborgenheit bedeuteten. Schwer wird der Verfall nicht nur für die, die Schmerzen haben, sondern auch für die Alleingelassenen." (ebd., 8 f.) „Wenn das geschieht, wenn ein Mensch im Sterben fühlen muß, daß er – obwohl noch am Leben – kaum noch Bedeutung für die umgebenden Menschen besitzt, dann ist er wirklich einsam.“ (ebd., 97)

2.2.2. Das späte und lange Sterben ist die wahrscheinliche Sterbeerfahrung

„Wir stehen heute vor der Herausforderung, das hohe Alter und das lange, langsame, zerdehnte Sterben bewältigen zu müssen.“ (Heller/Wegleitner 2017, 11 f.)

Der Tod ist die Domäne der Alten. (Kellehear 2017, 12) Heute stirbt der Großteil der Bevölkerung als alte Menschen. Dies wird als natürlich, angemessen und normal angesehen. (Feldmann 2015, o. S.) Das Streben nach Naturbeherrschung hat sich auf die Kontrolle des Lebens übertragen. Das Leben soll verlängert und der Tod hinausgezögert werden. (Brathuhn 1999, 34 f.) Das medizinisch organisierte Aufschieben des Versterbens führte zu einem langen und langsamen Sterben, zur Professionalisierung des Sterbeprozesses und zur Auffassung des Lebens als Risiko. (Timmermans 2010, 21 f.) Der Tod ist erklärungsbedürftig geworden. Durch Autopsien werden Todesursachen geklärt. Transplantationsmedizin und Zellforschung sollen den Tod hinauszögern und künftig verhindern. (ebd., 27) Die gestiegene Lebenserwartung bedingt nun aber vermehrt chronische und degenerative Leiden. (Kellehear 2017, 13) Während sich die meisten Menschen ein kurzes, privates und selbstbestimmtes Sterben wünschen, sterben die meisten „heute zumindest zeitweise in eine öffentliche Sterbemaschinerie eingespannt.“ (Feldmann 2015, o. S.) Das lange Sterben ist Voraussetzung seiner Institutionalisierung. Mit ihm können Ängste verbunden sein wie beispielsweise die Furcht vor Fremdbestimmtheit und die Furcht vorm nicht kontrollierbaren Verlauf des Sterbens. Eine weitere Folge ist: die Alten sterben zunehmend unbemerkt. Das Leben wird verlängert, der Tod ins hohe Lebensalter verlagert, „wodurch die gesellschaftliche Aufmerksamkeit für den Tod, gekoppelt an die Marginalisierung der alten und schwachen Menschen, abnimmt.“ (Heller/Wegleitner 2017, 11)

2.2.3. *Sterben wird institutionalisiert, medikalisiert, technisiert und professionalisiert*

Der spätmoderne Mensch stirbt mehrheitlich nicht mehr im Rahmen „rituel-ler, familial-nachbarschaftlicher Beziehungen, sondern hinter den Kulissen von Organisationen." (ebd., 14) Seit 1945 findet eine zunehmende Professionalisierung und Verlagerung des Sterbegeschehens ins Krankenhaus statt. (Schiefer 2007, 260) „Verständlich wird, dass das heutige Krankenhaus, mit den Organisationszielen der Gesundung, der Rehabilitation und der maximalen Lebensverlängerung, sich als Organisation schwer tut mit dem Sterben. [...] Der Tod wird hinausgeschoben, das Leben scheinbar beliebig verlängert." (Heller/Wegleitner 2017, 14) Es sind neue Institutionsformen dazu gekommen. In den Krankenhäusern, aber auch in Pflegeeinrichtungen etablieren Palliativstationen eine neue Kultur des Umgangs mit Sterbenden, parallel dazu entstanden Hospize, die stationäre und ambulante Angebote der Begleitung schwerstkranker, sterbender und trauernder Menschen vorhalten. Dass Menschen vor allem in Institutionen versterben, liegt nicht nur an der Veränderung familiärer Strukturen, sondern auch daran, „dass aufgrund von morbiden Kausalitätsverschiebungen, sowie durch den Wandel von letalen Krankheitsbildern und der zeitlichen Ausdehnung der Sterbephase allgemein beispielsweise die Pflege von Sterbenden und die Betreuung von Trauernden anspruchsvoller, langwieriger und problematischer geworden ist." (Schiefer 2007, 62)

Das Sterben ist ausgebürgert in Institutionen, die sich auf den Umgang spezialisiert haben und das Lebensende oftmals technisieren und medikalisieren und Sterbenden und ihren An- und Zugehörigen professionelle Helfer:innen an die Seite stellen. „Die Institutionalisierung des Sterbens geschieht an den Berührungsstellen zwischen Experten – medizinischen und anderen Todesexperten – und den betroffenen Laien." (Knoblauch/Zingerle 2005b, 23) Der institutionelle Gestaltungsrahmen ist markiert „durch das medizinisch Mögliche, das ökonomisch Realistische, das ethisch Verantwortbare und das psychisch Leistbare." (Gerstenkorn 2004, 10) Es gelten spezifische Normen und Regeln, die sich auf die betreuenden Personen (beispielsweise Norm der Offenheit und der Wahrhaftigkeit) wie auch auf die betreuten Personen (das Abfassen von Patientenverfügungen und Vorsorgevollmachten wird erwartet) beziehen. Kellehear identifiziert vier mögliche Sterbeoptionen unter medizinischer Begleitung.

- Die Palliativmedizin erleichtert das Sterben durch Symptommanagement. Das Sterben nimmt seinen natürlichen Verlauf und ist sozial eingebettet.
- Die Euthanasie durch Ärzt:innen verkürzt das Sterben.
- Die Notfallmedizin verhindert das Sterben bis zu dem Punkt, an dem auch die Medizin den Eintritt des Todes nicht mehr aufhalten kann. Die soziale und emotionale Akzeptanz des Sterben-Müssens wird vermieden.
- In Pflegeheimen sterben die gebrechlichen Alten. Die medizinische Hilfe ist hier der vermeintliche Schutz vor Verlassenheit und Isolation. (Kellehear 2017, 15)

Die Ausbildung einer Sterberolle stellt ein Indiz für die Institutionalisierung des Sterbens dar. Rollen sind Systeme gegenseitig wirksamer Verhaltenserwartungen. Eine Sterberolle auszubilden, erfordert ein in der Gesellschaft verankertes Wissen, das in den Erwartungen der beruflich Sorgenden und der Schwerstkranken und Sterbenden abrufbar und wirksam wird. Die Institutionalisierung von Sterben und Tod bedeutet, dass die Handelnden „über ein gesellschaftlich etabliertes Wissen verfügen, das sie in ihrem Umgang mit dem eigenen Tod und mit dem Tod der anderen leitet." (Knoblauch/Zingerle 2005b, 23) Für Stefan Timmermans sind das institutionalisierte Verbergen der Sterbenden und das medikalisierte Aufschieben des Todes Strategien der Postmoderne, mit der bedrohlichen Unausweichlichkeit des Todes umzugehen – Strategien der Kontrolle angesichts der Unausweichlichkeit, Unberechenbarkeit und Unverfügbarkeit des Todes. Mit der „Institutionalisierung nimmt die moderne Gesellschaft das Sterben in den Griff." (Pfeffer 2005, 394) Ob von einer Institutionalisierung der Sterbenden gesprochen werden darf, hängt nach Kellehear davon ab, wie der Zeitraum des Sterbens definiert wird und welchem Verständnis von Sterben man folgt. Handelt es sich um ein medikalisiertes Sterben der letzten Tage oder Stunden im Leben eines Menschen, ist die Behauptung eines v. a. in Institutionen stattfindenden Sterbens richtig. Das allerdings trifft nicht für ein soziales Verständnis des Sterbens zu, das Monate bis Jahre vor dem eigentlichen Tod beginnt, sodass der eigentliche Teil des Sterbens v. a. zu Hause stattfindet. (Kellehear 2017, 15 f.) Kellehears Fazit lautet deshalb: „People do not mostly die in institutions; they simply finish their dying there." (ebd., 16)

2.2.4. Entscheidungstod – Sterbende als Akteur:innen

Im Rahmen der Medikalisierung des Lebensendes mit neuen biotechnischen Möglichkeiten und Verfahren können Menschen heute über früher Unverfügbares verfügen. Hierdurch entstehen Entscheidungszwänge und neue Zurechenbarkeiten. Es müssen Entscheidungen über den Ausgang des Lebens getroffen werden. Der Tod ist zum Entscheidungstod geworden. „Aus dem unberechenbaren Tod ist nicht nur ein (naturwissenschaftlich) verstehbarer Tod geworden [...], sondern auch einer, über den nun noch verhandelt werden muss. Das Sterben wird damit zu einem sozialen Prozess, in dessen Verlauf immer wieder Entscheidungen getroffen werden müssen." (Nassehi 2007, 9) Für Armin Nassehi stellt sich in modernen Gesellschaften westlichen Typs die Frage der Endlichkeit und des Todes „als praktische Frage. Nicht so sehr der Tod als ein Abstraktum oder seine Sinngebung stehen im Mittelpunkt der Aufmerksamkeit, sondern das Sterben als ein praktischer Vorgang und der Sterbende als ein Akteur und Zurechnungspunkt. An dieser praktischen Gemengelage sind verschiedene Zentralinstanzen der modernen Gesellschaft beteiligt: die Medizin mit kurativer und palliativer Kompetenz, das Recht, aber auch Psychologie und Psychiatrie mit der Frage nach der Einwilligungs- und Zurechnungsfähigkeit und der Autonomie des Sterbenden, Religion in ihrer praktisch helfenden Form der Re-Ritualisierung des Sterbeprozesses, die Biowissenschaften mit ihren Definitionsansprüchen über den Beginn und das Ende des Sterbeprozesses, die Gesundheits- und Sozialpolitik mit Fragen der Finanzierung des immer kostenintensiver werdenden Sterbeprozesses, ethische Instanzen bei der Bewältigung von praktischen Dilemmata und nicht zuletzt die Versicherungswirtschaft für die Bereitstellung von Ressourcen angesichts der Verlängerung von Sterbeprozessen durch die demographische Entwicklung." (ebd.)

2.2.5. Sterbeorte in Deutschland

Die meisten Menschen in Deutschland wünschen sich Umfragen zufolge ein schnelles, schmerzfreies und selbstbestimmtes Sterben zuhause. (Stadelbacher 2017, 55 f.) Demgegenüber sterben die meisten Menschen in Institutionen im kleinen Kreis direkt Betroffener. (Göckenjan 2008, 7) In westlichen Gesellschaften sterben 75 % der Menschen in Institutionen (Timmermans 2010, 22), in Deutschland etwa 50 % im Krankenhaus und etwa 20 % in Pflegeeinrichtungen. (Heiermann et al. 2020, 13) Die Sterbeorte können für Deutschland nicht verlässlich angegeben werden, da sie zwar in Todesbescheinigungen registriert, aber nicht ausgewertet werden. Statistiken zum Sterbeort liegen lediglich für Krankenhäuser vor. Dasch et al. (2015) errechneten in einer Analysearbeit (2001–2011) eine Sterbeortverteilung für ausgewählte Regionen in Westfalen-Lippe (2011). „Im zeitlichen Trend kann eine deutliche Sterbeortverlagerung weg vom häuslichen Umfeld sowie Krankenhaus, hin zu Alten- oder Pflegeheimen, aber auch zu Palliativstationen und Hospizen beobachtet werden." (Dasch et al. 2015, 496)

	2001	**2011**
Zuhause	27,5 %	23 %
Krankenhaus	57,6 %	51,2 %
Palliativstation	0,0 %	1 %
Pflegeheim	12,2 %	19 %
Hospiz	2,0 %	4,6 %
Sonstiger Ort	0,6 %	0,6 %
Keine Angabe	0,1 %	0,6 %

2013 verstarben in Deutschland laut George/Banat (2015a) 893.825 Menschen. 419.241 verstarben in Krankenhäusern, davon etwa je ein Drittel auf den Normalstationen, Palliativ- und onkologischen Stationen und auf den Intensivstationen. Ca. 350.000 verstarben in stationären Pflegeeinrichtungen, davon ca. 25.000 in stationären Hospizen. 124.000 verstarben im häuslichen Umfeld. (George/Banat 2015a, 2)

2013			
Krankenhaus			46,90 %
	Normalstationen	33 %	
	Palliativ-/Onkologiestationen	33 %	
	Intensivstationen	33 %	
Pflegeeinrichtungen			39,16 %
	Pflegeheime	36,36 %	
	Hospize	2,80 %	
Zuhause			13,87 %

Das Statistische Bundesamt weist einen gleichbleibenden Anteil der Menschen aus, die 2016 im Krankenhaus verstarben. (Destatis 2017, 54)

	2016
Verstorben gesamt	910.899
Davon im Krankenhaus	419.359 (46 %)

In Deutschland versterben jährlich etwa 4.000 Kinder und Jugendliche bis zum 18. Lebensjahr – etwa 60 % dieser Todesfälle im ersten Lebensjahr, davon zwei Drittel innerhalb der ersten vier Lebenswochen. „Somit stellen Neugeborene mit einem Anteil von fast 40 % die größte Gruppe innerhalb aller Todesfälle im Kindes- und Jugendalter dar." (Garten 2014, 5) Die Mehrheit der Kinder, die versterben, verstirbt auf einer Intensivstation. „Durch den besseren Ausbau von spezialisierten (ambulanten) pädiatrischen Palliativteams können heute mehr Kinder zu Hause sterben als in der Vergangenheit. Allerdings verstirbt weiterhin die Mehrheit der Kinder im Krankenhaus und von diesen ungefähr 60 % auf einer Intensivstation. Meist (ca. 70 %) geht dem Tod auf einer Intensivstation irgendeine Form von End-of-Life Decision Making (Therapiebegrenzung oder -deeskalation) voraus. Nur eine Minderheit stirbt nach vergeblicher Reanimation oder am Hirntod." (Van den Heuvel et al. 2019, 93)

Beruflich Pflegende sind also „professionals who have closely observed more deaths than any other profession" (Granda-Cameron/Houldin 2012, 635) – aufgrund der Sterbedichte insbesondere in den Feldern der Spezialisierten Palliativversorgung und auf den Intensivstationen. Beruflich Pflegende begleiten Menschen bis an ihr Lebensende in institutionalisierten „Sterbewelten".

2.3. Sterbewelten

Das Lebensende von Menschen findet in unterschiedlichen Lebenswelten und sozialen Räumen statt, in denen Ärzt:innen, Politiker:innen, Jurist:innen u. a. bestimmen, was Sterben bedeutet, wie der Tod zu definieren ist und was als gute Sterbebegleitung gelten kann. (Schnell et al. 2014, 6) Die Lebenswelten werden für Menschen zu Sterbewelten, wenn darin für sie erfahrbar gestorben wird. (Schneider 2014, 53) Sterbewelten sind institutionelle Sonderwelten, in die „einerseits Sterbende und Angehörige, also Laien, als für sie *außeralltägliche*

Sinnbezirke und Handlungsfelder entlang je spezifischer Zugangsregeln und -rituale eintreten. Andererseits sind diese Welten in ihrer *Alltäglichkeit* vor allem von […] Professionellen, von haupt- und ehrenamtlichen Sterbe-Arbeitern bevölkert und werden von ihnen nach *je eigenen Typisierungs- und Relevanzstrukturen* ausgestaltet." (ebd., 66 f.) Diskursive „Prozesse produzieren, formen entlang der darin gesetzten Begriffe, Kategorisierungen (‚concepts') und Kriterien von lebendig und tot, von gutem und schlechtem Sterben ihre ‚Objektivationen', ihre ‚Gegenstände' – den würdevoll Sterbenden, den friedlich eingeschlafenen Toten usw., indem sie entlang ‚machtvoller Regeln' über sie sprechen." (ebd., 74) Sterbewelten bilden spezifische Wissensformen, Rollen und Praktiken aus. In der Klinik lautet die Botschaft an Schwerstkranke: verweigere Dich nicht den medizinischen Interventionen. Im Hospiz kann die Botschaft lauten: Du hast Dich bereits mit der Unausweichlichkeit des Sterbens beschäftigt und akzeptiert. (ebd., 67) Im Folgenden werden die für die Arbeit relevanten Sterbewelten Intensivstation und Spezialisierte Palliativversorgung beschrieben.

2.3.1. Sterbewelt Intensivstation

2021 verfügte Deutschland über eine Kapazität von 25.786 Intensivplätzen. (DIVI 2021) Als Herzstück der modernen Krankenhäuser sind Intensivstationen autonome „Organisationseinheiten, in denen die Zeit- und Organisationsstrukturen in einem komplementären Verhältnis zueinander stehen: auf der einen Seite eine Orientierung an Zeitstrukturen der miteinander interagierenden Akteure (therapeutisches Team, Patienten und Angehörige), welche die Organisationsstrukturen verändern und persönliche Zuwendung und Interaktion stärker in den Vordergrund stellen, auf der anderen Seite eine Hinwendung zur Organisationstruktur und der darin fest verankerten Zeitstruktur als ‚Maschinenzeit' mit der Folge einer funktionalen, technisch-operationalen Zielsetzung und einem institutionstypischen Handeln. Die Handlungsbögen der Akteure auf der Intensivstation bewegen sich also ständig auf einem Kontinuum zwischen einer Hinwendung zum Patienten (‚High-touch') und einer Orientierung an der Technik bzw. Technologie (‚High-tech')." (Friesacher 2011, 127) Intensivstationen folgen einem „biologicist, Cartesian, curativist, fragmented and mechanized" Sorge-Paradigma (Silveira 2016, 1013), die Sachgerichtetheit steht vor der Sozialgerichtetheit. (Schiefer 2007, 275 f.) „Monitoring als Interaktionsform des medizinischen Pflegepersonals mit dem Sterbenden wird somit auf die Kontrolle digitalisierter Daten einer ‚Mensch-Maschine-Hybrideinheit' reduziert und durch die Zwischenschaltung einer technischen Filterstufe ihrer ‚unmittelbaren sozialen Beziehung' beraubt." (ebd., 277) Die Ausrichtung auf sachgerichtetes Wissen kann Ursache und zugleich Wirkung asymmetrischer Interaktionsstrukturen zwischen Ärzt:innen und (sterbenden) Patient:innen sein. „Medizinisches Expertenwissen ist der Garant für die exponierte Stellung des Arztes als ‚Herr über Leben und Tod'. Derartige (medizinische) Sonderwissensbestände bilden die Grundvoraussetzung für die Genese des ärztlichen Deutungsmonopols und die Rollenunsicherheit des (sterbenden) Patienten." (ebd., 278) Aber auch hier kündigt sich ein Wandel an. „In diesen ehedem als ‚totale Institutionen'[7] bezeichneten Einrichtungen wird [...] in jüngster Zeit verstärktes Augenmerk auf wirkungsvolle Möglichkeiten zur biographischen Individualisierung (Individuierung) bei infausten Patienten gelegt. Reindividualisierungsprozesse in Form von Stärkung der Patientenautonomie durch ‚Empowerment', einer intensiveren sozialen und emotionalen Zuwendung durch das Pflegepersonal, sowie einer auf die Aufrechterhaltung von Individualität bei sterbenden Patienten abzielenden Lebensqualitätskontrolle in Krankenhäusern und Reintegrationsmaßnahmen Sterbender in den familialen Kontext sind Tendenzen zur Konstitution einer neuen, modernen Ars moriendi, deren Aufgabe es sein wird, *die vielen* (individuellen Vorstellungen und Deutungen vom) *Tode* möglichst plausibel in sich zu integrieren." (ebd., 299)

Intensivstationen sind Settings hochtechnisierter Behandlungsverfahren, deren primäres Ziel „die Wiederbelebung, die Stabilisierung sowie die Erholung von PatientInnen in akuten lebensbedrohlichen Situationen in Folge einer Krankheit oder eines Unfalls" ist. (Kohlen et al. 2015, 1 f.) Auf Intensivstationen werden Menschen mit vitaler Bedrohung gepflegt, behandelt, überwacht und begleitet, „bis ihre lebenswichtigen Funktionen wieder soweit stabilisiert sind, dass eine Verlegung in eine nachfolgende Einheit oder Station möglich ist. Ist

7 Der Begriff der „totalen Institution" wurde von Erving Goffmann entfaltet. Als zentrale Merkmale „totaler Institutionen" gelten: „Unterwerfung unter die (rationale) Institutionenlogik, Fremdbestimmung, Deprivatisierung und Entindividuierung inklusive entsprechender Praktiken und eines institutionell gewollten asymmetrischen Machtgefüges." (Stadelbacher 2017, 66)

der Verlauf nicht so positiv und verschlechtert sich der Zustand des Patienten auf der Intensivstation, ist die Sterbebegleitung auch ein Teil des gemeinsamen pflegerischen und ärztlichen Auftrags." (Friesacher 2011, 126) Sterbebegleitung ist also ein wichtiger Teil der Arbeit der Intensivpflegenden. Das belegen die Zahlen der Menschen, die auf einer Intensivstation sterben. Bezogen auf die Sterbewelt Intensivstation werden in der Literatur kritisch diskutiert: der Entscheidungstod, das vermeintliche Überschreiten des sinnvoll Machbaren, die Not der Pflegenden und der Nahestehenden.

Der Tod als Entscheidungstod: Während Menschen auf einer Intensivstation auch spontan versterben können, geht bei mehr als der Hälfte aller Todesfälle dort die „Entscheidung voraus, medizinische Behandlungen abzubrechen oder zu unterlassen." (Becker/ Xander 2011, 133) „Der Patient ist in dieser letzten Phase seines Lebens durch medikamentöse Schmerztherapie bzw. Sedierung, aber auch durch technische Maßnahmen wie invasive Beatmung etc. in wichtigen Kommunikations- und Interaktionsmöglichkeiten wie Sprache, Beweglichkeit, aber auch bei der Aufnahme sensorischer/sensibler Informationen erheblich eingeschränkt. Wichtige Entscheidungen liegen nun in den Händen der betreuenden Angehörigen, Pflegenden und Ärzte." (Gruß et al. 2015, 32) Marco Gruß et al. stellen fest, dass Pflegende eher als Ärzt:innen bereit sind, ihre Einstellung zu ändern, wenn ihnen klar ist, dass „die Behandlungschancen sich aussichtlos darstellen und das kurative Ziel nicht mehr das primäre Ziel darstellt." (ebd.) Während Ärzt:innen „tendenziell dazu neigen, die Überlebenszeit von terminal kranken Patienten zu überschätzen, zeigen Untersuchungen auf Intensivstationen, dass die dort tätigen Pflegekräfte die Überlebenswahrscheinlichkeit der Patienten ähnlich einschätzen wie die dort tätigen Ärzte. Bei der Einschätzung der späteren Lebensqualität scheint das Pflegepersonal allerdings pessimistischer zu sein." (Becker/Xander 2011, 129)

Werden Grenzen des sinnvoll Machbaren überschritten? Die besondere Schwierigkeit in den intensivmedizinischen Bereichen ist, aufgrund der medizinischen Möglichkeiten oft nicht mehr erkennen zu können, wann das Sterben beginnt. „Der Übergang zwischen Leben und Tod ist [...] fließend geworden, was auch Auswirkungen auf den Umgang mit Sterben und Tod nach sich zieht." (ebd., 132) Dierk A. Vagts und Christian W. Mutz (2013) sehen als Grund für die Überschreitung der Grenzen des sinnvoll Machbaren: das Zusammenspiel von therapeutischem Überoptimismus und dem Versuch von Patient:innen und von nahe stehenden Personen, sich an diesem Optimismus aus- und aufzurichten. Das führt dazu, dass die prognostische Unsicherheit aus dem Blick gerät und eine realistische Einschätzung erschwert ist. „Übertherapie beruht häufig auf der Furcht vor dem Vorwurf, durch Unterlassung eine Option nicht genutzt zu haben, auf der Vorstellung, durch Aktion Handlungshoheit zu bewahren oder wiederzugewinnen, oder auf dem empfundenen Druck seitens Angehöriger, die durch vermeintliche (Internet-)Informiertheit unrealistische Erwartungen haben." (Vagts/Mutz 2013, 102 f.) Die indikationsstellenden Behandelnden geraten oft von drei Seiten unter Druck – durch die Betroffenen, durch die Mitbehandelnden und Pflegenden und durch hierarchische Strukturen.

Beruflich Sorgende fühlen sich häufig überfordert und allein gelassen. Obwohl Sterben und Sterbebegleitung auf einer Intensivstation beinahe täglich präsent sind, wird dies „im arbeitsreichen und im technisch-naturwissenschaftlich dominierten klinischen Alltag nach wie vor nur sehr unzureichend reflektiert und kommuniziert." (Heesch 2008, 274) Es gibt nur wenig deutschsprachige Literatur über Sterbebegleitung auf Intensivstation. Beruflich Sorgende erhalten nach internationalen Forschungsarbeiten nur wenig Unterstützung angesichts der Fülle fachlicher und persönlicher Anforderungen durch Sterbebegleitung. „As dying is a reality in the ICU, there is a clear need for nurses and other members of the medical team to be trained in EoL/PC." (Gélinas et al. 2012, 34) Beruflich Sorgende haben täglich mit der Begrenztheit des Lebens sowie mit den Ängsten der Patient:innen und deren Familien zu tun und fühlen sich nur unzureichend auf den Umgang damit vorbereitet und institutionell unterstützt. (Silveira 2016, 1013) „Die Intensivstationen als die Orte, an denen nahezu täglich gestorben und gelitten wird, sind auf diese Situation weder in Bezug auf die Infrastruktur noch in Bezug auf die Ausbildung bzw. die personellen Ressourcen eingestellt. […] Die Rahmenbedingungen sind auf fast schon reflexartig abrufbare Therapiekonzepte zur Lebensverlängerung und zum Lebenserhalt ausgerichtet." (Gruß et al. 2015, 32) Ernst Engelke stellt fest, dass weder die räumliche Gestaltung noch die Ausstattung einer Intensivstation auf Sterbe- und Trauerbegleitung ausgelegt sind. (Engelke 2015, 202) Er bezweifelt allerdings, dass mehr Personal die Lösung für eine bessere Sterbebegleitung in Krankenhäusern sein kann: „Verhindern nicht vielmehr die Organisationsstrukturen und die Ökonomisierung der ‚Gesundheitsfabriken' grundsätzlich eine menschenwürdige und persönliche Sterbe- und Trauerbegleitung?" (ebd., 202 f.)

Die Not der Nahestehenden: Intensivstationen orientieren sich häufig „mehr an der Entwicklung neuer Technologien als an den Bedürfnissen der schwer kranken Patienten/Patientinnen und deren Angehörigen." (Nagl-Cupal/Schnepp 2010, 69) Dabei stellen Nahestehende eine große Herausforderung für die Pflegenden dar, die entweder in den Widerstand gehen und sich den Nahestehenden entziehen oder die als deren Anwält:innen fungieren und sich engagiert für deren Bedürfnisse und Nöte einsetzen. Dass Patient:innen mit ihren An- und Zugehörigen in ihrem Abschied und der damit verbundenen Trauer unterstützt werden, wird „im Bereich der Intensivmedizin als schwierig oder auch ungenügend von Betroffenen und Angehörigen wahrgenommen. Aber auch Mitarbeiter fühlen sich in dieser Situation oftmals überfordert und hilflos." (Gruß et al. 2015, 33) Die Situation der Nahestehenden ist vor allem gekennzeichnet durch Unsicherheit und überwältigende Emotionen. Das Besondere der Situationen auf Intensivstationen ist der Umstand – das unterscheidet sie vor allem von Einrichtungen der SPV –, dass die Menschen dort meist ganz plötzlich eingeliefert werden, gänzlich unvorbereitet. „Mit der daraus resultierenden Unsicherheit zu leben, ist für Angehörige ein dominantes Thema, vom ersten ‚chaotischen Moment' oft bis über Wochen, und führt dazu, dass das Leben nicht mehr planbar ist." (Nagl-Cupal/Schnepp 2010, 73) Häufig verstärkt das Warten im Wartebereich die Unsicherheit noch. Diese ständige Unsicherheit verbindet sich mit stark wechselnden Emotionen – wie Angst und Hoffnung. In dieser Situation größter Verunsicherung und emotionaler Instabilität brauchen die Nahestehenden ehrliche Informationen zum Zustand und zur Prognose. Außerdem wollen sie ihren Familienmitgliedern stets nahe sein. (ebd., 74) Die Realität auf Intensivstationen aber ist eine andere. „Der Bedarf an Informationen ist viel höher als häufig angenommen und viel höher, als er auch befriedigt wird. Informationen werden von den Verantwortlichen zu selten aus eigenem Antrieb heraus gegeben, vielmehr muss nach ihnen gesucht oder verlangt werden […]. Auch das Bedürfnis, dem kranken Familienmitglied nahe sein zu wollen, entzündet in der Praxis häufig Diskussionen rund um Besuchsregelungen." (ebd., 76)

2.3.2. Sterbewelten einer spezialisierten Palliativversorgung (SPV)

Dass der Umgang mit Sterben und Tod verändert werde müsse, weil die Sterbenden nicht gehört (Kübler-Ross) und am Lebensende nicht gut betreut würden (Cicely Saunders), war seit dem Ende der 1960er-Jahre Anliegen einer wachsenden „Zahl an sozialen Bewegungen, die den Umgang mit dem Tod und dem toten Körper in die öffentliche Diskussion wiedereinführen." (Knoblauch 2011, 32) Greifbar ist dies in den Debatten um den Tod (Euthanasie, Hirntod und Transplantation) einerseits und in der Etablierung einer Bewegung der Todesbewusstheit (Kübler-Ross, Natural-Death-Bewegung, Hospizbewegung) andererseits. „Diese Bewegung drückt sich auch in einer neuen ‚Ideologie des guten Todes' aus, die das ‚Ideal des Sterbens in Würde, in Frieden, Bewusstheit, mit bewusster Vorbereitung und Akzeptanz' verfolgt." (ebd.) Mit der Hospiz- und Palliativbewegung wird Palliative Care seit den 1980er-Jahren als „Gegenmodell zur modernen Verrandständigung und Entindividualisierung des ‚form- und raumlosen' Sterbens" (Stadelbacher 2017, 56) in Deutschland institutionalisiert. Es ist ihr gelungen, „Sterben, Tod und Trauer als Themen auf die Agenden der Gesellschaft zu setzen und einen qualitativ anderen öffentlichen Diskurs zu initiieren und zu ermöglichen. ‚Hospiz' […] tritt ein für die Würde und Würdigung von vulnerablen Personen in der letzten Lebensphase und bildet eine Gegenbewegung gegen die Inhumanität des Sterbens und seine Beschleunigung (Euthanasie). […] International hat im letzten Jahrzehnt eine Diskussion um eine ‚neue Sorgekultur am Lebensende', eine kommunalisierte Sorge begonnen. […] Diese Philosophie einer kommunalisierten Sorge ist getragen von dem Bemühen, Sterbende und ihre Bezugspersonen im Lebenszusammenhang einer umfassenden Sorge zu sehen. Damit wird ‚das Sterben' ein Thema in der Diskussion um die Zukunft der öffentlichen Gesundheit (Public Health) und der gesellschaftlichen Solidarität." (Heller/Wegleitner 2017, 15 f.)

Palliative Care bemüht sich um eine zugewandte Begleitung von schwerstkranken und sterbenden Menschen mitsamt ihren An- und Zugehörigen und umfasst als „ummantelnde Sorge" Maßnahmen, die das Leiden eines unheilbar kranken Menschen lindern und die Bedingungen für das Leben der Betroffenen verbessern helfen sollen. Körperliche, psychische, soziale und spirituelle Not und Beschwerden sollen früh erkannt und gelindert werden. Als ganzheitliche Sorge wird Palliative Care an allen Orten wirksam, an denen Menschen mit unheilbaren, lebensverkürzend fortschreitenden Erkrankungen behandelt und gemeinsam mit ihren Familien begleitet werden. (DHPV/WHO 2021) Palliative Care wird „ab dem Zeitpunkt erforderlich, ab dem feststeht, dass eine Genesung unmöglich ist und PatientInnen mit der Begrenztheit des Lebens konfrontiert werden." (Feichtner 2016, 14) Das trifft auf Neugeborene, Kinder, Jugendliche und Erwachsene gleichermaßen zu: „pediatric palliative care should begin at time of diagnosis and continue throughout the illness trajectory." (Stayer 2013, 5) Eine solche „Early Palliative Care" begleitet Menschen komplementär zu den anderen Ansätzen der Gesundheitsversorgung (präventiv, kurativ, rehabilitativ) von der Diagnoseeröffnung bis zur Trauerbegleitung der Hinterbliebenen. Palliative Care kann anhand von fünf Eckpfeilern beschrieben werden: ganzheitliche Sorge, Verbesserung der Lebensqualität, Behandlung belastender Symptome durch ein multiprofessionelles Team und gesellschaftlicher Auftrag. (Baumann 2013) Im Mittelpunkt einer ganzheitlichen Sorge stehen die Wünsche und Bedürfnisse schwerstkranker und sterbender Menschen, „die in eine soziale (Geborgenheit), körperliche (Schmerzlinderung), psychische (‚unerledigte Geschäfte regeln') und religiöse Dimension (Sinnfrage stellen und besprechen) unterteilt werden." (Gerstenkorn 2004, 20) An diesem Wissen orientiert sich die Behandlung belastender Symptome. Nicht das Symptom, sondern der Mensch wird behandelt. Cicely Saunders hat das im Konzept des „total pain" beschrieben. (Baines 1999) So können Ängste, Einsamkeit und Hoffnungslosigkeit das Erleben eines zerstörerischen Schmerzes noch verstärken. Ängste wiederum können „verursacht werden durch tatsächliche oder befürchtete Symptome und Funktionseinschränkungen, wie z. B. Atemnot, Schmerzen oder Verlust der Mobilität." (Leitlinienprogramm 2020, 354) Ein anderes Beispiel ist der Erhalt und die Förderung auch kleinster Bewegungsfähigkeiten. Durch das Gefühl, bis zuletzt selbstwirksam sein zu können, kann Sinn erfahren werden. So gelingt es auch, dass Betroffene bis zuletzt als selbstbestimmte Subjekte ernstgenommen werden und nicht zu Objekten der Sorge werden. Für ihre Lebensqualität, d. h. für das, was ihnen für das eigene Wohlbefinden wichtig ist, sind die auf Pflege angewiesenen Menschen selbst die besten Expert:innen. So nimmt Palliative Care das subjektive Erleben des anderen ernst und fördert Möglichkeiten, den „Alltag und die sozialen Beziehungen befriedigend zu gestalten." (Steffen-Bürgi 2007, 32) Für eine ganzheitlich orientierte Sorge ist ein multiprofessionelles Team erforderlich. Ehrenamtliche sind ein Teil dieses Teams. Durch sie wird der gesellschaftliche Auftrag lebendig erlebbar, dass eine gelingende Sorge uns alle angeht. Sie bringen Zeit und Erfahrung mit. Sie bleiben beim anderen und halten mit ihm seine Trauer aus. Eine mitmenschliche Begleitung von schwerstkranken, sterbenden und trauernden Menschen bleibt durch sie eine alltägliche Erfahrung.

Zwei Versorgungsformen werden unterschieden. Die allgemeine Palliativversorgung (APV) soll an allen Orten, an denen palliativ erkrankte Menschen betreut und begleitet werden, angeboten werden können. Sie umfasst die hausärztliche Versorgung zu Hause, die Versorgung in Pflegeeinrichtungen und Krankenhäusern, durch ambulante Pflegedienste sowie durch ambulante Hospizdienste, die schwerstkranke und sterbende Menschen im Haupt- und im Ehrenamt an all diesen Orten begleiten. Die spezialisierte Palliativversorgung ist Menschen mit einer progredienten lebenslimitierenden Erkrankung vorbehalten, die einen komplexen Betreuungsbedarf haben (körperlich, psychisch, sozial, spirituell) und meist unter einer hohen und komplexen Symptomlast leiden. Sie werden von den Teams der SAPV (spezialisierte ambulante Palliativversorgung), auf Palliativstationen und in Hospizen betreut und begleitet.

Palliative Care hat sich in Deutschland in zwei Entwicklungslinien etabliert – als Palliativmedizin und als Hospizbewegung. Die Hospizbewegung ist von ihren Wurzeln her eine Bürgerschaftsbewegung, die aus der Mitte der Gesellschaft kommt und mit ihr bis heute durch ihre ehrenamtlichen Mitarbeiter:innen verbunden ist. Schwerstkranke und sterbende Menschen sollen einen angemessenen Platz in der Gesellschaft haben. Für sie und ihre Familien sollen bessere Rahmenbedingungen und eine lebensorientierte Sorge organisiert und garantiert werden. Hospize sind in ambulanten Hospizdiensten, teilstationären Angeboten (Tageshospizen) und stationären Hospizen organisiert. Palliativstationen sind eigenständige, an ein Krankenhaus gebundene Einheiten. Etwa 15 % der deutschen Krankenhäuser verfügen über eine Palliativstation. (DGP 2021) Behandelt werden dort Menschen mit einer nicht mehr heilbaren, fortgeschrittenen Erkrankung und mit Beschwerden, die einer Krankenhausbehandlung bedürfen. Anders als Erwachsenenhospize sind Palliativstationen nicht als letzte Orte gedacht, sondern als Orte, an denen Menschen mit schweren Symptomlasten stabilisiert werden – für den weiteren Aufenthalt zu Hause, in einer Pflegeeinrichtung oder für eine Verlegung ins Hospiz. Dieses Ziel wird häufig nicht erreicht: der „Anteil der im Krankenhaus verstorbenen älteren Menschen ist umso größer, je häufiger die Krankenhäuser eine spezialisierte palliativmedizinische Behandlung anbieten." (Bertelsmann Stiftung 2015, 5) Wie im Hospiz steht den Patient:innen dort ein multiprofessionelles Team aus Ärzt:innen, Pflegenden, Therapeut:innen und Ehrenamtlichen zur Seite. Patientenzimmer und Station sind wohnlich gestaltet und sollen möglichst wenig an den Krankenhausbetrieb mit seinen Systemzwängen erinnern. Wie in Hospizen orientieren sich Tagesablauf und Begleitung der Patient:innen mit ihren Nahestehenden an den Wünschen und Bedürfnissen der Betroffenen. Eine Sonderform bilden Palliativstationen in Pflegeeinrichtungen. Diese sind als Sterbeort eingerichtet. „Hospize und Palliativstationen sind die institutionellen Antworten auf die Forderung nach ‚gutem Sterben'. […] Auch Palliativstationen, obgleich Krankenhausstationen, gehen auf Hospizideen zurück. Diese haben, in den 1990er Jahren beginnend, Sterbebegleitung und eine ‚ganzheitliche', palliativmedizinisch orientierte, spirituelle, psychologische und soziale Betreuung einschließende Sterbendenversorgung populär gemacht." (Göckenjan 2008, 11 f.) Die Kinder- und Jugendhospizarbeit beschreibt der Bundesverband Kinderhospiz e. V. als „ein unterstützendes Angebot für die gesamte Familie lebensbegrenzend erkrankter Kinder, Jugendlicher und auch junger Erwachsener, das sich vom Zeitpunkt der Diagnose oft über viele Jahre bis zum Tod und darüber hinaus erstreckt. Aus dieser Situation ergeben sich eigene Bedarfs-, Arbeits- und Angebotsstrukturen. […] Wichtig ist eine in allen Bereichen gestützte vertraute Umgebung, um dem Kind lange die Fähigkeit zu erhalten, kindlichen Grundbedürfnissen entsprechend zu leben. Durch eine tödlich verlaufende Erkrankung ergibt sich eine unerwartete, permanente Belastung des Familiengefüges, das Hilfe im Umgang mit dieser Problematik braucht, besonders da die Pflege und Betreuung dieser schwerstkranken Kinder vorwiegend im häuslichen Bereich erfolgt." (Bundesverband Kinderhospiz e. V. 2021) 2007 wurde die spezialisierte ambulante Palliativversorgung gesetzlich verankert. SAPV-Teams betreuen Menschen zu Hause und in Pflegeeinrichtungen.

Seit den Anfängen der modernen Hospizbewegung ist viel erreicht worden. Die Sterbenden werden nicht mehr wie früher häufig geschehen zum Sterben in die Bäder der Kliniken geschoben. In Deutschland gibt es heute rund 1.500 ambulante Hospizdienste, davon ca. 230 Dienste für Kinder und Jugendliche, ca. 260 stationäre Hospize für Erwachsene sowie 19 stationäre Hospize für Kinder, Jugendliche und junge Erwachsene, ca. 340 Palliativstationen, vier davon für Kinder und Jugendliche. Es gibt 403 SAPV-Teams, 36 davon für Kinder und Jugendliche. (DHPV 2023) Mit der gesetzlichen Verankerung der SAPV wurde auch die Notwendigkeit des Ausbaus der AAPV (allgemeine ambulante Palliativversorgung) benannt. Es wurden viele Projekte gefördert, außerdem wurde 2007 der Charta-Prozess zur Verbesserung der Betreuung schwerstkranker und sterbender Menschen international und auch in Deutschland angestoßen und 2010 die „Charta zur Betreuung schwerstkranker und sterbender Menschen in Deutschland“ verabschiedet. Der Charta-Prozess wurde ausgehend von diesem strategischen Papier weiter geführt und Umsetzungsprozesse angestoßen. So wurde 2015 das Hospiz- und Palliativgesetz verabschiedet, in dem noch einmal die Verankerung der APV in der Gesundheitsversorgung festgeschrieben wurde.

Hospizbewegung und Palliativmedizin setzen sich für eine alternative Lesart des Konzepts der **Selbstbestimmung am Lebensende** ein. Orientieren sich Debatten um Sterbehilfe an der Vorstellung eines guten, weil Zeitpunkt und Art des Sterbens selbst bestimmenden Sterbens, können andere Deutungen eines selbstbestimmten Sterbens aus dem Blick geraten: Bestimmung des Sterbeortes, der begleitenden Menschen, letzter Wünsche etc. Selbstbestimmtes Sterben in Form von Sterbehilfe kann Hoffnung gegen die Furcht vor einem schrecklichen Sterben sowie Hoffnung auf die Macht über das eigene Lebensende sein. Hospizbewegung und Palliativmedizin antworten mit der Forderung nach und der Schaffung von lebensbejahenden Kontexten für Sterbende und deren Familien, die keine Alternative, sondern Recht der Schwerstkranken und Sterbenden sind. Stephanie Kaiser et al. formulieren als Benefit hospizlicher und palliativer Sorge: „Patienten, die an ihrem Lebensende mit palliativmedizinischen oder hospizdienstlichen Versorgungsangeboten in Kontakt treten, gewinnen für sich neue Handlungsspielräume, indem sie sich individuell auf das eigene Sterben vorbereiten können bzw. auf dem Weg bis zum Tod bedarfsadaptierte Formen der Unterstützung jenseits der traditionell vornehmlich kurativ ausgerichteten Heilkunde erfahren.“ (Kaiser et al. 2010, 8)

3. Gutes Sterben als Handlungsorientierung

Der Umgang mit Sterbenden und Verstorbenen richtet sich an der Norm des guten Sterbens und Todes aus. Die Vorstellungen eines guten Sterbens „leiten seit jeher den individuellen und kollektiven Umgang mit Sterben und Tod. Das Sterbeideal dient dabei allen Beteiligten als normative Orientierung im Sinne eines Rollen- und Verhaltensskripts. […] Das Konzept des ‚guten Sterbens‘ umfasst als multidimensionales Konzept philosophische, kulturelle, soziale, religiöse, spirituelle, psychologische, medizinische, pflegerische und ethische Determinanten.“ (Steffen-Bürgi 2009, 372 f.) Sprechen beruflich Pflegende über Sterben und Tod, geschieht das vor dem Hintergrund eigener Erfahrungen und von Vorstellungen, die mit einem gesellschaftlich verankerten Denken immer schon verwoben sind. Vorstellungen eines guten Sterbens beeinflussen ihre Praxis. Im Verständnis von Pierre Bourdieus Habitustheorie findet die Praxis der beruflich Pflegenden (als strukturierte Struktur) immer schon im Rahmen einer gesellschaftlich vereinbarten Rahmung (als strukturierende Struktur) statt – sie kann als strukturierende Struktur aber auch die Rahmung (dann strukturierte Struktur) verändern. Deutungsmuster eines „guten Sterbens“ „bewirken die Umsetzung interpretativer Wissensressourcen in praxisrelevante Handlungsmuster durch spezifische Norm- und Ordnungsvorstellungen.“ (Schiefer 2007, 295) Clara Granda-Cameron und Arlene Houldin identifizieren vier Kontexte, die unser „Sterbeideal“ und damit unsere Praktiken der Sterbebegleitung und Verstorbenenpflege beeinflussen. (Granda-Cameron/Houldin 2012, 637)

- Das Sterben der Menschen hat sich durch die technischen Möglichkeiten verändert, die an fast allen Orten Einzug gehalten haben, an denen Menschen sterben.
- Die Orte, an denen Menschen sterben, sind vielfältig und sehr verschieden in ihren Angeboten.
- Die Verbreitung der Hospiz- und Palliatividee an allen Sterbeorten und in der Gesellschaft.
- Das Erstarken der right-to-die-Bewegung. Sie war eine der Motivationen für die Entstehung der Hospiz- und Palliativbewegung, damit Menschen auf ihr „So-nicht-sterben-Wollen“ eine Antwort und eine Alternative bekommen sollten.

Nach Darstellung der Betroffenenperspektive soll das Sterbeideal der Hospiz- und Palliativbewegung beschrieben werden, das in den Feldern der APV (Alexander Lang et al. 2022) und SPV mit Zuschreibung bestimmter Merkmale wirksam ist.

3.1. Was sich Betroffene für ihr Lebensende wünschen – Merkmale eines gutes Sterbens

Was ein gutes Sterben auszeichnet, wird vor allem im angelsächsischen und angloamerikanischen Raum erforscht. Kellehear untersuchte 1990 das Konzept des guten Sterbens aus der Perspektive von an Krebs erkrankten Menschen mit einer begrenzten Lebenserwartung von etwa einem Jahr. Merkmale eines guten Sterbens sind für sie: Sterbebewusstsein, Anpassung an soziale Erwartungen (z. B. Akzeptanz der angebotenen sozialen Unterstützung), Vorbereiten auf den Tod (letzte Wünsche verfügen), Weitergabe von Verantwortung an die Weiterlebenden und schließlich das Abschiednehmen von nahe stehenden Personen. (Pfeffer 2005, 101) Karen A. Kehl (2006) beschreibt auf der Basis einer konzeptanalytischen multiperspektivischen (Gesellschaft, Betroffene, beruflich Sorgende) Literaturstudie das Konzept eines guten Sterbens. So uneinheitlich die Auffassungen über ein gutes Sterben sind, so gibt es doch Merkmale, die den unterschiedlichen Konzepten gemeinsam sind. Clara Granda-Cameron und Arlene Houldin (2012) bestätigen diesen Befund. (Granda-Cameron/Houldin 2012)[8]

- **Individuelle Einstellungen und Werte** würdigen.
- **Bedeutsamkeit der Sterbenden** anerkennen: Würde, Lebensqualität und Individualität schützen und fördern, als ganze Person gesehen werden und so bis zum Schluss leben können.
- **Kontrolle im Sterbeprozess** behalten wollen: bis zuletzt Wünsche äußern und Entscheidungen treffen dürfen. Das kann bedeuten, durch Suizid oder Sterbehilfe aus dem Leben scheiden zu wollen, oder es bedeutet, über die Umstände des Sterbens, den Ort und die Anwesenden selbst bestimmen zu können.
- **Sich wohl fühlen** wollen durch ein gutes Symptommanagement, durch Nähe und Hoffnung (Comfort Care). Alle Aspekte des Mensch-Seins sollen berücksichtigt, die Not auf allen Ebenen des Seins wahrgenommen und bearbeitet werden.

---

8 „General attributes of a good death include pain and symptom management, awareness of death, patient's dignity, familiy presence, familiy support, and communication among patient, family, and health care providers." (Granda-Cameron/Houldin 2012, 632) Elizabeth G. Broden et al. (2020) geben Hinweise auf die Perspektive von Eltern sterbender Kinder im Intensivbereich.

- **Nicht zur Last fallen** wollen: körperlich und finanziell unabhängig sein wollen.
- **Das Leben abschließen** können: sich verabschieden, letzte Dinge regeln und sich auf den Tod vorbereiten können.
- **Ein Vermächtnis** hinterlassen: in Erinnerung bleiben.
- **Den bevorstehenden Tod anerkennen.** Ob dies in bewusster Anerkennung geschieht oder im Still-Werden im letzten Moment des Lebens – das Anerkennen und Still-Werden sind v. a. der Außenperspektive geschuldet. Die Zuschreibung von Anerkennung und Still-Werden vorm oder im Tod kann verbunden sein mit der Sehnsucht der anderen nach Anteilnahme an einem guten Sterben und Tod.
- **Die Angemessenheit des Todes** erleben wollen hinsichtlich Alter sowie therapeutisch angemessener und sinnvoller Maßnahmen. Ziel ist die Schaffung eines institutionellen Rahmens, „welcher einen möglichst friedlichen und menschenwürdigen Sterbeverlauf realisieren helfen soll. Dabei bewirkt die besondere Beachtung des strukturellen Wandels vom ‚Curing' als einer Form medikalisierter Interventions- und Rekonvaleszenzbestrebungen in Krankenhäusern, Alten- und Pflegeheimen hin zum ‚Caring', einer Art ganzheitlicher (holistischer) Pflege- und interaktionsintensiver humanitärer Unterstützungsleistungen gerade bei Sterbenden relevante institutionelle Voraussetzungen für das ‚gute' Sterben." (Schiefer 2007, 263)
- **Nahe Beziehungen** sollen verbessert werden durch Zeit mit Familie und Freund:innen, durch Versöhnung und Vergebung.
- **Sorge der und für die Familie** erleben im Sterbeprozess. Ein gelungenes und gutes Sterben ist jenes, in dem der „Ausgliederungsprozess für den Sterbenden und vor allem für seine Angehörigen in der Grenzsituation am Lebensende so ausgestaltet ist, dass bei den (Weiter)Lebenden ihr Glaube an die Sinnhaftigkeit ihres Weiterlebens in ihren alltäglichen gesellschaftlichen Bezügen aufrechterhalten bzw. gar bestärkt wird." (Schneider 2014, 60) Das heißt ein gutes Sterben bezieht sich nicht allein auf den Sterbenden, dass es für ihn ein gutes Sterben ist, sondern auf den Sterbenden in seinen sozialen Bezügen und dass die Weiterlebenden im Sterben des nahen Menschen gut begleitet werden, dass sie Abschied nehmen können und das Sterben des anderen als ein „gutes" Sterben erleben dürfen und dass sie in ihrer Trauer um die Möglichkeit, begleitet werden zu können, wissen.

- **Den Sorgenden vertrauen** können. Das Vertrauen in die Sorgenden kann durch Erfahrungen und Bilder eines Sterbens, das bis zuletzt möglich sein kann, wachsen. Das Vertrauen in die Sorgenden wächst in aktuellen Begegnungen dadurch, dass sie die Würde und damit die Grundbedürfnisse des Menschen nach Anerkennung, Zugehörigkeit, Schutz und Integrität wahr- und ernst nehmen. Vertrauen wächst in Sorgebeziehungen, in denen ich mich auf eine Haltung der Fürsorglichkeit und des Respekts verbunden mit einer palliativen Kompetenz (Wissen, Fähigkeiten und Fertigkeiten) verlassen darf.
- **Fazit:** Ein schlechter Tod ist das Resultat „eines vorangegangenen Sterbeprozesses, der einsam, schmerzhaft und fremdbestimmt verläuft und der einem rigiden Organisationsablauf in Institutionen unterworfen zu werden droht." (Schiefer 2007, 264)

Palliativpatient:innen konzentrieren sich am Ende ihres Lebens „auf die Nutzung und Gestaltung der verbleibenden Lebenszeit sowie auf die Umsetzung der Vorhaben im Sinne einer *Optimierung der Daseinssituation*." (Weglage 2014, 11) Sie bewegen sich auf dem Lebensstrahl vor und zurück und betrachten dabei ihr Leben. „Das Leitmotiv aller Gesprächspartnerinnen und Gesprächspartner lautete ‚*Leben – so lange und so gut wie möglich*'." (ebd., 202) Nach einem würdevollen Tod befragt, gaben die Interviewten einer aktuellen repräsentativen Umfrage mehrheitlich fünf Wünsche an. (Heiermann et al. 2020)

- **Schmerzfrei** sterben wollen.
- **Gut versorgt** sterben wollen.
- **Nah am Gewohnten** sein wollen, nicht die vertraute Umgebung verlassen müssen und auf Pflege angewiesen sein.
- **Sozial eingebunden**: im Kreis vertrauter Menschen sterben wollen, nicht allein.
- **Sich selbstbestimmt** erleben wollen und sich auf nahestehende Personen verlassen können gehört zusammen: sich selbstbestimmt erleben können, weil man sich in schwerer Krankheit und damit verbundener Abhängigkeit auf andere verlassen kann. Sie sorgen während des Sterbeprozesses dafür, „die Handlungsfreiheit Sterbender in all ihren Facetten und so gut es geht zu bewahren." (ebd., 6) Selbstbestimmung bedeutet für einen Teil der Befragten, „dass sie darüber bestimmen möchten, in

welcher Umgebung sie sterben, wer sie begleitet und welche medizinische Maßnahmen sie befürworten. Für Einzelne gehört dazu auch die Frage, wann ihr Leben enden soll. Einige Interviewteilnehmer:innen möchten darüber hinaus den gesamten Prozess bewusst miterleben, auch wenn ihnen durchaus klar ist, dass ihre Sinne dies möglicherweise nicht mehr erlauben." (ebd., 41) Das entspricht dem Befund von Leen van Brussel „that a late-modern good death is defined dominantly in terms of the signifiers of control, autonomy, dignity, awareness, and heroism." (Van Brussel 2014, 14)

Exkurs: Selbstbestimmt sterben – Sterben als letztes zu planendes Projekt des Lebens?

„Solange ich für mein Recht zu sterben kämpfe, kann ich mich der Illusion hingeben, dass nicht der Tod mich kontrolliert, sondern ich den Tod kontrollieren könnte."
(Leget 2021, 28)

Selbstbestimmt sterben zu wollen, kann bedeuten, selbst darüber bestimmen zu können, was am Lebensende wichtig ist: wann ich aufstehen, was ich essen und welche Menschen ich um mich haben möchte u. a. m. Das fordert die Sorgenden heraus: die Sterbewelten angesichts systembedingter Zwänge nach den Wünschen und Bedürfnissen der Sterbenden zu gestalten. Diese Bedeutung unterscheidet sich vom Verständnis eines selbstbestimmten Sterbens in den Sterbehilfedebatten: freiverantwortlich und selbstbestimmt über Art, Zeitpunkt und Ort des eigenen Sterbens bestimmen zu wollen.[9] Dabei sind Freiverantwortlichkeit und Selbstbestimmung voraussetzungsvolle und klärungsbedürf-

9 Heiermann et al. kritisieren, dass es durch die Sterbehilfedebatten zu einer Verengung des gesellschaftlichen Blicks auf Menschen mit Todes- und Suizidwünschen kommt. Die vielen aktuell geführten Debatten fokussieren auf den Sonderfall „Sterbehilfe" anstatt in den Blick zu nehmen, was die Mehrheit der Bevölkerung betrifft: „das normale Sterben am Ende eines langen Lebens, wie es der größte Teil der heute und künftig Sterbenden erleben wird." (Heiermann et al. 2020, 7)

tige Konzepte, gerade in Situationen größter Verletzlichkeit und Abhängigkeit. So kann das Selbst aus sozialethischer Perspektive nur als Gegenüber von anderen ein Selbst sein. Wir sind in der Bezogenheit auf andere ein Selbst und nehmen uns als Selbst wahr, das in ein Netz von Verantwortlichkeiten eingebunden ist. Für Eva Feder Kittay (2004) ist der unabhängige autonome freiverantwortliche Mensch eher Wunsch und Fiktion der Selbst-Bestimmt-Bewegung oder bestenfalls Ziel, dem es sich im Rahmen von Beziehungen und Sorge-Beziehungen zu nähern gilt.

„Der Topos vom ‚selbstbestimmten Sterben' ist für die wertakzentuierende Ausgestaltung einer sich wandelnden Sterbekultur exemplarisch. Auch im Tod muss der Einzelne Verantwortung zeigen, noch im Tod muss er beweisen, dass er es ist, der selbstbestimmt sein Leben führt." (Tirschmann 2017, 248) Der spätmoderne Mensch soll bestimmen, wie er sterben möchte. Er soll vorsorgen, planen und sein Sterben als Projekt betrachten. Hierfür kann er auf verschiedene Selbsttechnologien eines selbstbestimmten Sterbens zurückgreifen: die Technik der gesundheitlichen Vorsorgeplanung (ACP: Advance Care Planning), die Technik der Patientenverfügung (PV) und Techniken zur Herbeiführung eines vorzeitigen Todes wie beispielsweise der assistierte Suizid oder der freiwillige Verzicht auf Essen und Trinken (FVET). Diese Techniken stellen uns in Aussicht, dass wir über unser Sterben selbst bestimmen können, dass wir unsere letzte Lebensphase dadurch wirksam absichern können. Wir unterwerfen unser Denken und Sprechen übers Sterben damit einer Planungs- und Entscheidungslogik. Sterben wird zum medizinisch gesteuerten Ereignis, das Sterben ist ein medizinischer Planungsvorgang und der Tod vor allem ein Entscheidungstod. Der Theologe und Soziologe Reimer Gronemeyer spricht vom „Projekt Lebensende" (Gronemeyer 2012), die Sozialwissenschaftlerin und Journalistin Erika Feyerabend vom „Planungszwang" (Feyerabend 2016), der Medizinethiker Giovanni Maio vom „Sterben als Resultat eines Planungsmanagements" (Maio 2014) und die Care-Ethikerin Helen Kohlen vom „Sterben als Regelungsbedarf" (Kohlen 2016). Der Foucaultsche Begriff der Selbsttechnologie macht darauf aufmerksam, „wie Techniken der Herrschaft sich der Prozesse bedienen, in denen Individuen auf sich selbst einwirken, und umgekehrt diese Selbsttechnologien (Technologien des Selbst) in Macht- und Herrschaftsstrukturen integriert werden. […] Die gesellschaftliche Implementation und Durchsetzung von Technologien des Selbst – im Sinne von Selbstführung, von

Autonomie und Selbst-Kontrolle – ist damit integraler Bestandteil des Herrschaftsdispositivs moderner Gesellschaften." (Hirseland/Schneider 2008, 5643) Der Wunsch, das eigene Sterben selbstbestimmt gestalten zu wollen, wird gestützt durch medial vermittelte Bilder vom Sterben, die uns im Blick auf eine ungewisse Zukunft ängstigen können: „Furcht vor einer Lebens- oder gar Sterbensverlängerung, einem entwürdigenden Sterbeprozess und das Gefühl des Ausgeliefertseins bzw. einer reinen Fremdbestimmung." (Stiel/Radbruch 2010, 231) Die Palliativ- und Hospizbewegung hat die Versorgung von Menschen am Lebensende verbessern und den Umgang mit Sterben und Tod wieder mehr ins Bewusstsein der Menschen in westlichen Gesellschaften bringen können. Aber die Furcht vor einem Leben und Sterben in Abhängigkeit und vor unerträglichem Leid am Lebensende kann sie offenbar nicht auflösen. (ebd., 232) „Our fear of death is a fear of a particular decontextualized portrayal of death manufactured by problem-based professional writing by those with an uncritical acceptance of the medical view of dying." (Kellehear 2017, 18)

3.2. Gutes Sterben im Kontext von Palliative Care

„The ideology of good death has its origins in the early hospice movement and has become an embedded part of contemporary Western palliative care."
(Costello 2006, 595)

Der Entwicklungs- und Professionalisierungsschub in der Betreuung und Behandlung Sterbender durch die Hospiz- und Palliativbewegung hat zur Institutionalisierung ihrer Leitideen geführt. (Steffen-Bürgi 2009, 373) Die Internalisierung dieser Leitideen und eines damit verbundenen Sterbeideals lädt die Praxis der Sterbebegleitung mit hohen normativen Ansprüchen auf. Können diese nicht eingelöst werden, können „Gefühle des Versagens, des Unvermögens oder gar Schuldgefühle" bei Pflegenden die Folge sein. (ebd., 375) Ein gutes Sterben ist „Identifikationsmerkmal" palliativer Praxis. (Pfeffer 2005, 14) Konstitutiv sind nach Christine Pfeffer: die friedliche Akzeptanz der Sterbendenrolle bei gutem Symptommanagement, die Individualisierung des Sterbens, das sich radikal an der Person des anderen orientiert, und das Sterben im Kontext einer Gemeinschaft. (ebd., 93 ff.) Die Hospizbewegung offeriert mit dem „idealerweise schmerzfreien, friedlichen, seelisch verarbeiteten, durch zugewandte Menschen begleiteten, subjektgesteuerten und bei Bedarf religiös abgefederten Sterben ein ‚gutes Sterben'." (ebd., 53) Gerd Göckenjan (2008) und Stefan Dreßke (2008b) beschreiben das Hospiz als individualisierendes Umfeld, in dem die Bedürfnisse der Sterbenden hervorgelockt und gedeutet werden. Stephanie Stadelbacher beschreibt als Ideal eines guten Sterbens ein „individualisiertes Sterben, bei dem der Sterbende als der eigentliche ‚Experte' des Geschehens adressiert wird und dessen private Lebenswelt der handlungsorientierende Rahmen ist." (Stadelbacher 2017, 66) Hierzu gehören die Orientierung an einer ganzheitlichen Perspektive und die Ausrichtung an seinen Bedürfnissen und denen seines sozialen Bezugssystems. Er soll „als individualisierter, selbstbestimmter Akteur – eingebunden in seine eigenen gemeinschaftlichen Bezüge und gesellschaftlich umsorgt – seinen eigenen Tod sterben." (ebd., 56) Barbara Steffen-Bürgi beschreibt folgende Eckpunkte des Sterbeideals der Hospiz- und Palliativbewegung.

- Sterbende haben ein Bewusstsein für das Begrenzt-Sein des eigenen Lebens, „weil das Bewusstsein des bevorstehenden Todes die Auseinandersetzung damit, die Kommunikation darüber sowie die bewusste Gestaltung des Lebensendes erst ermöglicht." (Steffen-Bürgi 2009, 373)
- Sterbende nehmen das Sterben als wertvolle Lebenszeit an: „Sich mit dem Tod abzufinden, ihn gar anzunehmen und zu erkennen, dass Sterben trotz allem eine reich erfüllte Zeit sein kann, die allen Betroffenen die Chance zur persönlichen Entwicklung und Reifung bietet." (ebd., 374)
- Sterbende sind bereit zum Rollenwechsel – von der Kranken- zur Sterberolle, von der Lebensverlängerung zur Verbesserung der Lebensqualität. Das Leben wird über die Krankheit gestellt. (ebd.)
- Sterbende möchten ihre Würde, Autonomie und Kontrolle bewahren. Die Würde zu bewahren, bedeutet, das Selbstwertgefühl zu erhalten. Die Betonung der Autonomie als Fähigkeit zur Selbstbestimmung weist auf die Individualisierung der Sterbenden hin, denen Kontrolle und Planung des Lebensverlaufs wichtig waren und sind. (ebd.)
- Sterbende wünschen sich, dass sie nicht unnötig leiden müssen: durch ein gutes Symptommanagement und durch „Vermeiden einer übermedikalisierten Verlängerung des Sterbens durch aussichtslose, belastende Therapien." (ebd., 375) Leid gilt es auch für die Familie zu vermeiden, die beim Sterben dabei sein muss. (ebd.)

Wird dieses Ideal eines guten Sterbens zur Kultur des guten Umgangs mit Leiden, Sterben und Tod, „lassen sich daraus Bedingungen ableiten, die ein erfülltes Lebensende und individuelles ‚gutes Sterben' unterstützen. Die Gefahr ist jedoch, dass das Sterbeideal durch unreflektierten Übereifer oder durch Bürokratisierung […] zum Sterbediktat verkommt." (ebd., 376) Christof Breitsameter stellt fest, dass die Betroffenen selbst selten über ein gutes oder schlechtes Sterben sprechen, dieses Sprechen vielmehr Angelegenheit und Zuschreibung der beruflich (und auch ehrenamtlich) Begleitenden ist, die aufgrund der Fülle ihrer Erfahrungen Situationen vergleichen und Bewertungen vornehmen. (Breitsameter 2020, 343) Folgende typische Merkmale eines guten Sterbens findet er in seinen Interviews und in der Literatur.

- Gelassen sterben heißt versöhnt sterben. Dies ist eng verbunden mit dem Ideal des bewussten Sterbens. „Die Vorstellung von einem Loslassen im Sinn einer inneren Auseinandersetzung oder eines Annehmens des eigenen Endes spielt […] eher bei den Pflegekräften eine Rolle als bei den Ärzten." (ebd., 344)
- Ein ruhiges und selbstbestimmtes Sterben wird durch eine gelungene Symptom- und Schmerzfreiheit und zugleich durch eine Orientierung an Wünschen und Bedürfnissen der Betroffenen erreicht, die auch das soziale Umfeld beruhigt. Unruhe kann den Vorstellungen eines guten Sterbeverlaufs widersprechen. Das Umfeld erwartet ein ruhiges und friedliches Sterben. Wird dies nicht erfüllt, können Gefühle von persönlichem und professionellem Versagen entstehen. Dann wird „Aushalten" zur notwendigen Tugend (ebd., 337 f.) oder aber es werden Versuche unternommen, zum vermeintlichen Wohle von Patient:innen deren Willen zu überstimmen. (ebd., 344)
- Begleitetes Sterben heißt nicht allein sein, wenn man das nicht will, und Abschied nehmen können.

Was in der allgemeinen Betrachtung des Sterbeideals zu beobachten war, ist auch im palliativen Feld wirksam – der Wunsch, dass das Sterben friedlich ist, dass Sterbende Regisseur:innen ihres Sterbens sind und dass sie bis zuletzt selbstbestimmt sein sollen.

(1) Friedlichkeit als Symbol des guten Sterbens und Todes: Im Richten der Verstorbenen und im Sprechen über das Aussehen der Verstorbenen aktualisieren sich „die impliziten, nicht direkt ausgesprochenen [...] Wertvorstellungen der Personen, die im Hospiz mit Sterben und Tod in Berührung kommen." (Pfeffer 2005, 351) Bilder eines friedlich Verstorbenen sind Hinweis auf das Einverständnis mit dem Tod und dass das Sterben undramatisch verlaufen ist. Häufig sind Formulierungen, die den Tod als friedlichen Schlaf auffassen. (ebd., 349) Wichtig ist die Perspektive, aus der gesprochen wird. So gilt als guter Tod, wenn die Familie nach dem Tod friedvolle Erinnerungen hat. Friedlichkeit ist Folge eines guten Todes. (Kehl 2006, 283)

(2) Sterbende sind Regisseur:innen der letzten Lebensphase: Hospizliche Begleitung und palliativmedizinische Versorgung orientieren sich nicht an der Krankheit der Sterbenden und deren Therapie, sondern an den Sterbenden selbst. Das bedeutet, „dass der Sterbende aus seiner sozial randständigen Existenz im Prozess des Sterbens durch palliativmedizinische Versorgung und hospizliche Fürsorge (wieder) ins Zentrum des ‚Sterben-Machens' geholt werden soll. [...] Sterben wird in der hospizlich-palliativen Programmatik zur eigenständigen Lebensphase und der Sterbende zu ihrem Regisseur. Bei der ‚Inszenierung' und ‚Prozessierung' des eigenen Sterbens stehen ihm dann Sterbebegleiter, eigene, auf das Sterben ausgerichtete Praktiken und Rituale, eigene Sterberäume etc. zur Verfügung." (Stadelbacher 2017, 57) Sterbende entscheiden und gestalten, wie sie sterben möchten. Ihnen wird Entscheidungs- und Handlungsmacht zugeschrieben und Verantwortung für ihr „gelingendes oder misslingendes Sterben übertragen. Aber ob und wie er [der Sterbende] diese Rolle ausfüllen kann, ist im Wesentlichen eine Frage der Kapitalienausstattung (Bourdieu 1983) [...] von sozialem Kapital (etwa die Unterstützung durch ein Beziehungsgefüge aus Verwandten, Freunden, Nachbarn), von kulturellem Kapital (als kommunikative Kompetenz oder Fähigkeit zur Performanz eines eigenen Willens), von Institutionenkapital (als Wissen um die eigenen Rechte und Möglichkeiten im institutionellen Setting) und in Zukunft vielleicht auch von ökonomischem Kapital (falls es bestimmte Leistungen künftig nur noch mit individueller Zuzahlung gibt)." (ebd., 65)

Sterbende sollen das eigene Sterben optimieren. Nina Streeck entfaltet die individualethische These, dass es für den heutigen Umgang mit dem Lebensende typisch ist, das eigene „Sterben als etwas zu betrachten, das man besser oder schlechter *machen* kann. Damit wird das Sterben zum Gegenstand von Optimierungsbestrebungen. [... Es] kursieren einflussreiche Leitbilder, an denen sich das Optimierungsstreben gegenwärtig orientiert, nämlich jene der Palliative Care sowie der Sterbehilfebewegung. An ihnen lässt sich ablesen, wie sich die Sterbeoptimierung heute konkret realisiert." (Streeck 2017, 30) Entscheidend für das Verständnis der möglichen Gestaltung des Lebensendes ist zweierlei: die Auffassung, dass das Lebensende ein Prozess ist, der gestaltet werden kann, und die Auffassung, dass das Lebensende mit Rollenerwartungen verbunden ist, die um den nahenden Tod wissen. (ebd., 33) Der Sterbende muss in eine neue Rolle finden. „Sein Leben ist nun Sterben, und damit es gelingt, muss es nicht nur bestimmte Merkmale tragen, sondern es erfordert auch entsprechende Verhaltens- und Handlungsweisen. […] Der Eintritt in die Sterberolle lässt sich als Ergebnis eines schrittweisen Aushandlungsprozesses verstehen, den der Arzt durch die letale Diagnose einleitet." (ebd., 32) „Die Sterberolle dient dem Zweck, den Sterbenden geordnet aus der sozialen Welt auszugliedern und die entstehende Lücke in der Gemeinschaft zu schließen (Göckenjan und Dreßke 2002). Wie mit der Krankenrolle sind auch mit der Sterberolle Pflichten und, mehr noch, Rechte verbunden (Emanuel et al. 2007). Für den Sterbenden gilt nun nicht mehr, was für die überlebenden Mitmenschen zutrifft. Am gewöhnlichen Alltag muss er sich nicht mehr beteiligen, denn das Leben als Sterbender folgt eigenen Regeln. Er kann etwa auf die Erfüllung seiner (letzten) Wünsche pochen, die Behandlung seiner Symptome beanspruchen oder besondere Aufmerksamkeit einfordern. Mit Blick auf die Rolle bedeutet Sterben tatsächlich etwas ganz anderes als Leben." (ebd., 33) Sterbende können sich – sozialethisch gewendet – dem Diskurs der Sterbeoptimierung nicht entziehen. „Zu den mit der heutigen Sterberolle verknüpften Erwartungen gehört, sich dem Optimierungsparadigma zu fügen und als Optimierer des eigenen Sterbens aufzutreten." (ebd., 38)

(3) Selbstbestimmt im Sterben und die soziale Rahmung des Sterbeideals: Gutes Sterben lässt sich „nur interaktiv, also im Rahmen eines sozialen Kollektivs von ‚Sterbearbeitern' und An-, Zu- oder Hingehörigen (und, wenn man so will, auch Maschinen und anderen Dingen) herstellen. ‚Gutes' Sterben ist somit immer schon ein sozial (und material) eingebettetes Sterben." (Stadelbacher 2017, 64) Palliative Care hat den Auftrag, im multiprofessionellen Team gemeinsam mit den Betroffenen und ihren Familien Wege zu finden, wie schwerstkranke und sterbende Menschen ihr Leben in aller Einschränkung und zunehmender Abhängigkeit bis zum Schluss als selbstbestimmt und beziehungsorientiert erleben können. So kann auch das Vertrauen, sich in die Abhängigkeit von anderen zu begeben, eine Form von Selbstbestimmung am Ende des Lebens sein. Aus Begleitungen von schwerstkranken und sterbenden Menschen wird berichtet, dass ein selbstbestimmtes Sterben bedeuten kann: den Tagesablauf bestimmen zu können; bestimmen zu können, was sie heute essen möchten; bestimmen zu können, wer sie im Sterben begleitet; sich so lange wie möglich als selbstwirksam und bedeutsam erleben zu dürfen. Das Selbst ist stets in ein Wir eingebettet und wird durch ein Gegenüber und seine soziale Rahmung überhaupt erst zum Selbst: „Die Gewährleistung von menschenwürdigen Rahmenbedingungen für schwerstkranke und sterbende Menschen, die Garantie sozialer Rechte und einer angemessenen Begleitung gehören ebenso wie die Sicherung von Autonomie und Selbstbestimmung zu den Merkmalen einer Gesellschaft, die die Rechte Schwerstkranker und Sterbender als hohes Gut ansieht und verteidigt." (DPG et al. 2010, 9)

Was folgt aus der Betrachtung der dargestellten Befunde? Immer geht es bei der Norm des guten Sterbens bzw. beim Sterbeideal auch um Gelingen oder Misslingen und also darum, welche Bedeutung das gute Sterben für die (beruflich) Begleitenden hat. Vorstellungen eines guten Sterbens sind Teil eines kollektiv geteilten Wertesystems, das es Hospizmitarbeiter:innen möglich macht, die Belastung ihrer Arbeit dauerhaft aushalten zu können. Pflegende arbeiten aktiv am guten und gelingenden Sterben mit und bewerten Erlebtes entsprechend. „Die Vorstellung vom ‚guten Sterben' gibt der Arbeit der Beschäftigten Sinn, Richtung und Befriedigung." (Pfeffer 2005, 102) Was es bedeutet, dass Vorstellungen eines guten Sterbens ein kollektiv geteiltes Ideal sind, kann mithilfe von Bourdieus Habitustheorie veranschaulicht werden. Es bedeutet, dass die Sorgenden durch dieses kollektive Ideal als strukturierende Struktur strukturiert werden und dieses Ideal als Habitus des Feldes internalisieren. Es bedeutet aber auch, dass die Norm des guten Sterbens für die Sorgenden zur Strategie der Beherrschung des Sterbens wird und damit zugleich Ausdruck einer normativ angelegten Haltung ist, die ein Feld strukturiert. (Baumann 2013, 98 ff.) Habitus beschreibt die Art und Weise des Handelns (modus operandi) der Akteur:innen im Feld. (Bourdieu 1987, 281) Stellen wir uns die Welt als Raum von Möglichkeiten vor, wird durch unser Handeln stets eine dieser möglichen Welten realisiert – innerhalb der Grenzen des Habitus. (Krais/Gebauer 2010, 46) Der Habitus formt als strukturierende Struktur das Feld und wird wiederum vom Feld als strukturierende Struktur strukturiert. Der Habitus des Feldes ist in den Einstellungen, Haltungen und in den Praktiken der Sorgenden eines Feldes greifbar. Feld und Habitus bedingen einander und bleiben darin stets verbunden. Im Feld dominiert ein bestimmter Geschmack, an dem sich das Handeln der Sorgenden orientiert. „Der Geschmack bewirkt, daß man hat, was man mag, weil man mag, was man hat." (Bourdieu 1987, 285 f.) Die Norm des guten Sterbens ist als Geschmack des Feldes zugleich formende Kraft im Feld, die bestimmte Praktiken hervorbringt, damit ein gutes Sterben möglich sein kann, und sie ist eine vom Feld und ihren Praktiken stets neu geformte und bestätigte Norm. So trägt jede unserer Handlungen den Stempel unseres Habitus. Unser Habitus erzeugt Handlungen und ist zugleich unser unbewusster „Navi", mit dessen Hilfe wir unsere eigenen Handlungen und die Handlungen anderer klassifizieren und bewerten – entsprechend unseres habituell verinnerlichten Geschmacks (habituell internalisierte Normen). (ebd., 283)

4. Die Bedeutung von Sterben und Tod für erfahrene Intensivpflegende und SPV-Pflegende als Forschungsgegenstand

Mittels einer systematischen Recherche in den Datenbanken Pubmed, Sowiport/Gesis, Cinahl und Buchhandel.de für die Jahre 2000–2022 konnten 81 deutsch- und englischsprachige Publikationen identifiziert werden, die die Bedeutung des Umgangs mit Sterben und Tod aus der Perspektive von SPV-Pflegenden und Intensivpflegenden untersuchen. Welche Themen im täglichen Umgang mit Sterben und Tod aus Sicht der Pflegenden von besonderer Bedeutung sind, soll im Folgenden dargestellt werden.

4.1. Perspektive: Intensivpflegende der Erwachsenenbereiche

„Death in critical care is not uncommon. The provision of end-of-life care is a core feature of critical care nursing." (Bloomer et al. 2022, 480)

Die in den Übersichtsarbeiten von Ellen B. Clarke et al. (2003), J. Randall Curtis und Ruth A. Engelberg (2006), Kristen Louise Ranse (2013), Marijke Noome et al. (2016) sowie Nicola Stanzl und Janet Scammell (2022) identifizierten Themen lassen sich als Weg der Patient:innen von einer kurativen Behandlung zur palliativen Behandlung aus der Perspektive der Pflegenden zu folgenden Übersichtsthemen zusammenfassen:

- Rollen, Einstellungen und Aufgaben der Pflegenden in Entscheidungsfindungsprozessen stehen am Anfang der Begleitung von Patient:innen mit ihren Familien auf dem Weg zu einer palliativen Behandlung.
- Gestaltung des Übergangs von einer kurativen Behandlung zur Comfort Care: Es geht um die Kontinuität der Pflege – was diese behindert und was sie fördert.
- Praktiken einer Comfort Care: Die Themen „Herausforderungen der Kommunikation" und „Möglichkeiten der emotionalen, spirituellen und praktischen Unterstützung" ordnen sich in alle drei Übersichtsthemen ein. Die „Gestaltung der Umgebung" kann der „Comfort Care" zugeordnet werden.
- Belastungen der Pflegenden und die Notwendigkeit ihrer emotionalen und institutionellen Unterstützung.

4.1.1. Rollen und Aufgaben in Entscheidungsfindungsprozessen

In Situationen einer Therapiezieländerung ist es wichtig, Patient:innen mit ihren An- und Zugehörigen in Entscheidungsfindungsprozesse miteinzubeziehen. (Ranse 2013, 10) Von besonderer Bedeutung ist die Kommunikation von der Entscheidungsfindung bis zum Prozess der Sterbebegleitung – innerhalb des Intensivteams und mit den Patient:innen gemeinsam mit ihren An- und Zugehörigen. Die Studien von Amy O. Calvin et al. (2007; 2009), Rachel E. McMillen (2008), Richard B. Arbour und Debra L. Wiegand (2014) sowie Helen Kohlen et al. (2015) untersuchen, wie Intensivpflegende den Prozess der Entscheidungsfindung wahrnehmen und worin sie ihre Rolle und Aufgaben sehen. Kohlen et al. (2015) beschreiben den Prozess des Übergangs in ein palliatives Behandlungsregime und die Rolle der Pflegenden darin als ein ständiges dialogisches Realisieren und Reorientieren. „Der Wechsel an Aktivitäten geht einher mit Verhandlungen zwischen Pflegenden und ÄrztInnen, Angehörigen sowie in Zwiegesprächen mit sich selbst. Darüber hinaus ist der Prozess durch stetige Re-Orientierungen gekennzeichnet, die durch wechselnde Patientenbefunde und Realisierung der aktuellen Situation ausgelöst werden." (Kohlen et al. 2015, 1) Kohlen et al. identifizieren „Konsenssuche" und „emotionale Stützung" als zentrale Aktivitäten, die Zeit zur Begleitung der Nahestehenden erfordern sowie Räume zur Herstellung von Privatsphäre. Erfahrene Pflegende sind dabei ihren unerfahrenen Kolleg:innen Mentor:innen. Die Studien identifizieren folgende Rollen und Aufgaben.

Pflegende steuern den Entscheidungsfindungsprozess. Sie übernehmen häufig die Führung im Kommunikationsprozess zwischen der Familie und den Ärzt:innen und bereiten so den Prozess der Entscheidung mit vor. Sind Pflegende erfahren, wird das als hilfreich erlebt und von Ärzt:innen anerkannt.

Pflegende nehmen sich in einer Mittlerrolle wahr. Sie fühlen sich als Anwält:innen der Patient:innen und ihrer Familien Ärzt:innen gegenüber und der Patient:innen gegenüber ihren Nahestehenden. Die Rolle der Pflegenden ist die des „Dazwischen-Seins". Sie weisen immer wieder auf das Leiden der Patient:innen hin und auf die Notwendigkeit des therapiezieländernden Handelns. Sie machen auf Wünsche der Patient:innen aufmerksam – sowohl Ärzt:innen als auch Nahestehenden gegenüber.

Pflegende streben Konsens zwischen den Beteiligten an. Er soll dadurch herbeigeführt werden, dass Pflegende die aktuelle Situation der Patient:innen zur Sprache bringen. Pflegende nehmen damit Einfluss auf den Zeitpunkt der Therapiezieländerung. „Pflegende beschreiben ihre Beobachtungen zum Befinden des Patienten aus ihrer Sicht und bringen Fragen zur Therapiebegrenzung, Therapiereduktion und zum Therapieabbruch ins Spiel, um sichtbar zu machen, dass die PatientInnen trotz maximaler medizinischer und pflegerischer Maßnahmen nun sterbende Menschen geworden sind. Sie streben Akzeptanz des Lebensendes an." (ebd., 5)

Die Pflegenden leisten Gefühlsarbeit. Dass Sterbende oft bis zum Schluss kurativ behandelt werden, kann die Betroffenen und die beruflich Sorgenden sehr erschöpfen. Es gehört deshalb zur emotionalen Arbeit der Pflegenden, die Entscheidung vorzubereiten, diese zu begleiten, der Familie die durchgeführten Maßnahmen zu erklären und die Sterbenden schließlich auf ihrem Weg zu begleiten. Pflegende stützen die Nahestehenden emotional. Sie schaffen Freiräume, um auf deren Nöte eingehen zu können, bieten die Unterstützung der Klinikseelsorge an und sorgen dafür, dass die Nahestehenden Räume haben, um gemeinsam zu trauern. Sie sollen ausreichend Zeit haben, um sich verabschieden zu können. „Alsbald der Tod von PatientInnen absehbar ist, kreieren Pflegende eine möglichst friedliche Atmosphäre in der räumlichen Umgebung Sterbender. Sie versuchen, ein Einzelzimmer einzurichten, und bemühen sich um die Gewährleistung der Privatsphäre, auch für Angehörige. [...] Die zweite

Aktivität der *Emotionalen Stützung* beinhaltet, neben der Zeit und Raumgestaltung, Maßnahmen zu ergreifen, die direkt zum Wohlbefinden von PatientInnen und Angehörigen beitragen. Dies bezieht sich darauf, ihr Leiden zu lindern.“ (ebd., 6 f.) Pflegende schützen die Familie und sorgen für positive Erinnerungen. Wenn Pflegende emotional mit der Familie mitleiden, brauchen sie Unterstützung in diesem Prozess.

4.1.2. Kontinuität der Pflege – Hindernisse und Förderliches

Christiane Knecht et al. (2019) identifizieren fünf Aufgaben von Intensivpflegenden im Zuge des Wechsels von einem kurativen Therapieregime zu einer palliativen Versorgung, die an die Aufgaben im Rahmen von Entscheidungsfindungsprozessen anschließen.

- **Sie sind verlässliche Partner:innen in vertrauensvollen Beziehungen.** Sie unterstützen die Familien, schöne Momente im Abschiednehmen zu erleben. Ihnen ist wichtig, dass Patient:innen nicht allein versterben. „Pflegende regen Familien dazu an, sich an schöne Momente im Leben der Patienten zu erinnern und sind bemüht, deren letzte Lebensphase für die Familie zu einer guten Erinnerung werden zu lassen. Indem Pflegende dafür sorgen, dass die sterbende Person einen friedlichen Eindruck macht, können Angehörige die Patienten in positiver Erinnerung behalten. Ihr Ziel ist es, die Familie erleben zu lassen, dass der Patient würdevoll verstirbt.“ (Christiane Knecht et al. 2019, 137 f.) Joan Liaschenko et al. (2009) beschreiben in ihrer Studie, wie Intensivpflegende Familien in die Sterbebegleitung einbeziehen „to construct the ‚big picture‘ of the patients’ deteriorating status and artfully communicate this to families.“ (Liaschenko et al. 2009, 224) Intensivpflegende ziehen häufig Seelsorger:innen hinzu.
- **Sie sind Anwält:innen der Patient:innen** und versuchen als solche durchzusetzen, dass sich Behandlung und Begleitung der Sterbenden an deren Bedürfnissen und Wünschen orientieren. (Christiane Knecht et al. 2019, 139)
- **Sie passen die Umgebung der palliativen Situation an.** Sie schaffen eine ruhige und friedliche Umgebung, das technische Equipment wird reduziert.

- **Sie sind bemüht, Nähe und Distanz zu wahren.** „Einige Pflegende verbergen ihre Gefühle, andere sehen das Zeigen von Emotionen als Ausdruck ihres Mitgefühls und lassen sie zu." (ebd.)
- **Sie unterstützen die Arbeit als Team.** Unerfahrene Kolleg:innen werden bei der Betreuung von Sterbenden begleitet.

Mit der Überleitung vom kurativen zum palliativen Behandlungsregime ist zu prüfen, was auf den Weg gebracht werden muss, damit Sterbebegleitung im Feld der Intensivstation in einer Atmosphäre von Geborgenheit möglich sein kann. Dies untersuchen die Studien von Kristen Louise Ranse et al. (2012), Roslyn Sorensen und Rick Iedema (2009) sowie Kristen Louise Ranse (2013). In Anwendung der Kategorien des PARIHS-Modells[10] beschreibt Ranse (2013) die Komplexität der Faktoren, die das pflegerische Handeln und damit die Begleitung von Sterbenden beeinflussen.

Kontextfaktoren sind die Kultur einer Organisation, Möglichkeiten zur Gestaltung der Umgebung der Sterbenden sowie Quantität und Qualität des Personals: (1) Wird das kurative Paradigma der Intensivstationen in ein palliatives geändert, muss das einen Verständigungs- und Aushandlungsprozess in Gang setzen, der auf einen Konsens im Behandlungsteam und zwischen Behandlungsteam und Familie abzielt. Das Fortführen eines kurativen Regimes angesichts einer infausten Prognose führt zu Stress und Unzufriedenheit bei Intensivpflegenden, wenn nach deren Einschätzung und Empfinden die Maßnahmen mehr schaden als nützen und für die Patient:innen eine Qual sind. Der Tod von Patient:innen kann von beruflich Sorgenden in einem kurativ ausgerichteten Setting als Versagen empfunden und betrachtet werden. Nicht immer werden Pflegende in ausreichender Weise in Entscheidungsfindungsprozesse einbezogen und von den Ärzt:innen nach der Entscheidung in der Sterbebegleitung mit den Patient:innen und deren Familien häufig allein gelassen. (Ranse 2013, 15 f.) (2) Während für die Sterbebegleitung eine Umgebung, die Ruhe für sterbende Menschen und ausreichend Raum für die Abschied nehmende Fami-

10 PARIHS steht für „Promoting Action on Research Implementation in Health Services". Das Modell ist ein Analyseinstrument bei Implementierungsprozessen in der Betrachtung von Kontext (Rahmenbedingungen), Evidenz (Stand des Wissens) und „Facilitation" (weitere förderliche Faktoren).

lien bietet, als wichtig betrachtet wird, orientiert sich die räumliche Gestaltung von Intensivstationen üblicherweise an der Notwendigkeit, Intensivpatient:innen gut im Blick behalten und schnell Zugang zu ihnen bekommen zu können. Die Gestaltung ist folglich auf offene und mit Technik ausgestattete Räume ausgerichtet, die Atmosphäre ist geräuschvoll und geschäftig. Eigene Räume und Privatsphäre für Sterbende sind nicht vorgesehen, ebenso wenig wie Rückzugsmöglichkeiten für die Familien. Hilfsmittel, die dem Wohlbefinden von Sterbenden dienen, fehlen häufig. (ebd., 17) (3) Der Personalschlüssel der Intensivstationen hingegen ist eine gute Voraussetzung für die Sterbebegleitung. Sterbebegleitung braucht Zeit, will man einer ganzheitlich an Patient:innen und deren Familien ausgerichteten Sorge gerecht werden. Die Beobachtung von Ranse, dass eher unerfahrene Pflegende die Sterbenden und die erfahreneren Pflegenden die Intensivpatient:innen betreuen (ebd., 18), konnte in den Interviews der vorliegenden Arbeit nicht bestätigt werden. Dort sind es vor allem die sehr erfahrenen Pflegenden, die sterbende Kinder und Erwachsene betreuen.

Evidenz-Faktoren sind ein wissenschaftlich fundiertes Wissen, Erfahrungswissen und das Wissen um die Wünsche und Bedürfnisse von Patient:innen und deren Familien: (1) Leitlinien, die sich an wissenschaftlichen Erkenntnissen orientieren, werden als hilfreich für die Praxis beschrieben. (2) In Aus-, Fort- und Weiterbildungen wird wenig Wissen über Sterbebegleitung vermittelt, weshalb berufliches und privates Erfahrungswissen der Pflegenden von besonderer Bedeutung sind. (ebd., 22) (3) Das Wissen um Wünsche und Bedürfnisse von Patient:innen und deren Familien ist durch die mangelnde Möglichkeit einer direkten Kommunikation häufig eingeschränkt. Das Einbeziehen der Familie in Entscheidungsfindungsprozesse kann diese überfordern und Schuldgefühle auslösen.

Weitere förderliche Faktoren sind die emotionale Unterstützung durch informelle (durch Kolleg:innen) und formelle (durch die Einrichtung) Unterstützungsangebote sowie entsprechende Werte und Vorstellungen. Den Tod als Versagen aufzufassen, erschwert die Sterbebegleitung. Sterbebegleitung als Privileg aufzufassen, erleichtert den Umgang mit sterbenden Menschen. Förderlich ist außerdem eine offene und transparente Kommunikation. Dagegen wird die Umsetzung einer Comfort Care durch die fehlende Kommunikation über die Prognose, durch fehlende oder widersprüchliche Informationen erschwert. Schließlich sind das Hinzuziehen von Expert:innen und das Implementieren von Sterbebegleitungsstrategien hilfreich.

4.1.3. „Sein Möglichstes tun" – End-of-life Care im Handeln Raum geben

Intensivpflegende sprechen vom besonderen Wert und von der Komplexität von Sterbebegleitung, ohne diese zu explizieren. (Ranse et al. 2012, 7) Nur wenige Studien befassen sich mit konkreten Praktiken der Sterbebegleitung und Orientierungen für diese Praktiken. Praktiken einer Comfort Care orientieren sich am Ideal eines guten Sterbens und Todes. Themen sind nach Elizabeth Halcomb et al. (2004), Isabell Fridh et al. (2009), Kristen Louise Ranse (2012) sowie Nicola Stanzl und Janet Scammell (2022): Symptombehandlung und Comfort Care, die emotionale, spirituelle und praktische Unterstützung der Patient:innen und ihrer Familien, die emotionale und institutionelle Unterstützung der Pflegenden und schließlich die Gestaltung der Umgebung. Fridh et al. identifizieren als Leitmotiv des Handelns der Pflegenden: „Sein Möglichstes tun."

Providing comfort care. Die Menschen sollen in Würde sterben können. Das umfasst das körperliche Wohlbefinden, aber auch die Sorge für An- und Zugehörige sowie für eine humane Umgebung fürs Sterben (Reduktion der technischen Geräte). Nahestehenden soll als bleibende Erinnerung an den Tod ihres geliebten Menschen mit auf den Weg gegeben werden: „a calm and dignified event despite his/her previous suffering and death in a high-technological environment." (Fridh et al. 2009, 233) Zur Comfort Care gehören Symptombehandlung und Pflegehandlungen, die am Wohlbefinden des Sterbenden ausgerichtet sind: „bathing, hair care, mouth care […], pressure area care, and spiritual care." (Noome et al. 2016, 656) Palliative Care braucht Zeit. Unbegleitete sterbende Patient:innen sollen nicht allein gelassen werden. (ebd.)

In Beziehung mit der Familie der Patient:innen sein und für sie sorgen. Nach der Entscheidung, Patient:innen sterben zu lassen, verschiebt sich der Fokus der Aufmerksamkeit auf die trauernde Familie. (Halcomb et al. 2004) Pflegende empfinden das häufig als emotional herausfordernd. Sie unterstützen die Familien emotional, spirituell und praktisch. Sie fragen sie nach ihren spirituellen und kulturellen Bedürfnissen und bieten an, Seelsorger:innen hinzuziehen. Sie unterstützen die Familien darin, entsprechende kulturelle Praktiken in der Sterbebegleitung ausüben zu können. (ebd., 97) Sie sorgen für bedeutsame Erfahrungen der Familie in der Sorge für ihre Sterbenden: Familienangehörige werden in die Pflege mit einbezogen. (Noome et al. 2016, 656) Sie ermutigen die Familien, über die Biografie der Patient:innen zu sprechen. Das ist Teil der Erinnerungsarbeit der Pflegenden und zugleich werden dadurch die Patient:innen für die Pflegenden als Person greifbarer. (Ranse 2013, 170) Sie unterstützen An- und Zugehörige dabei, Erinnerungen zu schaffen: „taking the patient's hand prints and collecting a lock of the patient's hair and their identity bands for the family to keep." (Ranse et al. 2012, 13) Sie unterstützen die Familien nach dem Versterben, indem sie dafür sorgen, dass die Familien nicht allein sind oder gerade eben allein sein können mit den Verstorbenen. (Ranse 2013, 11)

Die Umgebung wird an den Sterbeprozess angepasst, indem Pflegende für eine Atmosphäre sorgen „that is less clinical and more homely. These interventions assisted in humanising the patient and shift the families focus to comfort care." (Ranse et al. 2012, 11) Die Anwesenheit der Familie soll ermöglicht werden, die Atmosphäre friedlich sein, Vorhänge für Privatsphäre sorgen (Ranse 2013, 168 f.) und Technik reduziert werden – „creating a peaceful, serene and dignified bedside." (Noome et al. 2016, 656)

4.1.4. Belastung und Entlastung der Pflegenden

Der Belastungsdiskurs ist Thema zahlreicher Forschungsarbeiten in allen Feldern. „Auf einer Intensivstation ist es für das Personal keine Seltenheit, an nur wenigen Tagen mehr Leid und Sterben mitzuerleben, als anderen Menschen, die nicht medizinischen Berufen angehören, in ihrem ganzen Leben zugemutet wird." (Heesch 2008, 276) Intensivpflegende sind „ständig der Diskrepanz zwischen Leben retten und nicht mehr retten können ausgesetzt. Patienten versterben trotz aller intensivmedizinischer Bemühungen und trauernde Angehörige bleiben zurück. Sie bedürfen der besonderen Begleitung, jedoch fehlen Zeit und Ausbildung für diese Aufgabe. Praktische Erfahrungen zeigen deutlich, dass Pflegende sich in derartiger Situation alleingelassen und zum Teil erheblich überfordert fühlen." (Lobner/Kaluza 2011, 131) Sie fühlen sich häufig aufgerieben angesichts der Herausforderung, in einer kurativ orientierten Kultur Sterbebegleitung leisten zu sollen und zu wollen, und angesichts der Erfahrung, für diese Herausforderung weder fachlich gerüstet noch institutionell unterstützt zu werden. Die Folge kann sein, dass Pflegende erkalten oder ausbrennen. Sie wünschen sich Strategien zur Entlastung.

Die Emotionen von Intensivpflegenden in palliativen Situationen untersuchen Natyele Rippel Silveira et al. (2016). Pflegende fühlen sich wohl, wenn sie Menschen ihren Bedürfnissen entsprechend pflegen dürfen. (Silveira 2016, 1015) Sie wollen deren Wertvorstellungen respektieren, deren Würde bewahren, ethisch korrekt und empathisch handeln und sich nicht nur an der Technik orientieren, sondern v. a. am Wissen über und an der Zuwendung zum anderen. Tod und Sterben verursachen dann Befangenheit und Unwohlsein, wenn Pflegende noch nicht bereit sind für das Sterben-Müssen des anderen. Entlastend kann sein, Sterben und Tod als natürlich und unausweichlich für den Menschen zu betrachten. (ebd., 1016) Sie fühlen sich häufig emotional verwickelt. Sie fühlen sich den Menschen, die sie pflegen, oft sehr nahe und sind frustriert, wenn sie Nahestehende oder Patient:innen leiden sehen. (ebd., 1015) Wissens- und Kommunikationsdefizite innerhalb des multiprofessionellen Teams führen zu Unsicherheit und Ärger bei den Pflegenden, die von allen Teammitgliedern die meiste Zeit mit Sterbenden verbringen. Es handelt sich um ein als unzureichend empfundenes Wissen über Praktiken von Palliative Care, den Beginn des Einsatzes von Palliative Care sowie Kommunikationsdefizite im Team hinsichtlich klarer Festlegungen von Behandlungszielen und -begrenzungen und im Umgang mit Nahestehenden. (ebd., 1016 f.) Die kurativ ausgerichtete Ausbildung von Medizin und Pflege auf den Intensivstationen verursacht Hilflosigkeit bei den Pflegenden. Sie fühlen sich schlecht vorbereitet auf die Gefühle, die ihnen in ihrer beruflichen Praxis begegnen. „The process of finitude and death still awakens feelings of fear, anger, powerlessness, insecurity, and, based on the assessment of those feelings, they may relate more to the loss and separation than to a natural process of life." (ebd., 1017)

Stressfaktoren in der Sterbebegleitung: *Institutionelle Stressoren* sind das Fehlen eines Palliative Care-Ansatzes auf Station, Schwierigkeiten zwischen Berufsgruppen, die oft fehlende Kontinuität des Behandlungsregimes und widersprüchliche Ansprüche. (Gélinas et al. 2012, 29) Konflikte und Kommunikationsprobleme zwischen Pflegenden und Ärzt:innen sind eine Quelle für Belastungen mit zum Teil negativen Auswirkungen auch für Patient:innen. (Friesacher 2011, 126) Es herrschen noch immer hierarchische Strukturen und alte Rollenmuster. (ebd., 129) „Die medizinisch-technischen Maximaltherapien kollidieren oftmals mit den ethischen Überzeugungen der Pflegenden, die Nicht-Beteiligung an Entscheidungen führt zu Frustrationen und Stress, müssen Pflegende doch die Entscheidungen der Ärzte mittragen." (ebd., 128) *Emotionale Stressoren* sind Wertekonflikte, die meist fehlende emotionale Unterstützung und der Umgang mit dem Leiden von Patient:innen und deren Nahestehenden. Das Gefühl, eigenen Werten zuwiderhandeln zu müssen, führt zu moralischem Distress. (Gélinas et al. 2012, 32; McCarthy/Gastmans 2015, 132) Belastend sind „clinical situations, difficult working conditions and limited resources, structural conditions and moral sources." (ebd., 148) Klinische Situationen sind solche, „which involve harm to patients, for example, aggressive and futile treatment." (ebd.) Häufige Folgen von moralischem Distress sind Burnout, Resignation, hohe Fluktuation im Team und das Verlassen des Berufes. (ebd., 149) *Professionsbezogene Stressoren* sind fehlende Kompetenz in Palliative Care, Schwierigkeiten in der Kommunikation mit Nahestehenden und im Umgang mit deren Vorwürfen und in der Zusammenarbeit mit Ärzt:innen und deren Umgang mit Belangen von Palliative Care. (Gélinas et al. 2012, 30)

Emotionale Belastung durch das Quälen von Patient:innen: Intensivpflegende berichten von Unsicherheit und Ambiguität, die die Sterbebegleitung im Kontext einer Intensivstation umgeben. Auch wenn die Entscheidung zur Therapiebegrenzung gefallen ist, dauert es in der Regel noch recht lange, bis die Entscheidung umgesetzt wird. (Ranse et al. 2012, 10) Sie leiden darunter, dass sinnlose Therapien zu spät beendet werden. Sie wollen Schaden von den Sterbenden abwenden und nicht das Gefühl haben müssen, Patient:innen quälen zu müssen. (Herzog 2009, 10) So wird das Sterben von Intensivpflegenden häufig als Tortur und aktives, bewusstes Quälen dargestellt – „to torture the person using horrible techniques […] that clinicians are providing a treatment that is both futile and painful." (Granda-Cameron/Houldin 2012, 637) Sie fühlen sich als ausführendes Organ der Ärzt:innen gezwungen, Patient:innen Schaden zuzufügen und sie zu quälen. (Halcomb et al. 2004, 218). Sie sehen sich mit dem Leiden der An- und Zugehörigen konfrontiert angesichts des Leidens der Patient:innen, verzögerter Entscheidungen und falscher Hoffnung.

Umgang mit der Trauer der Pflegenden: Pflegende berichten über aberkannte Trauer und emotionale Belastung. Es gibt für sie keine Unterstützungsmaßnahmen. Melanie Shorter und Louise Caroline Stayt (2010) untersuchen, wie Intensivpflegende mit Leiderfahrungen und Trauer umgehen und welche Copingstrategien ihnen zur Verfügung stehen, wenn Patient:innen versterben. Mit dem Versterben können Pflegende besser umgehen, wenn sie den Tod als einen guten Tod wahrnehmen, das heißt wenn das Versterben abzusehen ist und sie sich also mit ihren Interventionen darauf einstellen können. Den Austausch mit Kolleg:innen empfinden sie als hilfreich. Sie beschreiben außerdem, dass sie sich von Sterbenden emotional distanzieren könnten. (Shorter/Stayt

2010, 159) Auch das Ritual des Schön-Machens hat eine entlastende Funktion: „making the deceased or dying patient look ‚good' or ‚presentable' for the family." (Arbour/Wiegand 2014, 212)

4.2. Perspektive: Intensivpflegende für Neugeborene und Kinder

„Das war der erste Tod in meinem Leben, der nicht sein sollte, der sich nicht richtig anfühlte. Der zu früh kam und eine Lücke hinterließ, weil da noch ein Weg zu gehen gewesen wäre. […] Jemand, der nicht hätte sterben dürfen. Ein Kind tot, dessen Leben gerade erst hätte beginnen sollen."
(Messner/Koppelstätter 2020, 12)

Im Bereich der Intensivstationen werden Neugeborenenintensivstationen (NICUs) von pädiatrischen Intensivstationen für Kinder (PICUs) unterschieden. „Nach heutigen Standards leiden viele neonatologische und pädiatrische Intensivpatienten an einer potenziell lebensverkürzenden Erkrankung und haben damit einen palliativmedizinischen Versorgungsanspruch. Am deutlichsten und dringlichsten ist dies bei Patienten, deren Therapieziel sich im Behandlungsverlauf ändert, da kurative Maßnahmen nicht den erhofften Erfolg haben. Ebenso offensichtlich sind palliativmedizinische Aspekte bei Kindern, deren chronisch progrediente Grunderkrankung zu wiederholten Intensivaufenthalten bei akuten Verschlechterungen oder im Rahmen von invasiven Eingriffen mit palliativer Zielsetzung führt." (Van den Heuvel et al. 2019, 91 f.) Pflegende sind die Berufsgruppe, die die meiste Zeit mit den sterbenden Kindern und deren Familien verbringt – „attempting to identify, advocate for, and manage the palliative care needs of these children and their families." (Stayer 2013, 3) Die Übersichtsarbeiten von Beverley Copnell (2005), Robert D. Truog et al. (2006), K. Jane Lee und Claretta Y. Dupree (2008), Debra L. Stayer (2013), Ingeborg van den Heuvel et al. (2019) sowie Shefaly Shorey und Chrystal Chua (2022) identifizieren Themen in der Begleitung sterbender Neugeborener und Kinder, die denen der Erwachsenenbereiche entsprechen. Wie dort fühlen sich Pflegende oft sehr schlecht auf die Praxis der Sterbebegleitung und den Übergang von einer kurativen Ausrichtung auf eine palliative Vorgehensweise vorbereitet. Eine emotionale Unterstützung der Pflegenden gibt es in der Regel nicht. (Stayer 2013, 8)

4.2.1. *Sterbebegleitung von Kindern nach Therapiezieländerung*

Catherine Howes (2015) identifiziert fünf Themenkreise für die Sterbebegleitung nach Therapiezieländerung auf pädiatrischen Intensivstationen. Die ersten drei Themenkreise beziehen sich auf den Entscheidungsfindungsprozess und die Umsetzung der Entscheidung nach Therapiezieländerung. So werden Eltern in der Regel gut in den Entscheidungsfindungsprozess einbezogen, ohne aber darüber zu sprechen, wo das Kind sterben soll. Der zweite Themenkreis bezieht sich auf medizinrechtliche Fragestellungen, die gut bedacht werden müssen vor einer Therapiezieländerung, und ein weiterer Themenkreis bedenkt die Ressourcen, die für eine Umsetzung der Therapiezieländerung zur Verfügung stehen – denn ein Transfer nach Hause oder in ein Hospiz ist stets sehr personalintensiv und muss geleistet werden können, zeitlich und personell, und entsprechend gut geplant werden. Der vierte Themenkreis beinhaltet die Perspektiven der Familie. Eltern soll das Gefühl vermittelt werden, Einfluss im Rahmen der Sterbebegleitung ihres Kindes nehmen zu können. Familien wünschen sich ehrliche Informationen, einen leichten Zugang zum Personal, eine gut organisierte Behandlung und Pflege und das Respektieren und Bewahren der Eltern-Kind-Beziehung. Der fünfte Themenkreis umfasst die Perspektiven der Mitarbeiter:innen auf dem Weg zur und in der Sterbebegleitung eines Kindes. Hinderlich für eine gute Sterbebegleitung sind eine unsichere Prognose, Sprachbarrieren, eine schlechte Kommunikation, die Uneinsichtigkeit der Eltern über die Nutzlosigkeit der Behandlung und das Unbehagen der Eltern über das Ausschalten der Beatmung. Förderlich ist, den Eltern Zeit mit ihrem Kind zu geben, sie das Kind halten zu lassen während der Beendigung lebenserhaltender Maßnahmen, das Herstellen einer friedlichen Umgebung und erfahrene Pflegende. Eine PICU wird als denkbar ungeeignete Umgebung für das Sterben eines Kindes betrachtet – zu laut, zu wenig familiär, zu fern vom unterstützenden Familiensystem, Geschwister können schlecht einbezogen werden, andere Familien müssen geschützt werden.

4.2.2. *Belastungen in der Sterbebegleitung von Kindern*

Debra L. Stayer (2013) untersucht die Erfahrungen Pflegender in der Begleitung von sterbenden Kindern. Sie identifiziert fünf Themen. Angesichts der Situation einer lebenslangen Belastung durch die schwere Krankheit ihrer Kinder und der Erfahrung wiederholter Krankenhausaufenthalte entwickeln Pflegende

Mitgefühl mit den Familien. Behandlung und Pflege der Kinder empfinden sie als Belastung und Herausforderung, wenn die Familien noch oft bis kurz vorm Tod des Kindes ihre Hoffnung aufrechthalten, die Pflegende nicht haben, die sie den Familien aber auch nicht nehmen möchten, weil sie sich sonst selbst schuldig fühlen würden. Pflegende leiden darunter, wenn sie Kindern im Rahmen sinnloser Therapien unnötige Schmerzen zufügen und quälen müssen. (Stayer 2013, 96) Als belastend erleben sie die Kommunikation der Ärzt:innen mit den Nahestehenden, wenn sie nicht auf Augenhöhe stattfindet sowie unklar und vage bleibt. Sie sind davon überzeugt, dass die Kinder selbst gehört werden sollten, um deren Wünsche und Bedürfnisse gut wahrzunehmen und ihnen zu folgen. Denn Kinder haben eine gute Wahrnehmung von ihrer eigenen Situation und nehmen ihr Schicksal meist früher an als ihre Familien. Schwierig ist es, wenn Kinder und Eltern konkurrierende Wünsche haben. Pflegende nehmen dann oft eine Mittlerrolle ein. Der emotional schwere Weg der Pflegenden mit dem Kind und den Familien von der Entscheidung zur Therapiezieländerung bis zum Tod ist das dritte Thema. Hierzu gehören die emotionale Auswirkung des Sterbens und des Todes eines Kindes auf die Pflegenden, das gleichzeitige Trauern der Pflegenden und der Familie sowie ein erwünschtes friedliches Ende. Pflegende kommen den Kindern und ihren Familien oft sehr nahe. Sie empfinden Traurigkeit, Frustration, Wut, Hilflosigkeit sowie Versagen und sie weinen mit den Familien. Außerdem bringen sie das Erlebte in Verbindung mit dem eigenen Leben und mit der eigenen Familie. Damit der Tod friedlich sein kann, gestalten die Pflegenden die letzte Zeit mit dem Kind „as personal as possible for the families. She wants to allow families ‚their time' to make that last visit as memorable and pleasant as achievable. […] The nurses did not want the parent's last memories of their child to be unpleasant. Instead the nurses wanted to create a degree of ‚any kind of niceness' they could to lessen the remembrance of the sights, the sounds, or smells of the experience and to make that last visit bearable for the families." (ebd., 84 f.) Sie machen die Sterbenden, Verstorbenen und die Umgebung schön. (ebd., 85) „The nurses did not want to see the children struggle in any manner; they wanted the children to look as if they were sleeping peacefully." (ebd., 87) Sie gehen zu Beerdigungen. Ihre besondere Verbindung mit den Kindern und den Familien durch jahrelange Begleitungen kann viertens dazu führen, dass sie im Umgang mit Familien Grenzen überschreiten und zu viel Nähe zulassen. Aufgrund der dargestellten Belastungen und Herausforderungen wünschen sich Pflegende schließlich institutionelle und kollegiale Unterstützung.

In ähnlicher Weise beschreiben Pei-Fan Mu et al. (2019) die Erfahrungen von Pflegenden. Diese Perspektive ist eine besondere, da Studien fast ausschließlich die Erfahrungen der Kinder und Eltern untersuchen. (Mu et al. 2019, 13) Was Pflegende besonders herausfordert, ist der oft kurze Zeitraum der Sterbebegleitung nach einer Therapiezieländerung. So waren in den U.S.A. einer Studie von 2014 zufolge 70 % der Tode auf PICUs das Resultat von Therapiezieländerungen. Die meisten verstarben noch in der ersten Woche ihres Aufenthalts. (ebd., 12) Das Abschiednehmen vom Kind braucht entsprechende Räume, Freiräume sowie ausreichend Zeit, in der Eltern allein sein können mit ihrem Kind. Pflegende sorgen für Erinnerungen an einen guten Tod. „The objective of a nurse's care should be to reduce the suffering for pediatric patients at the end of life and meet everyone's emotional needs, including the family." (ebd., 20) Sie können unter Gefühlen von Traurigkeit, Hilflosigkeit und Ärger leiden, wenn die Bedürfnisse der Kinder nicht respektiert werden, wenn Kinder leiden oder gequält werden aufgrund des Hoffens trotz sinnloser Therapien. Sie belasten die Unsicherheit in der Einschätzung von Symptomen, des Krankheitsprozesses oder des rechten Zeitpunkts für den Beginn mit EOLC. Pflegende können Gefühle des Versagens, der Frustration, der Furcht vor unbekannten und nicht kontrollierbaren Situationen am Lebensende empfinden. Dazu kommt das Bewusstsein über die Begrenztheit der eigenen Handlungsmöglichkeiten. Pflegende fühlen sich häufig innerlich zerrissen. „When nurses witness the upcoming death of pediatric patients, they must endeavor to arrange a comfortable environment to help their pediatric patients feel no pain and pass away peacefully. These actions must be done even in the face of great sorrow and stress for nurses." (ebd., 19) Der Tod eines Kindes kann eine traumatische Erfahrung für Eltern, Familien und Pflegende sein. Pflegende verfügen über zwei Formen des Copings: Anpassung der eigenen Einstellung und Unterstützung durchs Team. (ebd., 18) Shannon Barnes et al. (2020) betrachten in ihrem Review Faktoren, die das Trauererleben der Pflegenden nach dem Tod eines Kindes zusätzlich belasten oder lindern können. Symptome von Trauer sind „sadness, crying, exhaustion, sleep disturbance, withdrawal and cumulative effects of grief experiences." (Barnes et al. 2020, 460) Während die Intensität der Beziehung zum Kind und zur Familie ein erwartbarer Risikofaktor für eine erschwerte Trauer ist, gibt es weitere erschwerende Faktoren: „lack of organizational support for grieving staff and feeling professional restrictions on expressions of grief." (ebd.) Entlastende Faktoren sind: „support from friends, family or colleagues; focusing on the positives; and allowing time and experience to assist with coping." (ebd.)

Karen Dryden-Palmer et al. (2018) beschreiben die Folgen von Stressfaktoren durch die berufliche Arbeit. Entscheidungsfindungsprozesse und Sterbebegleitung können Stressoren für die Mitarbeiter:innen von PICUs sein und zu moralischem Distress, Compassion Fatigue und Burnout führen. (Dryden-Palmer et al. 2018) Konflikte über angemessene Therapieziele und deren Umsetzung „können zwischen Patient, Familie und Therapieteam auftreten, aber auch innerhalb eines Therapieteams und zwischen Berufsgruppen. Vertrauensverlust, gestörte Kommunikation, schlechtes Teamwork und ‚moral distress' können die Folge solcher Differenzen sein." (Van den Heuvel et al. 2019, 103) Förderlich für Resilienz und Wohlbefinden sind Selbst-Wahrnehmung, Selbst-Pflege, situationsbezogene Achtsamkeit und eine entsprechende Ausbildung. (Dryden-Palmer et al. 2018)

4.2.3. Herausforderungen und Belastungen in der Sterbebegleitung von Neugeborenen

Gail Lindsay et al. (2012), Paula K. V. Diel et al. (2013), Lars Garten und Bianka Rösner (2014), Melissa J. Bloomer et al. (2015; 2016) sowie Cathy Maher-Griffiths (2022) untersuchen die Erfahrungen Pflegender in der Begleitung sterbender Neugeborener. Aggressive Behandlungsregimes auf der einen und das Vorbereiten der Familie auf die Möglichkeit, dass ihr Kind sterben könnte, auf der anderen Seite stellen Pflegende vor vielfältige und komplexe Herausforderungen: Familien auf den Tod vorzubereiten, mit Herausforderungen der Kommunikation umzugehen, mit der besonderen Beziehung zwischen Pflegenden und Familien umzugehen und Resilienzfaktoren zu entwickeln. (Bloomer et al. 2015) „Providing perinatal palliative care in the NICU requires that NICU nurses have palliative care education and training and resilience building interventions." (Maher-Griffiths 2022, 103) Pflegende stehen in einer besonderen Beziehung zu den Neugeborenen und deren Familien. Sie erhalten ihren Auftrag von den Neugeborenen und übersetzen, was das Neugeborene braucht und wann es stirbt, an die Umgebung. (Lindsay et al. 2012) Pflegende behandeln und respektieren das Kind als Person – z. B. durch die Darstellung der physischen Erscheinung des Kindes (Flechten der Haare) und der Umgebung, um die Aufmerksamkeit von der Technik weg hin auf das Kind selbst zu lenken. (Bloomer et al. 2016) Von besonderer Bedeutung ist das Abschiednehmen der Familie vom sterbenden Kind. Aus Furcht vorm Schmerz durch den drohenden Verlust des Kindes vermeiden Eltern mitunter, eine Beziehung zum Kind aufzubauen. Sie werden ermutigt, so viel Zeit wie möglich mit ihrem Kind zu verbringen, „um Erinnerungen zu sammeln, die für ein ganzes Leben reichen müssen." (Garten/Rösner 2014, 69) Pflegende schaffen Möglichkeiten (Zeit und Raum) für die Familien, um sich einbringen zu können, das Kind in den Armen zu halten und mit dem Kind in eine Beziehung zu kommen – für die Zeit vor und nach dem Versterben des Kindes. (Bloomer et al. 2016) „Die Pflege eines sterbenden Neugeborenen unterscheidet sich nicht grundlegend von der Pflege anderer intensivmedizinisch versorgter Neugeborener." (Garten/Rösner 2014, 80) Nach dem Versterben werden Zugänge entfernt. Zurück bleiben „friedlich schlafende Kinder." (ebd., 88) Sie werden gewaschen, angekleidet und gebettet, Andenken werden erstellt. (ebd., 89 ff.) Pflegende unterstützen die Eltern, Erinnerungen zu sammeln: Haarlocken, Hand- und Fußabdrücke, Erinnerungsboxen und Fotos. (Bloomer et al. 2016)

Lindsay et al. (2012) und Diel et al. (2013) beschreiben die Belastungen der Pflegenden. Der Konflikt zwischen den eigenen Idealen und der Realität kann bei Pflegenden zu Gefühlen des Versagens, der Unzulänglichkeit und Hilflosigkeit führen. Als schwierig wird empfunden, den rechten Zeitpunkt fürs Ändern des Therapieziels zu finden. (Diel et al. 2013) Pflegende erleben, dass sie angesichts des Sterbens eines Neugeborenen an der Grenze zwischen Wissen und Nichtwissen stehen: was kann gesagt werden, was ist zu tun? Jedes Handeln geschieht an der Grenze zwischen Schaden und Nutzen. (Lindsay et al. 2012) Pflegende zeigen Furcht vorm Unbekannten und Nichtkontrollierbaren des bevorstehenden Sterbens und Todes und davor, was nach dem Tod ist. Sie fühlen Schuld, Frustration, Verlust, Trauer und Leere angesichts von Sterben und Tod sowie der Trauer der Eltern. Zwischen Pflegenden und Familien entstehen Beziehungen, die die Pflegenden in die Trauer der Familien hineinzieht. Sie teilen den Sterbeprozess mit der Familie und leiden mit den Familien mit. Sie fürchten sich davor, den Eltern den Tod mitzuteilen. (Diel et al. 2013) Das Team kann sich auf das Sterben eines Kindes dadurch vorbereiten, dass es den Sterbeprozess als etwas Natürliches betrachtet. (ebd.) Die Pflegenden erleben in den Interviews, dass das

Sprechen über ihre Erfahrungen die Praxis verändert, da sie ihre Praxis und ihre Kolleg:innen nun achtsamer wahrnehmen. (Lindsay et al. 2012)

4.3. Perspektive: SPV-Pflegende

Die Perspektive von Pflegenden auf Sterben und Tod umfasst für den Bereich der SPV folgende Themen: Entscheidungsfindungsprozesse sind hier v. a. Aushandlungsprozesse über Praktiken einer Comfort Care, die mehr nützen als schaden sollen; Orientierungen und Praktiken in Abgrenzung zu den Feldern der APV und die Bedeutung, die Sterben und Tod für Pflegende in den stationären Feldern der SPV haben; Belastungen und Möglichkeiten der Entlastung von Pflegenden.

Die Untersuchungen von Kerstin Beck (2007) und Silvia Käppeli et al. (2007) weisen darauf hin, dass Rahmenbedingungen und Kultur einer Einrichtung sowie die Einstellung der Einrichtungsleitungen Bedingung der Möglichkeit palliativer Praxis sind, damit individuelle Handlungsmotive nicht ins Leere laufen. In Abgrenzung zu Feldern der APV wird von Pflegenden konturiert, was das Besondere der Arbeit in Feldern der SPV ist und dass dort ein spezielles palliatives Wissen und palliative Fertigkeiten benötigt werden. (Rosser/King 2003; Dreßke 2008a) Uwe Gerstenkorn (2004) stellt fest, dass Pflegende sich vom Krankenhaus als ehemaligem Arbeitsort distanzieren und den aktuellen Arbeitsort Hospiz angesichts des Sterbens und Arbeitens in den Kliniken idealisieren. „Als Gegenüberstellung zum Klinikalltag dient häufig die Repertoiregeschichte vom ‚Tod im Badezimmer'. Diese Episode aus der eigenen Berufsbiografie wird erzählt, um den Umgang mit sterbenden Patienten im Kontrast zu den Erfahrungen im Hospiz als unmenschlich und unwürdig zu charakterisieren." (Gerstenkorn 2004, 301)

Es gibt nur wenige Arbeiten, die ausdrücklich über die Bedeutung von Sterben und Tod für Pflegende und über deren Deutungen und Praktiken forschen. Gerstenkorn (2004) untersucht die Einstellungen von Pflegenden zum Tod, Pfeffer (2005) beschreibt Praktiken und Deutungen von beruflich Sorgenden, mit denen sie das Sterben von Patient:innen sinnhaft bewältigen und interaktiv ausgestalten. Dale Ann Abendroth (2005) untersucht die Bedeutung, die Pflegende ihren Erfahrungen in der Hospizarbeit zuschreiben. Dreßke (2005) identifiziert handlungsleitende Normen in Hospizen, die Nicholas Eschenbruch

(2007) bestätigt. Dreßke (2008b) beschreibt später grundsätzliche Orientierungen für die Hospizarbeit. Inga Lill Källström Karlsson et al. (2008) kommen in einer Langzeitstudie zum Ergebnis, dass die Arbeit in einem Hospiz das Leben der Pflegenden verändert – durch berufliches und persönliches Wachstum. Der Tod wird im Laufe der Zeit zum Lebensbegleiter. (Källström Karlsson et al. 2008) Nicole Halfpap (2009) bestätigt das. Auch Shane Sinclair (2011) untersucht die Bedeutung des kontinuierlichen Umgangs mit Tod und Sterben für das eigene Leben und das berufliche Handeln. Louise Peters et al. (2013) untersuchen die Haltung von Notfall- und Palliativpflegenden zu Sterben und Tod, Carey Candrian (2015) den Zusammenhang von Kommunikation und Praktiken in diesen Feldern.

4.3.1. Orientierungen hospizieller Praxis

Dreßke beschreibt, dass Hospize Symbole des guten Sterbens sind und wie in Hospizen das gute Sterben organisiert wird. (Dreßke 2005, 7 ff.) Er identifiziert drei Orientierungen, an denen sich Hospizarbeit ausrichtet. (Dreßke 2008b) Sie repräsentieren gesellschaftlich verankerte und anerkannte Sterbeideale und sind Grund für die öffentliche Zustimmung zur Hospizarbeit: die Religiositäts-, Gemeinschafts- und Bewusstseinsorientierung. Die Sehnsucht der Menschen nach außeralltäglicher Erfahrung wird durch das Interesse am Sterben erfüllt, denn in der Begleitung von Sterbenden kann man sich dem Unerklärlichen nähern. Diese Erfahrungen werden häufig in religiösen Begriffen beschrieben: „Der Sterbende hat nach seinem Kampf um das Leben endlich Ruhe, Gelassenheit und Versöhnung gefunden." (ebd., 19) Angesichts gesellschaftlicher Tendenzen zur Vereinsamung wird in Hospizen die Sehnsucht nach Gemeinschaft und Familiarität erfüllt. Existenzielle Situationen werden zu geteilten Erfahrungen der Bezogenheit, der Nähe und des Da-Seins. (ebd., 20) Zugleich wird in dieser familiären Ummantelung die Individualität sterbender Menschen gewahrt. Pfeffer spricht von individualisierender Vergemeinschaftung. (Pfeffer 2005, 17) Gutes Sterben und gute Sterbebegleitung bedeuten schließlich, bewusst aufs eigene Leben zu schauen, Verluste anzusprechen und am Selbstverständnis zu arbeiten. (Dreßke 2008b, 20) Das erinnert an Kübler-Ross, „die Sterben als einen persönlichen Reifungsprozess konzeptualisiert." (ebd.)

Orientierungen in der Abgrenzung kurativ von palliativ sind Unterschiede in der Kultur der Einrichtung, in der Abgrenzung der Kranken- von der Sterberolle und in der Arbeit an Körpergrenzen. Krankenhäuser folgen einer somatischen Kultur. (Dreßke 2008a, 124) Sterbende behalten dort bis zum Schluss ihre Krankenrolle bei, was zu Widersprüchlichkeiten führen kann: „die kurative Behandlung wird weitergeführt, gleichzeitig werden höhere Schmerzmittelgaben verabreicht und das Sterben in Form von strategischen Interaktionen der rituellen Täuschungen kommunikativ ausgeblendet." (ebd., 112 f.) In Hospizen darf der Wechsel von der Kranken- zur Sterberolle sein. (ebd., 126) Der Abschied wird offen vorbereitet (ebd., 114), der Tod findet sich allgegenwärtig symbolisiert. (ebd., 124) In Hospizen wird der Idee Raum gegeben, dass Sterbende bis zum Schluss bedeutungsvolle Mitglieder der Gemeinschaft sein können. Arbeit an den Körpergrenzen bedeutet, die Körperfunktionen an den Körpergrenzen sicherzustellen. (ebd., 115) Eine besondere Herausforderung ist der Umgang mit Ekelgefühlen. Die Unterdrückung von Ekel ist in der Pflege habitualisiert und schützt die Integrität der Betroffenen. „Nicht bei allen Patienten lässt sich ein erfolgreiches Ekelmanagement durchführen, insbesondere bei Patienten mit stark exulzerierenden Karzinomen in Gesichts- und Halsregionen. Die von solchen Wunden ausgehenden üblen Gerüche und visuellen Belastungen sind eine verschärfte Dimension körperlicher Desintegration, und Ekelreaktionen können unter Umständen nicht mehr unterdrückt werden […]: Pflegekräfte gehen auf die Sorgen und Ängste der Patienten ein und durchbrechen den Teufelskreis der ›rituellen Täuschung‹. […] Ziel des Ekelmanagements ist neben der Ekelvermeidung die Solidarisierung mit dem Patienten und die gemeinschaftliche Anbindung des Patienten." (ebd., 118 f.)

4.3.2. Orientierung an der Person der Sterbenden und Verstorbenen

Pfeffer (2005) beschreibt vier Eckpfeiler hospizieller Praxis: das Kennenlernen der Patient:innen als Praxis ihrer Individualisierung, die Organisation der Beziehung zwischen Pflegenden und Patient:innen als Gratwanderungen zwischen Nähe und Distanz, die Bearbeitung des Sterbens als Bewältigung der Ungewissheit, die jedem Sterbeprozess innewohnt, und der Abschluss der Betreuung als rituelle Ausgliederung der Verstorbenen.

Die Individualität der Patient:innen ist Bezugspunkt des Handelns der Pflegenden – von der Aufnahme über das Kennenlernen bis zum Tod durch die symbolische Bezugnahme auf die Person der Verstorbenen im Rahmen der Abschiedsrituale. (Pfeffer 2005, 387) Zwei Formen einer individualisierenden

Praxis können unterschieden werden: Pflegende rekonstruieren ihre Patient:innen als Individuen mit je eigenen Lebensgeschichten, Beziehungen, Vorlieben und Abneigungen, und es wird ihnen im Steuern des sozialen, pflegerischen und medizinischen Geschehens eine aktive Rolle zugewiesen, die nicht von allen und zu jeder Zeit wahrgenommen werden kann. Dreßke bestätigt das. Individuelle Bedürfnisse sollen berücksichtigt werden, die Patient:innen sind Akteur:innen im Sterben und Regisseur:innen ihres Sterbens – sie lassen los. (Dreßke 2008b, 16) Erwartungen an den Gast, um seine Persönlichkeit zu präsentieren, sind Selbstbestimmung (als Fähigkeit, Persönlichkeit auszudrücken) und Bewusstheit (als akzeptierende Haltung gegenüber dem Sterben). (Dreßke 2005, 116) „Die Organisation des Sterbens im Hospiz muß also in dem Spannungsverhältnis zwischen der Totalität der Institution und der Totalität des Individuums gesehen werden. In besonderer Weise vereinbaren die Akteure beide Prinzipien entsprechend den Idealen des Sterbens.“ (ebd., 24) Für Eschenbruch sind Unabhängigkeit, bewusste Erfahrung und Wahlfreiheit zentrale Werte hospizieller Sorge. Zu diesem Zweck rekonstruieren die Pflegenden die soziale Person des Sterbenden, indem sie Lücken durch Annahmen und Handlungen auffüllen, sowie die körperliche Person, die sie für den öffentlichen Auftritt herrichten. (Eschenbruch 2007, 115) Die alltägliche Hospizpraxis nimmt er als Versuch wahr, durch Rekonstruktionsleistungen das durch Krankheit verursachte Schwinden der Lebenswelt der Gäste hinauszuschieben, den sozialen also nicht vorm biologischen Tod eintreten zu lassen. **In der Balance zwischen Nähe und Distanz** gestalten Pflegende die Beziehung zu ihren Patient:innen. Nähe ist „die Voraussetzung, auch kleinste Zeichen individueller Bedürfnisse lesen und deuten zu können.“ (Pfeffer 2005, 20) Andererseits kann Nähe belasten, da sie in den persönlichen Abschied von Patient:innen verwickelt. Dennoch wird Nähe „von den Beschäftigten nicht nur immer wieder aufs Neue hergestellt, *obwohl* die Patienten sterben, sondern *weil* ihr Lebensende absehbar ist.“ (ebd.) Dass der Tod und damit der Abbruch der Beziehungen sicher sind, schützt die Pflegenden und lässt sie offen für nahe Beziehungen sein. Bei aller Gewissheit des nahen Todes werden sie von einer **Ungewissheit** bedrängt, die es zu bewältigen gilt. Sie beginnt bei der Prognose des vermuteten Ausgangs des Aufenthalts der Patient:innen und zeigt sich bis zuletzt angesichts der Ungewissheit handlungsleitender Voraussagen zum Sterben – wann dürfen bestimmte pflegerische und medizinische Maßnahmen beendet werden? Die Betreuung endet mit der rituellen **Ausgliederung der Verstorbenen** in drei Phasen: Die Trennungsriten werden durch die Todesfeststellung initiiert und umfassen die Verstorbenenpflege, die Gestaltung des umgebenden Raums sowie den Abschied von den Verstorbenen (z. B. durch eine Abschiedsfeier). Nach dem Abtransport der Verstorbenen befinden sich diese in der Schwellenphase. In Angliederungsriten bzw. Erinnerungsritualen wird der Verstorbenen gedacht und schließlich in die Gruppe der im Hospiz insgesamt Verstorbenen eingegliedert. (ebd., 23)

Pfeffer deutet das Fertig-Machen bzw. Herrichten der Verstorbenen als Transformation der Lebenden zu Toten. (ebd., 309) „Das ‚Endprodukt' des Fertigmachens sind sowohl ein Körper als auch ein Raum, die für die Situation des Abschieds ‚hergerichtet' sind" (ebd., 311) – den Wünschen der Verstorbenen und den Bedürfnissen der Abschiednehmenden entsprechend. Das Schön-Machen ist deshalb wichtig, um „den Schrecken des Todes dadurch zu mildern, dass der Verstorbene sich selbst – d. h. dem ehemals Lebenden – möglichst ähnlich erscheint." (ebd., 314) Verstorbene werden weiterhin als Personen behandelt. „Das Fertigmachen führt die Praxis der Individualisierung fort, indem der Verstorbene nach einer kurzen Phase des ‚bloßen Körpers' durch persönliche Accessoires re-individualisiert wird." (ebd., 314 f.) Das Fertig-Machen beginnt mit dem Schließen von Augen und Mund. Die Pflegenden sind dann nicht mehr dem Blick der Verstorbenen ausgesetzt, außerdem markiert das Schließen den Übergang von Lebenden zu Toten. (ebd., 326) Es folgt die Waschung des Körpers unter Wahrung der Intimsphäre. Die Bedrohung durch eine reine Leiche wird dadurch vermindert, Angst abgewehrt. Das gilt auch für die Ansprache der Toten. „Die körperliche Manifestation des Todes, die während der Verrichtungen kaum zu leugnen ist, wird erträglich, indem der Tote weiterhin als Sozialpartner behandelt wird." (ebd., 328) Es werden medizinisch-pflegerische Hilfsmittel und Lagerungshilfen als Attribute der Patient:innen-Rolle entfernt. Das Ankleiden dient der Individualisierung über den Tod hinaus sowie der Minimierung der Trennung zwischen lebender und toter Person. Die Verstorbenen werden als Person dargestellt, die individuell Verstorbenen würdevoll präsentiert. (ebd., 330) Kerzen vor der Tür sind Ausdruck der Proklamation, dass ein Mensch verstorben ist. (ebd., 337) Nach dem Richten von Körper und Raum können Nahestehende und Mitarbeiter:innen Abschied nehmen. Der persönliche Abschied ist Teil der Konstruktion der Verstorbenen als Individuen. (ebd., 342) „Das Aussehen im Tod gibt den Beschäftigten Hinweise darauf, wie das

Sterben verlaufen ist." (ebd., 344) Friedlich Verstorbene sind Beweis für ein gelungenes Sterben. (ebd., 345) Auch Gerstenkorn beschreibt den ritualisierten Abschied im Kontext der Hospizarbeit. Nach einer Zeit der Ruhe findet die Verstorbenenpflege statt. Damit ist eine Atmosphäre geschaffen, um Abschied nehmen zu können. (Gerstenkorn 2004, 288) Die Beziehung wird beendet, die Kontaktaufnahme zum neuen Gast ist möglich. (ebd., 290) Für den kollektiven Abschied werden die Verstorbenen biografie-konform gerichtet. Es folgen Texte, Musik und Kerzen, Abschiedsworte, das Wünschen einer guten Reise, das Allein-Lassen der Nahestehenden bei den Verstorbenen. Weitere Rituale sind Erinnerungsbücher für Verstorbene und die Trauernachsorge. (Eschenbruch 2007, 102 ff.) Das Richten der Verstorbenen beschreibt Eschenbruch so: Entfernen aller Zugänge, Pflege, Falten der Hände, Augen schließen, persönliche Gegenstände ins Bett samt Blumen legen, Fenster öffnen, medizinisches Equipment aus dem Zimmer nehmen, Nahestehende holen. All dies deutet auf eine soziale Einbettung des Verstorbenen hin. (ebd., 101 f.)

4.3.3. Hospize als Orte der Ruhe und des Friedens

Das Sterben soll einen friedlichen Verlauf haben – daran arbeiten alle im Hospiz mit. (Dreßke 2005, 54 f.) Der Tod ist ein guter und friedvoller Tod. (Candrian 2015, 24 f.) Nach der Proklamation *sterbend* „haben die Pflegepraktiken das Ziel, die verschiedenen Stränge des geistigen Zustandes, der Körperäußerungen und der sozialen Beziehungen zu einem guten Tod zusammenzuführen." (Dreßke 2005, 88) Das Bild vom „Schlaf" dient als Wunschbild für den Sterbeverlauf eines friedlichen Entschlafens bzw. guten Sterbens: das langsame Abgleiten „in einen schlafähnlichen Zustand, der alle Facetten der Selbstpräsentation, des körperlichen Verfalls und der sozialen Einbindung gleichermaßen berührt." (ebd., 229) Das Handeln und Sprechen der Akteur:innen wird bestimmt von der Spannung zwischen dem Anspruch einer menschlich ausgerichteten Care und der Wirklichkeit des Sterbens im Feld. (Candrian 2015, 103) Candrian beschreibt drei Strategien, mit dieser Spannung umzugehen: Der Sterbeprozess wird humanisiert, Pflegende verändern die Umgebung der Sterbenden sowie ihre Praktiken. (ebd., 75 ff.) Zweitens orientieren sie sich an der Qualität der Zeit am Ende des Lebens durch eine an den Bedürfnissen der Patient:innen ausgerichtete Pflege. (ebd., 79 f.) Schließlich werden die Wildheit und die unschönen Seiten des Todes aktiv gebändigt. Dies geschieht durch unser

Sprechen und unsere Handlungspraxis, um den Tod unter Kontrolle zu bringen. (ebd., 87) Dennoch entdeckt Candrian eine Diskrepanz zwischen dem, was über das Sterben im Hospiz gesagt wird, und dem eigenen Erleben – zwischen der gewünschten Natürlichkeit und Friedlichkeit einerseits und dem erlebten Chaos und der Unsicherheit des Sterbeprozesses andererseits. (ebd., 84 f.) Immer geht es darum, in belastende Situationen Ruhe zu bringen und das Sterben als Teil des Lebens zu betrachten. (ebd., 86 f.) Candrian betont die verhüllende Funktion der Sprache – wie einerseits unser Verständnis vom Tod und entsprechend unser Handeln durch die Erzählungen und Praktiken der Versorgenden geformt werden und wie andererseits die Versorgenden selbst sich durch ihr Sprechen über Sinnzuschreibungen rund um den Tod vor der Komplexität ihrer Arbeit schützen und davor, sich kritisch ins Verhältnis zu ihr setzen zu müssen. Durch das Zähmen des Todes unterdrücken die Akteur:innen also das, was in der alltäglichen Arbeit kaum zu ertragen ist – die Unaussprechlichkeit ihrer Furcht zu sterben oder zu erkranken. (ebd., 116 f.)

Dreßke beschreibt die Verletzung der Norm des friedlichen und ruhigen Versterbens durch die Verletzung der Normen der rechten Zeit, der rechten Körperarbeit und des rechten Ortes. „In diesen Fällen wird der Tod zu einem Schlamassel, der das Personal beunruhigt, schockiert und zu Schuldgefühlen führt.“ (Dreßke 2005, 165) Die Norm der rechten Zeit wird verletzt durch das Sterben beim Ankommen, durch zu schnelles oder unerwartetes und unvorbereitetes Sterben, Hektik in der Sterbestunde und das trotz definierter Todesnähe verzögerte Sterben. Kann der Körper mit seinen Symptomäußerungen nicht kontrolliert werden, erleben sich die Sorgenden angesichts des Leidens bei vollem Bewusstsein als hilflos. Die Norm des Sterbens am rechten Ort wird verletzt durch das Sterben an einem Un-Ort (Flur, Toilette etc.). Die Organisation des friedlichen Sterbens umfasst „die Arbeit am Körper, an der bürgerlichen Identität, an der Sterbebewusstheit, an der Definition der Todesnähe und an der Post-mortem-Inszenierung.“ (ebd., 169) Die Proklamation der Todesnähe hat eine strukturierende Wirkung auf die hospizliche Praxis. Es wird hierdurch „die Gefühlsordnung des ruhigen Arbeitens hergestellt.“ (ebd., 180)

4.3.4. Über Sterben und Tod in hospizlichen Narrativen sprechen

Informationen zwischen beruflich Sorgenden und zwischen beruflich Sorgenden und Nahestehenden werden im Hospiz auf zwei Weisen weitergegeben: als

Sachinformationen und in Form von Geschichten, in denen Erlebnisse erzählt werden. (Eschenbruch 2007, 65) Die Geschichten sollen zum einen den eigenen Anspruch mit der Wirklichkeit der Einschränkung der Möglichkeiten der Gäste versöhnen (Aushandlungsgeschichten). Zum anderen sollen sie sich selbst und die Gäste auf Möglichkeiten hin motivieren, in denen soziale Teilhabe möglich sein kann (therapeutisches Motivieren). Geschichten haben eine soziale Funktion, da mit den Inhalten Werte, Haltungen und Annahmen transportiert werden, die die Menschen, die sie erzählen, und die Menschen, denen sie erzählt werden, orientieren – sie sind Leitlinien für künftiges Verhalten. Therapeutische Narrativierung auf ein künftiges Ziel hin ist der Versuch, beim Gast Wünsche zu wecken, die erfüllt werden können, und darüber positive Erlebnisse und bedeutsame Erfahrungen bei allen Beteiligten zu bewirken. Das Handeln der beruflich Sorgenden orientiert sich an dem, was sie als Ergebnis ihres therapeutischen Handelns für möglich halten – zum Beispiel das Genießen eines Frühstücks, obwohl der Gast nach dem Aufwachen keinen Appetit verspürt hatte, was ein doppeltes Erfolgserlebnis ist: für den Gast der Genuss und für die Pflegenden die Geschichte, den Gast in eine lohnenswerte Aktivität verwickelt zu haben. Das Zutrauen in die verbliebenen Fähigkeiten der Patient:innen entspricht der Auffassung der beruflich Sorgenden von der Möglichkeit sozialer Teilhabe bis zum Schluss, damit sich der soziale Tod nicht vorm biologischen ereignet. (ebd., 84)

Eschenbruch identifiziert außerdem narrative Muster rund um Sterben und Tod, die das Handeln der Pflegenden orientieren. Das ist zum einen das Narrativ über den Todeszeitpunkt und was ihn „beeinflusst" – wie beispielsweise die An- bzw. Abwesenheit von Nahestehenden. So kann das Warten auf bestimmte Nahestehende bzw. die kurze Abwesenheit bestimmter Nahestehender Bedingung des Versterbens just in diesem Moment sein. (ebd., 108 f.) Das ist zum anderen das Narrativ, dass Patient:innen „aufgeben" – dass Patient:innen also einen Einfluss auf den Todeszeitpunkt haben. Drittens „wissen" Pflegende um Zeichen, die darauf hindeuten, wann das Sterben beginnt: Verwirrtheit und Unruhe, ein Gesichtsdreieck, sodann eine vertiefte Atmung und Atempausen deuten auf ein Sterben innerhalb der nächsten Stunden bis etwa zwei Tage hin. (ebd., 97 f.) Schließlich „spüren" Pflegende, ob Berührung willkommen ist oder nicht.

4.3.5. Erste Erfahrungen von Auszubildenden im Feld der SPV

Montserrat Edo-Gual et al. (2014) und Janine Müller (2018) untersuchen die Erfahrungen Auszubildender im Umgang mit Sterben und Tod. Vier Themen dominieren. Auszubildende beschreiben das Erleben von Ritualen: das Öffnen eines Fensters, damit die Seele raus kann, das Entzünden von Kerzen und das Auflegen von Blumen. (Müller 2018, 50 f.) Sodann identifiziert Müller die Strategie „vermeintlicher Distanzierung“ als Reaktion auf Sterben und Tod: Durch „Wegstecken“ könnten die Auszubildenden ihr Privatleben gut vom Beruf trennen. (ebd., 53) Dennoch blieben trotz Bewältigungsstrategien „die Erinnerungen an die Erfahrungen mit sterbenden und toten Menschen den Lernenden im Gedächtnis.“ (ebd., 55) Für Edo-Gual et al. ist das zentrale Thema die Bedeutung des Anblicks eines Leichnams für die Auszubildenden. (Edo-Gual 2014, 3501) Einen Leichnam nochmal schön zu kämmen, deutet Müller schließlich so, dass der würdevolle Umgang mit den Patient:innen über den Tod hinaus reicht. (Müller 2018, 77) Auszubildende arrangieren „eine würdevolle Verabschiedungssituation, die den Angehörigen einen friedlichen, reinen und zufriedenen Anblick des Toten ermöglicht.“ (ebd., 78)

4.3.6. Bedeutung eines kontinuierlichen Umgangs mit Sterben und Tod für das eigene Leben und das berufliche Handeln

Frühe Sterbeerfahrungen sind bedeutsam und mitunter Grund für die berufliche Arbeit in Feldern der Palliative Care. (Sinclair 2011) Sinclair unterscheidet die Erfahrung eines früh integrierten Todes (friedlich und natürlich und also nicht zu fürchten) von der Erfahrung eines früh nicht integrierten Todes (der Tod ist kein Teil des Lebens). Im täglichen Umgang mit Sterbenden erleben beruflich Sorgende, dass der Tod Macht über das Leben hat. Das kann für sie bedeuten, in der Gegenwart zu leben, sich ihrer eigenen Sterblichkeit ständig bewusst zu sein und die eigene Verletzlichkeit zu akzeptieren. An der Grenze des Lebens zu arbeiten und für spirituelle Fragen offen zu sein, kann Verstand und Herz für die Mysterien des Lebens öffnen. (ebd., 183) Pflegende spüren mitunter die Nähe des Todes. „Hospice nurses in particular spoke of a ‚near-death awareness‘, where they intuitively knew that death was imminent.“ (ebd., 184) Die meisten beschreiben ihre Erfahrungen mit dem Tod als friedlich, schön und gut. Andere sprechen von der Hässlichkeit des Todes. „Although these deaths occurred less frequently than their tranquil counterparts, they made an equal impression on participants. In conducting the fieldwork, I found that the sights, smells and harshness of death, ranging from open wounds to phlegm-filled hacking, stood in stark contrast to the predominance of meaningful deaths that occurred." (ebd., 185) Angesichts des Todes ihrer Patient:innen denken beruflich Sorgende über ihr eigenes Sterben nach. Sie wünschen sich einen guten Tod. Was Sinclair überrascht: „Although one might assume that repeated exposure to death and dying would have mostly a negative impact on the lives of professionals in palliative and hospice care, this study showed the opposite. [...] Participants felt that they occupied an opportune place to discover meaning in life." (ebd., 187)

Für Gerstenkorn ist Sterbebegleitung eine soziale und existenzielle Grenzerfahrung sowie eine Erfahrung von Kontingenz. Hospizarbeit ist Beziehungsarbeit an der Grenze zum Tod, bei der eine besondere Nähe und ein besonderer Schmerz des Abschieds entstehen können. (Gerstenkorn 2004, 257 f.) Sterbebegleitung beinhaltet als existenzielle Grenzerfahrung drei Grunderfahrungen. So sprechen Pflegende von der Erfahrung der Fraglichkeit der eigenen Existenz und Person. Gewissheiten des Lebens zerbrechen, Grundwerte werden relativiert, das eigene Selbstverständnis ist unsicher geworden, sie machen die Erfahrung von Hilflosigkeit und Verletzlichkeit. (ebd., 264 f.) Sodann sprechen sie von der Erfahrung der eigenen Endlichkeit. Sie werden sich „im Spiegel des fremden Sterbens ihrer Vergänglichkeit gewahr." (ebd.) Sie beschreiben schließlich die Erfahrung des Numinosen und berichten von einer besonderen Stille im Moment des Todes. Todeserfahrungen sind faszinierende Erfahrungen, die mit eigenen emotionalen Reaktionen verbunden sein können wie Herzklopfen und Schrecken. „Faszination und Grauen bestimmen die Erfahrungen bei der Begleitung im Sterben." (ebd., 264) Die Deutungen der Pflegenden weisen auf etwas Unbestimmtes als Gegenüber hin. (ebd., 265) Schließlich ist Sterbebegleitung eine Erfahrung der Ereignishaftigkeit (Kontingenz). Die Pflegenden sind mit Kontingenzerfahrungen konfrontiert, mit der Unberechenbarkeit des Lebens und des Sterbens. Kontingenzbewältigung ist Kontingenzvergegenwärtigung in seinen Interviews. „Unvorhersehbare, manchmal Schrecken erregende und bedrängende Ereignisse konfrontieren mit den beschränkten Wirkungsmöglichkeiten angesichts der Not des anderen." (ebd., 259) Diese Erfahrung bestätigt auch Bruno Pockrandt (2006).

4.3.7. Einstellungen zum Tod

Gerstenkorn (2004) entdeckt in drei Interviews folgende Einstellungen zum Tod. Eine Pflegende folgt der Einstellung, dass das Unbeeinflussbare akzeptiert werden muss. Belastende Erfahrungen im Umgang mit Sterben und Tod bewältigt sie durch Abgrenzung in Form einer räumlichen (sie verlässt das Zimmer der Patient:innen oder das Hospiz) sowie einer innerlichen Distanzierung und durch die Akzeptanz des Unbeeinflussbaren. Sie sucht außerdem nach Deutungen zur Bewältigung erklärungsbedürftiger Situationen, z. B. das „Bild von der Seele, die nach dem Versterben den Leichnam verlässt, […] für die Veränderung des Gesichtsausdrucks nach dem Eintreten des Todes" (Gerstenkorn 2004, 123 f.), und sie sucht nach Deutungen angesichts der ständigen Konfrontation mit der eigenen Verletzlichkeit und Sterblichkeit. Die zweite Pflegende folgt der Einstellung, dass es im Umgang mit Sterben und Tod Situationen geben kann, die nicht normal sind und verunsichern dürfen. Hilfreich sind für sie die „Distanz zu den Erfahrungen im Hospiz" (ebd., 166), spirituelle Deutungen wie beispielsweise das Zugehen auf ein helles Licht im Sterben, die Gewissheit, dass der Mensch Einfluss auf den Sterbeprozess nehmen kann, der Abschied von den Gästen (ebd., 167) sowie ein Katalog routinierter Handlungen nach dem Versterben. „Instinktive Impulse, hygienisch-pflegerische und rechtliche Notwendigkeiten sowie emotional-ästhetische Gesichtspunkte kennzeichnen diesen Ablauf." (ebd., 158) Die dritte Pflegende folgt der Einstellung, dass bei aller Verunsicherung und Todesfurcht der ständige Umgang mit Sterben und Tod und damit mit der eigenen Sterblichkeit zur Zähmung dieser Furcht führen kann. Angesichts „von Extremsituationen ihres Arbeitsalltags" (ebd., 190) sind eine räumliche, innere und intellektuelle Distanzierung (durch Deutung) Ausweg aus der Überforderung. So können Sterbende Einfluss auf Zeitpunkt und Ort ihres Todes nehmen. (ebd., 207) Außerdem ist für sie die ständige Erinnerung an die eigene Sterblichkeit Vorbereitung auf den eigenen Tod – eine verlockende Zähmung. (ebd., 224)

4.3.8. Belastungen und Entlastungen der Pflegenden in der SPV

Pflegende sind durch die Dichte der Sterbeerfahrungen in Verbindung mit den emotionalen Herausforderungen dieser Erfahrungen belastet und brauchen also Strategien und Angebote zur Entlastung. Monika Müller et al. (2010) untersuchen die Belastung von Pflegenden auf Palliativstationen. „Als grundlegende

Faktoren der Belastung konnten der Beziehungs-, der Verantwortungs- und der Stressfaktor identifiziert werden." (Müller et al. 2010, 232) Stärkster belastender Faktor im Umgang mit Sterbenden ist ein unerfüllter Anspruch der Palliativmedizin. Direkt aufeinanderfolgende Todesfälle werden als belastender empfunden als verteilte. Die kritische Zahl der Todesfälle lag bei 4,4 Verstorbenen pro Woche. Eine enge Beziehung zu Patient:innen und deren Nahestehenden kann ein Stressor sein. Sie entsteht durch Nähe (23,9 % der Befragten), bei jungen Patient:innen (7,5 %), durch Ähnlichkeit mit der eigenen Biografie (5 %) und bei Patient:innen mit jungen Kindern (3,1 %). Dominantes Symptom der Belastung ist Überredseligkeit, wichtigster Schutzfaktor das Team. Die Belastung von Mitarbeiter:innen auf Palliativstationen ist „niedriger als bei Mitarbeitern anderer Teilbereiche der Gesundheitsversorgung, wie z. B. Intensivstationen." (ebd., 228) Elisabeth Diehl et al. (2018), Janine Müller (2018) und Deniz Gencer et al. (2019) ergänzen diesen Befund.

Der unerfüllte Anspruch der Palliativmedizin auf psychosozialer und medizinischer Ebene ist der Faktor, der Pflegende im Umgang mit Sterbenden am meisten belastet. (Müller 2010; Olthuis et al. 2007) Die Belastung entsteht durch die Diskrepanz einer gewünschten Ausrichtung an individuellen Wünschen und Bedürfnissen einerseits und dem reellen Tagesablauf andererseits, durch fehlende räumliche Voraussetzungen und wenn die erwünschte Symptomkontrolle nicht erreicht wird. (Diehl et al. 2018)

Belastung durch die Dichte der Sterbe- und Todeserfahrungen: „Nach jedem erfolgreich bis zum Tod Begleiteten wartet ein neuer Patient, auf den sich die Pflegekraft einlassen muss." (Müller 2018, 28) Mit der kontinuierlichen Spezialisierung auf Sterben und Tod und der dauerhaften Konfrontation mit unermesslichem Leid und ausweglosen Situationen werden die Grenzen der Zumutbarkeit überschritten. (Engelke 2015; Diehl et al. 2018) Bei eigener familiärer Belastung kann der Druck noch steigen (Engelke 2015, 220) und wenn die Zeit für Zuwendung fehlt. (Baumann/Kohlen 2018)

Eine besondere Nähe zu Sterbenden und deren Familien ist eine wichtige Ressource für die Arbeit, eröffnet zugleich aber auch „Anschlüsse an das eigene Leben." (Pfeffer 2005, 388) Eine solche Nähe bedeutet, immerwährend Abschied nehmen, die Beziehung beenden und verarbeiten zu müssen. (Hirsmüller/Schröer 2012, 54) „Stellt sich die erwartete (und gewünschte) Nähe jedoch nicht ein, weil Patienten dies nicht zulassen und sich eher abschotten, sind Pflegekräfte manchmal sogar irritiert [...] Sie fühlen sich durch die Menschen, die Nähe fordern, sogar weniger belastet als durch die sich zurückziehenden und weniger Nähe zulassenden Sterbenden." (ebd., 53) Nahestehende brauchen in der Sterbebegleitung und nach dem Versterben viel Unterstützung. Pflegende empfinden das als aufwendiger als die Betreuung der Sterbenden selbst. (Wüller et al. 2014, 34)

Junge Patient:innen (mit jungen Kindern) – der unzeitige, ungerechte und sinnlose Tod: Der unzeitige Tod von jungen Menschen wird als schlechter Tod (Pfeffer 2005, 105; Hirsmüller/Schröer 2012, 56) und größte Belastung (George 2018b, 55 f.) empfunden. Ein ähnliches Alter der Begleitenden kann die Belastung noch verstärken.

Ähnlichkeit – Belastung durch den Vergleich mit der eigenen Lebenssituation: Die Intensität von Beziehungen zwischen beruflich Sorgenden und anvertrauten Menschen „wird wesentlich durch vergleichbare persönliche Merkmale wie gleiches Alter, gleiche Familiensituation, Übereinstimmungen in der jeweiligen Biografie bis hin zu ähnlichen Hobbys bestimmt (oder auch davon, wenn Patienten Mitarbeiter an eigene Angehörige oder Bekannte erinnern). In solchen Fällen entsteht schnell Nähe, die dazu führen kann, dass sich Mitarbeiter in den Sterbenden selbst wiedererkennen." (Hirsmüller/Schröer 2012, 54 f.) Pflegenden wird ihre eigene Verletzlichkeit und Sterblichkeit sowie die ihrer An- und Zugehörigen vor Augen geführt, oder sie werden an ihre Trauer um bereits verstorbene nahe Menschen erinnert. (Engelke 2015, 218) Pflegende sehen sich möglicherweise selbst in dem Bett, an dem sie sitzen, und fragen sich: „Wer sitzt mal bei mir?" (ebd., 219)

Die Trauer der Pflegenden: Aufgrund der oft langen Betreuung von Patient:innen mit deren Familien können Pflegende intensive Beziehungen mit der Konsequenz von Trauerfahrungen aufbauen. „Pflegende sind bisweilen so sehr voller Trauer, dass sie keinen Platz mehr für weitere Trauer haben. [...] Zumeist lässt man ihnen [...] keine Zeit zum Trauern." (ebd.) Kaori Shimoinaba et al. (2014) identifizieren vier Formen von Verlust- und Trauererfahrungen: die antizipatorische Trauer angesichts des zu erwartenden Todes, die Trauer angesichts des Todes mit dem Verlust der Beziehung zum Verstorbenen, das Antriggern eigener persönlicher Verlust- und Trauerfahrungen sowie schließlich der Verlust des beruflichen Selbstbewusstseins aufgrund des Gefühls, in der Sorge an die Grenzen einer möglichen Verbesserung der Situation des Sterbenden gekommen zu sein. Zwei Phänomene rahmen diese Verlust- und Trauererfahrungen: „cumulative grief“ als emotionale Antwort auf eine Vielzahl an Verlusterfahrungen (Shimoinaba et al. 2014, 225) und die bei Pflegenden nicht erkannte und ihnen aberkannte Trauer. „Aberkannte Trauer“ „is defined as grief that cannot be openly acknowledged, publically mourned, or socially supported because the relationship with the deceased is not or cannot be recognized.“ (ebd., 228) Pflegende, die im beruflichen Kontext Verlust und Trauer erleben, sind hin- und hergerissen zwischen dem Ausdrücken und dem Vermeiden von Trauergefühlen. (ebd., 229)

Professional compassion fatigue: Christina S. Melvin (2012) deckt dieses Phänomen, das Charles R. Figley 1983 als erster beschrieben hatte, bei SPV-Pflegenden auf. Diese Form der Fatigue entwickeln Pflegende, indem sie Gefühle der anderen internalisieren, während sie permanent mit Verlust- und Trauergefühlen umgehen. (Melvin 2012, 607) Sie geht einher mit negativen physischen, mentalen und emotionalen Reaktionen. (ebd., 610) „Compassion fatigue wird in der Literatur häufig als mögliche Vorstufe zu einem Burnout-Syndrom genannt.“ (Gencer et al. 2019, 97)

Erfahrungen von Auszubildenden: Pflegende haben ihre ersten Erfahrungen mit sterbenden und toten Menschen meist im Rahmen ihrer Ausbildung. (Anderson et al. 2015) Meist unvorbereitet werden sie „ins kalte Wasser geworfen“, so eine der Hauptkategorien bei Müller: so wird eine Auszubildende geschickt, um zu gucken, ob die Patientin inzwischen verstorben ist. (Müller 2018, 52) Weitere Belastungsfaktoren sind hier der Tod junger Menschen, Beziehungen zu Sterbenden und das Miterleben von Verlust- und Trauerreaktionen der Nahestehenden. (ebd., 9)

Schutz- und Bewältigungsstrategien sind im Berufsalltag der Pflegenden kaum verankert. (Gencer et al. 2019, 92) Entlastung finden sie nach George im kollegialen Gespräch sowie im Gespräch mit Patient:innen und deren Nahestehenden. „Es sind die persönlichen Werte (92 %), die den Mitarbeitern am ehesten Hilfestellung geben.“ (George 2018b, 55 f.) Für Pfeffer ist Hospizarbeit auf Dauer nur möglich, „wenn die Kontrolle von Nähe innerhalb einer Beziehungsordnung der Nähe gelingt […], immer wieder auf's neue Nähe zu Patienten hergestellt, kontrolliert, beendet und verarbeitet wird.“ (Pfeffer 2005, 180)

4.4. Eine beide Felder übergreifende Perspektive

Neben Forschungsarbeiten in Feldern der Intensiv- und SPV-Pflege gibt es Untersuchungen, die die Praxis der Sterbebegleitung aus einer beide Felder umgreifenden Perspektive betrachten. Themen sind die Bedeutung von Sterbe- und Todeserfahrungen, von Leid- und Trauererfahrungen und die Orientierung der Praxis an der Norm des guten Sterbens.

4.4.1. Bedeutung von Sterbe- und Todeserfahrungen

Die Bedeutung von Sterbebegleitung für das eigene Leben: Durch die Auseinandersetzung mit Sterben und Tod fühlen sich Pflegende lebendiger und bedeutsamer. Das Leben wird reicher. (Heimerl et al. 2005, 27) Die Frage, was wichtig und was unwichtig im Leben ist, bekommt eine „existentielle Dramatik." (ebd., 28) Der Tod der anderen ist ihr Memento mori, also „Mahnung, die eigene verbleibende Zeit richtig zu nutzen." (Heiermann et al. 2020, 17) Pflegende werden abgeklärter und entscheidungsfreudiger. (Maeve 1998, 1140 f.) Beruflich Sorgende entwickeln ein gesteigertes Bewusstsein für die eigene Endlichkeit, ein erhöhtes Risikobewusstsein und eine verstärkte Suche nach Sinn im Leben. (Dunger et al. 2018, 71) Die geteilten Erfahrungen am Lebensende machen deutlich, was uns Menschen gemeinsam ist: „die Hilflosigkeit und Angst angesichts des Todes, die emotionale Überforderung und die Tränen, die wir weinen können angesichts der Tränen anderer, das elementare Gefühl des Mitleids. Niemand hat festen Boden unter seinen Füßen und sich auf die schwankenden Planken existenzieller Ausgeliefertheit zu begeben, verweist aufeinander und macht uns selbst zu Angewiesenen." (Heimerl et al. 2005, 28) Aufgrund eigener Erfahrungen möchten beruflich Sorgende auf ihr Sterben vorbereitet sein durch das Abfassen einer Patientenverfügung. Es wird Furcht vorm Tod und häufiger vorm Sterben formuliert als Furcht vor Vereinsamung und dem sozialen Tod. Sie äußern Hoffnung auf ein Danach, auf einen guten Tod nach ihren Vorstellungen und darauf, Spuren hinterlassen zu haben. (Dunger et al. 2018, 70 f.) Sie äußern Gefühle von Betroffenheit und Hilflosigkeit, Anblicke und Erinnerungen wirken nach. (ebd., 71 f.) Die vielen erlebten Schicksale müssen in das eigene Leben integriert werden. Der Tod ist umso berührender, „je größer die Nähe zu dem verstorbenen Menschen zu seinen Lebzeiten war" (ebd., 80), je größer die Ähnlichkeit zum eigenen Leben oder das Gefühl von Sinnlosigkeit (soziale und einsame Tode, Tode durch Gewalt und Unfälle, der

Tod von jungen Menschen und Kindern). Als besonders herausfordernd empfinden sie die Reaktionen der Nahestehenden. Sie erinnern sich an Gefühle des Versagens. Aufgrund dieser oft belastenden Erfahrungen ist es notwendig, mit anderen über das Erlebte zu sprechen. (ebd., 81) Wichtig ist, dass ein Abschied stattfinden kann, um zu begreifen, was passiert ist. (ebd., 75 f.)

Die Bedeutung von Sterben und Tod für Auszubildende: Die Gießener Sterbestudie von Wolfgang M. George kommt zum Ergebnis, dass v. a. frühe berufliche Erfahrungen die beruflich Sorgenden prägen. (George 2018b) Nach Edo-Gual et al. (2014) ist für Auszubildende der Umgang mit Sterben und Tod eine herausfordernde Erfahrung. Ganz besonders machen ihnen das Leid der Patient:innen, die Kommunikation mit der Familie während des Sterbeprozesses und die Verstorbenenpflege zu schaffen. Das Erleben von Sterben und Tod kann sich auf Auszubildende unterschiedlich auswirken: in einer Art Gefühlsansteckung, in Unsicherheit, im Bewusstwerden der Unausweichlichkeit des Todes, im Bewusstwerden der Zerbrechlichkeit und Verletzlichkeit jeden Lebens und im Wahrnehmen körperlicher Veränderungen bei Verstorbenen. Sie betonen, dass man den ersten Verstorbenen nie vergisst. Wie sie das erleben, hängt von verschiedenen Faktoren ab: vom Alter der Sterbenden/Verstorbenen, von der eigenen Beziehung zu ihnen und den Umständen des Sterbens. Ethische Dilemmata-Situationen beeinflussen das Erleben: wird das Sterben als gut oder schlecht erlebt, gibt es unerledigte Geschäfte, durfte der/die andere sterben, hatte er/sie Schmerzen, war er/sie allein/nicht allein, was sind die eigenen Einstellungen zu Sterben und Tod? Das Erleben hängt außerdem von den eigenen Bewältigungsfähigkeiten ab: Kann das Sterben als Teil des Lebens akzeptiert werden? Gibt es die Möglichkeit, über das Erlebte zu sprechen? Können sie darüber sprechen? Werden sie unterstützt? Das Erleben hängt von der Begleitung der Auszubildenden ab, v. a. davon, was sie lernen – im Umgang mit Gefühlen, in der Durchführung der Verstorbenenpflege, wie schlechte Nachrichten überbracht werden, über Sterbehilfe und palliative Sedierung, über das Aushandeln und über die eigene Rolle in Entscheidungsfindungsprozessen.

Die Bedeutung des ersten erinnerbaren Todes von Patient:innen: Nach Natalie Elizabeth Anderson et al. (2015) beschreiben Pflegende ihre erste Erfahrung als ein bedeutsames Ereignis. Sie erinnern sich an viele Details: Gedanken in dieser Situation, Handlungen und Gefühle sowie Name, Alter, Familienmitglieder und Krankheitsdaten. Sie sehen in diesem ersten Kontakt sehr oft den

Ausgangspunkt ihrer weiteren beruflichen Entscheidungen. Einige Pflegende berichten über bedrängende und belastende Auswirkungen des Erlebten auf ihr Befinden. Manche träumten davon. Die meisten fühlten sich schlecht vorbereitet, waren frustriert und fühlten sich hilflos aufgrund fehlender Fähigkeiten und fehlenden Wissens. Sie wünschen sich mehr Kontrolle im Prozess. Die erste Erfahrung wird häufig als emotional herausfordernd erinnert. Einige Pflegende fühlten sich im Nachhinein schuldig, nicht anders gehandelt zu haben. Erfahrungen teilen zu können, wird deshalb als größte Erleichterung empfunden – im Team oder in der Familie. Umgekehrt berichten Pflegende von erfahrenen Kolleg:innen, die dadurch versagten, dass sie nicht erkannten, wie emotional belastend ihr erster Kontakt mit Sterben und Tod für sie als unerfahrene Pflegende tatsächlich gewesen war. Der Umgang mit Sterben und Tod muss in der Praxis gelernt werden. Als besonders entlastend wurde deshalb auch die Unterstützung von Mentor:innen während der Ausbildung und von erfahrenen Kolleg:innen für Berufsanfänger:innen erlebt. Das ritualisierte Handeln nach dem Versterben wirkt entlastend und gibt Sicherheit. Pflegende beschreiben die erste Erfahrung mitunter auch als positive Erfahrung: die erste Hürde genommen zu haben, die Todesfurcht reduziert zu haben, eine Lerngelegenheit gehabt zu haben, in einem Team integriert gewesen zu sein und Unterstützung bekommen zu haben. Kerry Jones et al. (2020) bestätigen diesen Befund.

Sinnzuschreibungen in der Sterbebegleitung: Danai Papadatou (2009) unterscheidet drei Objekte für Sinnzuschreibungen. *Dem Tod* kann ein Sinn gegeben werden – als Antwort auf die Frage, warum Menschen sterben. Es gibt biologische Sinnzuschreibungen (das Tot-Sein des Körpers), philosophische oder spirituelle Sinnzuschreibungen (der Tod als notwendige, dem Leben eingeschriebene Tatsache oder Schicksal), religiöse Sinnzuschreibungen (der Tod als Gottes Wille, der Tod als Karma, das Leben nach dem Tod), Sinnzuschreibungen im Lichte des Lebenslaufs (Sterben nach einem erfüllten Leben darf sein), multiple Sinnzuschreibungen (komplexe Deutungen oder sie sagen, was der Tod nicht ist) oder keine Sinnzuschreibungen (der Tod hat keinen Sinn). *Dem Sterbeprozess* kann ein Sinn zugeschrieben werden – als Antwort auf die Frage, wie Menschen sterben. „We make sense of a person's dying by evaluating whether it led to a good or bad death, according to our goals of care." (Papadatou 2009, 152) Schließlich kann *unserer Mitwirkung und unserer Rolle in der Sorge für Sterbende* ein Sinn gegeben werden – um unser Begleiten in einen größeren Zusammenhang zu bringen (Orchestrierung des Lebensendes) oder um Zufriedenheit aus einer wichtigen und relevanten Arbeit zu ziehen. Persönliche Sinndeutungen werden dabei durch Sinndeutungen des Teams beeinflusst (kollektive Sinndeutungen) und umgekehrt. Zu kollektiven Sinndeutungen kommt es durch das Teilen von Narrativen und Erfahrungen und durch die Teilnahme an kollektiven Ritualen – beispielsweise an der Verstorbenenpflege oder am Intensivparadigma. (ebd., 158)

4.4.2. Trauererfahrungen und Bewältigungsstrategien

Verlusterfahrungen Pflegender: Halfpap (2009) beschreibt drei Verlusterfahrungen von Pflegenden im Umgang mit Sterben und Tod. Sie können eine Form von Trauer empfinden, „die in ihrer Symptomatik der Reaktion Angehöriger ähnelt." (Halfpap 2009, 1) Sie können angesichts der Unvermeidlichkeit des Todes und nur schwer zu beherrschender Schmerzen einen Macht- und Kontrollverlust erleben. Schließlich erinnert die tägliche Konfrontation mit Sterben und Tod an eigene persönliche Verluste. Halfpap nennt folgende für die Verarbeitung von Sterbens- und Todeserlebnissen erschwerende Faktoren: Der Tod junger Patient:innen, die emotionale Bindung und Beziehung zu sterbenden Patient:innen, der plötzliche und unerwartete Tod von Patient:innen, ein besonders qualvoller Tod, ein langer Leidensweg sowie private Probleme der Pflegenden.

Aberkannte Trauer: Die Verlusterfahrungen Pflegender werden von den Pflegenden selbst, von Kolleg:innen, von der Institution und von der Öffentlichkeit kaum wahrgenommen. Trauer und damit verbundene Gefühle werden aberkannt und nicht begleitet. Das kann zu Burnout oder Coolout führen. (ebd., 2 f.) „According to Doka (1989) disenfranchised grief is experienced when people cannot openly acknowledge their loss because the importance of the relationship is not socially recognized, they cannot publicly mourn it, and consequently they are deprived of social support." (Papadatou 2009, 128)

Das Vermeiden von Trauer beinhaltet Formen der Distanzierung – z. B. Depersonalisierung der anderen, eine räumliche Distanzierung oder die Beschäftigung mit etwas, dass wir uns lebendig fühlen, weit weg von Sterben und Tod. (ebd., 146)

Bewältigungsstrategien: Pflegende verweben die Dilemmata ihrer Patient:innen mit denen ihres eigenen Lebens, sie verstricken sich. (Maeve 1998, 1140 f.) Katherine Maeve identifiziert drei Strategien, um mit dieser Verstrickung im Alltag umzugehen. Pflegende können das emotionale Verstrickt-Sein mäßigen: Pflegende distanzieren sich davon, sich emotional verstricken zu lassen, indem sie Grenzen setzen und schwarzen Humor zeigen. (ebd., 1138 f.) Pflegende tun das Richtige: Was das Richtige ist, erschließt sich aus der Ausbildung und aus Erfahrungen. Unerfahrenheit führt dazu, sich in Dilemmata und Auseinandersetzungen zu verstricken, die zur quälenden Behandlung von Patient:innen werden können. (ebd., 1139) Die dritte Strategie ist das Waschen des Verstorbenen und das Aufräumen des Zimmers als Ende des Verstrickt-Seins. (ebd., 1140) John Costello (2006) beschreibt, wie es im Krankenhaus nach dem Versterben weiter geht. Die Pflegenden verbergen in ritualisierter Weise die Verstorbenen. „Nurses manage death by using concealment rituals such as closing the curtains around beds when a dead body is taken from the ward, in an attempt to hide the social fact of death from other patients.“ (Costello 2006, 600) Verstorbene werden rasch weggebracht. Die Verstorbenenpflege entspricht einer rituellen Ent-Individualisierung der Verstorbenen: alle pflegerisch-medizinischen Hilfsmittel und Lagerungshilfen sowie alle persönlichen Gegenstände werden entfernt, die Verstorbenen mit Krankenhaushemden bekleidet, mit einem Laken zum Transport vollständig abgedeckt und mit einem Fußzettel versehen. (Pfeffer 2005, 329, Anm. 26)

Die Untersuchungen von Nicole Halfpap (2009), Lisa Gerow et al. (2010), Jennifer Peterson et al. (2010), Janet Wilson und Marilyn Kirshbaum (2011), Maria Eduarda Grams Salum et al. (2017) und Daniel Puente-Fernández et al. (2020) zusammenfassend können folgende Bewältigungsstrategien bei Pflegenden benannt werden: eine gute Begleitung von Patient:innen in der Sterbephase, reden (Austausch mit den Sterbenden, deren Familien und Teammitgliedern), das Zulassen von Emotionen, den Tod als Erlösung betrachten, Abstand und Routine, Rituale (sich verabschieden, den Verstorbenen und das Zimmer herrichten, das Fenster öffnen), einen Ausgleich finden und zur Ruhe kommen, den Tod akzeptieren, Spiritualität und Religion. „Beliefs and spiritual practices can often help both the professional and the patient, who together reconstruct the meaning of life when faced with the pain of loss.“ (Salum 2017, 533) Ruishuang Zheng et al. (2018) identifizieren zehn Copingstrategien der Pflegenden in zwei Hauptkategorien: Intrinsische Ressourcen sind Grenzen setzen können, reflektieren können, weinen können, über Vorstellungen über den Tod verfügen, über Lebens- und Berufserfahrungen verfügen und schließlich tägliche Routinen und Aktivität. Extrinsische Ressourcen sind sprechen und gehört werden, spirituelle Praktiken, Ausbildung und Programme und schließlich Möglichkeiten zur Nachbesprechung. Peterson et al. (2010) fordern Unterstützungsangebote zur Bearbeitung der stressbelasteten Erfahrungen von Sterbebegleitungen, Puente-Fernández et al. (2020) ein Training im Umgang mit Sterbenden und ihren Familien.

4.4.3. Gutes oder schlechtes Sterben

Alexander Lang et al. „identified good dying as expected, accepted and prepared dying, as free from pain and suffering, as socially embedded, as being at peace with one's life and situation, as supported with individualised and holistic care, as based upon professional cooperation and communication, and as in a peaceful and private environment." (Lang et al. 2022, 1) Ob die Erfahrungen von Pflegenden mit dem Sterben gut sind, hängt davon ab, in welchem Ausmaß sie Kontrolle über den Sterbeprozess haben. Wenn belastende Symptome nicht gelindert werden können, führt das für sie zum schlechten Tod. Nurses „often preferred 'medicalized deaths' which optimized control, compared with more natural deaths that were unpredictable and sometimes prolonged." (Costello 2006, 600) Positiv ist ein hoher Grad der Vorhersagbarkeit. Es gibt ein Bewusstsein bei Pflegenden und bei Sterbenden, dass das Ende nah ist und auch sein darf. (ebd., 598) Ein schlechter Tod wird sodann eher vom Ereignis des Todes selbst als vom Sterbeverlauf her betrachtet und bewertet: Plötzlich und unvorbereitet, ohne dass Pflegende oder die Familie sich darauf hätten einstellen oder vorbereiten können und ohne dass sich der Sterbende des bevorstehenden Todes bewusst gewesen wäre. Als schlecht wird auch empfunden, wenn die Pflegenden noch nicht ausreichend Zeit hatten, die Familie besser kennen zu lernen. Ein gutes Sterben hängt außerdem von der Stationskultur und den Werten der Pflegenden ab – dass Würde und Respekt gelebte Werte sind. Ein gutes Sterben und eine an den Bedürfnissen der Sterbenden ausgerichtete Sterbebegleitung hängen schließlich von den Rahmenbedingungen ab, unter denen Sterbende begleitet werden können. (Kaluza/Töpferwein 2005) Ein würdevolles Sterben ist „verbunden mit dem Wunsch nach einer Atmosphäre, in der ein ruhiges und weitgehend selbstbestimmtes Sterben möglich ist." (ebd., 375) Zeitmangel des Personals, eine ungeeignete Atmosphäre, ungenügende Räumlichkeiten, die unzureichende Qualifikation der Mitarbeiter:innen, fehlende menschliche Zuwendung, eine schlechte Schmerztherapie, ein Zuviel an lebensverlängernden Maßnahmen und eine problematische Kooperation und Kommunikation zwischen den Berufsgruppen verhindern ein gutes Sterben. (ebd.) Auch Dierk A. Vagts und Christian W. Mutz sehen in den Rahmenbedingungen die Ursache dafür, dass eine bedarfs- und bedürfnisorientierte Sterbebegleitung auf Normalstation gar nicht möglich sein kann. „Kurz gesagt: es fehlt an Zeit, Ausbildung und Personal." (Vagts/Mutz 2013, 103)

Teil II: Forschungsmethode

1. Erkenntnistheoretische Vorbemerkungen

Wie wir handeln und was wir tun, hängt von den Bedeutungen ab, die wir Ereignissen, Situationen und Personen zuschreiben. Diese Zuschreibungen sind als individuelle Zuschreibungen zugleich internalisierte sozial verbürgte Zuschreibungen, auf die wir situations- und kontextbezogen zurückgreifen. Denn während prinzipiell „jedem Menschen tatsächlich seine eigene, einmalige Lebenswelt gegeben ist, erscheinen empirisch gesehen die je subjektiven Lebenswelten nur relativ originell, denn die Menschen greifen bei ihrer Orientierung in ihrer Welt typischerweise auf soziohistorisch ‚gültige' Deutungsschemata und Handlungskonzepte zurück." (Hitzler/Eberle 2005, 116) Unsere Einstellungen und unser praktisches Handeln hängen von unserem sozialen Umfeld ab. „Es entsteht das Bild eines Akteurs, der nicht isoliert über sein individuelles Handeln entscheidet. Stattdessen ist das Handeln von Akteuren wesentlich eine Funktion des sozialen Umfelds." (Fuhse 2008, 2934) Für die Sinndeutungen des Todes heißt das: „Die individualisierte Todbedeutung ist mit den Bedeutungen des Todes verschmolzen, die er aus der Gesellschaft erhält, die ihn umgibt." (Tirschmann 2017, 92) Um die Praxis der Sterbebegleitung zu verstehen, muss danach gefragt werden, was diese Praxis orientiert. Es sollen die subjektiven Sichtweisen und Deutungsmuster von sozialen Akteur:innen rekonstruiert werden. (Flick 2005b, 20) Um unser Handeln zu verstehen, muss den Orientierungen des Handelns auf den Grund gegangen werden.

Die wissenschaftliche Herangehensweise an diese Orientierungen als soziale Konstruktionen ist kein unmittelbares Verstehen dieser Praxis – dazu müsste der Forscher Teil des Feldes sein –, sondern die Rekonstruktion „von implizit im alltäglichen Handeln immer schon vollzogenen **Konstruktionen**." (Przyborski/Wohlrab-Sahr 2014, 12) Ein solches implizites Wissen, das jede Praxis orientiert, ist Gegenstand der Wissenssoziologie nach Mannheim, die „einen Zugang zu jenem Wissen eröffnet, das uns nicht lexikalisch, begrifflich gegeben ist, sondern als implizites, mit anderen geteiltes Wissen in unsere unmittelbare, alltägliche Handlungspraxis eingelassen ist." (ebd., 13) Die Wissenssoziologie fragt danach, was für jedermann wirklich ist, was jedermann weiß. Dieses Wissen „bildet die Bedeutungs- und Sinnstruktur, ohne die es keine menschliche

Gesellschaft gäbe. Die gesellschaftliche Konstruktion der Wirklichkeit ist also der Gegenstand der Wissenssoziologie.“ (Berger/Luckmann 2016, 16) Es geht um die „Analyse jenes Wissens, welches das Verhalten in der Alltagswelt reguliert […] als Wirklichkeit, die von Menschen begriffen und gedeutet wird und ihnen subjektiv sinnhaft erscheint.“ (ebd., 21) Verstehen gelingt nicht unmittelbar, sondern ist stets eine „sekundäre Interpretation von bereits Interpretiertem.“ (Przyborski/Wohlrab-Sahr 2014, 16) Wir treten einer Wirklichkeit gegenüber, der bereits andere Menschen „Sinn verliehen haben, wodurch sie *sozial konstruiert* geworden ist. […] Die Zuschreibung von Sinn bezieht sich dann auf eine *soziale Wirklichkeit*, also auf eine bereits durch andere mit Sinn versehene Wirklichkeit.“ (Kruse et al. 2011, 12 f.)

Verstehen ist Fremdverstehen: andere sind mir immer schon fremd. Sie zu verstehen, ist dadurch zusätzlich eingeschränkt, dass alles Forschen letztlich in der Lebenswelt der Forschenden gründet. Die Lebenswelt ist die „einzig wirkliche Welt jeder einzelnen Person.“ (Hitzler/Eberle 2005, 110) Verstehen ist „die Übersetzung des zu Verstehenden in das eigene semantisch-indexikale Relevanzsystem.“ (Kruse et al. 2011, 15) Der Verstehensakt als solcher besteht deshalb „in einer Selbstauslegung des Deutenden auf der Basis seines biographisch bestimmten Wissensvorrats und ausgerichtet an seinem situativen Relevanzsystem.“ (Hitzler/Eberle 2005, 113) Nie können wir sicher sein, „dass unsere Sinnzuschreibung von etwas zu Verstehendem mit der Sinnzuschreibung identisch ist, die durch andere bereits vollzogen ist […] Fremdverstehen ist im erkenntnistheoretischen Sinne im Prinzip gar nicht möglich.“ (Kruse et al. 2011, 16 f.) Sinndeutung ist eine Annäherung an den anderen als dem Fremden. Dies entspricht der Unterscheidung Mannheims von Verstehen und Interpretieren. Die demselben „konjunktiven Erfahrungsraum angehören und über gemeinsame Erlebniszusammenhänge verbunden sind […], verstehen einander unmittelbar, indem sie auf gemeinsames oder implizites Wissen zurückgreifen können. […] Eine Verständigung zwischen unterschiedlichen Erfahrungsräumen oder sozialen Milieus setzt dagegen einen Prozess der Interpretation voraus und einen Zugang zu diesen fremden Erfahrungsräumen, denn um eine Äußerung zu verstehen, müssen wir auch den sozialen Kontext kennen lernen, in dem diese zum Ausdruck gebracht wurde und zu dem sie gehört.“ (Weller 2005, 301) Für das Verstehen und die Explikation des Verstandenen kann erschwerend sein, je weiter die Forschenden biografisch und kulturell vom Erfahrungsraum der

Erforschten entfernt sind oder je näher die Forschenden dem Erfahrungsraum der Erforschten sind. So besteht für den Autor der vorliegenden Arbeit durchaus die Gefahr eines Bias durch seine besondere Nähe zum Erfahrungsraum der Erforschten, weshalb gilt: „Man muss sich erst recht ‚fremd machen', um diese Explikation leisten zu können." (Przyborski/Wohlrab-Sahr 2014, 16) Dies gelingt durch ein methodisch kontrolliertes Fremdverstehen. „Verstehen richtet sich im Sinne des ‚methodisch kontrollierten Fremdverstehens' [...] auf den Nachvollzug der Perspektive des anderen" (Flick 2005b, 23) und orientiert sich am Prinzip der Offenheit der Forschenden den Erforschten gegenüber – indem die Erforschten Sachverhalte innerhalb ihres Relevanzsystems, ihrer Lebenswelt, in der ihnen eigenen Sprache darstellen und indem offen mit den Unterschieden zwischen den Relevanzsystemen der Forschenden und Erforschten umgegangen wird. (Przyborski/Wohlrab-Sahr 2014, 17)

Offenheit entsteht durch die reflexive theoretische Sensibilisierung der Forschenden für die eigenen Vorannahmen. Wir „versuchen, unser Relevanzsystem durch eine theoretische Sensibilisierung zu kontrollieren, um so im Forschungsprozess nicht gleich zu stark unser eigenes Relevanzsystem und damit unsere Sinnstrukturen in die fremden Sinnstrukturen *hineinzulegen*." (Kruse et al. 2011, 17) Offenheit entsteht durch methodisch kontrolliertes Fremdverstehen, damit „der Differenz zwischen den Interpretationsrahmen der Forscher und denjenigen der Erforschten systematisch Rechnung getragen wird." (Przyborski/Wohlrab-Sahr 2014, 17) Dies zu gewährleisten, bedingt die Auswahl der Methoden zur Erhebung sowie zur Auswertung der Daten. Im biografisch-narrativen Interview strukturieren die Interviewten das Erzählte weitgehend selbst. Offenheit des Erzählens ist Bedingung seiner Form. Die Auswertung der Daten in Orientierung an der dokumentarischen Methode ist hilfreich für die Offenheit des Forschungsprozesses, da der metatheoretische Analyserahmen der dokumentarischen Methode mit seinen besonderen Begrifflichkeiten von spezifischen Theorietraditionen und Paradigmen abhängt, die die Aspekthaftigkeit von Wissen und Erkenntnis zu enthüllen suchen. (ebd., 31)

2. Erhebung der Daten – Methode und Methodologie

Um Antworten auf die Frage zu finden, was ihre Praxis der Sterbebegleitung orientiert und welche Deutungen für sie relevant sind, wurden 20 biografisch-narrative Interviews nach Fritz Schütze mit erfahrenen Pflegenden aus den Feldern der stationären Intensiv- und der spezialisierten Palliativpflege geführt. Biografisch-narrative Interviews generieren Daten, die möglichst wenig von den Interviewenden vorstrukturiert werden und in denen die Interviewten dementsprechend sehr offen ihre Relevanzsysteme entfalten können. (Hopf 2005, 351)

2.1. Zugang zum Feld: Auswahl der Teilnehmenden – Sampling und theoretische Sättigung

Zur Bearbeitung der Forschungsfrage wurden Interviewpartner:innen aus den Feldern der spezialisierten Palliativversorgung (SPV) und der Intensivpflege im Schneeballverfahren gewonnen. Pflegedienstleitungen aus diesen Feldern wurden gebeten, ihre Teams und ihre Kolleg:innen über den Wunsch zu informieren, Interviewpartner:innen für biografisch-narrative Interviews über die „Bedeutung von Sterben und Tod für die Interviewten" zu gewinnen. Über die Rahmenbedingungen des Interviews (Zeit, Ort, Anonymität, wissenschaftliche Begleitung) konnten sich interessierte Pflegende im Vorfeld anhand der schriftlichen Hinweise, die der Autor an die Pflegedienstleitungen ausgehändigt hatte, informieren. Sie meldeten sich bei Interesse an einem Interview per E-Mail. Telefonisch wurden dann Interesse, Ort und Zeit besprochen. Dass der Interviewer im Feld der SPV tätig ist, war den Interviewten zu Beginn des Interviews bekannt. Dem Interviewer waren Gründe für die Gefahr eines Bias aufgrund der gewählten Vorgehensweise bewusst: So kann vermeintliches Vorwissen von Interviewenden, wenn sie aus dem Feld der Interviewten stammen, aufgrund der Vorannahmen der Interviewten über die Interviewenden zu Erzählhemmungen und Auslassungen führen. Erzählhemmungen oder Auslassungen können sich verstärken, wenn sich Interviewende und Interviewte kennen. Manches soll der andere nicht hören, anderes wird als bekannt vorausgesetzt. Bereits vor dem Interview kann es im Rahmen der Ankündigung des Themas des Interviews, aber auch im Vorgespräch vor dem Interview zur Vorwegnahme des Stegreifcharakters der Befragung kommen und auch Erzählfilter gesetzt werden. (Küsters 2009, 21)

Alle Interviews bis auf eines durften auf Tonband aufgenommen werden. Es wurde während des Interviews ein Gesprächsprotokoll angefertigt. Die Interviewpartner:innen waren zwischen 30 und 59 Jahren alt mit mindestens 12-jähriger Berufserfahrung. 18 Personen waren weiblich, zwei männlich. Acht Interviewpartner:innen arbeiteten bisher überwiegend im Intensivbereich, sieben im spezialisierten Palliativbereich und fünf im spezialisierten Palliativbereich, die zuvor viele Jahre im Intensivbereich beschäftigt gewesen waren. Die Interviews wurden transkribiert und fortlaufend ausgewertet, um Orientierungen zu identifizieren, bis eine theoretische Sättigung erreicht war. Der Autor hatte alle Interviews selbst geführt und transkribiert.

2.2. Biografisch-narratives Interview

Ende der 1970er-Jahre entwickelte der Soziologe Fritz Schütze das narrative Interview, das methodologisch in seiner Erzähltheorie und in der Biografietheorie verankert ist. Lebensgeschichten sind ein vom Einzelnen hervorgebrachtes Konstrukt, „das als eine Einheit die Fülle von Erfahrungen und Ereignissen des gelebten Lebens zu einem Zusammenhang organisiert. Die Herstellung eines solchen Zusammenhangs der Erlebnisse und Erfahrungen erfolgt über Akte der Bedeutungszuschreibung. Bedeutung wird von der Gegenwart aus vergangenen Ereignissen verliehen." (Marotzki 2005, 179) Die Biografietheorie sucht eine Antwort auf die Frage, „wie Personen über verschiedene Kontexte und widersprüchliche Erfahrungen hinweg Kohärenz herstellen und damit sich selbst als Einheit erfahren bzw. konstituieren." (Przyborski/Wohlrab-Sahr 2014, 30) Die Erzähltheorie nach Schütze folgt der Auffassung, dass Erzählungen am ehesten die Orientierungsstrukturen unseres tatsächlichen Handelns reproduzieren. (ebd., 80) Biografisch-narrative Interviews zielen auf den persönlichen Habitus, der ins Erzählen über Handlungspraktiken hineingelegt ist. Es geht dabei um mehr als die Eigentheorie der befragten Person. Es geht um „Zusammenhänge, die dem Befragten selbst nicht bewusst sind" (Küsters 2009, 13) – es geht um das implizite Wissen als Orientierung für das Handeln. Im Fall der vorliegenden Arbeit ging es darum, möglichst nahe an das in Situationen der Sterbebegleitung und Situationen der Begegnung mit Verstorbenen Erlebte heranzukommen und daran, was dieses Erleben, das erinnerte Handeln und die Erinnerung an das Erlebte rahmt und orientiert. In den Stegreiferzählungen biografisch-narrativer

Interviews entwickelt sich eine Eigendynamik, in der „von der situativen Selbstdarstellung relativ unabhängige, für die Identität des Erzählers fundamentalere Ebenen bereits abgearbeiteter Erfahrung freigesetzt werden – und dies gerade in jenen Sequenzen, die nicht theoretisch-reflexiv überformt sind, also in den *narrativen* Sequenzen.“ (Bohnsack 2000, 110) Es ist das Ziel narrativ orientierter Interviews, Erzählungen über Erfahrungen hervorzulocken. (Nohl 2012, 14) In ihnen wird stets eine Erfahrung, nicht die Wirklichkeit erzählt. (ebd., 42)

Mithilfe narrativer Interviews kann zu Erfahrungen vorgedrungen werden, die von der zum Zeitpunkt der Erzählung (Erzählzeit des Interviews) sich vollziehenden Erfahrungsrekapitulation überformt ist. Die erzählte Zeit wird durch die Erzählzeit überformt. (ebd., 23 f.) Dies entspricht der konstruktivistischen Annahme, dass die biografische Erzählung des eigenen Lebens keine Abbildung faktischer Verläufe, sondern eine interpretative Leistung ist. Die biografische Erzählung ist eine mimetische „Darstellung von Erfahrungen, die allgemeiner im Wissen und spezieller zu diesem Zweck – im Interview – in Form einer Erzählung konstruiert werden. Auf der anderen Seite liefert die Erzählung allgemein einen Rahmen, in dem Erfahrungen eingeordnet, dargestellt, bewertet etc. – kurz: in dem sie erlebt werden. Der Gegenstand, den qualitative Forschung (hier) untersucht, ist also bereits im Alltag in der Form, in der sie ihn untersuchen will, konstruiert und interpretiert. In der Situation des Interviews wird diese alltägliche Interpretations- und Konstruktionsweise genutzt, um diese Erfahrungen einer symbolischen Welt – der Wissenschaft und ihren Texten – zuzuführen. Die Erfahrungen werden dann von dieser Welt aus interpretiert. Durch die Rekonstruktion des Lebens unter einer besonderen Fragestellung wird eine Version der jeweiligen Erfahrungen konstruiert und interpretiert. Inwieweit das Leben und die Erfahrungen in der berichteten Form tatsächlich stattgefunden haben, ist dabei nicht nachprüfbar. Jedoch lässt sich feststellen, welche Konstruktion das erzählende Subjekt von beidem präsentiert und auch welche Version in der Forschungssituation entsteht.“ (Flick 2005a, 162)

2.2.1. Textsorten

Für die Auswertung biografisch-narrativer Interviews werden die Textsorten *Erzählung*, *Beschreibung* und *Argumentation* unterschieden. „Die Struktur der Erfahrung […] reproduziert sich in der Struktur der Erzählung, während […] das Beschreiben oder das Argumentieren […] in größerer Distanz zu dieser

Erfahrung stehen." (Przyborski/Wohlrab-Sahr 2014, 80) So „liegt der Zugang zum handlungsleitenden Wissen der Akteure gerade nicht in deren expliziten Theorien und Erklärungen, sondern ist in den Beschreibungen und Erzählungen ihrer Handlungspraxis aufgehoben." (ebd., 20) Die Textsorten *Beschreibung* und *Argumentation* interessieren vor allem in ihrer Bezogenheit auf die narrativen Passagen. (ebd., 229 f.)

Erzählungen bilden Handlungs- und Geschehensabläufe ab. Sie beziehen sich auf Erlebtes, das zum Zweck des Verstehens erzählt wird. Sie haben einen Anfang und ein Ende. Sie enthalten Zeit- und Ortsbezüge mit Übergängen zwischen zwei Zeitzuständen (früher – später). „Zu ihnen gehören konstitutiv bestimmte kognitive Figuren: Biografie- und Ereignisträger und die zwischen ihnen bestehenden Beziehungen; eine Ereignis- und Erfahrungsverkettung; Situationen, Milieus und soziale Welten als Bedingungs- und Orientierungsrahmen." (ebd., 231) Mündliche Stegreiferzählungen kommen der Erlebnisschicht des eigenen Handelns und Erleidens am nächsten. Erzählungen dienen der Artikulation atheoretischen Wissens und konjunktiver Erfahrungen als handlungsleitendem Wissen. (Nohl 2012, 16 f.) *Beschreibungen* „tauchen als Einschübe in Erzählungen häufig in Form von Hintergrundkonstruktionen auf. [...] Mit ihnen werden allgemeine Sachverhalte und wiederkehrende Abläufe erläutert." (Przyborski/Wohlrab-Sahr 2014, 235) *Argumentationen* sind alltagstheoretische Zusammenfassungen und Stellungnahmen zu den Motiven für eigenes und fremdes Handeln. Es wird ein Bezug zur gegenwärtigen Kommunikationssituation hergestellt. Sie dienen der öffentlichen Präsentation, aber auch der Rechtfertigung vor sich selbst und anderen. Argumentationen möchten etwas erklären und plausibel machen. (ebd., 298)

2.2.2. Zugzwänge des Erzählens

Erzählungen werden durch die Interviewsituation ausgelöst und vom Kontext dieser Situation beeinflusst. Gesteuert werden sie aber vor allem durch die Erfahrungsstruktur des Erlebten. Erzählungen sind „stärker an konkreten Handlungsabfolgen und weniger an den Ideologien und Rationalisierungen der Befragten orientiert [...]. Befragte, die frei erzählen, geben hierbei gegebenenfalls auch Gedanken und Erinnerungen preis, die sie auf direkte Fragen nicht äußern können oder wollen. Erklärt wird dies aus den ‚Zugzwängen' des Erzählens" (Hopf 2005, 357): Gestaltschließungs-, Detallierungs- und Kondensierungszwang.

Durch Erzählzwänge verstricken sich die Erzähler:innen in den Rahmen ihrer eigenen Erfahrungen und lassen so in den Erzählungen tiefe Einblicke in ihre Erfahrungsaufschichtung zu. (Nohl 2005, 11) Die eigene Lebensgeschichte wird narrativ entfaltet und so bis zum Ende erzählt, dass die Geschichte abgeschlossen ist (Gestaltschließungszwang). An Stellen mangelnder Plausibilität werden Einzelheiten benannt und somit eine ausführliche Schilderung vorgenommen (Detaillierungszwang). Schließlich heben die Interviewten im Rahmen der zur Verfügung stehenden Zeit die für sie persönlich bedeutsamen Aspekte hervor. Sie verdichten ihre Erzählung auf das Wesentliche und verleihen der Geschichte damit ihre besondere Gestalt. Es ist eine Reduktion durch Relevanz (Kondensierungszwang). Die Zugzwänge machen Verschwiegenes oder Verdrängtes sichtbar: durch Zögern, durch Auslassungen, durch thematische Brüche, durch das Wechseln der Textsorte, durch Schweigen. (Küsters 2009, 28)

2.2.3. *Rolle der Interviewer:innen*

Eine besondere Bedeutung kommt den Zuhörenden zu, auf die hin das Interview erzählt und eben nicht nur verbal direkt, sondern in besonderer Weise non-verbal indirekt und als leibliches Gegenüber geführt wird – in einem bestimmten Raum, zu einer bestimmten Zeit. Arnulf Deppermann unterscheidet zwischen Interviews als Texten und als Interaktionsereignissen, in denen die Interviewpartner:innen Sinn und Bedeutung gemeinsam aushandeln. Während Interviews als Texte soziale Sinnstrukturen widerspiegeln, scheint für ihn das Interview als Interaktionsereignis das adäquatere Verständnis der Methode „Interview" zu sein. (Deppermann 2013, 5) Beides kann m.E. nicht getrennt werden. Die Trennung wäre eine analytisch konstruierte, keine organische. Gerade das biografisch-narrative Interview scheint geeignet, aufgrund der Offenheit des Fragens Texte zu produzieren, die für die Reproduktion von Sinnmustern in den Erzählungen hinreichend Raum lassen. Bei der Transkription werden Besonderheiten im Erzählfluss mittranskribiert und in die Analyse miteinbezogen, die die Erzählsituation und die Inhalte der Erzählung berücksichtigt und miteinander in Verbindung bringt. Das biografisch-narrative Interview ist vor allem im Rahmen der Stegreiferzählung ein von den Interviewten selbst hervorgebrachter und strukturierter Text, der sich mit dem Leben, von dem jetzt erzählt wird, inhaltlich verbindet und in den Erzählungen Erzählzwängen unterliegt, die das Leben zwar erinnert, aber nicht in erster Linie auf die Interviewenden hin erinnert, sondern zunächst auf sich selbst hin, auf die eigene Identität, auf die hin die Interviewten über ihr Leben erzählen und Kontingentes in Kohärentes zu überführen versuchen – für sich selbst auf die eigene Ganzheit hin. Dennoch ist der Erzählsituation als solcher Rechnung zu tragen, denn das Interview wird **auch** auf die Interviewenden hin erzählt – auf ein Gegenüber als einen resonanten Hörer hin. Jedoch kann m. E. über die Interaktion nicht vollständig und hinreichend auf die Inhalte eines Interviews geschlossen werden. Diese hängen sehr von der gewählten Form des Interviews ab (wenig oder stark geleitet), vom Vermögen des aktiven Zuhörens der Interviewenden und vom methodischen Ansatz (in der Textsortentrennung werden Erzählung und Argumentation unterschieden). Das biografisch-narrative Interview kann als beides gesehen werden: als Text, der im Rahmen einer Interaktion formuliert wurde. In diesem Sinne kann Deppermanns Vorschlag, Interviews im Rahmen qualitativer Sozialforschung stärker als bisher als interaktiv konstruiertes, soziales Handeln zu verstehen und entsprechend zu analysieren, entsprochen werden. (ebd.) „InterviewerInnen sind […] MitkonstrukteurInnen des im Interview entstehenden Sinnes." (ebd., 13) Deshalb ist bei der Auswertung stets darauf zu achten, „wie das InterviewerInnenhandeln Themen, Deutungen, Präferenzen etc. setzt", die die Aussagen der Interviewten sozial präformieren. (ebd.) „Interviews als Interaktion zu verstehen bedeutet, den sozialen Prozess der Aushandlung von Fragen und Antworten, von thematischen Relevanzen, Bedeutungen und Bewertungen, der in jedem Interview mehr oder weniger unabhängig von methodischen Vorgaben und als situierte Adaptation dieser Vorgaben stattfindet, ernst zu nehmen." (ebd., 32)

2.2.4. Methodologische Kritik an den erzähltheoretischen Grundlagen des Verfahrens

Die methodologische Kritik schärft das Verständnis dafür, was mit biografisch-narrativen Interviews erhoben werden kann und was nicht. Auf die Kritik von Nassehi, dass von einer Erzählung kein Rückschluss auf biografische Verläufe möglich sei, weist Ivonne Küsters unter Bezugnahme auf Gabriele Rosenthal und Monika Wohlrab-Saar darauf hin: „Nicht vergangene Ereignisse oder vergangenes Handeln sollen aus dem Text erschlossen werden, sondern nur die Erfahrungsaufschichtung des Handelnden, die das damalige Erleben begleitet habe. Diese aber werde in der Erzählung durchaus reproduziert." (Küsters

2009, 33) Weitere Kritik bezieht sich auf die Frage, ob Erzählungen tatsächlich besonders authentisches Datenmaterial liefern. Es besteht ja immer die Möglichkeit erfundener Erinnerungen und fiktiver Erzählungen, die laut Harald Welzer und Heinz Bude nicht, die laut Gabriele Rosenthal und Monika Wohlrab-Saar aber sehr wohl identifiziert werden können. (ebd., 35) Dass dem Erinnern nicht zu trauen sei, betont nach Manfred Dworschak auch die moderne Gedächtnisforschung. Unsere Erinnerungen verändern sich unser Leben lang. Sie mischen sich mit Wünschen und Fiktionen. Sie können sich so weit verändern, dass sie mit dem tatsächlich Geschehenen nicht mehr viel gemeinsam haben. „Wenn wir uns erinnern, bauen wir jedes Mal eine neue Geschichte auf […] dabei kommt es leicht zu Fehlern." (Dworschak 2016, 16) Beim Erinnern werden Erinnerungsfragmente zusammengesetzt und Lücken dank des Vorstellungsvermögens aufgefüllt. „Menschen erinnern sich oft an Dinge, wie sie typischerweise ablaufen." (ebd.) Erinnerungen verändern sich mit der Zeit: „Nach jedem Abruf werden sie erneut gespeichert." (ebd.) „Falsche Erinnerungen sind ein unvermeidliches Nebenprodukt unserer Vorstellungsgabe." (ebd., 19) Das ist auch Ergebnis der Studie von Julia Shaw und Stephen Porter, dass durch und in Interviews falsche Erinnerungen bewusst erzeugt werden können und dass die Annahme „of memory as a largely reliable process" so nicht aufrechterhalten werden kann. (Shaw/Porter 2015, 1) Vielmehr ist zu beobachten: „The mind seems to be able to construct information from internal and external sources to generate a coherent but false picture of what ocurred." (ebd.) Nach Harald Welzer ist unsere Erinnerung nichts Festes oder Stabiles. Wie wir uns mit der Zeit verändern, verändert sich auch unsere Erinnerung durch Interaktionen zwischen Erinnerungsspuren, dem Import fremder Erinnerungen und den sozialen Umständen, in denen über Vergangenheit erzählt wird. (Welzer 2000) Problematisch ist also die Rekonstruktion tatsächlich stattgehabter biografischer Erlebnisse. Das Forschungsinteresse dieser Arbeit ist jedoch ein anderes. Im Vergleich der Interviews sollen einmal berufsimmanente Praktiken der Sterbebegleitung und Verstorbenenpflege identifiziert werden. Zum anderen sollen im Wie des über Praktiken der Sterbebegleitung und Verstorbenenpflege Erzählens Orientierungen für diese Praktiken entdeckt werden. Es geht nicht um die inhaltliche Rekonstruktion erlebter Situationen, sondern um das Wie des Erzählens über diese Situationen. Bedeutsam ist auch die Auswahl der Erzählungen, die erinnert und erzählt werden. Es ist eine Auswahl an

Erzählungen, die in der Situation des Interviews erinnert werden. Bedeutsam ist also, **was** erinnert und erzählt wird, **warum** sie gerade jetzt und im Rahmen der Themenstellung erinnert werden, **wie** sie erinnert werden und **wem** gegenüber sie erinnert werden.

2.3. Form des biografisch-narrativen Interviews

Vorgespräche: Beim ersten Gespräch mit möglichen Interviewpartner:innen wurde über die Person des Forschenden, sein Forschungsinteresse und über Rahmenbedingungen eines möglichen Interviews informiert. Zu Beginn eines Interviews fand ebenfalls ein kurzes Vorgespräch statt, in dem über das Vorgehen bei einem biografisch-narrativen Interview informiert wurde. Im Rahmen dieser „Selbstpräsentation des Interviewers und seines Forschungsvorhabens" (Küsters 2009, 54) war der Interviewer achtsam darauf bedacht, den Stegreifcharakter der Befragung nicht zu stören und das Setzen möglicher Erzählfilter zu vermeiden. Wichtig war an dieser Stelle die nochmalige Zusicherung der Anonymitätswahrung durch Informationsblatt und Einverständniserklärung.

Das **Interview** folgt der Struktur Stegreiferzählung, immanente und exmanente Fragen:

(1) **Die Stegreiferzählung** folgt der Struktur Einladung, Aushandlung, Ratifizierung, Korpus, Koda.
Einladung zur Stegreiferzählung: Die Erzählaufforderung motiviert zum Erzählen eines selbst erlebten prozesshaften Vorgangs und soll so gestaltet sein, dass den Gesprächspartner:innen „dabei geholfen wird, Erinnerungen zu mobilisieren und frei zu erzählen." (Hopf 2005, 356) Fokussierungen entstehen dann, wenn „der Erzähler sich auf das Forschungsthema bezieht, das ihm im Vorgespräch genannt wurde." (Küsters 2005, 47) Fokussierungen dürfen „in den Stimulus aufgenommen werden […,] um die Erzählung bestimmter Themenbereiche zu gewährleisten." (ebd.) Diesen Weg verfolgt diese Arbeit: einerseits eine größtmögliche Offenheit des Erzählens zu gewährleisten und andererseits an der thematischen Rahmung durch Nennen des Horizonts der Forschung in der Erzählaufforderung festzuhalten. Die Wahl fiel auf einen biografisch-narrativen Zugang, um möglichst nahe an die Erfahrung der Interviewten heranzukommen und deren Konstruktionen im Rahmen ihrer

Praxis der Sterbebegleitung und der Verstorbenenpflege zu identifizieren und die aufgefundenen Konstruktionen als Ergebnisse der Auswertung der Interviews diskutieren zu können. Die Arbeit folgt keiner Fokussierung auf Lebensabläufe, sondern auf Orientierungen des Handelns. Es wurde auf das Forschungsinteresse hin erzählt. In den Erzählaufforderungen orientierte sich der Autor an folgender Formulierung: „Ich interessiere mich für die Lebensgeschichte von Menschen, die beruflich mit Tod und Sterben zu tun haben. Erzählen Sie mir doch bitte so ausführlich wie möglich die Geschichte Ihres Lebens. Ich werde ruhig zuhören und Sie in Ihrer Erzählung nicht unterbrechen. Ich werde mir nur einige Notizen zu Fragen machen, auf die ich später dann noch eingehen werde.“ Soziodemografische Merkmale oder Strukturdaten wurden erst am Ende des Interviews erhoben, um einer etwaigen Vorstrukturierung der Stegreiferzählung durch zuvor erfragte Daten vorzubeugen.

Aushandlungsphase und Ratifizierung des Stimulus: Für die Befragten ist entscheidend für deren Erzählbereitschaft, ob es für sie sinnvoll ist, diese Geschichte zu erzählen. (ebd., 57) Vor dem Einstieg in die Stegreiferzählung finden deshalb oft Kommunikationen des Vergewisserns (Rückfragen) darüber statt, worauf es den Fragenden ankommt. Hier ist wichtig, die Offenheit der Fragestellung zu bewahren und nicht einzuengen.

Korpus der Stegreiferzählung: Die Interviewten sollen sich im Vorhinein „weder auf die Frage noch auf diese Form des Interviews vorbereiten“ können. (Küsters 2009, 13) Die Darstellung des Sachverhalts soll in der Situation des Interviews entwickelt werden – im Rahmen des Erzählens der gesamten Lebensgeschichte. Die Interviewenden sollen den Fluss des Erzählens nicht stören, sondern am Laufen halten. Sie schweigen erzählanregend (Küsters 2005, 58) und gehen mit Emotionen mit. Sie halten lange Pausen bei langem Schweigen aus. (ebd., 59) Während des Erzählens machen sie sich Notizen über identifizierte Erzähllücken (thematische und formale Brüche). Hieraus generieren sie immanente Nachfragen. Wenn Erzählende das Wissen der Interviewenden voraussetzen und deshalb Auslassungen machen, kann die Frage nach ganz persönlichen Erfahrungen hilfreich sein.

Das Ende der Stegreiferzählung – die Koda: Erzählende enden üblicherweise mit einem Schlusssatz. In manchen Interviews ging die

Stegreiferzählung noch einmal auf. Der Autor hatte es sich zur Gewohnheit gemacht, nach dem Schlusssatz zunächst zu schweigen, um Raum zu lassen, damit die Interviewten von sich aus erzählen konnten, was ihnen noch fehlte, und dann schloss er diesen Teil stets mit der Frage ab: „Fehlt noch etwas?“ In den meisten Interviews folgte darauf unmittelbar eine zweite Koda. Dann erst öffnete der Autor den immanenten Frageteil.

(2) **Immanente Nachfragen:** An die Stegreiferzählung schließen immanente auf die Stegreiferzählung bezogene Fragen an. Sie sollen zu weiteren Erzählungen bewegen – über Ausgelassenes (Erzähllücken), nicht detaillierte Stellen, Erzählstümpfe und undeutlich Gebliebenes. Christel Hopf unterscheidet drei Typen des Nachfragens: nach einer bestimmten Lebensphase; nach einer bestimmten Situation; nach einer Belegerzählung zu einem Argument. (Hopf 2005, 356)

(3) **Exmanente Fragen** werden in Orientierung an der Forschungsfrage vorbereitet. Der Autor musste lediglich in einem Interview auf diese zurückgreifen. In allen anderen Interviews wurden die Fragen, die der Autor vorbereitet hatte, in den Erzählungen der Stegreiferzählung bereits beantwortet oder in ihnen zumindest angerissen, sodass der Interviewer im immanenten Teil darauf noch einmal zurückkommen konnte.

Nachgespräch, Erhebung soziodemografischer Daten, Interviewprotokoll: Die Interviewsituation geht im Anschluss an das Interview in das Nachgespräch über. Dieses orientiert sich an den Bedürfnissen der Befragten. Viele der Interviewten wollten nach Beendigung der Aufnahme, auf die der Interviewende hingewiesen und dann die Tonbandaufnahme beendet hatte, Teile des Interviews reflektieren oder sie vergewisserten sich, ob das Interview so für den Interviewer in Ordnung gewesen war, oder sie wollten über das weitere Vorgehen des Interviewers mit dem Interview und sein Vorhaben sprechen. Nach dem Nachgespräch bzw. als Teil davon können die soziodemografischen Daten erhoben werden. Der Autor konnte darauf meist verzichten, da die Interviewten im Rahmen des biografisch-narrativen Interviews die für den Autor relevanten Daten bereits benannt hatten. Nach dem Interview wurde ein Interviewprotokoll mit Beobachtungen über das Zusammentreffen und Inhalten des Vor- und Nachgesprächs angefertigt.

3. Auswertung der Daten – Methode und Methodologie

Die Auswertung der Interviews erfolgte nach der dokumentarischen Methode – der Frage, was die Praxis der Begleitung schwerstkranker und sterbender Menschen und der Pflege Verstorbener orientiert, und der Annahme folgend, dass der Zugang zum handlungsleitenden Wissen der Akteur:innen in den Erzählungen und Beschreibungen ihrer Handlungspraxis aufgehoben ist. (Przyborski/Wohlrab-Sahr 2014, 20) Die Auswertung nach der dokumentarischen Methode ist „auf das praktische, das **habituelle** Handeln sowie auf den ‚objektiven Sinn' bzw. den ‚Dokumentsinn' bestimmter Äußerungen gerichtet" (ebd.) – als Dokumente für spezifische Milieus. (Weller 2005, 301)

Methodologische Vorbemerkung zur Standortgebundenheit der Forschenden: Soziale Phänomene werden stets auf der Basis „des Standorts des Wissenschaftlers erfasst, d. h. in Relation zu dessen Erfahrung." (Przyborski/Wohlrab-Sahr 2014, 282) Der Standort der Interpret:innen muss immer als ein ideologischer Standort aufgefasst werden, Wissen und Denken bleiben aspekthaft. (Bohnsack 2000, 178) Hilfreich und den Standort des Autors relativierend und entideologisierend war das Auswerten der Daten in Interpretationsgruppen. Forschung findet – auch mit dem Anspruch größtmöglicher Offenheit – nicht im wert- und urteilsfreien Raum statt. So folgen der Autor und die Personen in den Interpretationsgruppen in ihrem Wahrnehmen, Denken, Fühlen und Handeln internalisierten, d. h. ihren Denkstil prägenden sozial verankerten Orientierungen. Im Forschungsprozess ist deshalb die ständige selbstreflexive Vergegenwärtigung der eigenen Standort- oder Seinsgebundenheit wichtig. Durch die komparative Analyse der dokumentarischen Methode können theoretische Abstraktionen geleistet werden. (ebd., 182) Die Forschenden haben den Auftrag, sich selbst in die komparative Analyse miteinzubeziehen, indem „die Fälle nicht lediglich vor dem Gegenhorizont *eigenen* Wissens interpretiert werden, sondern die Texte der anderen ebenso zu einem Gegenhorizont werden, an dem man sich *selbst* abarbeiten und objektivieren kann." (ebd., 191) Durch den Vergleich mit anderen Interviews gelingt ein Lösen von der reinen Standortgebundenheit der Interpret:innen. Das eigene Vorwissen wird dadurch methodisch relativiert. (Nohl 2012, 7)

3.1. Methodologische Hinweise zur dokumentarischen Methode

Mit der dokumentarischen Methode werden handlungsleitende Strukturen rekonstruiert. Ralf Bohnsack knüpft mit ihr an die methodologische Tradition der Kultur- und Wissenssoziologie Karl Mannheims an (Przyborski/Wohlrab-Sahr 2014, 277), die die Seinsverbundenheit des Wissens hervorgehoben hatte: jede soziale Gruppe kultiviert ihr eigenes Wissen. Dieses Wissen reguliert das Verhalten. (Berger/Luckmann 2016, 21) „Wissen steht am Grunde jedes Handelns, das es als gesellschaftlich vermittelten *Sinn* leitet und das durch seine Folgen selbst wieder zur Wirklichkeit wird. Obwohl das Wissen auf der Begabung des Subjekts zum sinnhaften Handeln aufbaut, weist es einen entschieden sozialen Charakter auf: Erst im koordinierten Zusammenspiel mit anderen, dank der Vermittlung durch sie und kraft der mit ihnen gestalteten sozialen Institutionen wird der Sinn einzelner Handelnder zu Wissen für Handelnde. [...] Wissen ist die soziale Form des Sinns, der Erfahrungen und Handlungen leitet. [... D. h. es] sind auch die sogenannten impliziten Formen des Wissens zu einem erheblichen Maße durch soziale Prozesse bestimmt und habitualisiert." (Knoblauch 2013, 10 f.) Unser persönliches Handeln, Denken und Fühlen sind also immer auch ein Produkt unserer sozialen und historischen Einbettung. Dokumentarische Methode und narratives Interview teilen die Überzeugung, dass der Sinngehalt zu rekonstruieren ist, der unter Interviewtexten liegt und ihnen implizit ist. (Nohl 2005, 6 f.)

Beim impliziten Wissen handelt es sich um „Orientierungen, die das Denken und das praktische Handlungswissen bestimmen. Dieses handlungsleitende Wissen wird in der Sozialisation auf der Grundlage geteilter Erfahrungen erworben und ist deshalb erfahrungsbasiertes, habitualisiertes Wissen [...]. Nach Mannheim handelt es sich bei dem impliziten, habitualisierten Wissen um kollektiv geteilte Orientierungen, weil dieses Wissen in konjunktiven Erfahrungsräumen angeeignet wird und deshalb von all jenen geteilt wird, die über gemeinsame – Mannheim spricht von konjunktiven – Erfahrungen verfügen. Konjunktive Erfahrungen sind fundamentale, existentiell bedeutsame Zusammenhänge, die die Sozialisation von Individuen bestimmen und mit anderen geteilt werden. Dies können beispielsweise milieu-, generations-, geschlechts- oder organisationsspezifische Erfahrungen sein." (Asbrand 2011, 3) Dieses konjunktive Wissen findet sich als atheoretisches Wissen in unsere Handlungspraxis eingelassen (Przyborski/Wohlrab-Sahr 2014, 289) – atheoretisch, weil wir es alltagstheoretisch nicht explizieren müssen. Wir wissen intuitiv, aus unserer Erfahrung heraus, wie Praktiken auszuführen sind. Dieses Wissen gehört zu unserem habituellen Handeln. Seine Explikation in damit vertrauten Milieus – beispielsweise in den Feldern der Intensiv- und Palliativpflege – ist damit unnötig.

Die Auswertung mithilfe der dokumentarischen Methode zielt darauf ab, die soziale Welt aus der Perspektive der Handelnden zu sehen, das heißt interpretierend in den Erfahrungsraum des anderen einzudringen. (Bohnsack 2000, 77) Ziel ist die Rekonstruktion kollektiver handlungsrelevanter Orientierungen. (ebd., 34 f.) Die wissenssoziologische Analyseeinstellung interessiert dabei nicht, „ob die Darstellungen (faktisch) wahr oder richtig sind, sondern […] was sich in ihnen über die Darstellenden und deren Orientierungen *dokumentiert.*" (ebd., 75) „Im Kern geht es der Dokumentarischen Methode um die interpretative Rekonstruktion habitualisierten Wissens, das Kollektive in gemeinsamer Praxis entwickeln. Dieses Wissen drückt sich in den Dokumenten als dokumentarischer Sinn aus." (Bonnet 2009, 224) Die dokumentarische Methode nimmt in der Rekonstruktion habitualisierten Wissens eine vermittelnde Position zwischen einer subjektivistischen und einer objektivistischen Herangehensweise ein und „schließt damit an die sog. ‚praxeologische' Positionierung an, die etwa von Bourdieu in eben dieser Spannung verortet wurde […] Sie unterscheidet […] zwischen der im Erleben verankerten Herstellung von Wirklichkeit, dem **handlungspraktischen Wissen** einerseits, und **kommunikativ generalisiertem Wissen**, das uns in der Regel in begrifflich expliziter Form zur Verfügung steht, andererseits. Es geht also um das inkorporierte Erfahrungswissen, um habitualisierte Praktiken, den Habitus als ‚generative Formel' […], der in der Praxis angeeignet wird und diese Praxis seinerseits hervorbringt, mithin um das **Wie der Herstellung sozialer Realität**". (Przyborski/Wohlrab-Sahr 2014, 280 f.) Das kommunikativ-generalisierte Wissen ist das theoretische, reflexiv verfügbare Wissen der Interviewten mit theoretischen, bewertenden und normativen Aussagen über die Handlungspraxis oder das Selbstbild. Das konjunktive Wissen ist das atheoretische, implizite, erfahrungsbasierte und habitualisierte Wissen, das in der Sozialisation aufgrund geteilter Erfahrungen erworben wird und deshalb kollektiv geteilte Orientierungen beinhaltet. (Asbrand 2011, 2 f.) „Implizites Wissen dokumentiert sich in der Art und Weise, wie kommuniziert wird. Mannheim spricht deshalb auch vom *Dokumentsinn*". (ebd., 5) Atheoretisches Wissen beruht auf einer mit anderen geteilten Handlungspraxis und Erfahrung.

Immanenter und dokumentarischer Sinngehalt: Die Unterscheidung zwischen immanentem bzw. kommunikativ generalisiertem Sinngehalt und konjunktivem bzw. dokumentarischem Sinngehalt ist grundlegend und strukturierend für die Auswertung der Interviews. (Przyborski/Wohlrab-Sahr 2014, 277) Das *konjunktive Wissen* ist das handlungspraktische Wissen, das nicht expliziert wird, das von der Erfahrung geprägt ist und sie zugleich orientiert. Es ist ein kollektives Wissen, das jedem individuellen Wissen zugrundeliegt. (ebd., 283) Handlungen sind niemals nur individuelle Handlungen, sondern entstehen im Rahmen sozialer Praktiken. Die in den Interviews geschilderten Erfahrungen können als Dokumente von Orientierungen rekonstruiert werden, die die Erfahrungen strukturieren. (Nohl 2012, 2) Beschreibungen und Erzählungen enthalten die besonderen Orientierungsmuster der Interviewten. Diese kollektiven Muster sind der dokumentarische Sinngehalt eines Textes. Die Art und Weise, wie über ein Thema bzw. über Situationen, die sich auf das Thema des Interviews beziehen, berichtet wird, in welchen Rahmen es also gestellt wird, bildet ein Sinnmuster, das den Erzählungen zugrunde liegt – den Orientierungsrahmen. Das Interesse der dokumentarischen Methode richtet sich darauf, was sich in den Texten über die Interviewten und deren Orientierungen im Handeln dokumentiert. Über detaillierte Erzählungen über Handlungspraktiken lassen sich die Regeln des konkreten Handlungsvollzugs rekonstruieren (Przyborski/Wohlrab-Sahr 2014, 279) – als Antwort auf die Frage, wie die gesellschaftliche Realität in der Praxis hergestellt wird. Dieses Wie bezieht sich auf den zugrunde liegenden Habitus.

Mit dem *immanenten Sinngehalt* ist das gemeint, was im Gespräch unmittelbar verstehbar gesagt wird. „Bei dem *kommunikativ-generalisierenden Wissen* handelt es sich um das theoretische, reflexiv verfügbare Wissen der Erforschten. Es wird begrifflich expliziert und beinhaltet theoretische, bewertende, normative Aussagen über die Handlungspraxis oder das Selbstbild und ist mit Intentionalität und Zweckrationalität verbunden.“ (Asbrand 2011, 2 f.) Wichtig ist an dieser Stelle der Hinweis von Arnd-Michael Nohl, „dass die Unterscheidung zwischen konjunktivem und kommunikativem Wissen eine analytische ist; gerade das Zusammenspiel von Erzählung/Beschreibung und Argumentation/Bewertung im narrativen Interview macht deutlich, dass die Menschen stets in beiden Ebenen der Sprache leben.“ (Nohl 2005, 12) Deshalb werden in der Analyse von Dokumenten beide Ebenen voneinander getrennt, in der Auswertung aber die Argumentationen als Hintergrundfolie für die kollektiven Orientierungen der Interviewten genutzt, weil das der Schärfung der Orientierungen dienlich ist.

Konjunktiver Erfahrungsraum und Kollektivität: Soziale Praktiken sind Ausdruck impliziter, inkorporierter Wissensstrukturen, die von bestimmten Gruppen oder Menschen in ähnlichen Lebenskonstellationen und Milieus geteilt werden. Sie sind durch einen gemeinsamen Erfahrungshintergrund in konjunktiven Erfahrungsräumen miteinander verbunden (Jansen et al. 2015, 1 f.; Przyborski/Wohlrab-Sahr 2014, 278) Konjunktive Erfahrungsräume sind geteilte Wissensbestände, „die man sich im Zuge einer bestimmten Sozialisation aneignet […]. Mit BOURDIEU (1993) können sie als inkorporierte Wissensbestände begriffen werden, die als ‚sozialer Sinn' bestimmen, wie man sich alltagspraktisch zu verhalten hat und wie dabei […] explizit formulierte Regeln anzuwenden sind bzw. von diesen abzuweichen ist. In Bezug auf einzelne Personen kann dieses Wissen dementsprechend als erlernter Habitus konzeptualisiert werden." (Jansen et al. 2015, 3) Konjunktive Erfahrungsräume sind Räume des menschlichen Miteinander-Seins, „das sich in der gelebten Praxis fraglos und selbstverständlich vollzieht […] Das Wissen, das in der Praxis angeeignet wird und das diese Praxis zugleich orientiert, ist damit ein präreflexives, ‚atheoretisches Wissen'." (Przyborski/Wohlrab-Sahr 2014, 285) Diese inkorporierten atheoretischen Orientierungsrahmen „bestimmen, wie das kommunikative Wissen verstanden und wie soziale Praxis strukturiert wird." (Jansen et al. 2015, 3) Das Individuum verwirklicht in seiner Praxis den kollektiven Habitus, den er/sie inkorporiert hat. Die Texte der Interviewten sind Dokumente von Orientierungswissen, das konjunktiven Erfahrungsräumen entspringt. (Przyborski/Wohlrab-Sahr 2014, 286) Der konjunktive Erfahrungsraum erfasst „eine von der konkreten Gruppe gelöste Kollektivität, indem er diejenigen miteinander verbindet, die an Handlungspraxen und damit an Wissens- und Bedeutungsstrukturen teilhaben, die einem bestimmten Erfahrungsraum gegeben sind." (ebd., 288) Das sind in der vorliegenden Arbeit beruflich Pflegende mit gemeinsamen Erfahrungen in der Sterbebegleitung aus spezifischen Feldern mit einer hohen Erfahrungsdichte der Sterbebegleitung. Im gemeinsamen Erfahrungsraum versteht man einander, man erklärt sich nichts. Wissenschaftler:innen stehen außerhalb. Sie müssen interpretierend erklären, dass die konjunktiven milieu-, generations-, geschlechts- oder entwicklungstypischen fundamentalen Erfahrungen in Erhebungssituationen von den interviewten Personen aus den gewählten konjunktiven Erfahrungsräumen aktualisiert werden. (Asbrand 2011, 4 f.)

Atheoretisches Wissen und Handlungspraxis: Ein gemeinsam geteiltes atheoretisches Wissen setzt geteilte Handlungspraktiken und Erfahrungen aus sich heraus. „Konjunktives Wissen ist in der Regel als **atheoretisches Wissen** gespeichert und findet sich eingelassen in die **Handlungspraxis.**" (Przyborski/ Wohlrab-Sahr 2014, 289) Das atheoretische konjunktive Wissen entspringt konjunktiven Erfahrungsräumen, beispielsweise einem bestimmten beruflichen Milieu mit milieuspezifischen Praktiken. Die Art und Weise, wie eine Handlung vollzogen wird, ist dem praktischen Vollzug in Form einer typischen Gestalt eingeschrieben (ebd., 286) – beispielsweise in der Art des Richtens verstorbener Menschen, das bestimmten Regeln folgt. Der Handlungsvollzug ist „in der Gestalt – in dem, wie sich jemand bewegt, hält, schaut, spricht – enthalten [...] Aus einem gemeinsamen praktischen Vollzug ergeben sich konjunktive, für die an dem Erlebnisvollzug Beteiligten selbstverständliche gemeinsame Bedeutungen. [...] Als in Handlungsvollzüge und in Körperlichkeit eingeschriebenes Wissen kommt man in der Interpretation dem Dokumentsinn insbesondere über die **Performanz**, die Gestaltung und über (sprachliche) Bilder auf die Spur" (ebd., 286 f.) – beispielsweise in den mannigfachen Formen der Distanzierung, die in den Interviews ein eigenes Muster bilden. In der Art des Sprechens über ein Thema dokumentiert sich der Orientierungsrahmen. Die Art des Sprechens formt die Bedeutung des Gesprochenen. (ebd., 290)

Habitus und konjunktives Wissen: „Parallelen zur Bourdieuschen Habitustheorie sind nicht zu übersehen. Ebenso wie der Habitus strukturiert das konjunktive Wissen also die Handlungen und wird gleichzeitig in der jeweils milieuspezifischen Handlungspraxis angeeignet. Bohnsack selbst setzt das konjunktive Wissen mit dem impliziten Wissen [...] und dem Habitusbegriff Bourdieus gleich [...] Insofern kann die dokumentarische Rekonstruktion konjunktiven Wissens auch als Habitusrekonstruktion [...] verstanden werden." (Martens/Asbrand 2009, 213) Pierre Bourdieu definiert den Habitus als eine zugleich strukturierende Struktur (als modus operandi das Erzeugungsprinzip für Handlungen) und strukturierte Struktur (als opus operatum das Produkt einer Handlung). Der Habitus erzeugt die soziale Welt und ist zugleich deren Produkt. „Das Individuum [...] ‚inkorporiert' durch seine Handlungen und

Erfahrungen innerhalb der Milieus, denen er angehört, deren Wahrnehmungs-, Denk- und Handlungsschemata, den Habitus. Da Feld und Akteur einem ständigen Wandel unterworfen sind, ist auch der Habitus prinzipiell veränderbar. Als *modus operandi* bezeichnet er ein stabiles aber grundsätzlich veränderbares System zur Generierung von Praktiken. Innerhalb dessen erzeugt eine kleine Zahl von Strukturen eine praktisch unendliche Anzahl von angemessenen Praktiken in sich laufend erneuernden Situationen, ohne sich jemals in expliziten Prinzipien niederzuschlagen [...] Habitus kann also verstanden werden als ein nichtsprachlich gefasstes, implizites Wissen; als Grundlage für die situationsangemessene Generierung menschlichen Handelns.“ (ebd., 212)

3.2. Analyseschritte der dokumentarischen Methode

Die dokumentarische Methode geht in ihrer Interpretation der Texte in vier Analyseschritten vor: formulierende und reflektierende Interpretation, Fallbeschreibung und Typenbildung. Ziel ist die Explikation der „Orientierungen, die die Praxis der jeweiligen konjunktiven Erfahrungsräume strukturieren.“ (Przyborski/Wohlrab-Sahr 2014, 290)

3.2.1. Formulierende und reflektierende Interpretation

Formulierende Interpretation: Zu Beginn der Auswertung wird der thematische Verlauf des Interviews erfasst. Er ist Grundlage für die Auswahl der zu interpretierenden dichten Textabschnitte – Passagen, die eine hohe interaktive und metaphorische Dichte aufweisen, die lange Pausen enthalten, die durch besondere Betonungen (leise, laut) auffallen, die mit emotionalen Äußerungen (Lachen, Weinen) verbunden sind, die Zitierungen direkter Rede enthalten, Passagen, die vor allem durch eine besondere Dichte der Textsorte Erzählung mit beschreibenden Einlassungen auffallen, sowie Passagen, die eine besondere Ausführlichkeit, das heißt einen hohen Detaillierungsgrad aufweisen. In der formulierenden Interpretation der identifizierten dichten Passagen werden in zusammenfassenden Reformulierungen die immanenten, das heißt allgemein verständlichen Sinngehalte der Passagen zusammengefasst – immer ausgehend von der Frage, **was** gesagt wird. (ebd., 93) Es wird zunächst das Thema (Motto) einer Passage benannt und dann Ober- und Unterthemen formuliert, um „eine **thematische Feingliederung** des Textes und eine zusammenfassende

Formulierung des wörtlichen Gehalts" zu erhalten. (ebd., 294) Ziel der formulierenden Interpretation ist die Explikation des objektiven Sinngehalts und des intentionalen Sinns der ausgewählten Passagen.

In der **reflektierenden Interpretation** wird danach gefragt, **wie** Themen behandelt werden. (Asbrand 2011, 4) Sie zielt auf den dokumentarischen Sinngehalt einer Passage. Sie rekonstruiert und expliziert den Rahmen, „innerhalb dessen das Thema abgehandelt wird, auf die Art und Weise, *wie*, d. h. mit Bezug auf [...] welchen Orientierungsrahmen das Thema behandelt wird." (Bohnsack 2000, 150 f.) Handlungsorientierungen und Habitusformen werden rekonstruiert, der in die Handlungspraxis eingelassene Dokumentsinn wird begrifflich expliziert. (Przyborski/Wohlrab-Sahr 2014, 302) „Träger des Dokumentsinns ist [...] der ‚Habitus'." (Bohnsack 2000, 70) **Orientierungen** bringen als Sinnmuster unterschiedliche Handlungen hervor. Sie sind Prozessstrukturen, „die sich in homologer Weise in unterschiedlichen Handlungen, also auch in Sprechhandlungen und Darstellungen, reproduzieren. Diese Sinnmuster sind in die Handlungen eingelassen und werden nicht explizit in Form von Themen angesprochen. Diejenigen, denen Orientierungen auf der Grundlage eines gemeinsamen Erfahrungsraumes gemeinsam sind [...], beziehen sich unmittelbar und selbstverständlich darauf, sie verstehen einander, ohne einander explizit zu interpretieren." (Przyborski/Wohlrab-Sahr 2014, 295) Die in den Interviews dominante Orientierung „schön machen" ist eine solche Prozessstruktur, die Handlungen im Rahmen der Sterbebegleitung und Verstorbenenpflege orientiert. Die reflektierende Interpretation vollzieht sich „in der dokumentarischen Interpretation des Kollektiven wie in der dokumentarischen Interpretation des metaphorischen Gehalts von Beschreibungen und Erzählungen in unterschiedlichen Bedeutungsschichten." (Bohnsack 2000, 56) Folgende Fragen sind dabei leitend: „Was zeigt sich hier über den Fall? Welche Bestrebungen und/oder welche Abgrenzungen sind in den Redezügen impliziert? Welches Prinzip, welcher Sinngehalt kann die Grundlage der konkreten Äußerung sein? Welches Prinzip kann mir verschiedene (thematisch) unterschiedliche Äußerungen als Ausdruck desselben ihnen zugrunde liegenden Sinnes verständlich machen?" (Przyborski/Wohlrab-Sahr 2014, 295) Welche Zugänge zum Orientierungswissen gibt es?

(1) Orientierungsrahmen: Einen ersten Zugang zum Orientierungswissen bietet die Suche nach einander begrenzenden Horizonten. Es wird nach dem positiven (Horizont) und dem negativen Ideal (Gegenhorizont) eines Sinnzusammenhangs gefragt sowie nach dessen Realisierungsmöglichkeit (Enaktierungspotenzial). Die Eckpunkte Horizont, Gegenhorizont und Enaktierungspotenzial markieren den Orientierungsrahmen. Es werden an den Text die Fragen, wo er hinstrebt (Horizont), wovon er sich abwendet und abgrenzt (Gegenhorizont) und welche Möglichkeiten bzw. Probleme einer Durchführung gesehen werden, gestellt. (ebd., 296) Im Orientierungsrahmen wird „die Struktur, die die Sinnkonstruktion steuert, begrifflich rekonstruiert. Er ist somit ein Element der Tiefenstruktur unterhalb der Ebene der Handlungen. […] Er bringt das genetische Prinzip des […] aktualisierten habitualisierten Wissens zum Ausdruck." (Bonnet 2009, 225) Als sinngenetische Tiefenstruktur beschreibt der Orientierungsrahmen die Prinzipien, „mit der eine Person Bedeutung erzeugt." (ebd., 226)

(2) **Rekonstruktion der Textsorten:** Für die Interpretation ist wichtig, in welche Textsorte Horizonte eingebettet sind. Im Schritt der Textsortentrennung werden deshalb Erzählungen von Beschreibungen und Argumentationen befreit aufgrund der Annahme, dass Erzählungen und Beschreibungen am ehesten die Erfahrung unmittelbarer Handlungspraxis rekonstruieren und also das praktische (konjunktive) Wissen der Interviewten erheben. Argumentationen legen demgegenüber das theoretische (kommunikative) Wissen der Interviewten offen – deren Motive, die gesellschaftlich verbürgt sind. Erst im zweiten Schritt werden die Textsorten wieder aufeinander bezogen, da es in Bezug auf den Orientierungsgehalt Widersprüche zwischen Erzählung und Argumentation geben kann, wenn der Entwurfscharakter der Argumentation sich nicht mit den in Erzählungen dargelegten Erfahrungen deckt. (Przyborski/Wohlrab-Sahr 2014, 298) Das heißt im zweiten Schritt werden die Eigentheorien auf die in den Erzählungen herausgearbeiteten Orientierungen bezogen: welche Funktion hat die Argumentation an dieser Stelle? (ebd., 243)

(3) **Diskursorganisation:** Die Analyse der Diskursorganisation stellt heraus, wie Redebeiträge sequenzanalytisch aufeinander bezogen sind. Die Diskursorganisation der unterschiedlichen Diskursbewegungen beschreibt „die formale Struktur des Diskurses als Verhältnis zwischen Orientierungsgehalten." (ebd., 298 f.) Die wichtigsten sind: Die *Proposition*, die eine Orientierung zum ersten Mal im Text aufwirft. Die *Elaboration*, die die Orientierung mit Argumenten belegt oder durch Beispiele vertieft. Die *Differenzierung* markiert die Grenzen der Orientierung. Die *Validierung* bestätigt eine aufgeworfene Orientierung.

Die *Ratifikation* ist eine Bestätigung auf rein inhaltlicher Ebene. Die *Antithese* bezeichnet den gegenläufigen Horizont. Die *Opposition* bezeichnet den ersten Entwurf einer Orientierung, die unvereinbar ist mit der vorangegangenen. Die *Divergenz* beschreibt das unterschiedliche Rahmen eines Themas. Die *Konklusion* steht am Ende eines Themas. Die *Transposition* ist eine Konklusion, in der ein neues Thema aufgeworfen wird und die in diesem Sinne eine Proposition ist. (ebd., 299 f.)

(4) **Die Sequenzanalyse** betrachtet die Abfolge der Äußerungen eines Textes auf der Suche nach einer Produktionsregel – ausgehend von der Annahme, „dass die möglichen Anschlussäußerungen an eine erste Äußerung den erforschten Personen in atheoretischer, habitualisierter Form wissensmäßig verfügbar sind. […] Der Rahmen […], in dem mit dieser Anschlussäußerung das in der ersten Äußerung gesetzte Thema oder Problem behandelt wird, ist der Orientierungsrahmen, der die Sequenz übergreift." (Nohl 2005, 9) Die vergleichende Sequenzanalyse als reflektierende Interpretation expliziert so den dokumentarischen Sinngehalt des habituellen Handelns – die der Handlungspraxis zugrunde liegende Prozessstruktur. Nicht, *was* die gesellschaftliche Realität ist, sondern *wie* sie hergestellt wird (Nohl 2012, 45) – wie beispielsweise aus Bildern erlebten Schreckens das Schöne von Tod und Sterben werden kann. Der dokumentarische Sinn beschreibt die dritte Ebene zwischen objektivem (gesellschaftlich verfügbarem) und subjektiv gemeintem Sinn (intentionaler Ausdruckssinn): das inkorporierte konjunktive handlungspraktische Wissen. Den dokumentarischen Sinngehalt in der Regelhaftigkeit (Produktionsregeln) von Erfahrungen zu explizieren, heißt den Orientierungsrahmen dieser Erfahrungen zu rekonstruieren.

(5) **Die Suche nach Homologien** ist die übergreifende Interpretationstechnik, alle anderen stehen in deren Dienst: es wird nach Sinnmustern gesucht, die über die Themen eines Diskurses hinweg immer wieder benannt werden. Homologe Sinnstrukturen halten unterschiedliche Themen zusammen (Przyborski/Wohlrab-Sahr 2014, 300 ff.): „welche Sinnstruktur kann mir verschiedene thematisch unterschiedliche Erzählungen, Beschreibungen, Interaktionszüge oder auch Argumentationen aufschließen?" (ebd., 290)

3.2.2. Komparative Analyse und Typenbildung

Um zu verhindern, im Rahmen des dokumentarischen Interpretationsprozesses die an den Standort der Forschenden gebundene Normativität zum Maßstab der Analyse qualitativ-empirischer Daten zu machen, spielen zwei Schritte des methodisch kontrollierten Fremdverstehens eine wesentliche Rolle. Zum einen die komparative Analyse und zum anderen die Diskussion der Interpretationen in Forschungswerkstätten und Interpretationsgruppen. Im Rahmen der komparativen Analyse werden empirische Vergleichshorizonte an das Material herangetragen. Sie ersetzen im Forschungsprozess Zug um Zug die standortgebundenen Vergleichshorizonte der Wissenschaftler:innen.

Im Zuge der komparativen Analyse lässt sich das jeweils Typische eines Milieus herausarbeiten. (Weller 2005, 306) Sie dient der Identifizierung von „Typen, indem ermittelt wird, inwiefern sich neben differenten auch gleiche (oder ähnliche) Orientierungsrahmen in verschiedenen Fällen abzeichnen […] Dabei werden in einer sinngenetischen Typenbildung zunächst die unterschiedlichen Orientierungsrahmen zur Bearbeitung eines Themas […] herausgearbeitet und typisiert, während in einer darauf folgenden soziogenetischen Typenbildung dann versucht wird, diese in Relation zu spezifischen Erfahrungshintergründen (als Entstehungsgeschichte der Orientierungsrahmen etwa generationen-, milieu- oder geschlechtsspezifisch) zu typisieren." (Ittner 2016, 30 f.) Die soziogenetische Typologie „beschreibt Strukturen und Bedingungen, unter denen sich Orientierungen herausbilden, indem Zusammenhänge hergestellt werden zwischen implizitem Wissen und den zugrunde liegenden konjunktiven Erfahrungen." (Martens/Asbrand 2009, 214) Inwieweit es überhaupt erforderlich und nützlich ist, eine Typenbildung vorzunehmen, hängt letztlich von der Forschungsfrage ab. (Ittner 2016, 19) Die dokumentarische Methode eignet sich auch für die themenbezogene Auswertung von Interviews. (Bohnsack 2000, 78) „Das den Vergleich strukturierende Dritte […] stellt jeweils ein gemeinsames Thema dar, das in den unterschiedlichen Kontexten verhandelt wird. Ein Thema zeichnet sich durch strukturelle Gemeinsamkeiten aus, […] erst durch diese Abstraktion werden die Loslösung vom Einzelfall und hieraus die später folgenden Verallgemeinerungen möglich." (Vogd 2002, 326)

In dieser Arbeit wurde keine soziogenetische Typenbildung angestrebt. Stattdessen sollten Orientierungen expliziert werden, die der Praxis der Sterbebegleitung erfahrener Pflegender zugrunde liegen. Soziogenetische Sinnmuster konnten identifiziert werden. In der Darstellung von Orientierungen bilden sie eine wichtige Hintergrundfolie von Orientierungen. Als soziogenetisches Sinnmuster kann zum Beispiel ein feldtypisches Sinnmuster der Intensivpflegenden gelten, das von Intensivpflegenden immer wieder benannt worden war. So ist in ihrer Perspektive die Berufsgruppe der Ärzt:innen der negative Gegenhorizont zur eigenen Berufsgruppe. Das Eigene ist das „Normale", das die Praxis Normierende. (Bohnsack 2000, 54 f.) Eine weitere Typik kann in Veränderungen des konjunktiven Raums gesehen werden durch den Rollenwechsel von Schüler:innen zu Auszubildenden zu examinierten Mitarbeiter:innen und in dieser Rolle wiederum durch den Vergleich von ersten beruflichen Erfahrungen mit späteren Erfahrungen. Außerdem konnte eine Stereotypie identifiziert werden, die allen Interviewten eigen war, nämlich die *Diskrepanz zwischen einer im Erleben abgesicherten Darstellung des persönlich Bekannten* (nämlich des belastenden Umgangs mit Sterbenden, Verstorbenen, Angehörigen, Trauernden) *und dem Stereotyp „das ist normal: ich kann gut mit Sterben und Tod umgehen"*. Es ist ein Bruch zwischen Erlebtem und der Darstellung des Erlebten mit dem Auftrag, „die Theorien des ‚Biographieträgers' über sich selbst ‚systematisch auf ihre Orientierungs-, Verarbeitungs-, Deutungs-, Selbstdefinitions-, Legitimations-, Ausblendungs- und Verdrängungsfunktion hin zu interpretieren'." (ebd., 186)

4. Ethische Überlegungen

In der Durchführung der Erhebung, Auswertung und Veröffentlichung der erhobenen Daten wurden Maßnahmen ergriffen, die sowohl dem Wohl und dem Schutz der teilnehmenden Personen als auch dem Schutz der dabei erhobenen Daten dienen. Die Teilnehmenden waren darüber informiert. Die nationalen und internationalen Standards zur Qualitätssicherung der Forschung wurden eingehalten.[11] Die Teilnahme an der Untersuchung war freiwillig. Es bestand jederzeit die Möglichkeit, die Zustimmung der Teilnahme an der

11 Deklaration von Helsinki (WMA 2013); ICH-Leitlinie zur Guten Klinischen Praxis (ICH 2016); Leitlinien zur Sicherung guter wissenschaftlicher Praxis (DFG 2022); International Ethical Guidelines for Health-related Research Involving Humans (CIOMS/WHO 2016); Developing and evaluating complex interventions: new guidance (MRC 2006; Skivington 2021 a; b); Gute Praxis Sekundärdatenanalyse (GPS). Leitlinien und Empfehlungen (AGENS der DGSMP und der DGEpi 2014); Ethik-Kodex der Deutschen Gesellschaft für Soziologie (DGS) und des Berufsverbandes Deutscher Soziologinnen und Soziologen (BDS) 2017; Code of Ethics and Policies and Procedures of the ASA Committee on Professional Ethics 2008.

Untersuchung zu widerrufen.[12] Alle Interviews bis auf eines wurden mit einem Aufnahmegerät aufgezeichnet. Es bestand zu jedem Zeitpunkt die Möglichkeit, das Aufnahmegerät auf Wunsch der Interviewten während des Interviews abzuschalten und das Interview auch ganz abzubrechen. Die Interviews wurden in anonymisierter Form verschriftlicht. Die Anonymität der Befragten wurde gewahrt – dem Ethik-Kodex der Deutschen Gesellschaft für Soziologie und des Berufsverbandes Deutscher Soziologen entsprechend. Alle Informationen werden vertraulich behandelt. Die Dokumente und die Aufnahmen werden an einem sicheren Ort aufbewahrt, geschützt vor dem Zugriff unbefugter Dritter. Veröffentlichungen von anonymisierten Daten im Rahmen von Publikationen und Kongressen dienen einem ausschließlich wissenschaftlichen Zweck. Die Anonymisierung und der Schutz der Daten bleiben auch hier gewahrt. Dass die Erzählenden durch ihre Lebenserzählung möglicherweise emotional stark belastet werden können, war dem Autor der Arbeit bewusst. Er achtete darauf in der Interviewsituation. Emotionale Reaktionen wie Weinen aufgrund von Trauer gab es in mehreren Interviews. Der Interviewer ließ die Reaktionen zu, ließ dem Weinen Zeit und Raum und vergewisserte sich, ob das Interview fortgeführt werden konnte und durfte. Keine der interviewten Personen wollte abbrechen. Eine Beteiligung der befragten Personen an der Ergebnisformulierung und die Information der Interviewten über die Forschungsergebnisse wurden im Rahmen dieser Arbeit nicht vorgenommen.

12 The Belmont Report (NCPHS 1978).

Teil III: Untersuchungsergebnisse – Das Erschreckende und Schöne als handlungsleitende Orientierungen im Umgang mit Sterbenden und Verstorbenen

„Wir erzählen […] das Sterben und die Geschichte unserer Beziehung mit den Sterbenden, um sie zu verstehen und um weiter zu leben.“ (Heller 2019a, 1)

Nach der Bedeutung von Sterben und Tod in ihrem Leben gefragt, erzählen die Pflegenden in den Interviews über ihre Erfahrungen und Erlebnisse, über dichte Situationen und gefühlsintensive Augenblicke im privaten und beruflichen Umgang mit Situationen des Sterbens und Verstorben-Seins. Durch die Textsortentrennung wird deutlich, dass die Pflegenden *Erzählungen* häufig in *Argumentationen* einbetten, in denen sie von einem besonderen Wissen berichten, das für sie im Umgang mit belastenden Erfahrungen und Erlebnissen und im Sprechen darüber hilfreich ist. Sie sprechen über Deutungen des Erlebten, über die eigene Rolle sowie vor allem über die Fähigkeit, sich selbst distanzieren zu können, während in den Erzählteilen das unausweichlich Belastende des Umgangs mit Sterbenden und Verstorbenen greifbar ist – auch in Situationen vermeintlich, also argumentativ gedeuteten souveränen Handelns. *Narrative* über das Bedrängt-Sein sind also eingebettet in *Counterstories* des eigenen guten Umgehen-Könnens mit belastenden Situationen an der Grenze des Lebens, mit entlastenden Deutungen und Deutungen der eigenen Rolle und Bedeutsamkeit in Situationen des Begleitens von Sterbenden, von Nahestehenden und in der Verstorbenenpflege – damit der dauerhafte Umgang mit Menschen an der Grenze des Lebens zum Tod aushaltbar bleibt. Die Narrative, die um das unausweichlich Bedrängende des Umgangs mit Sterbenden und Verstorbenen wissen, orientieren sich am Wissen um eine Nähe, die in der pflegerischen Praxis des Umgangs mit Sterbenden und Verstorbenen immer wieder nach Distanzierung sucht – im Erlebten und im Sprechen darüber. Für die Auswertung der Interviews war deshalb relevant, welche Geschichten erzählt wurden, wie diese Geschichten erinnert wurden und wie sie einem konkreten Gegenüber erzählt und ihm gegenüber gedeutet wurden. Über welche Erlebnisse Pflegende erzählen und wie sie diese erzählen – versehen mit distanzierenden Formulierungen und eingebettet in Konstruktionen des Selbst –, führt in der Auswertung an das damalige Erleben heran, das durch die Textsortentrennung das Erleben in besonderer Weise freizulegen und davon die Selbstkonstruktionen zu unterscheiden sucht. In den Erzählungen erfahrener Pflegender aus den Feldern der spezialisierten Palliativversorgung und der Intensivpflege ist das handlungsleitende Wissen auf drei Ebenen greifbar.

Auf der Ebene des *Was des erzählt Erlebten* ist das Wissen um die *unausweichlich bedrängende Nähe* zu fassen sowie die Norm des *schön Machens* als Orientierung für das Handeln der Pflegenden in der Sterbebegleitung und Verstorbenenpflege, der weitere handlungsleitende Normen zugeordnet werden können: Abschied zu ermöglichen, nicht allein zu lassen, eine friedliche und ruhige Atmosphäre etc.

Auf der Ebene des *Wie des Erzählens des Erlebten* ist bedeutsam, wie die Pflegenden über Erlebtes erzählen, was sie erzählen und was nicht. Auf dieser Ebene ist die Norm der *Distanzierung* leitend, die sich v. a. in sprachlichen Distanzierungen und in der räumlichen Distanzierung mit der Figur des *innen-außen* im Erzählen fassen lässt. Die Notwendigkeit zur Distanzierung liegt in der Unausweichlichkeit der bedrängenden Nähe in Situationen der Sterbebegleitung und Verstorbenenpflege. Die Pflegenden bewegen sich in den Interviews zwischen Erzählungen, die das unausweichlich Belastende zum Ausdruck bringen (Raum des *Innen*, des Nah-Seins mit dem Fehlen der Möglichkeit einer Distanzierung), und Erzählungen über die bewährte Praxis des Umgangs mit Sterbenden und Verstorbenen (Raum des *Draußen* durch Distanzierung und normierte Praktiken des Umgangs mit Sterbenden und Verstorbenen, die durch Normierung schützen).

Auf der Ebene des *Was der Argumentationen* können Orientierungen identifiziert werden, wenn Pflegende das Erlebte anhand eines besonderen Wissens deuten, wenn sie sich während des Erzählens also deutend ins Verhältnis zum Erlebten setzen. Dies sind spirituelle Deutungen, Deutungen zur Kontingenzbewältigung sowie Deutungen von Macht und Kontrolle angesichts der Erfahrung von Ohnmacht und Kontrollverlust.

Belastende Erfahrungen sind in den Interviews v. a. berufliche Erfahrungen. Es ist die Erfahrung, als Auszubildende ins kalte Wasser geworfen worden zu sein, sowie die Erfahrung unausweichlicher Nähe und Hilflosigkeit in der Begleitung von Sterbenden und ihren An- und Zugehörigen. Private Erfahrungen können als Gegenhorizont zu belastenden beruflichen Erfahrungen erzählt werden – die berufliche Belastungserfahrung wird dadurch verstärkt. Es finden sich aber auch im privaten Bereich belastende Erfahrungen, die in beruflicher Perspektive fortgeschrieben werden. Es zeigt sich in den Interviews: je dichter die erzählenden Passagen, umso mehr Raum hat das Bedrängende in den Erzählungen – je dominanter die Argumentationen und Ich-Konstruktionen, desto verdeckter ist das Bedrängende (Distanz). Durchgängig findet sich in den Interviews die Figur der *Diskrepanz zwischen Erzähltem und Argumentationen*. Dem Bedrängenden in Erzählungen setzen die Pflegenden Ich-Konstruktionen des Aushalten-Könnens entgegen. Eine Pflegende erzählt beispielsweise zunächst indirekt über die Belastung durch die Praxis der Sterbebegleitung – sie lässt den Sterbenden für sie sprechen: „die Menschen spüren, kann mein Gegenüber das aushalten, ähm, kann ich da was sagen?" (I5, 201 f.) Sterbende wissen also um die Belastung der Sterbebegleiter:innen. Die Pflegende verlässt dann die Textsorte Erzählung und berichtet in einer Argumentation über ihre Rolle in der Sterbebegleitung, dass sie die Belastung tragen kann, dass es ihre Befähigung ist, Sterbende begleiten zu können. Nach ihrer Familie befragt, kommt sie dann wieder ins Erzählen und Beschreiben: „ich hab ganz oft Tage gehabt von morgens um sieben […] Bis ich zu Hause war, ist dann auch sieben und dann […] krieg ich abends keinen geraden Satz mehr raus. Da will ich weder kommunizieren (.), ähm, weil ich immer mit Trauernden zu tun hab, immer mit Sterbenden und auch viel (.), ähm, (.) mit Angehörigen reden muss. […] Oder auch am Telefon viele Beratungsgespräche, viele schwere Schicksale hör, und, ähm, ich dann abends einfach auch (..) nimmer anwesend bin, weil's einfach dann (.), ähm, reicht. Dann ist einfach meine Grenze erreicht." (I5, 1720–1728) Das Reden über Sterben und Tod sowie mit Sterbenden und Trauernden erschöpft sie. (I5, 1703–1732) Es wird deutlich, dass in den Erzählteilen Belastendes und Unausweichliches Gegenstand ist, wohingegen sie in den argumentativen Passagen (Ich-Konstruktionen) gegen eine solche Belastung argumentiert. So auch in I6: während die Pflegende in der Stegreiferzählung die Zeit ihrer Ausbildung auf der Radio-Onkologie als schönsten Einsatz bewertet, geht sie im immanenten Nachfrageteil kaum mehr darauf ein. Im Gegenteil, sie beschreibt ihre Ausbildungszeit im Nachhinein als eine Zeit, in der sie den Umgang mit Sterben und Tod nicht positiv erlebt hatte. (I6, 265) Sie hatte Schwieriges erlebt. (I6, 153 f.) Auch das Entwerfen hypothetischer Gegenhorizonte kann Hinweis darauf sein, dass der Umgang mit Sterbenden und Verstorbenen zunächst angstbehaftet ist. So spricht ein Pflegender davon, dass er Sterbeerfahrungen gemacht hatte, die einem keine Angst hätten machen müssen. (I9, 42) Dieses Bestreiten des Angst-haben-Müssens ist Gegenhorizont zum impliziten Wissen darüber, dass der Umgang mit Sterbenden und Verstorbenen eben doch Angst auslösen kann und vor der tatsächlichen eigenen Erfahrung zunächst ein angstauslösendes Ereignis ist – für jeden, der damit umgeht, und für die, die es als Nahestehende betrifft. Das Wissen um das unausweichlich Bedrängende in Situationen der Begleitung Sterbender und der Pflege Verstorbener lässt sich vier Kategorien zuordnen.

- **Wissen um das unausweichlich Bedrängende des sinnlich Erlebten**, das Pflegende nie vergessen können. (I3, 599; I8, 56 u. a.) Wenn in Argumentationen behauptet wird, das beruflich Erlebte rasch wieder vergessen zu können, finden sich doch in allen Textsorten Hinweise, dass die Erzählenden viele Erinnerungen an sinnlich belastend Erlebtes haben. Eine Pflegende, die vermeintlich nichts mit nach Hause nimmt, wird die Bilder von sterbenden und verstorbenen Kindern nicht mehr los. (I19, 131 f.)
- **Wissen um das unausweichlich Bedrängende der emotionalen Nähe zu anderen:** Der Pflegende in I2 erzählt über Situationen des Umgangs mit Sterbenden und Verstorbenen, die ihn sehr belastet hatten und noch belasten. Es sind Situationen großer Nähe, eine Distanzierung gelingt nicht. Wenn er darüber erzählt, kommt er ins Stottern oder er verwendet beim Erzählen sprachliche Distanzierungen, sodass er Zuschauer bleiben kann. Seine Ehefrau spricht von der Betroffenheit, die durch ein ähnliches Alter und eine ähnliche Lebenssituation entsteht – dann sei es besonders schwer, sich zu schützen. (I2, 1186 f.) Nach konkreten Situationen der Sterbebegleitung befragt, weichen viele Pflegende in sehr kurze Erzählungen aus. So beginnt die Pflegende in I4 mit einer eher ausweichenden Argumentation und schließt die Abfolge von drei kurzen Erzählungen auch wieder argumentativ ab. Zwischen diesen Argumentationen aber erinnert sie sich an drei Erlebnisse, die sie als leidvoll erinnert. Nach biografischen Details (jung, mit Eltern) erzählt sie in rascher Abfolge und damit sehr dicht über das leidvolle Sterben dreier Menschen auf der Intensivstation. (I4, 549–604)

- **Wissen um das unausweichlich Bedrängende des Wissens um die Wirklichkeit falscher Orte und der falschen Zeit fürs Sterben und Verstorben-Sein:** Die Pflegenden erzählen über schreckliche Orte während ihrer Ausbildung und in der Gegenwart (Weg zur Pathologie, Raum der Pathologie). Intensivstationen sind für sie Orte, an denen Menschen gequält werden. Sie wissen um die Wirklichkeit eines langsamen Sterbens, eines zu frühen Sterbens, von zu wenig Zeit für Zuwendung in der Sterbebegleitung und schließlich um die Schwierigkeit der rechten Zeit.
- **Wissen um das unausweichlich Bedrängende der eigenen Hilflosigkeit:** Die Pflegenden fühlen sich häufig hilflos. Sie erzählen, was das Sterben für sie schrecklich macht (I7, 149) und ihnen in diesen Situationen zu schaffen macht: hilflos daneben zu stehen und nichts tun zu können oder zu dürfen. (I6, 174)

Wie die Pflegenden mit unausweichlich Bedrängendem umgehen und welchen Orientierungen sie hierbei folgen, zeigt sich in den Counterstories in Zuschreibungen und Deutungen, die sie die dichte und anhaltende Begegnung mit Sterben und Tod aushalten lassen.

- **Pflegende distanzieren sich** im Sprechen und auch in erzählt erlebten Situationen vom unausweichlich Bedrängenden des Nichtplanbaren und Nichtkontrollierbaren von Sterben und Tod.
- **Pflegende verfügen über ein besonderes Wissen.** Sie wissen um die eigene Wirksamkeit am Übergang des Lebens zu Sterben und Tod und sie deuten, was sie erleben, anhand eines besonderen Wissens über Sterben und Tod.
- **Pflegende machen den Abschied eines Menschen schön.**

1. „Was ich nie vergesse" – Pflegende wissen um das unausweichlich Bedrängende von Sterben und Tod

Pflegende verfügen über ein umfangreiches Wissen um unausweichlich Bedrängendes in Situationen der Begleitung Sterbender und der Pflege Verstorbener: durch sinnlich Erlebtes, durch die Erfahrung der Not emotionaler Nähe zu Sterbenden und deren Nahestehenden, durch das Wissen um die Wirklichkeit falscher Orte und der falschen Zeit fürs Sterben und Verstorben-Sein sowie schließlich durch das Wissen um die eigene Hilf- und Machtlosigkeit.

1.1. Das Wissen um das unausweichlich Bedrängende des sinnlich Erlebten im Drinnen-Sein

Was ich sehe und rieche, was ich höre und spüre, dem kann ich mich nicht entziehen und kann es deshalb nicht vergessen, es ist unausweichlich präsent. Was ich sinnlich wahrnehme, führt zu Sterbebildern und -erinnerungen, die ich nicht vergessen und von denen ich mich nicht distanzieren kann.

1.1.1. Das unausweichlich Bedrängende des Riechens und Hörens

Das Wissen um bedrängende Gerüche: Der Geruch ist Symbol für das *Drinnen-Sein* – der Geruch ist im Raum der Sterbenden. Mit Sterbenden in einer sorgenden Beziehung zu sein, mindert den Widerstand der Pflegenden, in ihr Zimmer zu gehen. „Er hat (..) rumgerotzt (.), es flog Gott weiß wohin. […] am Anfang hat man sich geekelt […] keiner ist wirklich gerne reingegangen. […] immer gedacht, was für eine Hölle muss das sein, so da zu liegen? […] zum Schluss bin ich sehr, se/ wirklich gerne in dieses Zimmer gegangen, obwohl, es hat (.), ähm, gestu/ war/ gestunken in dieser/ diesen Verband zu machen, hat ne Stunde gedauert." (I6, 648–659) Die mit Wunden und Ausscheidungen verbundenen Gerüche sind etwas Typisches für die Felder der SPV. Sie haben sich in die Erinnerung der Pflegenden eingebrannt, werden in den Interviews sinnlich erinnert und belasten sie sehr. Für eine Pflegende sind sie der Grund, aus diesem Feld gehen zu wollen, „weil das […] für alle und jeden belastend ist […] diese Unmengen an Ausscheidungen, vor allem dieses viele Erbrechen von, von, von Kot […] ‚Das halt ich nicht aus'." (I3, 1280–1289) Die Gerüche dringen in die Pflegenden ein, ihre Körpergrenzen werden verletzt, Distanz ist nicht möglich: „mit dem ganzen Schleim und was/ was mich schwer belastet hat, waren die Gerüche. (.) Diese Tumorgerüche, die habe ich mit in den Urlaub genommen." (I2, 933–935) Die Gerüche in der Leichenhalle wird die Pflegende nicht mehr los. (I3, 789)

Mit Gerüchen können Gefühle wie Ekel, Trauer und Wut assoziiert sein. Der Geruch kann zum Symbol für Trauer werden: eine Pflegende ist derart traumatisiert vom Bild des verstorbenen Bruders, den sie in Stuhl und Blut liegend vorfindet, dass sie lange kein Blut mehr riechen kann. Sie assoziiert das mit Trauer. „Blut war mit Trauer verbunden." (I13, 184) Der Geruch wird zum Platzhalter für ein Gefühl. Eine Pflegende erzählt über ihre Wut über die Situation eines einjährigen Kindes, das nicht sterben darf. Sie hatte eine Beziehung zu ihm aufgebaut und reagiert wütend auf den Oberarzt, der sie nach dem Befinden fragt: „da bin ich richtig ausgeflippt, weil ich davor dem Kind die, den Behälter vom Blasenkatheter geleert habe, und das (.) abartig gestunken hat. Da hat man gemerkt, dieses Kind ist hoch septisch. Und da bin ich richtig ausgerastet. Da hab i/ Was sie sich eigentlich einbilden, hier zu fragen? Ich muss dieses Kind hier, ähm, pflegen. Helfen kann man ihm nicht mehr. Gehen lassen will man's auch nicht. Es muss hier elendig verfaulen. Also, da bin ich richtig drastisch auch in meiner Wortwahl geworden." (I20, 375–381)

Das Wissen um bedrängende Geräusche und falsche Ruhe: Geräusche bringen Unruhe in Situationen, in denen es Ruhe braucht. Auf der Intensivstation sind Technik und Lärm spürbar: überall Gehupe und der Patient hat Schmerzen. (I7, 494 f.) Schlimme Geräusche im Umgang mit Verstorbenen werden als belastend erinnert. „Kann mich noch an den Leichenraum erinnern, wie man die umbetten musste. Vom Bett in so nen Sarg, Wannenliege. Das war ein schlimmes Geräusch." (I13, 502–504) Wenn der Tubus entfernt wird: „Dieses satte Flapp vom Tubus, voll Schleim und allem, da rein verschwindet." (I13, 537 f.) Eine besonders dichte Erinnerung wird lebendig durch das Zeichnen des Bildes eines sterbenden Kindes mit Schluckauf, eingewickelt in ein Bündel. Eine Pflegende berichtet von dieser Episode während ihrer Hebammenausbildung, die sie nicht vergessen kann. Im Schmutzraum findet sie ein Bündel, in dem ein sterbender Abort eingewickelt ist. Den Schluckauf des sterbenden Kindes wird sie nie vergessen. (I3, 629 f.) Die Erzählung ist eingebettet in eine Argumentation über ihre vermeintliche Fähigkeit, das Berufliche zu Hause vergessen zu können. Sie bleibt in der Erzählsituation in einer Ambivalenz: das Geräusch, das sie vermeintlich nie vergessen würde, hatte sie bis eben vergessen. „Vergessen" bleibt eine Konstruktion. (I3, 630)

In der Situation des Sterbens können bestimmte Geräusche die Anwesenden belasten – wenn Sterbende röcheln, rasseln, brodeln oder schwer atmen. Auf die Frage, wie eine junge Frau verstorben ist, atmet eine Pflegende zunächst hörbar aus: „Uff." Dann: „Eigentlich ganz (.)/ auch sehr ruhig. Also zuerst hatte sie schon Schwierigkeiten, weil sie auch Atemprobleme hatte und [...] sehr schwer hatte, ähm, das Volumen auch abzuatmen und, ähm, (..)/ aber (..) eigentlich ganz ruhig, ganz, ja, (..) und vor all/ ja, (.) am Schluss ganz (..) ruhiges Einschlafen. (..) Ein Hinüberschlafen (haucht das förmlich)." (I4, 321–325) Das Atmen wird geradezu hörbar im Erzählen dieser dichten Stelle. Eine Pflegende erzählt über das Sterben eines jungen Mannes: „der hat so gebrodelt, oh, der hat so gebrodelt der Kerl, und da war Nacht, ja, und es hat geheißen, die Ehefrau will, dass man, ähm, anruft, wenn er stirbt, dass (flüstert)/ dachte, er brodelt so, dass, dass, puh (noch leiser). (Wieder normal) Also, das ist manchmal schwer auch für mich auszuhalten, egal, wie lang ich dabei bin. Dieses Brodeln ist echt schwierig. Und es gibt einfach nichts, was man den Leuten geben kann, dass es aufhört." (I8, 649–654) Trotz aller Nähe und Fürsorge hielt eine Pflegende das schwere, rasselnde Atmen ihrer Mutter nicht aus und schützte auch ihre Schwester und ihren Vater davor, sich dem auszusetzen. Ihre Mutter stirbt schließlich allein. „Sie hat so eine schwere Atmung gehabt. Das habe ich nicht ausgehalten." (I12, 646 f.) Eine Pflegende berichtet vom gequälten Sterben einer Frau unter Atemnot. Das Gefühl der Qual rahmt die Erzählung: „Ich fand's damals sehr gequält. [...] Dann kam sie in Atemnot [...] sie war sehr angespannt mit dem Gesicht, also die ganze Körperhaltung war sehr angespannt und dann hat sie um Luft gerungen. In dieser Anspannung ist sie verstorben. [...] Und dieses um Atem Ringen fand ich damals ganz (.) schrecklich. [...] Da zu sitzen, das hat mich damals sehr (5), sehr beschäftigt, weil es so (..)/ mit der Anspannung zusammen hat's für mich als Qual, wie eine Qual ausgesehen." (I21, 368–374) Sie erzählt über weitere Ereignisse erlebter Atemnot – bei einem jungen Mann, der gequält in Atemnot verstirbt (I21, 376), und beim eigenen Vater. „Und dann saß ich an dem Bett, er hat gekämpft, hat ganz heftig nach Atem gezogen." (I21, 456 f.) Ruhig zu atmen, wird von einer Pflegenden als Gegenhorizont konstruiert. „Der Vater atmete ruhig, hat nicht gebrodelt." (I8, 709) Unvergesslich ist das Schreien eines Menschen, das über die Zimmergrenze nach *außen* dringt. „Dass er auch nicht so laut schreit, dass alle (.), ähm, andere so gestört sind." (I5, 531 f.) Wir „hatten auch schon Eltern gehabt, die haben so (...), ach, so verzweifelt geschrien/ ein Vater, dem hat man Diazepam-Tropfen besorgen müssen. Die hat man dem mit Zwang eigentlich einflößen müssen, weil der auf die Wände eingedroschen hat, dass die Bilder von der Wand gefallen sind." (I20, 729–732)

Neben dem bedrängenden Lärm gibt es das Bild von der unerwarteten Stille. Im Kreissaal ist die Atmosphäre anders, wenn es einmal nicht piepst, sondern das eigentlich Erwartbare ausbleibt: die bedrängende Ruhe aufgrund der fehlenden Herztöne des Kindes. (I3, 430–432) Medikamentöse Interventionen zum Wohl der Patient:innen können diesen schaden, wenn sie dadurch ungewollt ruhig und stumm werden. (I13, 346–350)

1.1.2. Das Wissen um das bedrängende körperlich-leibliche Spüren

Berührungsängste: Narrative über Berührungsängste sind fast durchweg gegenhorizontal verfasst. So haben Pflegende keine Berührungsängste im Umgang mit Sterbenden und Verstorbenen, obwohl dies in gesellschaftlicher Perspektive und persönlicher Auffassung gerechtfertigt wäre (Horizont). Eine Pflegende argumentiert, dass sie erlebt hat, dass Pflegende gegenüber Verstorbenen Berührungsängste hatten. Sie aber hat das nicht. (I11, 73–75) Eine weitere Pflegende erzählt über ihren Bruder, der sich als Kind geweigert hatte, der verstorbenen Großmutter ein Kreuz auf die Stirn zu zeichnen. Sie nimmt die Erzählung als Öffner für die daran anschließende Argumentation, dass sie im Gegensatz zu ihrem Bruder schon als Kind keine Berührungsängste hatte. (I20, 205–213) Eine Pflegende berichtet dagegen von Berührungsängsten Verstorbenen gegenüber, die sie zuvor nicht gekannt hatte. Wenn ich den Verstorbenen „kenne und betreut habe, dann habe ich gar keine Berührungsängste [...] Wenn ich [...] den Menschen nur tot sehe, [...] weil ich den gar nicht kenne, und helfe meinen Kollegen zum Beispiel mitzuversorgen, dann ist das anders für mich. [...] ich merke, dass die Beziehung, die ich zu den Menschen habe, dass es irgendwie (..)/ ich sage mal, (.) in der Berührung mit dem toten Menschenkörper, Situation, dass es irgendwie echt einen Unterschied macht." (I18, 1111–1121)

Pflegende können das Dunkle von Sterben und Tod körperlich-leiblich spüren. Sehr eindrücklich entwirft eine Pflegende ein düsteres und bedrohliches Bild in der Erzählung über ihre Erinnerung an die lebensbedrohliche Erkrankung ihres Vaters: „an dem Tag, an dem er operiert wurde, da war's dunkel daheim. Meine Mutter sah verheult aus. In der Küche stand die Hochzeitskerze von ihnen. [...] diese dunkle Küche und diese Kerze, die habe ich noch in Erinnerung." (I20, 158–182) Das Düstere von Sterben und Tod wird auch in anderen Interviews beschrieben – besonders eindrücklich in I4, in dem sinnliche Eindrücke dominieren: düster (I4, 119), kalter Wind (I4, 194), der Intensivbereich ist kalt, Pflegende erfrieren dort, Patient:innen verbrennen in der Hölle des Intensivbereichs (I4, 187 f.), im Tod ist kein Licht (I4, 286 f.). „Sie hat einfach den Tod schon gesehen. Der war schon im Zimmer. Und der war eben sehr dunkel und sehr düster für sie.“ (I4, 221 f.)

1.1.3. Das unausweichlich Bedrängende des Sehens

In allen Interviews ist die Unausweichlichkeit des Anschauen-Müssens leidvoller Situationen das eindringlichste Narrativ. So finden sich beispielsweise in I5 17x „gucken“ und 29x „sehen“ im Umfeld von Sterben und Tod. Die Pflegenden präsentieren sich in den Interviews als Augenzeug:innen des Schrecklichen und Dramatischen von Sterben und Tod, das heißt sie fühlen sich von Angesicht zu Angesicht unausweichlich mit den Leidenden verbunden, dass ihnen sogar das Herz zu brechen droht: „ich hatte letztes Jahr eine Situation, da war ein Kind in so nem **desolaten** Zustand, (.) dass es wirklich/ das hat einem das Herz gebrochen, wie das da gelegen ist.“ (I20, 486–488) Die Erfahrung der Unausweichlichkeit der Not der anderen in der Begegnung von Angesicht zu Angesicht verbindet sich mit der sehr starken Orientierung des *Drinnen-Seins.*

1.1.3.1. Die Erfahrung des unausweichlichen Angesprochen-Seins durchs Anschauen eines anderen und durchs Angeschaut-Werden

Augen und Gesichter rufen in Beziehung und Verantwortung für eine Person. Durch das Sehen und Anschauen der anderen werden wir uns unserer Verbundenheit mit ihnen und unserer Bezogenheit bewusst, es entsteht Nähe in solchen Situationen. Durch das Sehen und Anschauen des Gesichts wird der andere für mich zur Person. Intensivpflegende der Kinderintensivstation kleben Fotos der Kinder an die Maschinen. „Man versorgt die erstmal wie eine Maschine, schlimm ist's erst: klebe Foto an Maschine; sieht das Kind ganz anders aus.“ (I19, 77 f.) Das Kind wird zur Person. Bei erwachsenen Intensivpatient:innen kann das Person-Sein wegrutschen, der Intensiv-Status des Menschen rückt in den Vordergrund und damit das eigene Handeln rund um „Patient:innen“. Durch Nahestehende aber bekommen sie ein Gesicht und werden dadurch wieder zur Person: „dann hat das Leiden mehr Gesicht gekriegt.“ (I13, 692) Pflegende berichten, woran sie sich erinnern, was ihnen von Menschen, die sie begleitet haben, in Erinnerung bleibt: ihr Gesicht. Die Pflegenden schauen ins Gesicht der Sterbenden (I6, 15), sie erinnern sich ans Gesicht. (I5, 387–389) Oder sie berichten, dass sie sich nicht an Gesichter erinnern können.

(I14, 788) Sie konstruieren hier einen Gegenhorizont zum Affiziertsein durch Gesichter. Das Gesicht der anderen bedrängt mich durch das Leid, das ich im Gesicht sehe. Das Leid der anderen muss ich aushalten. Es macht mich hilflos. Leidenden sind Fragen ins Gesicht geschrieben, die ich nicht beantworten kann: „die Gesichter sind so fragend gewesen." (I13, 726) Eine Pflegende vergisst zwar die Namen, aber sie merkt sich die Gesichter. (I7, 620 f.) Sie bleiben ihr in Erinnerung – das, was sie sinnlich wahrnehmen kann. Und sie erinnert sich an die Augen. (I7, 625) Dass Augen in Beziehung und also Verantwortung rufen, findet sich in den meisten Interviews. „Er hat dich immer fragend angeguckt" (I2, 798), und er hat Angst, in seine fragenden Augen zu schauen. (I2, 804 ff.) Die Blicke von dem da im Bett bedrängen (I1, 246), die sichtbar hingestreckte Hand bedrängt. (I1, 540) Eine Pflegende erzählt über die intensive Begleitung einer sterbenden Frau und ihres Ehemannes: Eine unruhige Frau, die in Not war und die durch nichts zur Ruhe zu bringen war. Die junge Frau hielt Kontakt mit den Augen. Das führte zur Übernahme von Verantwortung für sie: „Was mach ich mit dieser Frau?" (I5, 830) Aus dem Sehen entsteht der Auftrag zu begleiten. Eine Pflegende, die eine Beziehung zum Sterbenden aufgebaut hat, lässt ihn nicht mehr aus den Augen, bis er verstirbt. (I14, 871–873)

Das Gesicht affiziert die Pflegenden in besonderer Weise, wenn sie es mit Leid in Verbindung bringen – in Zuschreibungen von Leid. „Sich auf dieses Gesicht zu konzentrieren. Ob da ein Leiden drin ist oder nicht." (I13, 607 f.) Ihre erste Hospizerfahrung beschreibt eine Pflegende mit der Erinnerung an das Gesicht einer Frau: „Das hast du richtig gesehen, wie sie Angst hat" (I21, 331) und in Anspannung stirbt. (I21, 368–371) Die „haben beide lang gekämpft. Die sind ja dann manchmal so angespannt." (I15, 141 f.) Eine Pflegende beschreibt die Sichtbarkeit von Gefühlen der Not in den Augen und im Gesicht des Bruders. „Das Traurige und das Wütende war im Gesicht. Hoffnungslosigkeit in den Augen." (I13, 652 f.) „Dieses Gesicht hat sich bei mir schon eingebrannt. Dieses Leiden und Dulden von Maßnahmen." (I13, 104 f.) Sie ringt mit sich: die Orientierung *spüren, dass jemand stirbt* konkurriert mit der Orientierung *sehen, dass jemand stirbt*: „Ich hab das auch nicht sehen können, dass mein Bruder stirbt. Bis zuletzt nicht. Ich hab's schon gespürt, hätte aber nie gedacht, dass er so schnell stirbt, obwohl ihm der Tod im Gesicht gestanden ist." (I13, 255–257; insgesamt 10x „Gesicht" in I13) Über verstorbene Menschen berichtet sie: „Denen das Leiden so im Gesicht gestanden ist. [...] Menschen, deren Gesicht entstellt war durch die Verletzungen." (I13, 547–549) Gesichter verändern sich durch das Leid, das Menschen widerfährt – bis zur Unkenntlichkeit. „Er war schmerzverzerrt. Hab ihn nicht gleich erkannt." (I13, 680) Das Erinnern an Gesichter, die sich ins Gedächtnis eingebrannt haben, verfolgt eine Pflegende bis in ihre Träume. „Das hat mich auch, ähm, verfolgt. Auch in den Träumen, weil diese/ diesen Gesichtsausdruck, ähm, von so einem Menschen (.), der nicht sterben will, das vergisst man auch nicht." (I5, 531–533)

Das unausweichlich Bedrängende des Leids, das aus den Augen guckt: Dem anderen in die Augen zu schauen, affiziert mich und verbindet mich mit ihm. Die Augen machen das Leid des anderen offenbar, dem ich mich – angeschaut – nicht entziehen kann. Denn die Augen sind der Spiegel zur Seele (I5, 1671). „Oft sind's die Augen. (.) Wo man's in diesen Augen so sieht, […] in denen Augen so ne tiefe Traurigkeit, so todtraurig/ also so dieses (.) alles hergeben zu müssen. Also das ist manchmal bei denen Menschen sichtbar." (I5, 1642–1645) Im Holperigen der Argumentation zeigt sich das Affiziert-Sein. Es guckt nur Leid aus den Augen. (I6, 730) „Leid" ist hier projiziertes Leid und damit Zuschreibung, solange der Betroffene das nicht selbst über sich berichtet. Dieses Leid in den Augen bringt den Pflegenden in I2 an eine Grenze: „Und dann guckt er dich an mit fragenden Augen, gell. (.) Also, da war ich auch mit dem Latein manchmal am Ende. Also, ich konnte da nicht irgendwie fröhlich." (I2, 804–806) Eine Pflegende konnte der Tochter einer verstorbenen Bewohnerin deshalb auch nicht in die Augen sehen. (I13, 480 f.) „Bitter. (.) Furchtbar. (.) Also diesem, diesem Jungen einfach in die Augen zu schauen." (I17, 983 f.) Eine Pflegende betont die Wichtigkeit der Augen als manchmal letzte Möglich keit der Kommunikation. (I6, 651) Denn oft sind nur noch die Augen da. (I6, 668) Auch bei Verstorbenen kann das „Angucken" der Verstorbenen belastend sein. Eine Pflegende berichtet, warum sie den Verstorbenen die Augen schließt. „Augen mach ich zu. […] Das halten oft die Angehörigen nicht aus, wenn die immer gucken." (I8, 697 f.)

Auf einer emotionalen und zeitlichen Ebene entsteht Druck durch das Sehen von Nahestehenden, die sprechen möchten. Seelsorger:innen können hier entlasten: wir sehen die Not und reagieren darauf, indem wir die Seelsorgerin holen. Die Seelsorgerin nimmt „uns viel von dem Druck, wenn wir sehen, die Angehörigen bräuchten jetzt jemand zum Sprechen. […] Das nimmt uns oft die Last, wenn wir sehen, die Angehörigen leiden sehr und sie wissen nicht, wo's richtig hingehen soll und die bräuchten jemand zum Sprechen. Wir haben oft nicht die Zeit dazu. Du siehst, die wollen den Austausch, du müsstest mit denen sprechen, aber da bleibt irgendjemand anders auf der Strecke." (I15, 329–337) Das Sehen wirkt auch in die andere Richtung: Nahestehende sehen das Gesicht der Pflegenden und wissen, was geschehen ist, ihr Gesicht ist der Spiegel ihrer Emotionen: „die Mutter hat mich gesehen. Und die wusste dann sofort, dass ihre Tochter gestorben ist und ist mir dann um den Hals gefallen und hat geweint." (I12, 547 f.)

1.1.3.2. „Dass man so sterben muss" (I7, 530) – bedrängende Bilder von sterbenden und verstorbenen Menschen nicht vergessen können

Den Pflegenden bleiben bedrängende Bilder von sterbenden und verstorbenen Menschen in beiden Feldern in ihrer beruflichen Arbeit als Hintergrundfolie ihres Handelns erhalten. Bilder der Not, der fremden wie der eigenen, prägen ihren Umgang mit Menschen, sterbenden, verstorbenen und nahestehenden. Die Bilder orientieren Pflegende, indem sie Gegenhorizonte entwerfen. Es sind „Bilder, die bleiben." (I12, 488) „Nicht schön, so zu Hause zu sterben. Hatte dieses Bild immer vor Augen." (I7, 36 f.) „Nicht der Tod an sich war schrecklich, sondern [...] dass man so sterben muss." (I7, 530) Das „so" ist Hinweis auf das visuell Erinnerte. Das ist das, was das Nichterinnern unmöglich macht. Eine Pflegende erinnert sich an das Sterben einer jungen Frau, ihre Schuldgefühle dabei und die Reaktion der Mutter, die sie überfordert. „Das Bild ist noch da oder diese Geschichte." (I12, 556 f.) Das heißt das visuell Erinnerte ist verbunden mit Emotionen, das Bild wird also zusammen mit der Gefühlserfahrung erinnert. Schuld und andere Emotionen machen aus dem Visuellen ein Bedrängendes.

Das „Elend"/die „Not" sehen müssen/können. Wir „stehen da und haben dieses (.) Elend acht oder 11 Stunden vor Augen." (I20, 804) Pflegende müssen das Elend auf Intensivstation sehen. (I11, 223) Es ist nicht mehr der einzelne konkrete Mensch, sondern **das Elend** (der leidenden Menschen). Elend ist Ausdruck der Distanzierung durch Entpersönlichung und als solcher Ausdruck der emotionalen Bedrängnis der Pflegenden. Bilder von „Not" werden erinnert. Eine Pflegende sieht die Not einer Mutter. „Als der verstorben ist, hat die Mutter das erste Mal eine richtige Regung gezeigt und hat sich auf ihn geworfen." (I13, 114 f.) Das Bild der Trauer wird eine Pflegende nie vergessen: „Der Oberarzt kam dann rein. Die haben das Kind (.) nicht mehr gekriegt. (.) Und dieser Oberarzt [...] den sehe ich noch, wie der so hockend kniend im Raum hockt und weint. (..) Also, das seh ich noch. Da diese ganzen Schwestern. Ich weiß noch, wie die geschockt die waren. Die haben alle geheult, weil das so aus dem plötzlichen Ding war." (I20, 890–894) Es ist wichtig, dass die Verstorbenen nicht leidvoll aussehen. (I11, 560) Besonders dichte, damit auch emotional dichte Passagen finden sich bei einer Pflegenden und früheren Hebamme. Als Hebammenschülerin findet sie beim Aufräumen des Schmutzraums ein Bündel, das sich bewegt und atmet und Schluckauf hat – das stirbt: das Sterben des lebenden Etwas im Schmutzraum. (I3, 640) „Das" distanziert vom Erlebten, vor allem aber von dem, über das sie erzählt – vom lebenden Etwas. Neben der Orientierung *Distanzierung* finden sich weitere Orientierungen. So die Orientierung *innen-außen*: durch das Aufwickeln kommt sie in Berührung mit dem Sterbenden. Die Orientierung des *bedrängenden Geräuschs* verbindet sich mit der Orientierung des *visuell Bedrängenden* und dem *Berühren*. Mit allen Sinnen – mehr sinnliches Bedrängt-Werden geht nicht mehr – ist sie in diesem Erlebten dem Bild eines sterbenden „Etwas" ausgesetzt. Sie erzählt im Interview über weitere Situationen, deren Bilder sich ihr eingebrannt haben. Sie erlebt, wie ein totes Kind zerstückelt und in Einzelteilen auf die Welt gebracht wird. (I3, 492) Der Anblick einer Totgeburt erschreckt sie: „was man dann zu sehen kriegt." (I3, 464)

Schreckliches sehen müssen: Bilder des schrecklich entstellten Menschen. Was eine Pflegende sehen musste, beschreibt sie als „dramatisch", „schlimm", „ganz schrecklich". (I21) Eine Pflegende erzählt von Bildern, die sie sich während der Fachweiterbildung hatte anschauen müssen, die sie nicht vergessen kann: von verbrannten und verbrühten Kindern. (I19, 181 f.) Auf einer Palliativstation zu arbeiten, heißt „Schreckliches" zu sehen. Das belastet die Pflegenden dort. (I7, 271–276) Sie nehmen diese Bilder mit. (I4, 397 f.) Der Pflegende in I2 erzählt auf eine Weise, dass der Interviewer zum Zuschauer eines Schauspiels wird: er wird solidarisch in dieses Schauen auf Schreckliches einbezogen. „Ich habe schon einige Schauergeschichten auf Lager." (I2, 545 f.) Seine Ehefrau verwendet die Metapher von lebenden Toten: die Menschen werden durch die Intensivbehandlung zu Zombies. (I2, 1067) Das, was die Pflegenden erleben, ist im Erzählen das Drauf-Schauen, im Erlebten aber das *Drinnen im Gruselfilm*. Was uns gruselt, ist üblicherweise ein Film, den wir von *außen* anschauen – hier sind die Pflegenden *im* Film, das Bedrängende kommt ihnen nahe, es braucht

Distanzierung. Mit ihren Metaphern ringen sie im Erzählen um ein *außen* (das distanzierende entmenschlichende Drauf-Schauen auf die Bühne des Erzählten) angesichts der Bedrängnis des *Innen* im Raum der Sterbenden.

Keine schönen Bilder sehen müssen. Es sind keine schönen Bilder, die den Pflegenden in allen Feldern in Erinnerung bleiben. Sie finden im Narrativ des „Schön-Machens" eine Antwort. Eine SPV-Pflegende erzählt über ihre erste Erfahrung mit dem Tod einer Frau: „Ich wusste, dass es Sterben gibt, aber wie das aussieht, hat auf einmal ein Bild gekriegt. Und das war kein schönes Bild." (I21, 503–505) Eine Pflegende erzählt über ihre Schwester, die im Bereich der SPV arbeitet: „sie sieht auch schöne Dinge, sicherlich. Aber die halten sich tatsächlich wirklich in Grenzen." (I14, 477 f.) Eine Pflegende erinnert sich an ein „Frühchen mit Zustand nach Verkehrsunfall. An Maschinen sah es gequält aus. Tot dann entspannt." (I19, 130–132) Eine Intensivpflegende berichtet: „Den Menschen, die auf Intensiv versterben, ist schon anzusehen, auch kurz nach dem Tod, was sie da so erlebt haben. Dementsprechend sind viele Sekrete, viel, was da noch alles wegzuputzen ist. Unschön schon. Ich hab da unschöne Erinnerungen daran." (I12, 240–243) Die Pflegenden möchten nahestehende Personen vor bedrängenden Bildern schützen: sie wollen dem Kind das Grauen ersparen – der körperlich entgrenzte Papa hatte bereits Atempausen. (I17, 967 f.) Eine Pflegende erzählt über eine sehr bedrängende Situation, in der sie alle Sinne anspricht: Krach, Bilder von Chaos, vom blitzeblauen Patienten, das Geräusch des nach Luft Schnappens – ihre Not ist in den Wiederholungen und im Sprachstil deutlich spürbar.

> *Ein „ganz furchtbares Erlebnis hatte ich [...] auf Station [...] da hat das* ***ganz laut gekracht*** *[...] ich halt hingerannt [...] das war wirklich* ***ganz*** *furchtbar. Also, alles runter gerissen (.), der Patient lag nur mit ner Windelhose [...] blitzeblau, lag auf dem Boden in [...] was da so runter gefallen [...] war wirklich blitzeblau und schnappte [...] sah [...] gar nicht schön aus [...] lag er ja auf dem Boden und schnappte und war blau so [...] wirklich nicht schön [...] hinterher dachte ich [...] was für ein furchtbares Ende. [...] hat das irgendwie so was Würdelo/ also, nicht schön[...] der musste nochmal so ne letzte Panik, dann irgendwie sich die Klamotten so irgendwie runter [...] ist wahrscheinlich dann so aus dem (.) Bett ge(.)kippt [...] mussten wir aber wirklich noch (.) drei Leute von anderen*

Stationen […] er hatte ja halt unter sich gemacht […] und war die ganze Zeit noch so am Schnappen […] das war schon noch ne Weile […] dann halt auf dem Rücken […] der war ja so halb auf dem Bauch, dann haben wir ihn auf den Rücken gedreht und nachher auf die Decke, dann frisch gemacht, dann echt mit sechs Leuten irgendwie hoch ins Bett […] war dann irgendwann so der letzte Atemzug […] das fühlte sich irgendwie lang an für mich. […] keine schöne Situation für mich […] und es war wirklich ein Schlachtfeld, also wirklich der ganze Boden, es war alles (.) Getränke (.), oah, alles, Müll und (.) alles war runter gerissen und, und die Tassen und bis unters nächste Bett […] es war irgendwie (.) krass. […] das war eher wirklich dieses Bild […] weil der echt so auch schlimm aussah. Also, dieses komplett tiefblaue Gesicht und Schnappen und so, das war nicht, nicht schön […] dann gab's […] ne längere Pause, wo wir natürlich dachten so, ok, jetzt. Dann gab's nochmal einen Atemzug und dann so. Und als er da lag […] vorher auf dem Boden […] mit dem Gesicht quasi ja so halb nach unten und so verdreht und die Arme verdreht […] echt total blau […] weiß ich noch, dass ich dachte […] ein Scheißabgang. […] dass er (.) nicht schön aussieht. […] der sah einfach nicht gut aus […] hat sich ja nachher verändert, aber ich dachte auch, das sehen auch (.) Angehörige […], dass (.) das […] nicht so gesund war, wie der gestorben ist. Also, der sah halt so (.) blau aus (.), dass auch ein Laie irgendwie sieht (.), das war jetzt irgendwie nicht so (.) schön so, der letzte Moment." (I18, 1451–1576)

Das Bild von diesem nach Luft ringenden Menschen hat sich tief in sie eingebrannt, sie kann es nicht vergessen – wie er da lag und wie er schnappte und blitzeblau war. Durchgängig findet sich als Gegenhorizont zum Unschönen und Chaotischen und Entstellten (blau) die Orientierung *„schön"* (nicht-schön). Nachdem er verstorben war, machten sie ihn schön. Außerdem schiebt sie in diese bedrängende Erzählung eine Counterstory über einen Mann ein, der in zeitlicher Nähe zu diesem schrecklichen Erlebnis ganz anders verstorben war – sie unterbricht die Erzählung des Schrecklichen und Bedrängenden für einen Moment und lässt sich und den Zuhörer in einem kurzen Einschub und in ruhigerer Erzählweise Atem holen. Sie mildert damit das Unschöne ab. Es ist eine Erzählung über einen Verstorbenen – der sah schön aus, der sah gut aus, friedlich, ebenmäßig, mit schöner Farbe, stimmig. (I18, 1551–1565) Nach einem kurzen Atemholen fährt sie fort – und dieser Patient nun: „der sah **echt** nicht gut aus." (I18, 1566) Das Unschöne bedrängt und beunruhigt. Es braucht die Gegenkonstruktion des Schönen, um das aushalten zu können.

Bilder von suizidierten Menschen sind kein schöner Anblick. Ein Pflegender erzählt über die „Blutlache" als Synonym für einen Suizid. (I2, 507) In den Interviews finden sich weitere Beispiele für belastende Suiziderfahrungen. Der seit einer Woche erhängte Großvater war kein schöner Anblick. (I3, 337 f.) „Schlimmere Sterbeerlebnisse als die war, wir hatten Nähe zur Psychiatrie, und immer wieder mal ist jemand gesprungen. Das sind Bilder, die bleiben. Das ist für alle Ausnahmesituation." (I12, 487–489) Der Suizid stellt für die, die zurück bleiben, und für die, die damit visuell konfrontiert sind oder auch nur mit der Tatsache eines Suizids zu tun haben, eine große Belastung dar.

Die Pflegenden zeichnen Bilder der Entwürdigung beim und nach dem Versterben. In einer sehr dichten Stelle beschreibt und bewertet eine Interviewte ihre Erfahrungen auf Intensivstation. Die Auswahl ihrer Erzählungen orientiert sich v. a. an belastenden Erlebnissen. Sie beginnt ihre Beschreibung mit einer Bewertung: Reanimationen, die sie furchtbar fand. Denn die Leute sind eigentlich schon tot. Sie antizipiert den Tod, der Versuch der Rettung ist damit sinnlos. Das Handeln wird zur Farce und ist damit ein Sich Vergehen an vermeintlich Toten. Sie beschreibt, was sie sieht: es wird drauf rumgehüpft. Das „drauf" steht für die Verstorbenen und schafft Distanz zum Erlebten. Das Hüpfen auf toten Menschen steht als Metapher für Erlebnisse, in denen Bewegung ist, hektische Bewegung, keine Ruhe und kein Lassen und kein Entscheiden, dass einer tot sein darf. Im Hüpfen distanziert sie sich vom Zweck des Handelns – nicht retten wollen, sondern hüpfen ist der Zweck. Sie schließt ihre Erzählung mit einer Bewertung: Das ist *Leichenschändung*. Denn sie sind tot. Den Leichen wird die Totenruhe verwehrt. Eine Praxis des Hüpfens auf Leichen ist ein unschönes Bild. (I7, 164–167) Schön wird's erst, wenn ein Arzt aufhören kann. (I7, 218–228) Dieses Bild intensivmedizinischen Handelns findet sich auch in I4: auf dem Körper wurde rumgehüpft – überall werden die Säfte rausgedrückt. Das ist *Leichenschändung*. (I4, 391) Die Pflegende der Kinderintensivstation erzählt: „Ich war einmal bei nem verstorbenen Kind bei ner Muskelbiopsie dabei, das war furchtbar. Das war wie Leichenfledderei für den Arzt und mich […] diese Stanze in den Oberschenkelmuskeln, das war wie/also, ganz grässlich war das. (..) Das macht man nicht. (.) (Lacht)" (I20, 1201–1205)

Im Lachen distanziert sie sich von der für sie belastenden Erinnerung an eine schier unerträgliche Situation, in die sie gezwungen worden war.

Auch Privates nicht vergessen können. Auch privat werden Bilder erinnert, die nicht vergessen werden können. Eine Pflegende erkennt ihre Großmutter nicht beim Krankenbesuch. „Ich hab sie erst gar nicht erkannt. [...] Sie lag in einem Sechsbettzimmer. (...) (lacht) Und ich komm da rein, guck mir so die Leute an und sag zu meinem Vater. Ja, wo ist denn Oma? Und er, na, da liegt sie doch. Und, ach, Du lieber Gott. Da wusste ich eigentlich schon, dass sie eigentlich mehr tot als lebendig war." (I14, 419–423)

1.1.3.3. Was „Gucken, ob die noch lebt" orientiert

Eine Pflegende erzählt darüber, dass sie als Auszubildende nach einer Sterbenden hatte *sehen* sollen. In der Figur „Gucken, ob die noch lebt" (I7, 141) sind verschiedene Orientierungen wirksam. (I7, 139–160) (1) Das *Unausweichliche des Sehens* bedrängt. (2) Das unausweichlich Bedrängende wird verstärkt durch das *distanzierende „die"*. (3) Die *Not der Auszubildenden* wird verbunden mit der (4) *„Proklamation tot oder lebendig"*. (5) Ihre Not eskaliert: sie wird von der Pflegenden zur Sterbenden geschickt – *allein*. Um das noch weiter auf die Spitze zu treiben, soll die Auszubildende, die neu auf Station ist, der Proklamation tot oder lebendig zugeführt werden – ohne die Auszubildende zu kennen und ohne dass die Auszubildende „die" kennt, die sie da besuchen soll. Dieses Erleben wird pointiert durch die Einleitung „am ersten Tag" zu Beginn des Satzes. Am ersten Tag heißt ohne Vorbereitung, ohne Ankommen, ohne den Menschen zu kennen. Das „müssen" betont die Unausweichlichkeit der Situation. Aus einem Abhängigkeitsverhältnis heraus fühlt sich die Interviewte gezwungen, nach der in ihrem Sterben verletzlichen Person „gucken" zu müssen. Die Unausweichlichkeit findet sich auf zwei Ebenen. Auf der Ebene des Müssens im Rahmen eines Abhängigkeitsverhältnisses und auf der Ebene der sinnlichen Wahrnehmung, weil diese unvergessliche Bilder beschert. (6) Die Erzählung wird von zwei Bewertungen gerahmt: vom Schock des Müssens und des unvergesslichen Bildes: *das kann nun nicht mehr vergessen werden*. (7) Das Erzählte deutet auf die Praxis der examinierten Pflegenden hin, die zum Schock der Interviewten führt: *Auszubildende nicht zu begleiten im Umgang mit Sterbenden*. (8) Auf einer anderen Ebene erzählt die Pflegende über die Praxis, wie *achtlos* die Examinierten nicht nur mit Auszubildenden, sondern auch mit ihren sterbenden

Patient:innen und mit der Verantwortung für sie umgehen: Eine Auszubildende, die dort ihren ersten Tag hat, wird geschickt. Was können sie von ihr erwarten? Dass sie schaut. Um was zu sehen? Praktiken zum Wohl der Sterbenden sind nicht der Fokus der Erzählung – er ist selbstbezüglich auf die Rolle als Auszubildende gerichtet. Der Auftrag „gucken, ob die noch lebt" richtet sich auf die Lebensfeststellung, aber nicht auf die Bedürfnisfeststellung und -erfüllung, die eine der Pflegenden in ihren Fähigkeiten und Fertigkeiten unbekannte Auszubildende ja vermeintlich gar nicht leisten kann. (9) Eine innerliche Distanzierung ist notwendig, weil sie in den Raum der Sterbenden muss – allein. *Sie ist drinnen* und damit der Situation ungeschützt ausgesetzt. (I7, 141 f.) Auch in I6 berichtet eine Pflegende von ihrem Auftrag zu gucken, ob der noch schnauft. (I6, 259) Eine andere Pflegende berichtet von ihrer Unsicherheit der Proklamation tot-lebendig. Den ersten Sterbenden während ihrer Ausbildung werde sie nie vergessen. Sie bezweifelt nämlich, trotz ihrer Erfahrung mit verstorbenen Kindern, wirklich sehen, das heißt beurteilen zu können, ob ein erwachsener Mensch tot ist oder nicht. (I3, 740–768)

1.1.3.4. Das Unschöne des Verstorben-Seins sehen und sich distanzieren

Die Verstorbenen werden durch die Veränderungen im Tod als *fremd* erlebt. Eine Pflegende erinnert sich an ihr Pflegepraktikum. „Ich sehe das und denk, die sieht so anders aus. (…) Das ist nicht die. […] Die war so verändert. […] Ja, das ist Tod, und das fand ich nur furchtbar. Dieses so anders sein, so fremd. Das war jemand Fremdes geworden durch diesen Tod." (I21, 490–494) Auch das Erleben verstorbener Kinder als „schlaff" belastet: „dass die Kinder, wenn sie tot sind, […] fast ein bisschen sorgsamer noch gehandelt werden, weil dann durch dieses **Schlaffe** alles noch **schlimmer** fällt irgendwie. Und man das nicht sehen will, wie das fällt so." (I20, 1666–1669) Das Bild, das eine Pflegende von einem vertrauten Verstorbenen privat erinnert, ist kein Schönes: „der sah eben also richtig gruselig aus." (I14, 366–368)

Die Pflegenden sind davon überzeugt, dass Verstorbenen die Art ihres Versterbens *angesehen* werden kann. Deshalb sollen sie „schön gemacht" werden, bevor Nahestehende sie sehen, damit „die Angehörigen nicht erschrecken." (I11, 560 f.) Eine Pflegende erzählt über ihre Mutter und die Erlaubnis an ihren Vater, sich zurückziehen zu dürfen. „Kam erst runter, als wir sie dann schon ein bisschen gewaschen hatten und so, weil sie ganz verschwitzt war, also, es war, glaub ich, wirklich anstrengend, die letzten Stunden, so dass er das vielleicht gar nicht gesehen hat." (I12, 695–698) Eine Pflegende weist darauf hin, dass nach dem schweren Sterben eines Mannes die Nahestehenden am Gesicht des Verstorbenen sehen könnten, wie er verstorben war und dass der letzte Moment nicht schön war. (I18, 1568–1572) Sehr dramatisch schildert die Pflegende in I20, dass sie ihre tote Großmutter im Erbrochenen liegend aufgefunden hatte. (I20, 197 f.) Die Pflegende in I1 erschrickt beim Anblick der toten Großmutter: „Weil sie für mich, ähm, sie hatte so etwas ganz Hartes im Gesicht." (I1, 57 f.) Im Sehen verbindet sich das im Leben Erlebte mit dem bei der Verstorbenen Wahrgenommenen.

Den ersten Toten, den eine Pflegende in I5 sieht, beschreibt sie als starr und bewegungslos. Das Prädikative der Starre und Bewegungslosigkeit entspricht dem bewussten Gewahrwerden des Unwiederbringlichen. Sie kommentiert die Szene mehrfach, indem sie ihren Horizont durch einen Gegenhorizont ersetzt und sich so *distanziert*: die Situation war nicht erschreckend, sondern interessant. (I5, 45–52) Der Horizont des Erschreckens wird ersetzt durch die distanzierende Bewertung „interessant". Der Pflegende in I2 hat viele Erinnerungen an Verstorbene – privat, beruflich, aber auch medial vermittelt. Als Kind hatte er seinen ersten Toten gesehen. (I2, 366) Die Folge war Lachen – als Gegenhorizont, als das, was die Situation leichter macht. Schaut er Verstorbene an, bleibt er auf Distanz. (I2, 369 f.) Auch die Pflegende in I4 schaut sich Verstorbene an und findet das „interessant". (I4, 18 f.) Verstorbenen nicht ins Gesicht zu schauen, sondern am Zeh zu gucken, wer da liegt (I6, 261 f.), ist eine weitere Form der Distanzierung.

1.1.4. *Das unausweichlich Bedrängende der leiblich-räumlichen Nähe – drinnen sein*

In den Interviews finden sich Erzählungen, die sich am Gegensatz von *innen* und *außen* orientieren. *Innen* ist der Ort des leiblich Bedrängenden. *Außen* ist das, was durch Distanz zum Bedrängenden Sicherheit bietet und vor der leiblichen und affizierenden Nähe schützt. Die Perspektive des räumlich von *außen* auf einen Menschen im Zimmer/Bett Schauenden ist der Gegenhorizont *draußen sein* zum bedrängenden Horizont *drinnen sein*. Das *Drinnen-Sein* affiziert mich in ähnlicher Weise wie das Anschauen der Person, die mich in Verantwortung ruft. Die Unausweichlichkeit des *Drinnen-Seins* ist verbunden mit dem leiblichen Nicht-Ausweichen-Können der Pflegenden. Das leiblich resonante

Unausweichliche wird durch den gemeinsamen Raum bedrängend. Die Argumentation der Möglichkeit einer „Trennung von beruflich und privat" (Orientierung *„Diskrepanz zwischen Erzähltem und Argumentation"*) wird zum Teil durch Metaphern des räumlichen Getrennt-Seins gestützt – als ob man beruflich die Tür hinter sich schließen und das Private *draußen* bleiben könnte.

1.1.4.1. Das Sehen im Innen des Sterberaums bedrängt

Die Unausweichlichkeit des Sehens und *Drinnen-Seins* verbindet sich in den Interviews. *Drinnen* findet ein ungeschütztes Anschauen-Müssen statt. Pflegende sprechen vom *Draußen*, wenn sie das Zimmer der Sterbenden nicht betreten. Das Zimmer zu betreten oder in das Zimmer hineinzusehen, führt zur Begegnung mit dem Unausweichlichen. (I2; I6) Die Pflegende in I3 ist im Inneren des Schmutzraums: der Schmutzraum ist Sterberaum. Hier verbinden sich die Orientierungen *innen* und *falscher Ort*. Im *Inneren* des *falschen Orts fürs Sterben* entdeckt sie ein Bündel, das ihre Aufmerksamkeit erregt, weil es sich bewegt und das Geräusch eines Schluckaufs von sich gibt. Diese Episode während ihrer Hebammenausbildung bleibt unvergessen, weil das Befühlen, Sehen und Hören des Bündels sinnlich tief eingegraben ist in ihre Erinnerung. Sie wickelt das Bündel auf – und dann wird es sichtbar: ein „sterbender Abort". Das Schreckliche, das noch lebende Etwas wird von ihr ausgewickelt und dadurch sichtbar. (I3, 625–627) Das Einwickeln macht das Bedrängende unsichtbar. In den Erzählungen über *entgrenzte Körper* wird deutlich, dass das Erschreckende dadurch unausweichlich wird, dass die Grenzen zwischen *außen*, wo ich mich schützen kann, und *innen*, wo ich anderen ungeschützt und unmittelbar begegne, aufgehoben sind. Die Körper sind entgrenzt, es fehlen die natürlichen Grenzen eines menschlichen Körpers, die ihn von der Außenwelt und die Außenwelt vor ihm abschirmen und die Integrität dieses Menschen – und damit ist der ganze Mensch gemeint – wahren.

1.1.4.2. Der Raum des Sterbenden als Metapher für den Sterbenden

Den Raum, in dem sich die Sterbenden befinden, mit den Sterbenden gleichzusetzen und also als Metapher für die Sterbenden zu verwenden, ist eine Form der Distanzierung und zugleich Ausdruck einer tiefen Bedrängnis durch das *Drinnen-Sein*. Das *„Zimmer"* wird in Ruhe gelassen. (I4, 133) „Dass die Zimmer so schnell leer gemacht werden." (I21, 403) Alle Pflegenden erzählen, dass sie

„rein“ gehen und am „Bett“ sitzen, und meinen damit, dass sie zu Sterbenden gehen und bei ihnen sitzen. Statt zum Sterbenden – das spricht die Pflegende nicht aus – geht sie ins Zimmer rein. (I1, 207) Ihre Kolleg:innen wollen da nicht rein – zu den Sterbenden. (I12) Nahestehende sitzen nicht beim Sterbenden, sondern sind „mit im Zimmer“. Die Pflegenden gucken „von außen rein“ (I12, 446 f.) und fordern die Auszubildende auf: „Du sitzt da rein.“ (I8, 433) Eine Pflegende ergänzt: „weil wir in den Zimmern sind, wir sind am Kind, ähm, wir haben die Hände dran, wir merken, dass keine Reaktion oder irgendeine Reaktion kommt, die nicht schön ist.“ (I20, 401–403) Auch in I11 steht „im Zimmer“ fürs „Kind“. „Ich war mit dieser Krankenpflegehelferin drin im Zimmer.“ (I11, 506 f.) Eine Pflegende ist sich gewiss: „Der Tod ist im Zimmer.“ (I4, 697) Umgekehrt gehen die Pflegenden „nicht zum Sterbenden“, sie bleiben *draußen.* (I1, 986 f.) „Ums Zimmer“ (eigentlich um den sterbenden Patienten) macht die Pflegende in I3 einen großen Bogen. (I3, 755 f.) Die Pflegende bleibt nachts *draußen* – der Raum (*drinnen*) steht für den Sterbenden. Sie bleibt in räumlicher Distanz. (I1, 188 f.) Auch der Pflegende in I2 bleibt *draußen.* (I2, 943) „Und dann draußen die Mutter, die gewartet hat.“ (I12, 545 f.)

Der Sterberaum ist der Ort des Weinens: „dass man im, im, im Zimmer heult.“ (I20, 972) Der Ort des Versterbens triggert Trauer an. Die Pflegende in I15 begründet, warum Nahestehende ihre geliebten Menschen nicht zu Hause sterben lassen wollen, mit der Raum-Metapher: „Ich glaub, das ist immer einfach auch ein Platz der Erinnerung. Man weiß, in dem Zimmer oder in dem Bett ist jetzt mein Mann, mein Vater, meine Mutter, meine Oma, Opa verstorben. Also, da hängt viel Erinnerung dran.“ (I15, 224–227) Seelsorger:innen sind *drinnen* – sie begleiten dort Patient:innen und Mitarbeiter:innen. In der Metapher *Zimmer* für *Sterbende* ist der Horizont des als schwer Empfundenen verbunden mit dem Gegenhorizont des Leichten durch die Seelsorger:innen. Sie sind Menschen, die Schutz bieten, wenn Pflegende im Raum mit den Sterbenden sind. Die Seelsorger:innen bieten Schutz für das im Raum Sein-Können. Ihre Fröhlichkeit und Natürlichkeit ist Symbol fürs Leben. Sie haben Worte angesichts der eigenen Sprachlosigkeit, damit Pflegende geschützt im Raum sein können. (I2) Die Pflegenden rufen die Seelsorgerin zur Begleitung von Sterbenden. „Wenn wir keine Zeit haben und es ist ein kritischer Moment. Dann ist sie wirklich die ganze Zeit mit drinnen, wenn man sie anruft.“ (I10, 532 f.)

1.1.4.3. *Die Tür als Grenze*

Der verschlossene Raum als Raum des Sterbens und des Todes: Die Raum-Metapher spielt in I2 eine besondere Rolle. In den Raum zu gehen, bedeutet, den anderen anzuschauen und sich selbst anzuschauen und sich fragen lassen zu müssen und dann keine Worte zu haben, um mit dem anderen übers Sterben zu sprechen. (I2, 796–809) *Draußen* zu sein und zu bleiben, schützt vor der Konfrontation mit solchen bedrängenden Situationen. Die Tür ist die Grenze zwischen dem schützenden *Draußen* und dem bedrängenden *Drinnen*. Das Überschreiten dieser Grenze ist die eigentliche Herausforderung. Der Pflegende schaut durch den Türspalt. Das Anschauen zieht ihn hinein in den Raum, in Beziehung, in Verantwortung. Rein zu gucken heißt für ihn in Beziehung zu gehen, in Sorge zu sein. (I2, 919 f.) Er findet es deshalb schwierig, die Tür aufzumachen. (I2, 796 f.) Die Tür verschließt den Raum vorm Sehen. Ist die Tür geöffnet, geht der Vorhang auf: Erschreckendes zeigt sich dort. Das, was sich hinter der Tür verbirgt, ist etwas Skurriles, worüber er mit einem Freund, der ihn in der Nachtwache besucht, vor der Tür lacht. Es ist die Tür zwischen der Skurrilität der Gerüche und der Bilder *drinnen* und der Wirklichkeit *draußen* – sein Freund und er bleiben *draußen* und lachen. (I2, 953) Beim Versterben der eigenen Mutter bleiben die Erzählerin in I12 und ihre Schwester *draußen* „vor der Tür". „Und dadurch habe ich eigentlich immer wieder reingeguckt, bin eine Weile bei ihr gewesen. Die Türe stand offen. Man hat sie gehört, wenn sie gerufen hat. Man ist dann immer wieder rein." (I12, 673–675) Eine Pflegende zeichnet mit ihrem Blick den Weg nach, ohne den Raum selbst zu betreten. „Hab da immer wieder reingeguckt." (I8, 709) Eine andere macht die Tür auf und sieht: der war verwest von innen. Ist die Tür offen, wird man mit der Entgrenzung konfrontiert. (I1, 855) Die Tür darf nicht zu lange offen stehen – schnell rein, schnell raus, schnell zuschließen. (I2, 1671 f.) Doch auch für Patient:innen kann es wichtig sein, einen geschlossenen Raum im Sterben zu haben: auf der Intensivstation „am Anfang so nicht erlebt [...] Dass man eine Tür zumachen könnte, nicht im Blick. Später hat man auch das gemacht. [...] Mit Tüchern Patienten abgeschirmt, weil Wände aus Glas und keine Jalousien." (I4, 446–449)

Das Hinein-Gehen in den Raum: Schreite ich durch die Tür, gehe ich in den Sterbe- und Todes- und Trauerraum hinein. Die Pflegende in I1 geht hinein und nimmt wahr (I1, 954 f.), das Hinein-Gehen ist etwas Intimes für sie. (I1, 987) Auch zu Hause ist die Tür die natürliche Grenze: „vor der Zimmertür, dass ich mich da nochmal gesammelt hab und alles (.) draußen stehen hab lassen und dann mich wirklich auch, ähm, in das reingegeben hab. Und hab gedacht (.), und jetzt bin ich da. (.) Hab noch ganz viel da hinten, das muss alles weg, und jetzt bin ich, mach ich mich leer und geh jetzt da rein und lass mich auf das ein." (I5, 989–993) Mit dem Betreten eines „Zimmers" entsteht für Pflegende ein Auftrag: „Ich weiß, wenn ich reinlaufe in ein Zimmer, und da liegt jemand/ ich weiß, jetzt geht's/ um was es geht. Was ich jetzt zu tun habe. Ob ich da bleibe, ob ich etwas holen muss, ob ich jemand anrufen muss. Ich weiß einfach." (I8, 234–236) Es kann schlimm und schwierig sein, in ein Zimmer zu gehen (I6, 658) – zum verstorbenen Kind. (I20, 665) Habe „gemerkt, dass manche Kollegen gesagt haben, mh, da will ich jetzt nicht rein." (I12, 65 f.) Und auch der Wechsel zwischen den *Innens* ist schwierig, der Wechsel zu anderen Patient:innen strengt an. (I2, 1559) Die Pflegende in I18 spürt die Trauer der Nahestehenden, wenn sie *rein geht*: „wenn man manchmal so reinkommt und die Angehörigen sind da, poah [...] ich spüre sozusagen irgendwie Energie [...] kommst du rein und kannst kaum atmen." (I18, 1232–1234) In vielen Interviews findet sich die Erzählung über das „Hinein-geschickt-Werden" als Auszubildende. Die Pflegende in I14 erzählt über eine Situation, die sie geschockt hatte. Sie geht als Auszubildende in ein Zimmer und entdeckt, dass die Patientin verstorben ist. Sie braucht dafür drei Erzählanläufe, bis sie erzählen kann, dass sie eine Verstorbene entdeckt hatte. Die Patientin sieht komisch aus. Nach zweimaligem Anfassen ist ihr klar, die Patientin ist verstorben. Sie holt die Stationsschwester. Auch sie geht *ins Zimmer*. (I14, 732–747) „Rein-Schauen" kann Ausdruck einer räumlichen Distanzierung vom Sterbenden sein. Den Raum des Sterbenden schauend betreten (I17, 604) – im Rahmen einer Routinehandlung: alle drei Stunden. Wie erfährt man dann aber, dass der Patient verstorben ist? Die Tochter „kam raus". Dann bin ich rein. (I17, 644 f.)

Die Tür sperrt An- und Zugehörige aus – lässt sie *im Draußen* allein. Im Bereich der Intensivstationen hat die Tür eine besondere Bedeutung – sie sperrt die Nahestehenden aus und lässt sie allein vor der Tür – ohne Informationen, ohne Ansprache und nicht wahrgenommen mit ihrem Gefühl, eigentlich beim Betroffenen sein zu müssen, der ihre Zuwendung braucht. Sie werden allein gelassen, eine lange Zeit am falschen Ort, ihre Not wird nicht ernst genommen, ihre Trauer bleibt auf diese Weise unsichtbar und bedrängt nicht. Sie bleiben *draußen*: „da **fehlt** was. Die sind so allein. Die werden vertröstet stundenlang vor der Tür. Haben keinen Ansprechpartner.“ (I13, 188 f.) Der Warteraum vor der Tür der Intensivstation ist Ort und Symbol des „Allein-gelassen-Werdens“. „Meine Tochter und ich sind ins Krankenhaus gefahren, wo er [ihr schwer kranker Mann] war, und haben vor der Intensivstation gewartet. War so ein Wartebereich wie bei uns. Eiskalt und total eng mit anderen Angehörigen an einem Patz.“ (I13, 201–203) *Draußen* ist der falsche Ort. „Ich bin schier gestorben da draußen vor Angst.“ (I13, 205) Eine Pflegende berichtet, dass sie beim Sterben ihres Großvaters an Weihnachten nicht bei ihm sein durften, weil sie vor der Tür der Intensivstation hatten bleiben müssen. (I20, 221–228)

1.1.4.4. Das Zudecken und Wegbringen der Verstorbenen

Verstorbene werden unsichtbar gemacht. Sie werden eingewickelt, verdeckt und versteckt. Sie werden rasch eingepackt und runter gebracht (I1, 185) Gleich nach dem Versterben ist das Zimmer frei zu machen. (I11, 83–85) Eine Pflegende findet das „schlimm, dass die so schnell weg kommen. Dass die Zimmer so schnell leer gemacht werden.“ (I21, 402 f.) Eine Pflegende formuliert als Gegenhorizont: „Respekt vor dem verstorbenen Kind, so dass […] es nicht einfach weg geräumt ist.“ (I20, 648 f.) Zeit und Raum geben bedeutet für die Pflegende in I11, dem Verstorbenen seine Würde zu lassen. (I11, 87 f.) Sie erzählt über eine Kollegin, die „ausflippte“, als sie einen Verstorbenen nicht zeitnah von Station hatte wegbringen dürfen – sie unterstellt ihr Angst. Für sie gibt es zwei Typen Intensivpflegende: die zurechtkommen und die nicht zurechtkommen. Diese Denkfigur ist eine Argumentation für Situationen, die sich anders für sie nicht auflösen lassen.

1.1.5. Das unausweichlich Bedrängende entgrenzter Körper

In den Interviews findet sich durchgängig die Orientierung *Bedrängnis durch entgrenzte Körper*. Entgrenzte Körper affizieren über das Sehen, das Riechen, das Hören und das Berühren. Die Körper der sterbenden und auch der verstorbenen Menschen sind dadurch entgrenzt, dass sie in Krankheit, Sterben und Tod ihrer Körpergrenzen beraubt sind. Die Integrität des geschlossenen Raums des Körpers ist verletzt. Der Verlust der Integrität ist sichtbar, hörbar, riechbar, spürbar. Menschen verlieren zum einen ihre sichtbaren Körpergrenzen durch Tumoren und Wunden. Zum anderen kann der Körper Körperflüssigkeiten nicht mehr bei sich und in sich sicher halten. Sie dringen unkontrolliert nach *außen* – der Sterbende dringt in das *Außen* ein – durch Blut, durch Erbrochenes, durch Ausscheidungen und durch Sekrete. Wo Körperinneres auf den Begleitenden im *Drinnen des Sterberaums* trifft, entstehen Situationen unausweichlicher Bedrängnis. In der Orientierung des *Umgangs mit entgrenzten Körpern* verbinden sich die Orientierungen des *sinnlich unausweichlich Bedrängenden* und des Bedrängenden des *Drinnen-Seins.*

1.1.5.1. *Unausweichlich bedrängende Bilder entgrenzter Körper*

In I7 ist die erste Erzählung und damit der visuelle Öffner ins Erlebte die Erzählung über den Blutsturz eines Patienten. Den Rahmen bilden zwei Bewertungen der Situation: es ist nicht schön. Die Bewertung, die die Sequenz abschließt, bestätigt die Eingangsbewertung durch das „so sterben". Das „so" ist die schlimme Art und Weise des erlebten Sterbens – im „so" ist ein Wissen um Bilder eines erschreckenden Sterbens enthalten, das sie voraussetzt. Auf der Erzählebene stellt sie die Belastung durch solche Situationen und Bilder in ihrer Unausweichlichkeit vor Augen. Diese Bilder bleiben an und in ihr haften. Sie kann sie nicht vergessen. Ihre erste Erfahrung auf Palliativstation ist: eine Patientin mit Blutsturz. (I7, 505–511) Ein anderer Pflegender erzählt vom Drama eines Patienten, der sich suizidiert hatte. Seine Mutter, die für Reinigungsarbeiten angestellt war, musste „das" aufputzen – „das" war er (der Patient). (I2, 507) Er distanziert sich durch das „das". „Das" ist das Blut. Das Blut ist Hinweis auf den Suizid. Die Pflegende in I3 erzählt über den Unfalltod ihres Vaters mit massivem Hirnaustritt auf der Straße. (I3, 270) Eine Pflegende berichtet von einer Person, die sie verstorben in ihrem Erbrochenen auffinden: „dann kamen wir einfach in dieses Zimmer rein, weil wir fragen wollten, ob sie irgendwie einen Kaffee mittrinken will und dann lag sie vorm Bett. So mit dem Gesicht ein bisschen im Erbrochenen." (I20, 1428–1431) Die Dichte der Erzählung zeigt sich an den drei Orientierungen *entgrenzt*, das *Innen* des Zimmers der Verstorbenen und die Distanzierung *ein bisschen.*

1.1.5.2. *Wenn sich innen und außen verbinden – die beschädigte Körperhülle*

Die Hülle des Menschen kann auf unterschiedliche Weise verletzt sein – durch künstliche Zugänge, die das *Innen* mit dem *Außen* verbinden, oder aber durch Wunden, Metastasen und Tumoren, die die Hülle durchbrochen haben. Daneben gibt es Bilder gänzlich zerstörter Körper. Künstliche Zugänge werden gleich nach Versterben entfernt, die Integrität wieder hergestellt. Offene Stellen am

Körper des Menschen werden abgedeckt, die bedrängende Verletzung der Integrität damit unsichtbar gemacht.

Künstliche Zugänge: Pflegende berichten von schwerstkranken und sterbenden Patient:innen, die „irgendwelche Schläuche [...] im Hals oder sonst irgendwo“ haben. (I14, 242) „COPD-Patienten auf ECMO wachgehalten. Die haben mit Kopf geschüttelt und links und rechts waren Kanülen und du musstest aufpassen, dass die nicht rausrutscht.“ (I11, 257–259) Menschen haben künstliche Ausgänge, z. B. Ablaufbeutel. (I21, 368) Die Menschen auf Intensivstation sind nach *außen* geöffnet und durch Schläuche entgrenzt. Nach dem Versterben wird die Verbindung nach *außen* entfernt: „sehr, sehr viele Schläuche, die einfach rauszumachen sind.“ (I12, 232) Der Auftrag nach dem Versterben ist den Pflegenden klar – das gehört ganz selbstverständlich zur Praxis der Verstorbenenpflege: Zugänge ziehen. Alles kommt raus. (I17, 721)

Wunden, Metastasen, Tumoren: Pflegende berichten vom „Verfaulen“ der schwerstkranken und sterbenden Menschen. Ein Pflegender erzählt über entstellte Menschen, denen der Hals abfault (I2, 906), vom Abfaulen und von Metastasen überall (I2, 1459 f.), vom Riesenkopf mit Lymphödemen (I2, 945 f.), von abgestorbenen Fingern (I2, 1313) und dass das Sternum offen war. (I2, 791) Eine Pflegende berichtet über eine Patientin: „Sie war aufgedunsen. [...] Es war ein Zerfall. Es war wirklich – die Beine, alles nur noch ödematös.“ (I4, 586–588) Eine Pflegende berichtet, dass halbe Gesichter weg waren. (I6, 665 f.) Eine andere erzählt über einen jungen Mann, der am Ende seines Lebens entstellt war und die Körperkonturen verloren hatte: „das letzte Mal war er wirklich so schlimm auch entstellt, aufgedunsen.“ (I13, 117 f.) Da ist der Patient, der keine Schädeldecke hat. Der sei vom Tumor aufgefressen worden. Wenn sie den Verband abmache, könne sie die erste Schicht vom Gehirn sehen. Sie müsse den Verbandswechsel machen, wenn er durchblutet sei. Das „MUSS“ bedrängt – sie habe keine Wahl. (I17, 838–845) Eine Pflegende erzählt über eine Frau mit exulzerierenden Knochenmetastasen auf dem Brustbein (I21, 596 f.) Im Bereich der Kinderintensivpflege: „dieses Kind ist hoch septisch. [...] Es muss hier elendig verfaulen.“ (I20, 377–381) Pflegende berichten so auch von Verstorbenen: „**schlimme** Leichen. Denen das Leiden so im Gesicht gestanden ist. [...] Menschen, deren Gesicht entstellt war durch die Verletzungen.“ (I13, 547–549)

Gänzlich zerstörte Körper: Pflegende berichten von verletzten Körpergrenzen. Patient:innen sind zerschmettert (I2, 922), werden zerschnippelt. (I2, 1314)

Das Zerstückeln eines toten Kindes bei der Entbindung vergisst eine Pflegende nicht. Das Kind wurde in Einzelteilen auf die Welt gebracht. (I3, 492) Ein Mann hatte „eine große bauchchirurgische OP. Da wird alles ausgebaut, was nicht niet- und nagelfest ist […] Eine OP nach der anderen. Immer mehr Darm reseziert. Irgendwann gar nichts mehr.“ (I15, 111–116) „Ein Kind […] 13 OP's. Das Kind war vom Kopf da, aber hatte keinen Darm mehr.“ (I20, 450–452)

1.1.5.3. Wenn sich innen und außen verbinden – von außen nach innen sehen

Dass die Pflegenden ins Innere der Sterbenden sehen können, ist eine Steigerung der Orientierung *das Innen des Sterberaums betreten oder betrachten*, indem die Sterbenden für die Pflegenden transparent werden. Mit den Interviewten schauen wir ins Innere der Sterbenden: die Leber hatte sich aufgelöst. (I2, 759 f.) Wir sehen das im Menschen Zerstörte, den sich auflösenden Menschen, der mit seinen Grenzen seine Integrität verliert - verwest von innen. (I1, 855)

1.1.5.4. Wenn sich innen und außen verbinden – Körperflüssigkeiten dringen ins Außen

Pflegende, die mit Sterbenden und Verstorbenen umgehen, haben in besonderer und sehr intensiver Weise mit dem Ausscheiden von Körperflüssigkeiten zu tun. Es sind bedrängende Erfahrungen, die als so belastend empfunden werden, dass die Ausscheidungen als Grund genannt werden, den Palliativbereich verlassen zu haben (I3), und die so belastend sind, dass in den meisten Interviews Bilder davon gezeichnet werden. Die Körperflüssigkeiten werden beschrieben in ihrer Konsistenz, sie sind sichtbar, hörbar, riechbar, spürbar. Sie schaffen eine Verbindung des sterbenden Körpers mit der Umgebung, dringen als Geruch auch in die Pflegenden selbst ein (I2), die sich dann nicht mehr entziehen können. Nur in zwei Interviews wird von Ekel gesprochen. (I6, 649; I17, 913)

Auf das Interview 2 soll an dieser Stelle exemplarisch hingewiesen werden. Ein Pflegender, der sich für das Interview gemeldet hatte, weil er das Thema interessant fand und gleichzeitig meinte, nichts über Sterben und Tod berichten zu können (Vorgespräch), spricht dann in den erzählenden Teilen des Interviews über Erlebnisse und Bilder, von denen er sich durch seine Argumentationsfiguren des *Verrückt-Werdens* und der *Skurrilität* immer wieder zu distanzieren sucht. Im Zeichnen von Bildern stellt er uns die bedrängende Bedeutung der Erlebnisse und Bilder vor Augen, die in Argumentationen eingelassen vordergründig und vermeintlich an Brisanz zu verlieren scheinen. Die belastenden Erlebnisse während seines jahrelangen Einsatzes auf einer gesichtsturmorchirurgischen Station erwähnt er in seiner Stegreiferzählung nicht (Erzählstumpf). Über seine Zeit dort erzählt er erst auf Nachfrage. Die Brisanz seiner Bedrängnis wird durch sein Lachen gestützt, durch seinen Versuch der unbewussten Solidarisierung mit dem Interviewer, den er zu duzen beginnt, und durch den Einstieg seiner Frau ins Interview, die seine Erzählungen über Intensivstationen bestätigt und sogar schärft. Beide wirken frustriert und äußern das auch so. Die Bilder von Toten erschrecken sie. (I2, 423 f.) Er erzählt über die „Frau hinterm Schleim" auf der Glasscheibe. Nur er sieht sie, während die anderen Übergabe machen. In seiner Erzählung wird man mit ihm zum Zuschauer dieser Szene aus der Psychiatrie. (I2, 635) Das sind Erinnerungen seiner beruflichen Laufbahn: an Schleim und Gerüche (I2, 934), an Blutstühle (I2, 765), ans Bluten aus dem Hals (I2, 790), an Blut, das aus dem Bauchraum läuft (I2, 1321), an Blut, das oben rein geschüttet wird und unten rausläuft (I2, 1322), an den Patienten, der sich die Pulsadern geöffnet hatte (I2, 565), und an den Patienten, der sich die Kehle durchgeschnitten hatte. (I2, 508) Seine Erfahrungen in der Psychiatrie hatte er als Praktikant gemacht: er sieht den Patienten in der Blutlache liegen (I2, 1682) und er erzählt über entblößte Menschen: nackt und eingestuhlt. (I2, 671)

Hirnmasse: Die Pflegende in I3 erzählt über das verstörende Bild ihres eigenen Vaters nach einem Verkehrsunfall, den sie selbst nicht gesehen oder miterlebt hatte, sondern von dem sie berichtet bekommen hatte. Das Bild aber bleibt: „der hat gelebt mit einem massiven Hirnaustritt auf der Straße." (I3, 270) Eine weitere Pflegende berichtet: „Manche haben Gehirnmasse verloren." (I13, 549 f.)

Stuhlgang, Urin, Erbrochenes: Der Körper ist nach oben und nach unten geöffnet, die Ausscheidungen kann der Körper nicht mehr bei sich behalten. Eine Pflegende beschreibt das sehr drastisch: bei einem Patienten seien aus allen Öffnungen Stuhlgang gekommen. Die Ausscheidungen vermisst sie nicht; wegen ihnen hätte sie ihre Arbeit auf Palliativstation beinahe aufgegeben. Sie hatte „Umgang mit sämtlichen Ausscheidungen dieser Welt." (I3, 1247 f.) Nach vielen Operationen ist das Resultat: „Zum Schluss hatte sie fast keinen Darm mehr gehabt. Immer dünner geworden, kachektischer. [...] Hat Cola getrunken, auch wenn's gleich wieder unten rauskam." (I10, 268–272) Eine weitere Pflegende berichtet vom Lebensende: „Sie hatte Phasen mit Erbrechen und Durchfällen." (I12, 351 f.) Ein Bild des Chaos und der Entgrenzung bietet sich einer

Pflegenden, als sie zu ihrem verstorbenen Bruder kommt: „Sind dann gemeinsam mit meinem Mann rausgefahren zu ihm und haben ihn gewaschen. Er war ja voll blutig, eingestuhlt. Also, ich hab die Kanülen rum liegen sehen vom Notarzt [...] Wir haben ihn versorgt, gewaschen, hergerichtet." (I13, 172–176) Das Waschen rahmt die kurze Passage. Vom Waschen erfahren wir noch **vor** dem Bild, das sich vor ihr auftut. Das Waschen ist Teil der Orientierung *schön machen* und nimmt das Bild des Chaos und der Entgrenzung behutsam und beruhigend in die Mitte der Erzählung. Sie bringt das Chaos in Ordnung – das Chaos mit ihrem Bruder in der Mitte. Das Bild für sich genommen bedrängt: der Bruder – mitten im Blut, im Stuhlgang, zwischen Kanülen. Ein weiteres Bild des Chaos und der Entgrenzung bietet sich der Enkelin beim Auffinden ihrer toten Großmutter: „in dem Kuchen, in dem Erbrochenen lag sie später dann." (I20, 197 f.) Die Ausscheidungen werden zum Teil des *Außen*: „War ein **schwieriger** Patient. Verwirrt oft. Sich und die Wände mit Fäkalien verschmiert." (I13, 511 f.)

Säfte und Sekrete: Pflegende berichten vom Auslaufen der Menschen. Überall wurden bei der Reanimation „Säfte" rausgedrückt. (I4, 387) Nach dem Versterben finden sich Bilder von Säften und Sekreten in Verbindung mit der Orientierung *schön* als Gegenhorizont zum Erlebten: „Da sind viele Sekrete, die da noch da sind. [...] Dementsprechend sind viele Sekrete, viel, was da noch alles wegzuputzen ist. Unschön schon." (I12, 238–243) „Den Nachttisch ein bisschen abzuputzen, wo da noch die ganzen Reste vielleicht geklebt haben." (I12, 255 f.) Dann das Bild vom aufplatzenden sich in seine Umgebung ergießenden Menschen: „ein onkologisch erkrankter Mensch, der einen Aszites hatte. Der war durch die vielen Punktionen [...] nicht mehr richtig zugeheilt [...] irgendwann die Situation, dass der aufgeplatzt ist, wirklich literweise Flüssigkeit verloren hat." (I12, 295–298)

Rotz und Schleim: Halbes Gesicht weg; rumgerotzt; es flog weiß Gott wohin. (I6, 647) Der Rotz verteilt sich im Raum. Es besteht keine Möglichkeit, sich abzugrenzen. (I6, 648 f.) Die Pflegende in I7 beschreibt eine ähnliche Situation der Verbindung vom Sterbenden mit seiner Umgebung: die Masse hat sich aufgelöst und ist durch die Nase abgeflossen; beim Verbandswechsel wurde es ihr regelmäßig übel; da kamen Massen raus; das Bett war grün-gelb verschmiert, der Boden klebrig; der Körper verteilt sich übers Bett und den Boden; man steht im Ausfluss. (I17, 935 ff.) Auf der Intensivstation erleben Pflegende beim Entfernen des Tubus nach dem Versterben: „voll Schleim und allem." (I13, 537 f.)

Blut: Der Verlust von Blut nach *außen* bedrängt. Das Ver- und Ausbluten taucht als Bild immer wieder auf. So das Bild von starken Blutungen einer Mutter bei fortgeschrittenem Brustkrebs. (I9, 101) Eine Pflegende berichtet in sehr drastischer Weise. „Die ist dann ausgeblutet. Das war nicht schön zu sehen. Die hat bis zu acht Konserven Blut bekommen pro Tag fast. Überall aus Armen, Löcher ist Blut rausgelaufen." (I11, 251–253) Ein Patient hatte „Blut gekotzt ohne Ende." (I14, 847)

1.1.5.5. Das belastende Erleben von Ekel

In all den Situationen, die Pflegende beschreiben und die sie belasten, sprechen sie selten aus, was sie daran belastet. Auch in Situationen der Entgrenzung sterbender Menschen wird kaum ausgesprochen, was Pflegende in der Sorge für diese Menschen empfinden. Nur eine Pflegende spricht den Ekel, den sie empfindet, offen aus. Eine weitere deutet den Ekel an. Auf einer Station war jemand verstorben und sie war „dabei beim Richten. Die Examinierte hat ständig vor sich hin gewürgt. Also, das war echt keine so schöne Erfahrung." (I8, 439–442) Die andere Pflegende erzählt über einen Patienten, dessen Gesichtstumor sezernierte: „es war auch wirklich unappetitlich, weil der Tumor einfach, die Masse sich aufgelöst hat und dann immer durch die Nase (.) abgeflossen ist. […] es war schon wirklich an der Ekelgrenze. (.) Also, ich/ mein Magen verträgt viel. […] Gerüche und so, das stört mich jetzt auch nicht so, aber da hab ich immer (.)/ dann, wenn ich ihn versorgt habe, diesen Verbandswechsel gemacht habe. (.) Dacht ich: Spuck ich jetzt oder spuck ich nicht? […] dieses Sekret ist überall verteilt gewesen. (.) Und da kamen Massen raus. Es war unglaublich. Da kamen wirklich **Massen** raus. (.) Und, ähm, das ganze Bett war immer so grün-gelb verschmiert. (.) Der Boden war klebrig. Und da konnt man jeden Tag ein paar Mal putzen. […] es war wirklich (.) hart." (I17, 951–962) Die Realität war manchmal unschön und eklig. (I17, 831)

1.2. Das Wissen um das unausweichlich Bedrängende emotionaler Nähe zu anderen

Die Pflegenden erzählen über eine Schutzhaltung, die sie bestimmten Menschen gegenüber in der Sterbebegleitung einnehmen. Die Textsorten sind gleichmäßig verteilt. Erzählungen, Beschreibungen und Argumentationen weisen gleichermaßen auf die Schutzbedürftigkeit hin: nahestehender Personen, der Sterbenden im Kontext einer intensivmedizinischen Versorgung oder der Versorgung in Pflegeheimen. Die Pflegenden kommen als Auszubildende und als examiniert Pflegende in drei verschiedenen Situationen in den Blick: sie können sich verletzlichen Personen im beruflichen Kontext nahe fühlen, sie begegnen privat Nahestehenden in ihrem beruflichen Kontext und sie erzählen über Nähe im privaten Kontext. Dass die Not der anderen sie affiziert, dass sie in ihre Not mitfühlend verwoben werden, dass sie hierdurch in eine für sie belastende Nähe zu anderen, zu deren Not und zu eigenen Ängsten geraten, soll in diesem Kapitel näher betrachtet werden. Affiziert zu sein, scheint der Grund dafür zu sein, sich an die einen zu erinnern, an andere nicht. Die Pflegenden erzählen über Menschen, deren Begleitung für sie so bedeutend und einprägsam war, dass sie sich im Interview an sie erinnern – wenn auch nicht an ihre Namen, so doch an ihre Gesichter und Schicksale. Aufgrund welcher Kriterien kommt Nähe zustande?

1.2.1. Nähe im beruflichen Kontext

Nähe entsteht im beruflichen Kontext durch Bezogenheit, durch Zeit, durch das Alter und den Bezug zur eigenen Lebenswelt sowie durch leiblich-sinnliches Wahrnehmen.

1.2.1.1. Nähe durch Beziehung

Den Namen kennen: Pflegende verbinden mit dem Kennen des Namens eines Menschen eine besondere Nähe. Es ist für sie von Bedeutung, ob sie sich an Namen erinnern können oder nicht. Den Namen nicht zu kennen, kann für sie eine Form der Distanzierung sein. Der Pflegende in I2 kann sich an die Namen der Menschen erinnern, die er begleitet hat. Sie werden durch den Namen greifbar. (I2, 490 f.) So wenig sich eine Pflegende an Menschen in konkreten Situationen erinnern kann, so kennt sie in ihrem ersten „Schlüsselerlebnis" (I8, 55) den Namen des jungen Mannes. Sein Leiden lässt sie mitleiden: „dem ist's Blut da hinten runter gelaufen. […] Und der hat **echt gelitten**. […] Und ich glaub, ich hab einfach auch gelitten." (I8, 590–594)

Andere kennen lernen: Der Aufbau einer Beziehung zu verletzlichen Menschen, die mir anvertraut sind, erzeugt eine Nähe, der ich mich nicht mehr zu entziehen vermag. Es schützt mich, dass ich mich an die vielen Toten, die mir im Laufe meiner beruflichen Arbeit begegnet sind, nicht erinnern kann. (I14, 92–94) Mit dieser Distanzierung leitet die Pflegende eine Erzählung über eine Erinnerung ein, die sich in ihr eingegraben hat – denn das Erlebnis war einschneidend (I14, 96) Sie beginnt mit der Distanzierung „da hatte ich mit jemandem zu tun" und der Diagnose des Patienten, dessen Prognose „keine Chance" lautete. Sie beginnt ritualisiert medizinisch und leitet dann die Öffnung ein: sie hatte ihn begleitet. Und er öffnet sich ihr und erzählt ihr über sein Leben. Am Ende der Erzählung war eine Nähe entstanden, dass er in ihren Armen sterben durfte – ein Bild größter Vertrautheit. (I14, 106 f.) „Und ich hab ihn nicht eine Sekunde aus den Augen gelassen. (..) Und ich durfte auch bei ihm bleiben. Also, ich durfte mir die Zeit für ihn nehmen, ja." (I14, 872–874) Wenn Patient:innen sich äußern können, erleichtert das das Kennenlernen: „die sind ja manchmal Wochen bei uns und die können manchmal auch noch sprechen. Und du weißt, was die denken." (I15, 315–318) Eine Pflegende spricht von ihrer besonderen Nähe zu lebensverkürzend erkrankten und sterbenden Kindern: Das Kind „fühlte sich an wie etwas von mir." (I19, 107) „Ich pflege so, als ob es meine Kinder wären." (I19, 245 f.)

Sich nahe fühlen: In den Erzählungen in I11 entsteht das Bild einer sehr einfühlsamen und feinfühligen Pflegenden, die gerne in Beziehung geht. Ihre Erzählungen sind Erzählungen der Nähe. Während ihrer Zeit in der Dialyse konnte sie Beziehungen aufbauen, das ist auf der Intensivstation nicht mehr möglich. Die Begegnungen dort sind meist recht kurz. Die Pflegende in I21 fühlte sich einem Patienten sehr nahe. „Weil der mir so nah war […] deswegen hab ich auch so vehement gekämpft. […] ich hatte immer das Gefühl, ich versteh ihn ohne Worte. Das ist nicht oft. So von Herz zu Herz. Da waren zwei Seelen, die sich berührt haben." (I21, 346–352) An anderer Stelle berichtet sie vom Ehemann einer gequält Verstorbenen, zu dem sie ein nahes Verhältnis aufgebaut hatte. Da die Ehefrau sehr angespannt verstorben war, wollte sie den Mann schützen. (I21, 378–381) Der Pflegende in I2 hatte zu den Patient:innen, an die er sich erinnert, eine nahe Beziehung. (I2, 513) Gleichzeitig resümiert er für sich, dass man durch zu viel Nähe verrückt werde. Die Vorstellung, dass Patient:innen aufgrund der Begegnung mit ihnen und der Nähe zu ihnen ein Teil ihres Lebens sind, ist für die Interviewte in I1 sehr wichtig. (I1, 395 f.) Sie argumentiert, dass im beruflichen Begleiten das eigene Leben ein Teil des Lebens des anderen und das Leben des anderen ein Teil des eigenen Lebens wird und dass sich also die Spaltung beruflich-privat nicht aufrechterhalten lässt. Die Pflegende in I8 bestätigt das: „den hab ich auch nie vergessen. […] der gehört da schon zu meinem Lebenslauf." (I8, 675 f.) Die Intensivpflegende einer Kinderintensivstation erzählt über die Verantwortung für ein Kind, das absehbar verstorben sein würde. Als erfahrene Pflegende kommt ihr der Auftrag zu, sich in instabilen Phasen um das Kind zu kümmern. Sie baut dabei eine Beziehung zum Kind auf, während die Eltern sich vom Kind zurückziehen. (I19, 105) Das Kind verstirbt an ihrem freien Tag. Sie deutet das so, als „ob das Kind mir das Leid ersparen wollte. Sehr traurig. […] Habe mich entschieden, nicht zur Beerdigung zu gehen." (I19, 107–110) Sie trauert eine Woche um das Kind. (I19, 112) Pflegende halten Kontakt zu Menschen, denen sie nahe gekommen waren. „Ich hab so ein paar Patienten, ähm, Familien hab ich noch Kontakt." (I20, 1266 f.) Nähe entsteht auch durch räumliche Nähe. Alle sitzen miteinander im selben Boot. Das ist Metapher und erlebte Wirklichkeit zugleich. Der Gegenhorizont ist die räumliche Distanz. So nimmt eine Pflegende bei Kolleg:innen wahr, dass sie die Nähe zu Sterbenden meiden: „da will ich jetzt nicht rein." (I12, 65 f.)

1.2.1.2. Nähe durch Zeit – Zeit schafft Nähe und Nähe schafft Zeit

Durch Zeit entsteht Nähe zu Patient:innen. Sich berühren zu lassen, braucht Zeit. (I1, 2251 f.) Der lange begleiteten Patientin mit Depression, deren Mann und deren Tochter fühlt sich die Pflegende sehr verbunden. (I3, 951 f.) Manche Patient:innen bleiben lange im Gedächtnis. Über sie „spricht man noch **Jahre.** […] Sind oft Patienten, zu denen man eine Beziehung aufgebaut hat. Die lange bei uns waren. Oder wo die Angehörigen länger von sich hören lassen." (I15, 323–326) Diese Nähe kann belasten. Intensivstationen eines Krankenhauses schützen meist vor einer solchen Nähe. „Das liegt daran, dass man die Leute nicht persönlich kennt und das nicht so nah an sich ran lässt. Die länger da sind, sind meist beatmet. Von denen erfährt man nichts über die selber. Über Angehörige mal. Aber man kennt die Leute trotzdem nicht. Die sind anonym." (I10, 571–574) Kinderintensivstationen bilden eine Ausnahme. Auch dort entsteht durch Zeit Nähe zu den Kindern und die Fähigkeit, den Zustand der Kinder ohne technische Hilfsmittel deuten zu können. (I20, 245–248) Diese Nähe kann zur großen Belastung werden. Eine Pflegende erzählt über ein Frühchen, zu dem das Team eine große Nähe aufgebaut hatte. „Die war schon über ein Jahr. Die hat ihren ersten Geburtstag bei uns gefeiert. Im Bett. Mit Brille und,

und Kleidchen und allem und dann dieser Verlauf." (I20, 370–372) Das Kind wurde septisch, war sterbend und man ließ es nicht sterben. Da war sie „ausgeflippt", was eine Wende herbeigeführt hatte. Das Kind durfte dann doch sterben. (I20, 375–386) Sie erzählt über eine weitere nahe Beziehung. Zu Beginn ihrer beruflichen Laufbahn war ihr erstes Kind, ein Frühchen mit schrecklichem Verlauf, verstorben. Sie hatte eine Beziehung zum Kind und zu den Eltern aufgebaut. Sie ging zur Beerdigung und als sie die Spieluhr des Kindes überm Sarg hörte, brach die Trauer aus ihr heraus. (I20, 815–831) Jahre später erlebt sie das wieder bei einem Kind, das sie ambulant betreut hatte. „Und der war an Ostern so schwer krank auf der anderen Intensiv, dass man nicht wusste, ob der überlebt. Also, das hat mir wirklich den Boden unter den Füßen weg gezogen." (I20, 844–847) Pflegende bauen über einen längeren Zeitraum auch zu Nahestehenden eine besondere Nähe auf – auch auf den Intensivstationen. (I15, 315–318) Sobald „ne ziemlich emotionale Bindung zu den Angehörigen da war, (.) war auch ne Bindung zu den Patienten mehr da und [...] der Tod auch anstrengender." (I14, 176–178) Die Pflegende in I18 erzählt erst recht spät in ihrem Interview über die Begleitung eines sterbenden Menschen und seiner Frau, mit denen sie sich sehr verbunden fühlte. Es ist die dichteste Passage im Interview. Die Ehefrau vertraute ihr. Die Pflegende stellte beiden die Möglichkeit eines sanften Sterbens in Aussicht und verabschiedete sich dann vom Sterbenden. Die Pflegende weinte damals und weint auch während des Interviews. (I18, 1277–1299) Gegenhorizont ist das Fehlen von Zeit, um eine Beziehung aufzubauen. (I9, 138 f.)

1.2.1.3. Nähe durch (ein junges) Alter und durch Bezüge zur eigenen Lebenswelt

Viele Erzählungen beginnen mit der Nennung des Alters der Sterbenden. Das ist zum einen vermutlich dem habitualisierten Übergaberitual der Pflegenden geschuldet, mit dem sie Patient:innen vorstellen (Name – Alter – Erkrankung). Zum anderen aber wirkt sich das Alter der Sterbenden auf die Bewertung der Situation durch die Pflegenden aus. Ein „hohes Alter" wird eher mit einem „Sterben-Dürfen" assoziiert. Die Belastung entsteht dann, wenn alte Menschen nicht sterben dürfen. (I13, 872–893) Bei jungen Menschen und bei Kindern entsteht demgegenüber eine besondere Nähe durch das eigene Affiziert-Sein mit der Person. Ein „junges Alter" folgt der Orientierung eines *Sterbens zur falschen Zeit.* (I14, 1129 f.; I21, 121 f.) Eine Pflegende erinnert sich an einen jungen

Mann, voll im Leben, der in Folge eines Herzinfarkts verstirbt, und an seine zwei kleinen Kinder und seine trauernde Frau. (I14, 116–128) Die Pflegende in I13 leitet ihre Erzählungen immer wieder mit der Betonung „jung“ ein. „Vor allem ist mir jetzt erst witziger Weise vor einer Woche ein Patient begegnet, der damals verstorben ist, ein **junger** Mann, der einen Motorradunfall hatte.“ (I13, 97–99; insgesamt 10 x „jung“) Sie schließt die Trauer von Kindern ein: „Kinder zu erleben von Müttern, Vätern. Das war immer schwer.“ (I13, 694 f.) Die Pflegende in I15 kann sich kaum an Details von Begleitungen erinnern. Sie erinnert sich aber, wenn Patient:innen jung waren oder sie eine besondere Nähe zu Patient:innen und/oder zu Nahestehenden aufgebaut hatte. (I15, 341 f.) Als sehr belastend erleben Pflegende das Sterben von Kindern und Jugendlichen: „ein junges Mädchen mit Krebs in den Knochen.“ (I11, 762 f.) Sie erinnert sich an die junge Patientin – junge Patient:innen sind für sie eine Herausforderung. Sie erinnert sich sogar daran, dass sie ihr Sterben nicht mitbekommen hatte, weil sie im Urlaub war. (I11, 763 f.) Die Pflegenden einer Kinderintensivstation sind aufgewühlt in Erinnerung an verstorbene Kinder. (I20, 815–847)

Resonanz entsteht auch durch ähnliche familiäre Situationen, durch die eigene Rolle als Mutter oder Tochter und durch die Gleichaltrigkeit der Sterbenden. Bei der Pflegenden in I7 fällt auf, dass es eher jüngere Menschen und dann auch wieder Menschen mit Kindern sind, die sie berühren. Sie selbst hat zwei Kinder. Auch die Ehefrau des Pflegenden in I2 spricht von dieser Betroffenheit, die durch ein ähnliches Alter und eine ähnliche Lebenssituation entsteht: „die einen ähnlichen Lebensverlauf […] haben. Kinder im gleichen […] Alter oder so. Sowas betrifft einen halt dann unmittelbar. Also, dann kannst du dich auch nicht schützen.“ (I2, 1177–1191) Beim Abschied der Mutter vom Sohn dreht's der Pflegenden das Herz um. (I6, 688) Sie spricht aus, was sie antriggert: Junge Frauen mit Kindern im Alter ihrer eigenen Kinder. (I6, 681–717) Hier ist „ein 26jähriger junger Mann gestorben. Mein Sohn ist so alt. Da nehme ich auch was mit.“ (I5, 996 f.) Auch die Rolle als Schwiegertochter und Tochter sind bedeutend für die Begleitung Sterbender: ihr Schwiegervater war unter Atemnot verstorben. (I21, 456 f.) Ein Teil der Menschen, an die sie sich erinnert, hatten ebenfalls Atemnot. (I21, 368–382) Auch die Gleichaltrigkeit triggert Pflegende an. In einer emotional sehr dichten Passage erzählt die Pflegende in I5 über die Begleitung eines jungen Mannes in der Ausbildung – fast gleichaltrig. Sie und eine andere Auszubildende saßen abwechselnd bei ihm, weil es allein nicht zu ertragen war. Auch andere Pflegende greifen den Topos *Gleichaltrigkeit* auf. „Die Patientin war wahrscheinlich so alt wie ich. Vielleicht auch deshalb so präsent." (I12, 546) „Wir hatten einen Patienten, der war mein Alter. [...] Und der Sohn [...] Fünf [...] Das war (.) richtig bitter." (I17, 949–951)

1.2.1.4. Nähe durch leiblich-sinnliches Wahrnehmen

Pflegende lassen sich auf einer leiblichen Ebene berühren – sie fühlen leiblich, d. h. mit ihrem Leib (fühlender Leib) den Leib des anderen (gefühlter Leib). Sie beschreiben das als sinnliches Wahrnehmen, als das, was sie spüren. Es entsteht Resonanz zwischen ihnen und den anderen, was zur Übernahme von Verantwortung und dann zur Sorge für andere führt. Sie werden in Verantwortung gebracht, indem sie sinnlich-leiblich angerührt werden. Das Leid des anderen kann in sie eindringen und zu ihrem Leid werden: „Hab's mit ihr ausgehalten. [...] Die Unruhe springt auf mich über." (I6, 318 ff.) Die Kehrseite dieser besonderen Begabung ist die Belastung, nicht mehr abschalten und trennen zu können, weil sie spüren, wenn und wann andere sterben. Die Pflegende in I5 erzählt darüber, dass sich die Verstorbenen in ihren Träumen von ihr verabschieden kommen. Das will sie nicht mehr. Auch die Pflegende in I8 erzählt darüber, dass sie im ersten Jahr im Hospiz spürte, wenn und wann jemand verstarb: „das ist zu viel. Ich kann nicht auch noch in meiner Freizeit völlig die Leute im Hospiz begleiten. Also, dann kriege ich keinen Abstand mehr zu dem Ganzen. Und hab das wirklich entschieden, dass ich das nicht mehr möchte. Dass ich jeden daheim mitkriege. Und dass ich mehr Abstand kriege. Und das ist auch so geblieben außer bei so ein paar Leuten." (I8, 160–165)

Die Gefühle der Nahestehenden und die Situationen des Sterbens sind anstrengend und machen müde und traurig und auch wütend. Pflegende fühlen sich von den schweren Emotionen der Sterbenden und Nahestehenden bedrängt. (I17, 1218 ff.) Die ständigen emotionalen Tiefs machen müde (I3, 1253 f.) und sind anstrengend. (I2, 1547; I14, 179 f.) „Mit diesen Emotionen, die da auf mich eingeprallt sind. Das fand ich total schwer." (I12, 550 f.) Mit Sterbenden und deren Nahestehenden über Tod und Sterben zu reden, erschöpft die Pflegenden. (I5, 1723 ff.) „Das kostet Kraft und Nerven und ich hab, nach so nem Vietelstundengespräch mit den Angehörigen, hab ich/ bin ich (.) fertig, als ob ich irgendwie ne Stunde in der Röntgenschürze dagestanden wäre. Das ist wirklich anstrengend." (I17, 1165–1168) Die Pflegenden fühlen sich von den

Nahestehenden mitunter emotional ausgesaugt: „wie so Vampire. Die nehmen und nehmen und nehmen." (I20, 1231–1234) Auch die sonst eher abgeklärt wirkende Pflegende in I5 spricht von der Schwere im Umfeld von Tod und Sterben. (8x „schwierig")

1.2.2. Private Nähe als beruflich Pflegende

Pflegende erzählen über wenige Erlebnisse, in denen sie am Arbeitsplatz mit zwei Rollen klar kommen mussten – als **berufliche und zugleich private Person.** So in der Erzählung einer Pflegenden über eine Freundin, die auf der Nachbarstation lag und ihre Freundinnen damit schockierte, dass sie offen über ihr Sterben, ihre Beerdigung und ihr Grab sprach. Sie selbst erlebte dieses offene Sprechen auch als schockierend und deutet das distanzierend-rationalisierend so, dass sie ihren Freundinnen Aufgaben zum Wachsen mitgab. (I7, 74–76) Eine Pflegende, die aufgrund der räumlichen Nähe ihres Arbeitsplatzes zu ihrem Heimatort immer wieder mit solchen Situationen konfrontiert war, wechselte deshalb ihre Stelle. (I15, 26–28) Eine Variante ist die Erfahrung, **selbst betroffen zu sein** und dann beruflich funktionieren zu müssen. Eine Pflegende erzählt, dass sie das Sterben ihrer Mutter so belastete, dass es ihr schwerfiel, danach Sterbende zu betreuen. (I12, 110–113) Das eigene Erleben von Sterben, Tod und Trauer kann sich auf die künftige Begleitung Sterbender und Nahestehender auswirken: „was beruflich sich verändert hat, dass ich kein Blut mehr riechen konnte. […] Blut war mit Trauer verbunden." (I13, 182–184)

Wenige Pflegende erzählen ausführlich über **eigene Verluste**. Ausführliche Erzählungen über Sterben und Tod sind meist Erzählungen über berufliche Erlebnisse. Beim Pflegenden in I2 blitzt immer nur kurz der Horizont auf, dass ihm der Tod von geliebten Menschen weh tue und ihn und andere einsam mache. Über die Zeit der Trauer erzählt der Pflegende in I2 kaum. (I2, 142 f.) Stattdessen entwirft er den Gegenhorizont des Happy ends, mit dem seine Erzählungen meist enden – einer neuen Beziehung, weil allein sein nicht geht für ihn: seine Mutter hat eine neue Beziehung (I2, 197–207), seine Schwester (242 f.) und selbst das Interview als solches endet mit der Erzählung einer Lebensrettung: „Happy end." (I2, 1986) Auf die Frage nach Erfahrungen aus der Schulzeit erinnert sich eine Pflegende erst nicht und dann doch an einen Nachbarn, der damals in ihrem Alter tödlich verunglückt war. (I5, 474–485) Mit dieser schweren Erinnerung ringt sie (21x „schwer") und setzt dem Horizont der Schwere die Argumentation (Gegenhorizont) entgegen: „Unser Thema war das Leben." (I5, 484 f.) Sie erlebt diese Schwere im Umfeld von Tod und Sterben bei eigener Betroffenheit (8x schwierig, 2x betroffen in I5, 469–490). Wenn's persönlich nahe ist, geht sie weg. (I5, 977) Die Pflegende in I11 spricht von der großen Trauer, die es in ihrer Familie **nicht** gibt – im argumentativen Sprachstil. In zwei ihrer Erzählungen geht es dann doch um große Trauer. Da ist die Trauer ihrer Mutter: „Diese **große** Trauer gibt's wenigstens in meiner Familie nicht. […] Mama hat ein Jahr gebraucht, bis sie das alles verarbeitet hat. […] Inzwischen hat sie sich beruhigt." (I11, 416–421) Zum anderen ist da ihre eigene Trauer um den Vater: „um halb sieben abends am Tag vorher habe ich Info bekommen, dass er gestorben ist. Und von sieben bis zwölf bin ich vorm laufenden Fernseher gesessen. Ich weiß nicht, was ich geschaut habe. Ich bin nur gesessen. […] Von zwölf bis fünf Uhr morgens habe ich geputzt. […] Dann die Koffer gepackt, zum Flughafen gefahren. Runter geflogen. […] Um elf Uhr zu Hause. Ich habe zwei Tage nicht geweint. Erst als Papa zu Grabe getragen wurde, habe ich geweint. Drei Monate lang." (I11, 746–753) Die Pflegende in I10 spricht offen über ihre Trauer: „Eine Stunde später klingelt das Telefon. Ich hab gleich angefangen zu weinen, ohne direkt zu wissen, wer dran war, aber ich wusste es irgendwie. Da hatte meine Oma angerufen, dass meine Uroma gestorben ist." (I10, 60–62) Auch die Pflegende in 21 spricht offen darüber und weint beim Erzählen. Beim Schwiegervater habe ich „sowas von geheult." (I21, 235)

Pflegende erzählen außerdem über Erlebnisse, in denen sie **im privaten Umfeld als beruflich Pflegende angesprochen** werden – und das in Situationen eigenen Betroffen-Seins und eigener Trauer. So hatte die Pflegende in I11 in der Sorge für ihren Vater die Rollen getauscht – von der Tochter zur Pflegenden. Sie orientiert sich in ihrem Handeln am beruflichen Wissen und ihrer beruflichen Erfahrung und begründet ihr Handeln der Schwester und der Mutter gegenüber entsprechend. „Er war froh, dass ich da bin. Dass ich mich um ihn kümmere. […] Er hatte […] Morphin […] Das haben wir ihm immer wieder erhöht. Dass er keine Schmerzen hat. […] Nach zwei Tagen habe ich ihn raus aus dem Bett geschmissen. […] Dann hat er Suppe gegessen. […] Dann hat er Bauchkrämpfe bekommen. […] Mussten wir wieder höher mit dem Schmerzmittel. Habe der Schwester gezeigt, wie man das macht. Und nachts macht Ihr ein Nest und er bleibt in diesem Nest liegen und Mama […] hat Angst gehabt, er soll keine Wunde haben, also keinen Dekubitus. Er ist mit einer Superhaut von uns weg gegangen. […]

Kontrakturen hat er auch nicht gehabt, weil wir uns viel Mühe gegeben haben.“ (I11, 706–745) Auch die Pflegende in I12 geht in der Begleitung ihrer Großmutter und Mutter in ihre berufliche Rolle. (I12, 610 f.) Das war für sie selbst gut, weil sie sich sicher sein konnte, dass beide dadurch gut versorgt sind. Andererseits hatte es sie überfordert, weil ihr von Verwandten in dieser Rolle eine Souveränität zugesprochen worden war, die sie als Tochter gar nicht hatte. Auch im Sterbeprozess handelt sie als Pflegende: „Durch den pflegerischen Hintergrund war das natürlich schon eher ich. Ich hatte auch einen Katheter gelegt bei meiner Mutter. [...] das hätte ja sonst wirklich niemand machen können aus der Familie.“ (I12, 707–709) Sie berichtet dann von der Rollenernüchterung: „Alle glaubten, meine Schwester verkraftet die Krankheit, den Tod meiner Mutter nicht. Von mir sind alle ausgegangen, dass ich das hinkriege, dass ich sie noch pflege. Da war ich auch noch schwanger zu der Zeit. Keiner hat Rücksicht darauf genommen. Das hat mir schon zu denken gegeben.“ (I12, 747–750) Auch die Pflegende in I21 hatte diese Erfahrung gemacht. Die Pflege des Schwiegervaters führte bei ihr zur totalen Überforderung: weil sie im Hospiz arbeitete, führte das zu fachlichen Erwartungen – der Familie an sie und von ihr an sich selbst. (I21, 221 f.)

1.3. Das Wissen um die Wirklichkeit falscher Orte und der falschen Zeit

Im Wissen um die Bedingungen eines guten Sterbens und Todes wissen die Pflegenden auch: es gibt falsche Orte fürs Sterben, Verstorben-Sein und Abschiednehmen, und sie erzählen über ihre Erfahrungen der falschen Zeit fürs Sterben.

1.3.1. Die Wirklichkeit falscher Orte fürs Sterben und Abschiednehmen

Die Vorstellung, dass Menschen am falschen Ort sterben, belastet Pflegende sehr. Kliniken und Intensivstationen sind falsche Orte für sie. Die Felder der ambulanten Pflege, der spezialisierten Palliativpflege und der Langzeitpflege tauchen in den Interviews nur am Rand auf. Die Pflegenden orientieren sich an der Vorstellung, dass es fürs Sterben richtige Orte oder an falschen Orten zumindest das richtige Handeln gibt, das sich an den Sterbenden und ihren Familien orientiert. In der ambulanten Pflege werden Patient:innen meist lange betreut und auf diese Weise vertraut. Wenn sie versterben, kann das zu Trauerreaktionen führen. (I10, 124–127) Dass viele Menschen allein zu Hause leben, erfüllt eine Pflegende allerdings mit Unbehagen und der Sorge, auf sich allein gestellt einen

Verstorbenen zu Hause zu finden: „es gab Patienten, wo man nicht wusste, so, leben die noch, wenn man dann kommt. […] fand ich immer gruselig. […] da bin ich dann immer (..) so rein, habe dann gerufen und war froh, wenn ein Zeichen zurück kam. […] Wollte nicht alleine in einer Wohnung einen toten Menschen finden.“ (I18, 1105–1109) Dass Menschen nicht zu Hause sterben dürfen, sondern in spezialisierten Palliativeinheiten, sieht ein Pflegender kritisch: die sterbenden Menschen werden „zunehmend aus Familien- und Freundeskreis ausgegliedert. Dass man's von daheim weghaben will. Mit den ganzen Palliativeinrichtungen, die es jetzt gibt und damals nicht. Fluch und Segen gleichzeitig: In Einrichtungen zu sterben ohne Angst und ohne Schmerzen. Von daheim aber ferngehalten.“ (I9, 201–204) Die APV in Pflegeheimen kommt kaum in den Blick, obgleich sie wichtige Sterbeorte sind. Wo ein Pflegeheim erwähnt wird, wird es als schwieriger Ort fürs Sterben geschildert (I7, 64 f.): „die Bedingungen waren grauenhaft.“ (I21, 178)

1.3.1.1. Falsche Orte fürs Sterben und Abschiednehmen von Verstorbenen im klinischen Bereich

Pflegende berichten kritisch, was sie in ihrer Ausbildung, den Anfängen ihrer Berufstätigkeit und während ihrer langjährigen Berufstätigkeit erlebt haben. Sie identifizieren falsche Orte fürs Sterben und Abschiednehmen von Verstorbenen. Sie erzählen über dramatische Ereignisse, die im Kontext klinischen Handelns Wirklichkeit werden können. Das Versterben eines Patienten im Aufzug bringt eine Pflegende in Bedrängnis, denn alle starren sie an. (I6, 237–240) Sie erzählt außerdem über eine Patientin, die zur Reanimation auf den Boden geschmissen wird. (I6, 241)

Menschen sterben zwischen Badewanne und Abfalleimer. Pflegende erzählen darüber, wie mit Sterbenden und Verstorbenen zu Beginn ihrer Berufstätigkeit umgegangen worden war. Bis in die 80er-Jahre starben Menschen zwischen Badewanne und Abfalleimer oder es mussten Nahestehende dort von ihren Verstorbenen Abschied nehmen – nicht nur im Erwachsenen-, sondern auch im Kinder- und Jugendbereich. Menschen starben in der Wäschekammer (I6, 258), in Bädern (I8, 429; I13, 500 f.) und in Abstellräumen (I10, 315 f.). Für die Pflegende in I5 war die Art, wie mit Sterbenden in den 70er-Jahren umgegangen wurde, unerträglich – unerträglich auch ihre Verantwortung dabei: den Sterbenden von vornherein nicht gerecht werden zu können. „Ich kann mich an

Situationen erinnern, wo abends der Oberarzt kam und hat gesagt (.), ja, kann man ins Bad stellen, stirbt dann dort, und es war so, wenn ich vierzig Betten zu betreuen hab und bin alleine, kann ich nicht zu einem Sterbenden sitzen, sondern er stirbt in der Tat allein irgendwo im Bad oder im Zimmer." (I5, 84–88)

Die Verstorbenen wurden an falsche Orte gebracht – sie kamen in überfüllte Bäder: „Lagen dann zwischen Nachtstühlen und Nierenschalen." (I11, 85) Eine Pflegende und ihre Familie müssen in der Abstellkammer vom verstorbenen Großvater Abschied nehmen. (I20, 233 f.) „Eine Frau hat ein totes Baby entbunden. Die hat im Bad entbunden, weil kein anderer Platz auf Station war. Es kam raus ein kleines Frühchen in einer Papiernierenschale zwischen sämtlichen Instrumenten. Ich habe das als grausam empfunden. Ich habe dann sehr viel geweint. Das war kein würdiges Sterben für das Kind." (I11, 94–97) Eine Pflegende berichtet, dass ihrer Erfahrung nach sterbende Kinder auch heute noch unsichtbar gemacht werden. Bei ihnen im Kinderintensivbereich gibt es dafür einen besonderen Bereich, in dem bevorzugt sterbende Kinder untergebracht werden – die Institutionalisierung in der Institution. Vordergründig, um ihnen etwas Gutes zu tun, während die Pflegenden es so empfinden, dass die Kinder dort vergessen würden. (I20, 551–555)

1.3.1.2. Kliniken und Intensivstationen sind falsche Orte fürs Sterben

Im klinischen Kontext fehlen die Rahmenbedingungen, um Sterbende gut begleiten zu können. (I9, 53 f.) Um wirklich für sie da sein und ihnen die Hand halten zu können (Gegenhorizont zur tatsächlichen Erfahrung: I9, 55–60), braucht es Räume, Personal und Zeit. (I9, 66–69) Wenn dies fehlt, entsteht eine unerträgliche Hilflosigkeit: hilflos daneben stehen zu müssen, nicht helfen zu können und zu dürfen, die Menschen belügen zu müssen. (I6, 334) Wenn der Rahmen fehlt, fühlt sich Verantwortung überfordernd an. Wenn ich mit dem Rahmen nicht zurechtkomme, wird das zu meinem persönlichen Versagen. (I6, 257) Die Pflegende in I10 wünscht sich mehr Zeit für Gespräche, ist „aber nicht denkbar vom Stellenschlüssel her." (I10, 544 f.) Die Erfahrung, auf Normalstation allein sterben zu müssen, ist eine Erfahrung fehlender Zeit. „Auf Intensiv hat man seine fest zugeteilten Patienten. Wir haben mehr Zeit, am Bett zu stehen als die auf Normalstation. Auf der Normalstation hat man das meistens erst gar nicht mitbekommen so schnell. […] Manchmal findet man die Leute einfach. Und die sind schon verstorben." (I10, 303–306) Zu den fehlenden

Rahmenbedingungen kommt die normative Rahmung der Arbeit durch Hierarchien. Die Pflegende in I6 wird von einer Patientin um Schmerzmittel angefleht. Das kann sie kaum aushalten. Aber sie geht über den Rahmen, der durch Ärzte gesetzt wird, nicht hinaus. Sie muss hilflos daneben stehen, kann nur wenig oder gar nichts tun. (I6, 320–348) Die Erfahrungen einer Pflegenden mit Tod und Sterben im Krankenhaus sind *nicht schön*. (I3, 846 f.) Sterben und Tod sind dort ein „Bäh-Thema". (I3, 818)

Sterbende und Pflegende brauchen Ruhe (Gegenhorizont) statt Hektik (Horizont) in der Situation der Sterbebegleitung. Zeit zu haben, bedeutet Ruhe zu haben im Sterben und für die Begleitung der Sterbenden. Ruhe ist das, was Pflegende brauchen, um ihre Arbeit würdevoll tun zu können – Ruhe für den Sterbenden und Ruhe für die Nahestehenden. Und nach dem Versterben soll auch Ruhe sein – um den Verstorbenen herum und im Handeln der Pflegenden am Verstorbenen. Dem steht das „Müssen" auf Station entgegen, dort ist es hektisch (I3, 1157 f.) – so auch auf Intensivstation. (I4, 699–701) Eine Pflegende beschreibt ihre Unzufriedenheit mit dem System Krankenhaus so: immer weniger Zeit. (I8, 80–82) Zeit spielt ab Diagnosestellung eine wichtige Rolle. Eine Pflegende berichtet: „Das Schrecklichste: die Leute zu sich gekommen nach OP. Dann sind die Arztvisiten gewesen. ‚Wir müssen Ihnen leider sagen, dass es Krebs ist.' Die haben das schonungslos den Leuten hingeschmissen. Sind gegangen. Das war's dann. Ich hab die Not gespürt. Hatte keine Zeit. […] Druck bei mir aufgebaut." (I21, 107–110) Im Krankenhaus bleibt keine Zeit zum Abschiednehmen. Deshalb musste eine Pflegende dort raus. Referenz ist die Arbeit im Hospiz, in dem sie später arbeitet. Hier erlebt sie den Umgang mit Zeit anders. Hier gibt es Zeit, um zu beobachten, wahrnehmen und sehen zu können, wie der Körper sich verändert. Das aber war in der Hektik und in den Zwängen des Systems Krankenhaus nicht möglich und damit auch kein echtes Verstehen. Denn Verstehen braucht Zeit. Im Hospiz gibt es auch nach dem Versterben Zeit und Offenheit für die Wünsche des Verstorbenen und der Nahestehenden. (I1, 200–224)

1.3.1.3. Kliniken sind Orte des Ausgeliefert-Seins

In der Wahrnehmung der Pflegenden sind die Sterbenden und An- und Zugehörigen dem System Klinik ausgeliefert. Das ist der Horizont der Erzählung einer Pflegenden über das, was sie selbst erlebt hat – eine Erzählung über die eigene Not angesichts der Erfahrung, im Krankenhaus dem System ausgeliefert zu sein. Sie verknüpft die eigenen familiären Erfahrungen mit beruflichen Erfahrungen, die sie damals wütend machten und hilflos und heute dieselben Gefühle auslösen mit dem Ergebnis tiefer Frustration: „mein Opa [...] ist unter **maximaler** Intensivtherapie gestorben, ohne dass einer dabei war, weil wir nicht rein durften und nicht dazu gerufen wurden, obwohl wir eigentlich sagen wollten, wir wollen nicht mehr, dass das gemacht wird. Er hat sich eindeutig geäußert (.) und damals war ich ziemlich sauer, weil ich gedacht hab, er wollte sterben, [...] wir hätten ihm die letzten Prozeduren [...] dieses allein Sterben, das hätten wir ihm gerne erspart. Ich war damals so erbost, [...] weil man uns, es war Weihnachten, ähm, so vor der Station hat sitzen lassen, ohne einmal uns zu fragen, was eigentlich (.) der Wunsch wäre." (I20, 217–237) Der Großvater starb unter Prozeduren, die weder er noch die Familie wollten, allein unter Ausschluss der Familie, und er wurde zum Abschied in die Abstellkammer gebracht. Sie überträgt das auf ihre Arbeit heute: daran habe sich nichts geändert – es sei noch immer dieselbe Praxis, Patient:innen seien noch immer nicht zu hören. (I20, 249) Eine weitere Pflegende berichtet vom Ausgeliefert-Sein: „Entscheidungen sind von den Ärzten getroffen worden, die Angehörigen hatten da überhaupt kein/ selbst wenn die Betreuer waren, hat man ihnen gesagt, wie man entscheiden soll. (lacht) Wenn ein Angehöriger interveniert und gesagt hat: ich möchte nicht, dass weiter gemacht wird. Dann ist das so lang wie möglich rausgezögert worden." (I13, 338–342) Gegen diese Erfahrung des Ausgeliefert-Seins erzählen Pflegende Counterstories.

Counterstories, dass eine Krankenhauseinweisung vermieden werden muss, um die Selbstbestimmungsmöglichkeiten der Sterbenden zu schützen. Eine Pflegende rahmt so ihre Sterbeerzählungen. Sie erzählt über ihren Kampf, dass weder ihre Oma noch ihre Mutter im Krankenhaus sterben sollten und wollten, sondern zu Hause, begleitet von der Familie. (I12, 339–341) Auch die nichtfamiliäre Sterbeerzählung handelt von einem selbstbestimmten Menschen, der trotz Krampfgefahr darauf besteht, in ihrer Begleitung unter Menschen zu gehen, und der schließlich bis zum vorletzten Tag selbstbestimmt im Hospiz verstirbt. Dem System Krankenhaus entgeht man nur, indem man sich gar nicht erst in dessen Fänge begibt – das weiß ihre Oma: „Man entgeht dem, indem man sagt: gar nicht." (I12, 405 f.) Krankenhäuser sind Orte, an denen getan wird, was Patient:innen nicht wollen: „nicht in ein Krankenhaus oder sonst wo, wo halt Maßnahmen getroffen werden, die die Mutter nicht will." (I5, 235 f.)

Counterstory über den Kampf gegen das „System" fürs Sterben-Dürfen: Sehr eindrücklich erzählt eine Pflegende über den Kampf eines älteren Herrn gegen die behandelnden Ärzt:innen mit dem Ziel, sterben zu dürfen: „Dann kam er ins Krankenhaus. Auf die innere Intensivstation als Notfall. Herzinfarkt. Die hatten ihn stabilisiert. Die wollten ihre Standards durchführen: Labor, ankabeln, Katheter legen. Wir müssen blablablablabla. Sagt er: Nö, lass ich nicht zu. Ich will jetzt sterben. Ich hab gesagt, ich will keine Ernährungssonde und keine Beatmungsmaschine. Dann haben die im ersten Moment […] geschluckt, bis der Sohn und die Frau kamen und Prof. R. – weil er hat nach R. verlangt/ kein anderer kommt an mich ran. Die haben mit ihm gesprochen. Und man wollte ihn sogar fixieren, weil er sich gewehrt hat. Dann hat man tatsächlich ihm die Schmerzen weggenommen und man ließ ihn sterben. Und Prof. R. und seine Frau und Sohn waren bis zuletzt da. […] Das war ein kämpfender Löwe. […] Ich habe ihn bewundert. (lacht)" (I11, 127–139) Es ist eine **Heldengeschichte**, die mit Horizonten und Gegenhorizonten arbeitet. Der Akteur ist alt (Horizont), aber nicht schwach (Gegenhorizont). Er ist ein Herr, Mann, Rechtsanwalt, fit. Also trotz hohen Alters äußerst durchsetzungsfähig. Der Rahmen der gesamten Erzählung ist damit gesetzt: Der lebenssatte und fitte männliche Rechtsanwalt – wichtig ist für sie die Nennung des Berufs gleich zu Anfang – kämpft anwaltschaftlich für sein Recht, sterben zu dürfen, und er gewinnt. Ein kämpfender Löwe, stark und männlich, er setzt sich gegen die systemische Macht des Krankenhauses mit seinem Paradigma des Leben-Rettens und -Verlängerns durch. Gegen systemimmanente Handlungsroutinen und ein Nicht-sterben-Dürfen (Horizont des blablabla der allgemeinen Standards) will der fitte alte Rechtsanwalt – der trotz seines akademischen „Standes" kämpfen muss – sein Recht, sterben zu dürfen, durchsetzen (Gegenhorizont). Die Situation droht daraufhin zu eskalieren: Die „gegnerische Partei" will den „Alten" einschüchtern und droht ihm – dem Anwalt – Gewalt an (ihn zu fixieren). Sein aktuell geäußerter Wille zählt nicht. Dennoch setzt er sich durch – allerdings nicht ohne Hilfe. Unauffällige, leise Patient:innen bleiben ausgeliefert (Horizont), er aber macht seine Familie und den Chefarzt der Inneren zu seinen Verbündeten (Gegenhorizont). Das Urteil lautet schließlich: sterben dürfen, sterben lassen und best supportive care. Die erfolgreich begonnene kurative Behandlung abzubrechen, das Therapieziel von kurativ zu palliativ und damit in eine best supportive care umzuwandeln, fällt schwer, aber es kann gelingen, so die Botschaft der Erzählung, wenn Patient:innen, die das wollen, in der Klinik gewichtige Verbündete um sich scharen können – der Status allein reicht nicht aus. Die Moral der Geschichte: Als kämpfender Löwe im Sterben siegen. Das heißt im Umkehrschluss: Das ist nicht die Regel, sondern die Ausnahme.

Counterstories über den Schutz durch Patientenverfügungen gegen das eigene künftige Ausgeliefert-Sein. Die Intensivpflegenden formulieren häufig ein Misstrauen gegenüber dem in eigener Praxis Erlebten, vor dem sie sich durch Patientenverfügungen schützen wollen. Sie sind für sie Schutzinstrumente, um sich selbst am Lebensende vor Fremdbestimmung und sinnlosen quälenden Behandlungen zu schützen. (I12, 613–621) „Also ich weiß, wie ich **nicht** sterben möchte. (lacht) Nicht alleine und nicht um alles auf der Welt am Leben erhalten zu werden. Ich weiß, wo meine Grenzen sind oder wo ich meine Grenzen gern hätte. Meine Eltern wissen, was ich möchte und was nicht. Mein Freund weiß das auch." (I10, 606–609) Berufliche Erfahrungen werden auf die eigene Familie übertragen. Sie drängen ihre An- und Zugehörigen zum Abfassen von Patientenverfügungen. Vor dem Hintergrund der eigenen Intensiverfahrung braucht es den vorausverfügten Willen des Menschen als Entscheidungsgrundlage – denn auf einer Intensivstation muss entschieden werden. (I15, 273–277) „Dann habe ich erzählt über Patientenverfügung und Papa und Mama gesagt, die sollten sich Gedanken machen. […] Dann habe ich denen Geschichten erzählt. […] Was machen wir? Willst Du leiden? Willst Du Schmerzen haben?" (I11, 427–431) Das Drängen zum Abfassen von Patientenverfügungen kann Ausdruck des Gefühls von Machtlosigkeit sein: sinnlose Maßnahmen umsetzen zu müssen, die ihnen eigentlich widerstreben. Das schwingt in allen Interviews mit Intensivpflegenden mit: die Furcht vorm Ausgeliefert-Sein an die Möglichkeiten der modernen Medizin und an den systemimmanenten Zwang, die Patient:innen nicht sterben lassen zu dürfen. (I14, 232–236) Eine Pflegende findet: besser tot als an Maschinen hinzuvegetieren. (I14, 272) Über eine Patientenverfügung zu verfügen, bedeutet nach der Erfahrung der Pflegenden aber nicht, dass Ärzt:innen sich daran halten würden. Patientenverfügungen und Bevollmächtigte sind keine Garantie gegen Fremdbestimmung am Lebensende. (I10, 388 f.) „Wenn ich Pech habe, sagt der Arzt: Er hat zwar eine Patientenverfügung, das ist aber nicht rechtlich bindend. Dann mach ich mal dieses und jenes mit ihm. Dann hab ich Pech gehabt." (I9, 308–310)

Das Misstrauen der Pflegenden beruht zum einen auf der Erfahrung, dass Patientenverfügungen als interpretationsoffen betrachtet werden und Ärzt:innen die Möglichkeit bieten, diese zu hinterfragen. (I10, 372 f.) Ich „hab ganz wenig Menschen erlebt, die wirklich so sterben durften, wie sie es sich gewünscht hatten. […] Also das, was man vorher mal festgelegt hat, zählt dann plötzlich nicht mehr. […] Dann wird einem unterstellt, man hätte das vielleicht unter Druck oder vielleicht auch in nem Zustand, wo man (..)/ ja, das ni/ nicht wollte und vielleicht würde man sich ja wohlfühlen, wenn man, wenn man sehen würde, w/ ich erwach wieder oder sonst irgendwas. Irgendwelche Spinnereien werden sich da ausgedacht, anstatt einfach (.) das so hinzunehmen, wie's da drin steht." (I14, 245–254) Das Misstrauen beruht zum anderen auf Erfahrungen der tatsächlich erlebten Missachtung des vorausverfügten Willens. „Eigentlich hatte der Patient ne Patientenverfügung. Unsere Anästhesisten haben auch gesagt, brauchen wir nichts mehr zu machen, weil eher zwecklos. Die Herzchirurgen meinten dann aber, Patientenverfügung hin oder her, wir fahren wieder in den OP." (I10, 362–365) Es braucht also Menschen, die eine Patientenverfügung durchsetzen können. „Macht meine Nichte. Hat die Stärke, sich durchzusetzen. Niemand, der sich bequatschen oder sich verunsichern lässt am Schluss. Habe ich geregelt." (I9, 161–163) „Und meine Schwester und ich, wir werden das hundertprozentig durchsetzen. Also da haben die Ärzte keine Chance." (I14, 540–542)

1.3.1.4. Kliniken sind Orte der Entmenschlichung und Entwertung

Während einer Reanimation spalten Pflegende ihre Gefühle ab, um handlungsfähig zu sein. „Den Menschen gibt's da eigentlich gar nicht mehr so. Oder die haben ihn vergessen dann. Der muss aber auch vergessen werden, sonst tät's man ja nicht machen. Das muss ausgeblendet werden. Wenn man das Gefühl hat, das tut ihm jetzt weh." (I12, 432–435) Und dann – nach erfolgloser Reanimation: „Dann wird man sich gewahr, dass da jemand liegt. Wird wieder ein Mensch." (I12, 464 f.) Die Technik verstellt häufig den Blick auf die Sterbenden. Wenn man sich auf der Intensivstation dafür entscheidet, nichts mehr zu machen, folgt das Warten auf die Nulllinie – das beschreibt die Praxis, im Sterben nicht die Patient:innen zu betrachten, sondern die Technik. „Es ging nicht mehr um diesen Menschen. Es ging um Geräte." (I8, 85 f.) Strategie der interviewten Intensivpflegenden kann es sein, sich um die Sterbenden zu kümmern, die sonst keiner betreuen möchte. Eine Pflegende hat Mühe damit, dass

Verstorbene plötzlich keinen Wert mehr haben. Sie identifiziert hier einen Bruch – plötzlich anders. (I1, 301) Die Irritation des Bruchs bezieht sich auf die Wahrnehmung des Menschen, der zuvor eine wertvolle Person und dann plötzlich nichts mehr ist: „plötzlich hat der Leib keinen, keinen Wert mehr. (..) Plötzlich ist das, ähm, wertlos.“ (I1, 194–196) Der Umgang, das Plötzliche und das schnelle Handeln und Wegpacken machen den Menschen zu etwas Wertlosem.

1.3.1.5. Kliniken als Orte, wo Pflegende angesichts sinnlosen Leids selbst leiden

Dass Ärzt:innen sich nicht auf die Intuition der Pflegenden verlassen, ist frustrierend. Die Uneinigkeit über die Proklamation „der Patient ist sterbend“ führt immer wieder zu Konflikten mit den Ärzt:innen. „Du, ich hab's Gefühl, das wird nicht, der stirbt. […] Er hat diese Atmung, ich denke, der ist sterbend. Dann Mordsdiskussion vom Zaun gerissen mit dem Arzt, dass das ja nur irgendwie ein Sauerstoffmissverhältnis wäre. Hach. Natürlich ist der gestorben nach ein, zwei Tagen. Also so ein Quatsch. Also, das hat mich furchtbar aufgeregt. (spricht erregt) Weil diese Intuition, die man hat, dass jemand sterbend ist, die zählt nicht. Und die hat man schon als Pflegender. […] wenn da noch's Gefühl da ist, man kann jemand noch retten von ärztlicher Seite. Dann zählt's halt nicht. Man geht davon aus, dass derjenige auch behandelt werden möchte. Gefühlsregungen der Pflegenden zählen nicht. (lacht)“ (I12, 517–528) Eine Pflegende beschreibt den inneren Konflikt, ihre Resignation und ihren Rückzug. „Das ist ne komplett unterschiedliche, ähm, Wahrnehmung vom Medizinischen zum Pflegerischen. Das Pflegerische ist (.) sehr subjektiv, das weiß ich. Das kann ich nicht messen. (.) Aber ich steh so lange an einem Patienten, der gibt mir Zeichen, ähm (.), die kann ich auf keinem Monitor ablesen, auf keinem Laborblatt, auf keinem Röntgenbild und (.) das macht mich sauer manchmal, da bin ich auch wirklich frustriert und zieh mich dann zurück und denk, ich komm ja zu überhaupt keiner Besprechung mehr.“ (I20, 237–249) Pflegende nehmen schneller wahr und akzeptieren eher, dass ein Mensch stirbt und sterben darf, als Ärzt:innen: „Meist positiv aufgenommen von der Pflege, die meist schon länger darüber sprechen, Tage vorher, auch in Visite. Bevor das von ärztlicher Seite aus in Gang kommt. Was in den Köpfen der Ärzte vor sich geht, weiß ich nicht. Darüber tauschen sie sich mit uns ja auch nicht zwingend aus, aber in der Pflege, im Team wird da oft auch viel früher darüber gesprochen.“ (I15, 465–469)

Die Integrität der Pflegenden wird verletzt. Wenn Pflegende eigenen Werten zuwiderhandeln sollen, verletzt das ihre Integrität und löst Scham aus. Wenn sie über für sie kaum aushaltbare Praktiken am Lebensende erzählen, werden sie häufig laut im Interview. Einmal setzte sich während eines Interviews spontan die Ehefrau dazu, die als Intensivpflegende genau darunter leidet. „Ich kotz mich dann immer aus. Einmal mit den Kollegen zusammen. Spreche das aber auch bei den Ärzten an. Wenn sie sagen, wir machen noch weiter, denk ich für mich, ne, ich würde das am liebsten nicht wollen. Bin dann innerlich etwas geladen." (I10, 406–408) Es kann zu Situationen kommen, in denen Pflegende so sehr unter Druck geraten, dass sie aktiv und offen in Widerstand gehen, indem sie Dritte hinzuziehen. Eine Pflegende erzählt über das Einberufen des Klinischen Ethikkomitees, weil sich Pflegende und Ärzt:innen im Sinne des Patienten und der Nahestehenden nicht mehr anders zu helfen wussten, um sich gegen die einsame Entscheidung des Chefarztes durchzusetzen: „Man hat alles versucht […], aber wenn man nach einer gewissen Zeit sieht, dass das nicht hilfreich ist und dass er vermutlich den Rest seines Lebens von Geräten abhängig sein sollte und ein Pflegefall ist, dann möchte er eigentlich, dass man das einstellt. Die wussten sehr genau in der Familie über diese Einstellung. Und die haben sehr dafür gekämpft. Denn sie waren mit der Therapie am Ende nicht mehr wirklich einverstanden. Sie wollten, dass die Therapie eingestellt würde. Die konnten das nicht länger mit ansehen. Das sei nicht der mutmaßliche Wille ihres Angehörigen gewesen." (I15, 446–453) Der Chefarzt folgte schließlich der Empfehlung des Komitees. Pflegende gehen in solchen Situationen entweder verdeckt oder offen, aktiv oder passiv in den Widerstand gegen Ärzt:innen. Eine Pflegende erzählt über den passiven und verdeckten Widerstand der Kolleg:innen: „Es gibt Leute, die von sich überzeugt sind, dass es anders laufen soll. Ganz direkt gehen sie nicht auf die Ärzte zu: Hey, da, Maschine ausschalten. Aber hinten rum machen sie sich Gedanken und schimpfen über die Ärzte." (I11, 781–784) Es kommt zu Schuldzuweisungen an die Ärzt:innen. (I11, 779 f.)

Pflegende leiden darunter, wenn Patient:innen gezwungen werden, unter sinnlosen und quälenden Therapien bis zum Schluss leiden zu müssen. Ärzt:innen handeln nach ihrer Einschätzung häufig gegen den Willen der Betroffenen und führen entsprechend – nach ihrer Einschätzung und Erfahrung – sinnlose Therapien durch. In ihrer Erzählung über ein Frühchen mit Sepsis, das nicht sterben durfte, berichtet eine Pflegende von ihrem emotionalen Ausbruch: „da kamen […] zwei Oberärzte rein und der eine (.) fragte mich, wie's mir geht. Und da bin ich richtig ausgeflippt, weil ich davor dem Kind die, den Behälter vom Blasenkatheter geleert habe, und das (.) **abartig gestunken** hat. Da hat man gemerkt, dieses Kind ist hoch septisch. Und da bin ich richtig ausgerastet. […] Was sie sich eigentlich einbilden, hier zu fragen? Ich muss dieses Kind hier, ähm, pflegen. Helfen kann man ihm nicht mehr. Gehen lassen will man's auch nicht. Es muss hier elendig **verfaulen**. Also, da bin ich richtig drastisch auch in meiner Wortwahl geworden." (I20, 374–381) Sie geht die Ärzt:innen scharf an: „Sag mal, was, was treibt Ihr hier eigentlich?" (I20, 787) Selbst wenn der Weg des Menschen für die Pflegenden klar ist, finden Therapien statt, die Pflegende als sinnlos und als quälend erleben – Therapien bis zum Schluss. (I17, 83 f.) Im Krankenhaus werden Menschen gequält und belogen. (I6, 364) Die Menschen wollen deshalb hier nicht sein. Chemotherapien finden bis zu den letzten drei Tagen vorm Sterben statt (I6, 353 f.) oder sogar noch im Sterben. (I8, 71 f.) Eine Pflegende berichtet vom „Riesenaufbau an Maßnahmen. Ist dann zwei Tage später verstorben. Unter maximalen Bedingungen. Hoffnungslos." (I13, 687 f.) Pflegende sehen längst, was andere nicht sehen können, und empfinden die Konsequenzen für die Patient:innen als sehr belastend. So würde in den Kliniken Sterbenden und ihren Nahestehenden tagtäglich wertvolle Lebenszeit gestohlen durch falsche und sinnlose Maßnahmen und durch die Unfähigkeit zu erkennen, dass jemand stirbt. (I5, 1402–1407) „Das wollte ich meiner Oma ersparen. Von Diagnostik zu Diagnostik. Maschinerie, die da in Gang kommt. […] Jemand, der das so klar sagen kann, muss die Schlaufe nicht nehmen. Ich weiß, wie's laufen kann. Ich hab's erlebt." (I12, 407–411) Ihren Abschied von der Intensivarbeit begründet sie mit der dauernden Anspannung dort angesichts der „Mischung aus Hoffen und doch Abschied […] das strengt mich so brutal an. Ich hatte nicht die Kraft dafür. Und da dann wieder schaffen und wieder diskutieren und wieder sagen: warum macht Ihr das? Ist das gewünscht? (klopft dabei auf den Tisch) Ist das im Sinne? Das ist so anstrengend. (flüstert das)" (I12, 762–769)

1.3.1.6. Intensivstationen sind Orte des Nicht-sterben-lassen-Könnens

Die Pflegenden ziehen das Fazit, dass schwerstkranke Menschen auf Intensivstation nicht sterben dürfen, weil das gegen das Intensivparadigma verstößt: Leben retten. (I10, 630) Der Tod wird auf Intensivstationen nicht akzeptiert.

(I14, 204) „Dann verlängert man das Leben und die Patienten vegetieren nur durch die Maschinen. Man lässt nicht sterben." (I11, 229 f.) „Es sei denn, es ist vorher vereinbart, dass nichts getan wird, darf ja keiner sterben." (I12, 424 f.) Dem Horizont *nicht sterben lassen können* steht der Gegenhorizont gegenüber, dass Sterben erlaubt werden kann: „lag ne Patientin im Sterben beziehungsweise, ähm, durfte dann end/ durfte gehen." (I10, 88 f.) Sterben ist kein natürlicher, sondern ein erlaubter Vorgang. Dass Patient:innen nicht sterben dürfen, ist quälend für Patient:innen, Nahestehende und Pflegende. Grund dafür können die Patient:innen selbst, die nahestehenden Personen, Ärzt:innen und eher selten Pflegende sein. Nahestehende halten fest „und wollen, dass alles getan wird, Hauptsache der Mensch lebt noch. Das ist für mich Quälerei." (I10, 479 f.) Nahestehende brauchen Zeit, bis sie loslassen können. (I9, 147–154; I11, 232 f.) Sterbende müssen manchmal vor der Überfürsorge ihrer Nahestehenden beschützt werden: „der Mann war total überfordert damit. Und dann hat er immer so (.), so grob mit ihr geredet […] und der so (.), **Mensch, nun, nun, Mann, iss doch mal was** (gewehrschussartig gesprochen) […] Es gab halt auch schon Gespräche, und ihr ging's dann schlecht und […] die guckt da auch einen auch hilflos an." (I18, 1396–1402) Meist aber sind es Ärzt:innen, die Sterbende nicht sterben lassen können – sie entscheiden das. (I11, 247–255) Die Pflegenden sind nur „ausführendes Organ." (I15, 475) Der Großvater einer Pflegenden war unter „maximaler Intensivtherapie" gestorben, weil die Ärzt:innen ihn nicht sterben lassen wollten. (I20, 220) Die Pflegende in I12 erzählt darüber, wie schwer es ist, in sinnlosen und langen Reanimationssituationen aufzuhören. „Irgendeiner sagt: aufhören. […] Manche haben noch weiter gemacht. Dann habe ich gesagt: Hey, wir hören auf, wir hören auf. (lacht) – Warum jetzt? – Hey, halbe Stunde, wir hören auf." (I12, 437–440) In der Wahrnehmung der Interviewten halten Pflegende eher selten am Leben fest. Es gibt aber auch Pflegende, die es nicht aushalten, dass ihre Patient:innen sterben: „In meiner Schicht bloß nicht sterben." (I11, 287)

Was sind die Motive fürs Nicht-sterben-lassen-Können? In den Argumentationen werden gängige Motive benannt: in der Medizin zähle der Imperativ des Machbaren, der Lebensverlängerung um jeden Preis und die Auffassung der Ärzt:innen vom Tod als Unfall bzw. Zwischenfall. (I6, 217 f.) Der Tod werde verdrängt, die Menschen wissen nicht mehr, wie damit umgehen. (I17, 98–100) Pflegende unterstellen auch ökonomische Motive: zur Verbesserung der Outcome-Zahlen (I9, 194 f.) oder dass der Erfolg von Studien geschmälert würde. (I11, 260–263) Eine Pflegende sieht als Motiv Unsicherheit und die Furcht, eine Entscheidung über Leben oder Tod nicht rückgängig machen zu können. (I20, 278–281) Sie nennt hierfür das Beispiel eines Kindes, das das behandelnde Team schon aufgegeben hatte, der Vater des Kindes aber nicht: „Geben Sie bitte unser Kind nicht vorzeitig ab oder auf. (.) Und dem Kind geht's heute gut. [...] der Vater hatte offensichtlich den richtigen Riecher. [...] das hat mich schon sehr beeindruckt." (I20, 300–309) Zur Unsicherheit und Angst gesellt sich das Motiv der „Hoffnung". Pflegende sprechen von falscher Hoffnung und unterstellen Ärzt:innen Unehrlichkeit und List (I10, 276–279), da aufgrund falscher Hoffnung falsche Entscheidungen getroffen werden. So werden Ärzt:innen für eine Aufklärung kritisiert, die nicht dazu führt, dass die Nahestehenden ihre Hoffnung verlieren und deshalb nicht so entscheiden, wie sie entscheiden müssten: „Was ich ungut finde: Angehörigengespräche von Ärzten darüber, was macht jetzt noch Sinn. Dass man sich schön zurück hält, möglichst nicht zu deutlich wird, der Angehörige sich nicht genötigt fühlt, eine Entscheidung zu treffen, solange man noch raushören kann, es wird alles gut." (I9, 377–380) „Wobei die Chirurgen schon alles geben. Für meinen Geschmack könnten die manchmal auch ein bisschen früher loslassen. Nicht bis zum letzten hin: ja, das wird wieder. Noch ein Meter Darm und den Angehörigen wird gesagt: das wird schon wieder. Die versuchen das schon auch auszureizen." (I15, 119–122) In den Interviews findet sich die deutliche Tendenz, dass das Sterben und der Tod alter Menschen eher akzeptiert werden müsse. (I14, 1179 f.; I17, 1227 f.) „Ältere Patienten sagen dann öfter auch: Ach, Schwester, ich möchte jetzt sterben." (I15, 214 f.) Auch viele Nahestehende können aufgrund des Alters leichter loslassen: „die Mutti ist nun 90 Jahre alt, die hat schon so viel erlebt, irgendwann ist auch mal gut." (I10, 485 f.) Pflegende nutzen diese Auffassung als Argument gegen die Ärzt:innen auf Intensivstation: „manche haben halt ein langes Leben gehabt. Keiner ist unsterblich, auch wenn's manche Ärzte so sehen." (I10, 489 f.)

Ärzt:innen und Nahestehende stehen unter großem Entscheidungsdruck. Zwei Typen von Entscheidungssituationen werden in den Interviews skizziert. Zum einen die Entscheidungssituation des Notfalls, in der es um die ärztliche Indikation einer Weiterführung lebenserhaltender Maßnahmen geht. (I9, 330 f.) Zum anderen die Situation der Prüfung und Durchsetzung des mutmaßlichen Willens, die in eine Entscheidung münden muss. Ärzt:innen übertragen den Entscheidungsdruck häufig auf die Nahestehenden: sie sollen entscheiden und sterben lassen. (I10, 89) Pflegende betrachten diese Praxis kritisch, da sie zu noch mehr Leid aufseiten der Nahestehenden führen kann, wenn diese gezwungen werden, Entscheidungen zu treffen, die sie von ihrer Rolle und Betroffenheit her nicht treffen können, und das in Situationen, die sie nicht überblicken und in die sie ja erst durch die aktuelle Behandlung gebracht worden sind: „dass das völlig unnormal ist für Eltern, wenn die sagen würden oder müssten, nein, wir müssen jetzt aufhören. Das muss von unserer Seite gesagt werden [...] ich finde, das ist was völlig Widernatürliches, von Eltern, zu sagen, ja, hören Sie auf, ähm (.), sondern wenn wir sagen, **wir hören auf.**" (I20, 264–273)

1.3.1.7. *Sterbende quälen – skurrile und sadistische Praktiken in Intensivmedizin und -pflege*

Intensivpflegende fühlen sich belastet durch eine Praxis, die für sie am Ende des Lebens eines Menschen, dessen Sterben nicht zugelassen wird, eine zutiefst quälende Praxis ist – unverantwortlich, nicht normal, skurril, sadistisch. Sie selbst werden bei alledem zu Mittäter:innen. Die Qual des anderen wird zur eigenen Qual und das Quälen am Lebensende könnte auch sie selbst eines Tages treffen. Sie halten das kaum aus: „warum hat man den Patienten gequält?" (I11, 779 f.) In I2 äußert sich die Ehefrau des Interviewten sehr drastisch: Patient:innen werden durch sinnlose Maßnahmen gequält; es wird alles getan, obwohl es sich vermeintlich nicht lohnt und der Patient nicht mehr wird; das ist kein Helfen, sondern Quälen und Foltern und Pflege also eine sadistische Praxis. (I2, 1450) Sterben ist besser als ein Leben unter Qualen. (I10, 488 f.) Über das Sterben seines Vaters sagt ein Pflegender erleichtert: „Gut, dass er nicht noch durch die Mangel gedreht wurde." (I2, 1423 f.) Kinder sind davon nicht ausgenommen. „Das war Quälerei. Für die junge, kleine Person." (I11, 254 f.) Die Pflegende in I19 erinnert sich an ein „Frühchen mit Zustand nach Verkehrsunfall. An Maschinen sah es gequält aus. Tot dann entspannt." (I19, 130 f.) Das Bild der Qual steigert sich zum Bild von Höllenqualen. Auf der Intensivstation zu sein, heißt durch die Hölle gehen, weil immer weiter gemacht wird, weil man den Punkt des Innehaltens verpasst hat: „die ist durch die Hölle gegangen bei uns. (..) weil man nicht aufgehört hat. (..) Immer weiter gemacht hat." (I4, 187 f.) Patient:innen wird unerträgliches Leid zugefügt. Nicht sterben zu lassen in einer ausweglosen Situation, verursacht Leiden. „Dass das unerträglich ist, die Leute leiden, die haben

Schmerzen, die sagen schon mehrere Tage, sie wollen nicht mehr oder sie wollen sterben.“ (I15, 469 f.) Solche Praktiken sind nicht normal, sondern skurril und verrückt: denn auch wenn Patient:innen offensichtlich keine Chance haben, wird dennoch etwas getan. (I2, 1480) Nicht sterben zu dürfen, ist eine skurrile Intensivpraxis. „Eigentlich ist's normal, dass man stirbt, es wird nicht zugelassen.“ (I2, 473 ff.) Auch auf der Kinderintensivstation gibt es Diskussionen über Sinn und Unsinn und den Schaden für das Kind: „Warum machen wir das überhaupt? Das ist ja nur Leid und Schmerzen.“ (I19, 229) Der Patient „muss es hauptsächlich ertragen. Eltern müssen's mitertragen […] aber dieses Leid, was ich jemand nen Tag lang zugefügt hab, das kann ich auch nicht mehr wegnehmen.“ (I20, 267 f.) Patient:innen werden durch die Behandlung möglicherweise dauerhaft geschädigt (I13, 329), ihnen wird wehgetan bei Reanimationen (I12), die Integrität ihres Körpers wird verletzt: „Was hat man dem Menschen in seinen letzten 48 Stunden da reingebohrt in den Körper?“ (I12, 243 f.) Nahestehende sind häufig Mitverursachende und zugleich Mitgequälte. (I10, 479 f.; I15, 78–80) Auch Pflegende fühlen sich als und sind Mittäter:innen: „bei manchen Sterbebegleitungen […] komm ich mir vor wie jemand in einer Straßenbahn, der zuguckt, wie jemand verprügelt wird, und nichts macht. Wie so ein Mittäter.“ (I20, 250–254) Für „**das**, was **wir** hier machen, ich geh irgendwann mal ins Hospiz so wie: ich tu Buße. […] Ich kann da nicht mehr mitgehen. **Ich kann da nicht mehr mitgehen.** Das geht nicht.“ (I12, 71–73) Was Pflegende sehen und erleben, quält sie. Die eigene berufliche Praxis quält sie, sie ist nicht schön. Aber: „manchmal sterben die Menschen ja auch schön.“ (I14, 1144 f.)

1.3.1.8. *Bedrohliche Orte in der Klinik. der Weg in die Pathologie und der Raum der Pathologie*

Der schreckliche Weg in die Pathologie: Der Weg zur Leichenhalle war nicht lustig. (I3, 793) Die Erinnerung an den Schrecken des Wegs in die Pathologie beginnt bereits in der Ausbildung. Was wurde ihnen zugemutet, welche Verantwortung aufgebürdet? Welche unschönen Bilder haben sich ihnen eingebrannt? *Bilder der Angst, des Unwohlseins und des Nicht-Schönen* als Orientierungen. Für mich „war's der erste Tote. Also, der erste Tote im Krankenhaus. […] dann durfte ich sie auch noch […] in die Leichenhalle bringen. […] Da ist man dann mit so nem andern Auszubildenden/ und wir hatten ja gar keinen Fahrstuhl in dem Haus/ da muss man aufpassen, dass die Oma quasi nicht von der

Tragebahre runterkullert. (.) Und erst unten im Erdgeschoss stand dann […] der Wagen, um sie dann weiter zu fahren. […] man hat uns schon sehr viel Verantwortung übertragen.“ (I14, 749–755) Als ich „gelernt habe, war's noch so, dass es diese Metallsärge gab. Das fand ich nicht angenehm. […] Man musste die Leute noch über'n Hof fahren. Fand ich nicht ganz so, weil ich dachte, ok, wenn das jetzt irgendjemand anderer sieht.“ (I10, 142–145) Nicht „schön war, wenn du Verstorbene hast wegbringen müssen. Da musstest du quasi in das zweite Untergeschoss in den tiefen Keller fahren durch einen langen dunklen Gang durch, wieder mit einem Aufzug zurück in die Leichenkammer. Diesen Weg fand ich immer furchtbar. Das habe ich gemieden. Meistens hat man ja die Schüler geschickt. […] Da hatte ich immer Schiss.“ (I21, 522–526)

Der Schrecken des Raums der Pathologie: Die Pathologie ist ein Ort, der erschreckt und der als belastend erinnert wird. „Ja, habe ich bis heute noch mit diesen Kühlkammern so meine (..), da geh ich immer noch mit mir schwanger.“ (I1, 198 f.) Die Pathologie ist kein gemütlicher Ort. (I2, 1671 f.) Sie löst Angst aus. Eine Pflegende berichtet über ihre Furcht, die Leichenhalle zu betreten, und ihre Furcht, dort eingeschlossen zu sein. Sie steigert das Gruselige ihres Erlebens dramatisch, indem sie ihre Erzählung entsprechend kontextuiert und ein düsteres Bild zeichnet: in der Dunkelheit des Winters. Der Totenraum war schrecklich, „den ich später auf Intensiv noch viele Male besucht hab, wo man dann den Leichnam in ein Tuch wickeln muss und auf drei rüber auf die Bahre. Wenn dann zwei von meiner Statur das machen müssen und es ist ein schwerer Mensch, dann sind das auch unschöne Situationen, wo man wirklich zieht und zerrt, bis man denjenigen drüben hat.“ (I12, 210–213) Das Unschöne bezieht sich auf alle Sinne: weder optisch noch vom Geruch noch von den Geräuschen her schön. „Kann mich noch an den Leichenraum erinnern, wie man die umbetten musste. Vom Bett in so nen Sarg, Wannenliege. Das war ein schlimmes Geräusch.“ (I13, 502–504) Eine Pflegende erinnert sich an die Kälte der Leichenhalle im Kontext ihrer ersten Sterbeerfahrung als Dreijährige. Die Leichenhalle empfand sie als kalt und sie wollte raus. (I18, 823–834) Auch beim Tod der Tante waren sie im Leichenschauhaus. Die Leichenhalle steht hier für das Erleben eines Bruchs zwischen Leben und Tod. (I18, 880 f.) An ihren ersten Verstorbenen kann sich die Pflegende in I15 nicht erinnern, aber an den Aufbahrungsraum und an die Leichenhalle. (I15, 292 f.) Auch die Pflegende in I14 kann sich nicht an die Gesichter von Menschen erinnern, aber an das Aussehen der Leichenhalle – „das weiß ich noch ganz genau.“ (I14, 808) Die Leichenhalle ist ein unheimlicher Ort. (I3, 770–807) Sie ist der allerletzte Raum im Keller durch endlos lange Kellergänge (I6, 261), immer im Keller. (I11, 85 f.) Die Leichenhalle ist ein Ort, der Unwohlsein auslöst. Eine Pflegende berichtet, dass ihr dort ein Streich gespielt worden war, was sie nicht lustig fand. (I10, 146–152) Die Pflegende in I14 spielte einer Freundin einen Streich, die dann 14 Tage nicht mehr mit ihr sprach. (I14, 788–790) Das Thema „Leichenhalle“ bekommt bei ihr viel Raum im Interview. „Wir standen mal gemeinsam in der Leichenhalle und haben dann wohl gedacht, (.) dass sich die Menschen dann bewegen, wenn man ne Weile hinguckt. […] haben wir beide mal wieder ne Leiche weggebracht und haben uns da ja schon einen Spaß draus gemacht […] da habe ich sie einfach eingeschlossen. (..) Fand sie nicht witzig. (Lachen) Ich hab sie da vielleicht (.)/ ja, vielleicht waren's 10, 20 Minuten drin gelassen, aber das muss für sie ne Ewigkeit gewesen sein.“ (I14, 795–802)

1.3.2. Die Wirklichkeit der falschen Zeit

Pflegende erzählen über belastende Erfahrungen einer falschen Zeit fürs Sterben: über das lange und langsame Sterben, den belastenden Takt des Sterbens, die fehlende Zeit und Ruhe, das Sterben im falschen Alter, über die Erfahrung, unvorbereitet zu sein, wenn der Tod eintritt, und schließlich über die Not der rechten Zeit – fürs Versterben und für pflegerische Praktiken, die dem vorauszugehen haben.

1.3.2.1. Das lange und langsame Sterben

Durch ihr langes und langsames Sterben bleiben Menschen Pflegenden besonders präsent. (I3, 965 ff.) „Manche Patienten, die Ewigkeiten dort liegen und die Intensivstation verlassen, merkt man sich eher als welche, die nur kurze Zeit da sind.“ (I10, 242–244) Eine Pflegende betont in ihrer Erzählung über eine sehr belastende Situation die Länge des belastenden Zeitraums. Der junge Mann „hat wochen-, monatelang da verbracht.“ (I13, 104) Das lange Sterben fordert zu Deutungen heraus. (I3, 1080–1130) Menschen mit einer COPD „halten fünf Nächte durch. Also, die können nicht so richtig loslassen. Die kämpfen um jeden Atemzug.“ (I11, 525 f.) Die Zeit ist notwendig, „so schwer sie dann auch ist und manchmal schier unerträglich.“ (I6, 207) Die langen Zeiträume des Sterbens können für die Sterbenden lange Zeiträume des Leidens bedeuten, die Pflegende mit ihnen aushalten müssen. (I11, 777–780) Die „Menschen, die sterben wirklich elendig. [...] die sterben langsam. [...] sind die quasi auch elendig verreckt, eh man gesagt hat, wir machen nichts mehr." (I14, 150–156) Freilich können auch vermeintlich kurze Zeiträume angesichts der Not der Sterbenden als unerträglich lang empfunden werden – von Patient:innen und von Pflegenden. So beispielsweise bei einem jungen Sterbenden, der nicht sterben wollte und tobte und schrie: „Wir haben uns in Zehn-Minuten-Abständen, ähm, (..) abgewechselt, weil's länger nicht aushaltbar war." (I5, 517 f.) Das unausweichlich Bedrängende der langen Zeit erlebten Pflegende auch in der eigenen Familie. Die Schwiegermutter hatte „eine Woche noch gelebt. Schlimm." (I21, 169) Für die Pflegenden kann es unerträglich sein – sie müssen dann Patient:innen wechseln. „Es gibt Patienten, bei denen ist der Sterbeprozess etwas länger. [...] es gibt Kollegen, die sagen: OK, ich war jetzt schon so lange drin. Ich brauch jetzt mal einen anderen Patienten. Ich geh da jetzt nicht rein." (I10, 187–190) Sie sind erleichtert, wenn das langsame Sterben ein Ende hat. „Ich hadere manchmal eher damit, dass, ähm (..), dass das so lang gedauert hat, bis sie es endlich geschafft haben. (.) Also zumindest die Kinder, wo ich jetzt so erinnere, wo ich immer denk: Gott sei Dank haben sie es geschafft." (I20, 352–355) Das lange und langsame Sterben kann so unerträglich sein, dass Pflegende verstehen können, wenn sich Sterbende eine Abkürzung ihres Sterbens wünschen. (I6, 167 ff.)

1.3.2.2. Die Dichte der Sterbebegleitungen

Die Pflegenden betonen in den Interviews, wie viele Menschen sie bereits begleitet haben. Ihnen fehlen aber die Gesichter, ihnen fehlen die Namen, ihnen fehlt die Erinnerung an konkrete Situationen. Vor allem auf den Intensivstationen sind sie mit der Anzahl der Sterbenden konfrontiert. Die Pflegende in I13 spricht von der Masse an Verstorbenen, die sie auf der Intensivstation begleitet hat: „tausend Situationen, die ich erlebt habe." (I13, 111 f.) Sie macht ihre Belastung nicht an konkreten Situationen, sondern an der Dichte der Begleitungen und Verstorbenen fest. Das bestätigt auch die Pflegende einer Kinderintensivstation: „letztes Jahr waren viele. Das hat auch das Team geschlaucht. Da hatten wir im Sommer mal ne Phase, da hat man glaub jede Woche ein totes Kind. Was hier so nicht vorkommt [...] letztes Jahr hat man auch wirklich das Gefühl gehabt: jetzt, jetzt kommt' sehr geballt, weil's auch, ähm, so tragische Verläufe zum Teil waren." (I20, 442–450) Eine Pflegende sieht den Vorteil der Arbeit auf einer Intensivstation darin, gerade nicht tagtäglich sterbende Menschen betreuen zu müssen: „ich glaube, dass das schon ne große psychische Belastung ist. Und dadurch, dass die Station so groß ist, können wir uns die Patienten an/ einteilen. Wenn ich jetzt sage […], mein Patient da hinten, ich kann den nicht mehr betreuen, weil ich das psychisch nicht mehr auf die Reihe krieg, dann krieg ich halt frisch operierte Patienten und die sterben in der Regel nie." (I14, 497–502)

1.3.2.3. Keine Zeit und Ruhe für die Sterbenden und für sich selbst

Die Orientierung *Zeit und Ruhe für Sterbende* steht im Kontrast zur Erfahrung der Praxis, Zeit haben zu sollen und auch zu wollen und eben keine zu haben. Das ist eine Erfahrung, die eine Pflegende in Deutschland im Gegensatz zu ihrem Heimatland macht. Im Heimatland hatten die Ärzt:innen Zeit. (I11, 57–59) In Deutschland erlebt sie Hektik. Keiner hat Zeit für Sterbende. Sterbende werden zur Belastung, Verstorbene sind eine Belastung. Die Hektik setzt sich nach dem Versterben fort. Denn gleich nach dem Versterben muss das Zimmer frei gemacht werden. (I11, 83–85) Ohne Zeit und entsprechende Räume ist das in Deutschland kein würdiges Sterben. (I11, 87 f.) Das ist auch die Erfahrung einer Pflegenden auf der Kinderintensivstation: „das sind die Eltern, das ist ihr Kind, das ist ihre Zeit, dann versucht man, da darauf einzugehen. Ist manchmal ein bisschen schwierig. Die bräuchten manchmal mehr Betreuung. Das gibt die Station manchmal gar nicht her." (I20, 612–614) Die Pflegenden müssen ihre Zeit gerecht verteilen. Dem einen Zeit zu schenken und dem anderen nicht, ist eine Herausforderung während der Schicht, wenn Sterbende und nicht Sterbende von einer Person betreut werden, die „zwischen den Zimmern" (distanzierend) hin- und hergehen und jedes Mal umschalten müssen. „Ganz ungeschickt, wenn man in einem Doppelzimmer arbeitet und man muss nebendran seine normalen Arbeiten erledigen, damit man im Zeitrahmen bleibt. […] Besinnlichkeit am Nebenbett dann zu erzeugen, ist dann relativ schwierig." (I9, 353–356) Auch Nahestehende brauchen Zeit für Zuwendung, die knapp ist: „wenn wir sehen, die Angehörigen leiden sehr und sie wissen nicht, wo's richtig hingehen soll und die bräuchten jemand zum Sprechen. Wir haben oft nicht die Zeit dazu. Du siehst, die wollen den Austausch, du **müsstest** mit denen sprechen, aber da bleibt irgendjemand anders auf der Strecke." (I15, 333–337)

Beides – der hohe Takt auf Intensivstation und wenig Zeit für Zuwendung – verhindern, dass die Pflegenden Sterbende und trauernde Nahestehende gut begleiten können und dass mit den Pflegenden gut umgegangen wird. „Wer hat sich da um uns gekümmert? **Kein Mensch!** Wenn die Menschen verstorben sind, dann hieß es, zack zack, weiter, Nächster!" (I13, 112–114) „Auf uns Pflegekräfte wurde da überhaupt keine Rücksicht mehr genommen. Da hieß es: Da ist ein Kind verstorben. Die Eltern trauernd am Bett. Und: können wir die nicht endlich mal in ein anderes Zimmer schieben, damit wir den Platz leer, wieder frei haben für was Neues? Da konntest du nicht mal Luft holen, geschweige denn die Angehörigen." (I13, 281–285) Beides passt für die Pflegenden nicht: Sterbende brauchen Zeit für Zuwendung, die Pflegende nicht haben, und Pflegende brauchen Zeit, um durchatmen zu können zwischen belastenden Situationen, die sie auch nicht haben.

1.3.2.4. Das Sterben zur falschen Zeit im falschen Alter

Das Sterben junger Menschen ohne Möglichkeit, ihr Leben zu leben, belastet Pflegende sehr. (I14, 165 f.) „Sie hatte ihr Leben nicht gelebt. Sie war ja (.) mitten im Leben." (I17, 1228–1230) „Was für mich belastend ist, sind die jungen Mädchen und Jungs mit Sarkom. […] Denn die haben eigentlich nicht lange gelebt. Finde ich traurig. […] Die kennen nichts anderes als Krankenhaus. […] nicht gerecht, dass so jung man sterben muss." (I11, 305–312) „Die stehen dann manchmal noch mitten im Leben, haben Kinder im Teenageralter, Partner, Eltern, die da kommen. Das ist schon manchmal hart." (I15, 125–127) Die Pflegende in I14 erinnert sich an einen jungen Mann, der infolge eines Herzinfarkts verstarb – mit zwei kleinen Kindern und einer trauernden Frau. Sie erinnert sich im Interview nur an wenige Situationen, aber diese eine Situation gehört dazu. Er war jung, durchtrainiert, muskulös – er stand mitten im Leben. Diese Beschreibung rahmt die kurze Erzählsequenz. (I14, 116 f.; 121–123) Sie schließt mit einer Beschreibung der familiären Situation: „der Sohn war drei. (.) Und die Tochter war, glaube ich, zehn Monate oder so. (.) Und die Frau war sehr, also sehr traurig. (.) Und die hab ich dann auch begleitet." (I14, 124 f.) Nachdem sie sich an all das, was für sie „krass und schockierend" war, erinnert, schließt sie mit einer Argumentation, die in Diskrepanz zum zuvor Erzählten steht: „der hatte in meinem Leben keine Rolle gespielt, also, den habe ich reanimiert, den habe ich gesehen, ich fand's traurig […] aber war ich emotional nicht involviert." (I14, 126–128) Die Erzählung des Berührt-Seins steht damit in der argumentativen Klammer, dass das nicht sein darf. Diese Erzählung wird von der Pflegenden erzählt, die zu Beginn und am Ende des Interviews weint.

1.3.2.5. Nicht vorbereitet sein – Sterben als plötzlich und unvermittelt erleben

Auch wenn dem Versterben eine lange Zeit der Krankheit oder des Sterbens vorausgeht, kann das Versterben bei den Pflegenden als etwas dann doch plötzlich Geschehendes in Erinnerung bleiben. Der Pflegende in I9 erzählt in eigener Betroffenheit über die lange Krankheit seiner Mutter. Als sie verstirbt, geschieht das für ihn dennoch überraschend schnell. „Ich hatte das damals nicht erwartet, dass es so schnell gehen würde." (I9, 110 f.) Pflegende nehmen ein solches Empfinden auch bei Nahestehenden wahr. Denn auch wenn das Versterben absehbar ist und viele Gespräche darüber geführt wurden, ist der Augenblick der Erkenntnis, dass es nun zu Ende geht, ein Augenblick der Überraschung. Ein plötzlicher Tod verhindert, dass der Sterbende Abschied vom Leben und dass Nahestehende Abschied vom Sterbenden nehmen können: „mein Vater ist bei einem Unfall ums Leben gekommen. Es war eine sehr harte Zeit. [...] Das war wirklich von einer Sekunde auf die andere." (I15, 94–97) „Also, plötzlichen Tod will ich nicht. Ich will doch ein bisschen Abschied nehmen." (I11, 497 f.) Schwerstkranke Menschen im Ungewissen zu lassen, bringt sie um ihre Chance, darauf vorbereitet zu sein, dass sich das Leben dem Ende zuneigt, und ihre Aufgaben zu erfüllen. (I6, 32) Anders wird das bewertet, wenn vermeintlich künftiges Leiden durch einen plötzlichen Tod vermieden werden kann. (I14, 536–538)

Das plötzliche Versterben von Patient:innen ist für die Pflegenden schwierig, weil sie sich nicht auf den Zeitpunkt des Todes einstellen können. Eine Pflegende hatte das während ihrer Arbeit auf einer neurologischen Station beobachtet: „Die waren gestern noch putzmunter und am nächsten Tag kriegen sie einen Schlag [...] und sind tot." (I14, 171–173) Das „schnelle Sterben" (I12, 300) kann für Pflegende und andere beruflich Sorgenden vor allem dann zur großen Belastung werden, wenn das Sterben nicht sein sollte oder man die Situation falsch eingeschätzt hatte. „Die ist mir unter den Händen weg gestorben." (I12, 539) „Ich hatte ein Erlebnis der dritten Art in einer chirurgischen Ambulanz. Da kam eine ältere Frau. [...] Dann haben wir die in so eine Kabine gelegt. Und wo ich dann's nächste Mal gekommen bin, war die Frau gestorben." (I15, 383–385) Sie erinnert sich an wichtige Details: wo es war; dass es eine ältere

Frau war; was sie gesagt hatte; dass es am Wochenende war; wer sie gebracht hatte; dass sie auf der Liege verstorben war – eine belastende Erinnerung.

1.3.2.6. Die Bedrängnis der rechten Zeit

Orientierung in einigen Interviews ist die Vorstellung, dass es eine *rechte Zeit* gibt – fürs Versterben und für bestimmte pflegerische Praktiken, die dem vorauszugehen haben. Die Pflegenden sprechen vom rechten Zeitpunkt des Sterben-Lassens und von ihrer Machtlosigkeit. (I4, 198 f.; I13, 338–342) Es ist kein rechter Zeitpunkt, wenn Patient:innen bei der Pflege versterben. Eine Pflegende erzählt über eine Situation, die das Team nachhaltig aufgewühlt hatte, weil die Ehefrau das Team nach dem Versterben ihres Mannes mit Vorwürfen überhäuft hatte: „besser gewesen in dem Fall, die Katastrophe zuzulassen. [...] indem sie ihn sauber machen und er beim Drehen den letzten Atemzug macht und sie daneben steht und vielleicht angefangen hätte zu schreien, ihn zu schütteln." (I1, 885–892) Er war beim Drehen verstorben – zur falschen Zeit: bei der Pflege und als die Ehefrau nicht dabei war. Dann gibt es das Sterben am falschen Ort zum falschen Zeitpunkt im Leben. Eine Pflegende erzählt über ihre Zeit als Auszubildende im Kreissaal und ihr Erleben von Situationen des Todes dort. Sie hatte mit Spätaborten und Totgeburten zu tun. Das war für sie eine verrückte Wirklichkeit gewesen – schreckliche Ereignisse in einer Zeit, die andere Inhalte erfordert hätte: nämlich Geburt. (I3, 417 f.) In ihrer Erzählung über ein tot zu gebärendes Kind steigert sie diese paradox erlebte Wirklichkeit im prädikativen Stil: dreimal weist sie darauf hin „das Kind war tot". (I3, 465; 479; 481) Schließlich gibt es den rechten Zeitpunkt des Anrufs, dass ein geliebter Mensch sterbend ist. Pflegende folgen dabei der Vorstellung, dass es einen rechten Zeitpunkt dafür gibt, Nahestehende darüber zu informieren, dass der geliebte Mensch „jetzt" sterbend ist. Wenn ein Anruf zu früh ist, entsteht dadurch Unruhe bei den Nahestehenden. Möglicherweise müssen sie auch mehrfach kommen. So in der Erzählung über eine Patientin, die über einen langen Zeitraum hinweg nicht sterben konnte. Die Familie konnte nicht mehr. (I3, 1108) Oder aber der Anruf kommt zu spät und führt dazu, dass Nahestehende nicht mehr Abschied nehmen können. Eine Pflegende hat Schwierigkeiten damit, die Nahestehenden rechtzeitig zu rufen. Den Zeitpunkt erspüren zu können, setzt sie unter Druck. (I6, 826 ff.) Selbst wenn die Entscheidung anzurufen zügig getroffen wird, ist dies keine Garantie dafür, dass Nahestehende rechtzeitig da sein können. „Ich hab's versucht, aber (.), ähm, den Zeitpunkt habe ich einfach verpasst." (I17, 154 f.) Es war eine „Mutter gestorben, der Sohn war dann traurig, weil er nicht rechtzeitig da war." (I5, 1186 f.)

1.4. Das Wissen um das unausweichlich Bedrängende der eigenen Hilflosigkeit

Pflegende erleben häufig Situationen existenzieller Not, über die sie in Form von Horizonten direkt oder in Form von argumentativen Gegenhorizonten indirekt erzählen. Es sind Situationen von Angst und Unruhe, des Allein-Lassens, der Schwere des Sterbens und von empfundener Schuld. Oft fühlen sie sich hilflos, unsicher, unwohl und überfordert, ohne Antwort und sie müssen Menschen in ihrer Not allein lassen. „Bringt mich an meine Grenzen." (I21, 324 f.) Selbst als erfahrene Pflegende haben sie Furcht vor dem, was stets aufs Neue anders ist: „Jedes Mal eine neue Situation." (I19, 271) Im Kinderintensivbereich erlebt eine Pflegende den generellen Widerstand bei sich und bei anderen: „das macht niemand gern, aber wenn man mal ne Weile drinnen ist, dann gehört's irgendwie dazu." (I20, 1175 f.) Auch den Umgang mit den eigenen An- und Zugehörigen erleben Pflegende aufgrund der Rollenkonfusion mitunter als verunsichernd. Die Mutter einer Pflegenden hatte im Sterben körperliche Nähe nicht mehr zulassen können, sie hatte sich weggedreht und wollte vermeintlich in Ruhe gelassen werden. (I12, 672 f.) Eine Pflegende beschreibt eine Situation der Betreuung von Nahestehenden, in der der Hausarzt bei ihr und ihrem Mann palliative Kompetenz vorausgesetzt hatte, weil beide Pflegende sind. Der Hausarzt hatte ein Schmerzmittel dagelassen. Sie und ihr Mann aber hatten keine Ahnung von „palliativ". (I21, 170) Nachdem sie Palliativerfahrung im Hospiz erworben hatte, versucht sie den dort erlernten Umgang mit Verstorbenen auf den verstorbenen Schwiegervater zu übertragen und überfordert sich dabei selbst. (I21, 221)

1.4.1. Hilflosigkeit in Situationen von Unruhe, Angst und eines schweren Sterbens

Pflegende erzählen über Situationen, in denen sie sich ohnmächtig fühlen – angesichts Ängsten, Aggressionen, starker Unruhe und eines als schwer empfundenen Sterbens.

1.4.1.1. *„Mit den Sterbenden, was da an Ängsten, an Aggressionen." (I1, 637)*

Ängste und Unruhe der Sterbenden bedrängen und belasten Nahestehende wie Pflegende. Eine Pflegende entwirft am Ende einer Episode über die Angst eines Sterbenden den *Gegenhorizont*, dass sie diese Angst beeindruckt habe. Der *Horizont* ihres Erlebens aber wird greifbar in ihrer Not, die durch die Aussage der Ehefrau, dass ihr Mann ein Angsthase sei, abgemildert werden konnte: „Das fand ich so entlastend." (I5, 411) Für die Pflegende in I1 sind Ängste und Aggressionen von Sterbenden ein wichtiges Thema. Als Gegenhorizont zu den Erfahrungen mit ihrer Großmutter ist ihr wichtig, dass Problematisches nicht zugedeckt wird. Im Sterben, so ihre argumentativ vorgetragene Überzeugung, bricht der Mensch auf, die äußere Fassade fällt. Wenn der Mensch aufbricht, dürfen auch Ängste und Aggressionen sein. (I1, 637–717) Beide sind verbunden: „Wo die Angst dann so groß ist (.), […] dass es wirklich fast in eine Psychose ausartet, […] das habe ich schon erlebt, dass die […] um sich schlagen, dass die […] Gläser werfen oder was auch immer. […] Menschen (.), wo die Ehefrau sagt, das hat mein Mann in (.) 20 Jahren Ehe noch nie gemacht." (I5, 936–941) Es ist eindrücklich, wie die Pflegende im Interview angesichts der Horizonte *Furcht vorm Sterben* und *nicht zu wissen, wie Sterben geht* immer wieder mit den Gegenhorizonten *nicht schrecklich* und *des schönen Sterbens* operiert. (I5, 359–391)

Pflegende deuten die Metapher des *Kampfes* mitunter als Ausdruck von Angst. (I6, 215) Der Gegenstand ihrer Furcht findet sich in Argumentationen: Viele „kommen mit Vergänglichkeit nicht zurecht. Da bricht Welt zusammen." (I11, 301) Dann ist da die Furcht vorm Wie des Sterbens und darüber nicht verfügen zu können. Außerdem sind da die Furcht vorm Nicht-mehr-Sein sowie die Furcht, nicht zu wissen, was danach kommt – für die Verstorbenen und die zurückgebliebenen Nahestehenden. „Viele haben sehr viel Angst, wie es sein wird oder was kommt nach mir." (I11, 322 f.) Über ihren Vater berichtet eine Pflegende: Er hatte Furcht vorm Danach, weil er nicht wusste, was kommt. „Ich hab gemerkt, dass er am Sterben ist, und der hat gekämpft. Der hat Angst gehabt vorm Tod." (I21, 449) Sie nimmt spirituell verursachte Ängste hinter der Unruhe von Sterbenden wahr: „hinter diesem ganzen Glauben war Angst. Angst vor dem Jenseits, vor der Strafe, vor dem Fegefeuer. […] Das hast du richtig gesehen, wie sie Angst hat." (I21, 329–331)

Dass Pflegende im Rahmen ihrer Arbeit ständig mit Unruhe und Ängsten umgehen, kann bei ihnen selbst zur Furcht vorm eigenen Sterben führen: „ich hab ja auch so Angst davor [...] tun Sie auch alles, dass ich keine Angst und keine Schmerzen hab." (I5, 1125 f.) Diese Ängste sind befeuert durch Horrorszenarien vom Lebensende: mit Bildern vom Vegetieren an Maschinen, vom Ausgeliefert-Sein an Technik und vom Leiden in Abhängigkeit. (I21, 289 f.) Das Sterben auf einer Intensivstation wird in ein Horrorszenario eingebettet, das vor allem die Intensivpflegenden der Interviews als bedeutsam herausstellen: dort gehe es nicht um Menschen, sondern Maschinen. Dort werden Menschen gequält. Und der Mensch sei sich selbst und seinen Nahestehenden entzogen – wenn es darum gehe, den Leidenden sterben zu lassen. (I11, 431)

1.4.1.2. Unruhe wird Ruhe entgegengesetzt

Die Pflegenden beschreiben die Unruhe von Sterbenden am Lebensende. Manche Sterbende wirken agitiert, sie wollen aufstehen. Die Pflegende in I1 deutet das mithilfe der symbolischen Sprache Sterbender, die ihre Schuhe anziehen möchten oder zum Bahnhof wollen: „sie werden unruhig, wollen nach Hause gehen, stehen, stehen, stehen immer auf." (I1, 915 f.) Die Unruhe kann für die Pflegenden und Nahestehenden belastend sein. Sie wird mitunter als Leiden der Sterbenden gedeutet, die zur Ruhe kommen sollen. Die Pflegende in I6 berichtet von einer sie zutiefst belastenden Situation, in der sie die Unruhe aushalten und hilflos daneben stehen musste. „Die Frau hatte Schmerzen, sie war total unruhig, ich stand daneben, hab's mit ihr ausgehalten und hab immer gedacht, wenn ich jetzt ne Möglichkeit hätt, (.) ich glaub, ich w/ wü/ könnt die Leute verstehen, die dann mal ne Spritze geben, um die Sache zu beenden." (I6, 320–348) Pflegende deuten die Unruhe mitunter auch als Furcht vorm Sterben: „ein Mann bei uns gestorben, der so schreckliche Angst vor dem Sterben hatte [...] er hat sich mit allem, was er noch hatte, dagegen gewehrt und er stand vor diesem Bett/ die Menschen entwickeln ja dann Kräfte, die sind unglaublich. (.) Wir haben zu zweit, ein Mann noch und ich/ haben ihn gehalten, weil er nicht mehr im Bett zu halten war [...] der ist in **der** Situation dann auch nicht gestorben, also, obwohl ich gedacht hab, also (.), der stand so nah dran und hätte einfach (.)/ wenn er nur den Geist, ähm, anders gedacht hätte, glaube ich, hätte er gehen können. Aber, (.), aber, ähm, (.) er hat alles dagegen gesetzt." (I5, 391–408)

Wo Unruhe ist, soll Ruhe sein. Die Pflegende in I5 erzählt über die Begleitung einer sehr unruhigen Frau: die war völlig unruhig und durch nichts zur Ruhe zu bringen. (I5, 828 f.) Besonders dramatisch erlebte sie als Auszubildende das Sterben eines jungen Mannes, der sich gegen das Sterben gewehrt hatte, der schrie und tobte. (I5, 528 f.) Sie zeichnet in der Erzählung ein Bild zwischen Unruhe und erzwungener Ruhe: dem In-Bewegung-Sein des Sterbenden auf der einen und dem Still-sein-und-sitzen-Müssen der Auszubildenden auf der anderen Seite. Er schreit und tobt. Das Schreien ist außerhalb des Zimmers zu hören – der Sterbende durchbricht mit seiner Not die Grenzen des Zimmers, der Raum ist entgrenzt. Das schafft Not bei den Pflegenden. Die kommen nicht selbst, sondern schicken eine unerfahrene Auszubildende, die sie dann aber nicht begleiten. In dieser Situation der Unruhe durch Toben und durch Schreien muss die Auszubildende still sitzen. Sie muss. Still. Sitzen. So treffen sie aufeinander und sind beieinander. Es soll Ruhe sein! (I5, 490–586) Fehlt den Begleitenden Ruhe und Frieden, kann das dazu führen, dass sich Angst und Unruhe beim Sterbenden noch verstärken: „in dem Moment, wo ich unfriedlich werde […] Das heißt, er hat seine Unruhe, aber wenn ich mich in das Boot mit rein setze, dann bin ich verloren […] Dann wird die Unruhe größer werden […] dann schreit er, er ist unruhig, ich werde noch unruhiger, fange auch irgendwann an zu schreien." (I1, 504–521)

1.4.1.3. Situationen schweren Sterbens aushalten müssen

Die Pflegenden erinnern sich an Situationen eines als schwer empfundenen Sterbens. (I17, 611 f.) Sie schreiben das Schwere den Menschen selbst zu, die sich mit dem Sterben schwertun. (I14, 890 f.) Ein solches Sterben ist nicht gut (I6, 331), sondern böse: er ist „sehr böse verstorben." (I5, 27) Sterben kann schrecklich sein. Eine Pflegende erinnert sich an ihr erstes Kind, das bei ihr verstorben ist – ein Frühchen mit einem „schrecklichen Verlauf". (I20, 819–821) Menschen können „elendig verrecken". (I14, 150–156) Sterbende sind mitunter verkrampft und angespannt. „Die ist auch ganz schwer verstorben. Also so richtig in sich noch so (.), so gehalten, so, so (.)/ also verkrampft." (I4, 333 f.) Die „haben beide lang gekämpft. Die sind ja dann manchmal so angespannt." (I15, 141 f.) Das Erleben des Ausgeliefert-Seins belastet: besser tot als „an Maschinen zu liegen, irgendwelche Schläuche i(.), im Hals oder sonst irgendwo zu haben. Von fremden Menschen gedreht zu werden, wann die fremden Menschen denken, dass sie diesen Menschen drehen wollen. Von fremden Menschen gewaschen zu werden." (I14, 241–244)

Die Art des Versterbens wird als belastend erinnert. Wenn Menschen zu ersticken drohen und in größter Atemnot versterben, ist das für die Sterbenden eine Qual. Eine Pflegende kann es nicht aussprechen und flüchtet sich in eine Metapher: „Es war klar, dass er auch erstick/ also, es war auch klar, es würde nicht schön." (I18, 1261) Eine Pflegende erlebte, wie ein junger Mann unter Atemnot verstorben war: „dann wusste ich, was gequältes Sterben heißt." (I21, 374–377) Eine Pflegende berichtet von einer Frau, die an ihrem ersten Arbeitstag im Hospiz aufgenommen worden war und die sie begleitet hatte. Sie war sehr dramatisch verstorben und hatte sie damit an ihre Grenzen gebracht. „Ich fand's damals sehr gequält. […] Dann kam sie in Atemnot und ich hatte nicht so viel Erfahrung, wie's ist, aber die (…)/ sie war sehr angespannt mit dem Gesicht, also die ganze Körperhaltung war sehr angespannt und dann hat sie um Luft gerungen. In dieser Anspannung ist sie verstorben." (I21, 368–371) Verstorbenen kann man ansehen, wie sie verstorben sind und was sie im Sterben erlebt haben. So erzählt eine Pflegende über die eben erst verstorbene Mutter einer Nachbarin, wie verschwitzt diese gewesen war und dass die letzten Stunden anstrengend gewesen sein mussten für sie. (I12, 240 f.) Den Sterbenden, die nicht sterben wollen, sieht man das an. „Die Menschen sehen anders aus. (....) Menschen, die nicht sterben sollen/ wollen, wo sich die Seele vom Körper nicht trennen kann. (.) Die sehen (..) traurig und verbittet aus. (..) Und das sieht man ganz deutlich." (I14, 971–973)

Pflegende berichten über sterbende Menschen, bei denen sie den Eindruck hatten, sie wollen nicht sterben, sondern leben. Diese sterben dann nicht schön. (I3, 913–915) Sie haben Angst loszulassen. (I8, 282) Aber auch Nahestehende muten Sterbenden Schreckliches zu, wenn sie ihre geliebten Menschen nicht gehen lassen können. Diese Formulierung setzt voraus, dass Nahestehende Einfluss auf das Sterben ihrer geliebten Menschen haben. „Die Angehörigen waren sehr belastet, haben viel geweint, haben aber auch um ihn gekämpft. Er soll nicht sterben, er soll leben." (I13, 763 f.) Nahestehende verhindern möglicherweise das Einstellen sinnloser lebensverlängernder Maßnahmen. Dieses hinausgezögerte, aber doch schon fest stehende Sterben-Müssen belastet Pflegende sehr. „Das ist für mich Quälerei." (I10, 480) Die sonst sehr leise sprechende Pflegende in I4 wird an der Stelle sehr laut, als sie über eine Patientin, deren Mann sie nicht sterben lassen wollte, erzählt: „der Ehemann war schwierig. […] Und wie **entsetzlich** das auch war. […] Wir mussten **bis zum Schluss** alles machen.

Sie war aufgedunsen. [...] Sie war schon in der Wanne. Es war ein Zerfall. Es war wirklich – die Beine, alles nur noch ödematös. [...] Der Ehemann ganz schlimm." (I4, 581–591)

Pflegende stehen oft hilflos daneben, halten nicht alles aus, werden wütend. Die Pflegende in I6 beschreibt Situationen, in denen sie sich hilflos fühlte und hilflos „daneben" stehen musste, ohne dass sie etwas hätte tun können oder dürfen. (I6, 320–348) Dieses „Leidende, das, das ist das, was glaub mir am meisten Angst macht und was ich manchmal auch so empfinde so im Team, was einen am meisten beschäftigt, dass man (...) einfach das Gefühl hat, da ist ein hilfloser Mensch und man (.), man kann ihm eigentlich nichts mehr geben." (I20, 360–364) Die Not ist nicht auszuhalten. (I21, 547 f.) In einer emotional sehr dichten Passage erzählt eine Pflegende, wie der Zustand eines Kindes sie aufwühlt: „ich hatte letztes Jahr eine Situation, da war ein Kind in so nem **desolaten** Zustand, [...] das hat einem das Herz gebrochen, wie das da gelegen ist. [...] Ich bin kein Roboter, der das einfach wegsteckt. Ich würd mich auch jetzt gern da hinstellen und eigentlich vielleicht sogar ein bisschen heulen [...] ich kann auch nicht alles ertragen." (I20, 486–503) Die Sterbenden und Verstorbenen verfolgten eine Pflegende bis in ihre Träume. Das will sie nicht. Das ist ihr zu viel. (I5, 805–923) Eine Pflegende träumt heute noch von Situationen, die sie in ihrer Zeit als Intensivpflegende sehr belastet hatten. (I13, 93) Sie erzählt über den Tod eines jungen Mannes, dessen Gesicht sich bei ihr eingebrannt hat. (I13, 104 f.)

1.4.1.4. Hilflosigkeit im Umgang mit Nahestehenden – handlungsleitende Orientierungen an zwei Beispielen

In der Begegnung mit der trauernden Mutter einer Patientin, die auf der Intensivstation verstirbt, fühlt sich die Pflegende überfordert, was in der Erzählung durch drei Orientierungen deutlich wird. Die Verstorbene ist so alt wie sie selbst – es ist die *Not von Nähe aufgrund ähnlicher Lebenswelten*. Die zweite sie zutiefst irritierende Orientierung drückt sich im *draußen die Mutter* aus (I12, 545 f.), die vorm Zimmer wartet. In dieser Situation gibt es keinen Weg vom *Drinnen* des Raums der gleichaltrig Verstorbenen nach *draußen*. Denn da *draußen* ist die Mutter und geht sie raus, ist sie wieder *drinnen* – im Raum der trauernden Mutter. (I12, 545–552) Es gibt kein Entrinnen, keine rettende Distanzierung – immer bleibt sie im bedrängenden *Innen*. Sterben, Tod und Trauer sind nicht mehr abgrenzbar begrenzt auf den Sterberaum, sondern verbinden sich mit dem *Draußen. Draußen sein* und *drinnen sein* fallen zusammen. Das erzeugt Not. Beide Räume bedrängen sehr, weil sie – als dritte Orientierung – mit *Schuldgefühlen* der Verstorbenen gegenüber kämpft: die Situation der Tochter vermeintlich falsch eingeschätzt zu haben, bedeutet, ihr nicht gerecht geworden zu sein. Sie „war eine junge Frau, die polytox oder drogenabhängig, die mit kardialen Beschwerden kam. Die ist mir unter den Händen weg gestorben [...] ich hab's nicht richtig eingeschätzt. Ich hab nicht gedacht, dass die so krank ist. Und auf einmal hat sie keinen Blutdruck mehr und auf einmal einfach weg." (I12, 538–544) Die Orientierungen kulminieren geradezu: *Nähe durch eine ähnliche Lebenswelt; das Gefühl von Schuld, nicht gerecht geworden zu sein; Schuld durch sinnlose Intensivpraxis; Schuld der anderen, die sie als junge und unerfahrene Pflegende allein gelassen hatten – vor der Situation und nach der Situation; die nicht zu trennenden Räume des Drinnen und Draußen mit dem Gefühl von Schuld über beiden Räumen.* Das Gefühl von Schuld wird unerträglich, da sie in diesem „Schuldig-geworden-Sein" die Mutter trösten soll – im Bewusstsein dieser doppelten Schuld und im Bewusstsein, gar nicht kompetent zu sein für eine solche Situation des Trösten-Sollens. Die Orientierung an der *Schuld der anderen* – von ihnen *allein gelassen und nicht vorbereitet* worden zu sein und danach keinen Raum zu bekommen, um darüber zu sprechen – unterstreicht ihre Not. Es ist eine Geschichte größter seelischer Not und der Not, fachlich und menschlich allein gelassen worden zu sein. Sie verallgemeinert das Thema dann zum Thema der Intensivstation insgesamt und macht daraus das „Angehörigenthema". *Sie distanziert sich:* „auf Intensiv war es auch immer so ein Thema, das ja nicht zu nahe an sich heran zu lassen. Vor allem dieses Angehörigenthema." (I12, 562–564) Der in die damalige Situation hineingelegte Impuls zu fliehen, versprachlicht sie in der Situation des Interviews – sie distanziert sich sprachlich. Aus der persönlich nahen Mutter wird eine „Angehörige", aus der Angehörigen ein „Angehörigenthema". Die Pflegende in I12 war im Interview ganz in die Situation und ihr Gefühl von damals zurückgekehrt. Ihre Not ist greifbar in der Fülle von Orientierungen, die sich in dieser Situation und in der Situation des Erzählens miteinander verbinden.

Ähnlich dicht in der Fülle der Orientierungen erzählt die Pflegende in I13 in einer der dichtesten Stellen des Interviews über die Mutter eines jungen Mannes, der nicht gerettet werden konnte. Diese Situation verfolgt sie bis in ihre *Träume (nicht vergessen können)*: die „Mutter, die da am Bett saß und um ihn geweint hat. […] konnte kein Wort Deutsch und hat stundenlang an seinem Bett geharrt." (I13, 105–109) Sie zeichnet ein Bild: die Mutter sitzt *„da drinnen" „am Bett"*. Wir sehen sie da sitzen bei ihrem Sohn – *„am Bett"* ersetzt den *„Sohn"* in der Erzählung. Eine erste *Distanzierung* in dieser dichten Passage. Es ist eine Situation tiefster Trauer. Sie kontextualisiert die folgende Sequenz: „Er ist Pole. Er hat hier gelebt." Das verschärft die Situation der Mutter noch. Im fremden Land, eine Sprache, die sie nicht versteht, eine andere kulturelle Umgebung, ein Gesundheitssystem, das ihr fremd ist. Dazu kommt die finanzielle Belastung: „hat ein Vermögen in Übernachtungen gesteckt, ihr ganzes Hab und Gut wahrscheinlich." (I13, 107 f.) Zur *Not des rechten Beistands für Nahestehende im Allgemeinen* kommt eine sprachliche Hürde hinzu. Sie erzählt nicht, wie sie mit der Mutter umgegangen ist. Sie berichtet aus der Distanz als „Augenzeugin", indem sie die räumliche Rahmung wiederholt: „am Bett". Das ist Szenenbeschreibung und Distanzierung durch eine räumliche Metapher zugleich. Sie verstärkt das durch die Figur der *„falschen Zeit"*, indem sie den sehr langen Zeitraum des Verharrens beschreibt – verharren, aushalten, starr sitzen statt nur „sitzen". Sie steigert damit die Spannung in ihrer Erzählung: der Hörer sitzt da und harrt mit aus. Sie kommentiert, dass die Mutter allein beim Sohn sitzen muss: ohne Unterstützung durch nahestehende Personen – *ganz allein*. „Er hatte sonst keine Freunde oder näheren Angehörige. Mir ist nie jemand begegnet." Sie schließt mit der Rahmung der räumlichen und zeitlichen Metapher: „die Mutter, die da geharrt hat am Bett." Die kurze Passage ist dicht: Erzählung und Beschreibung überwiegen. Dicht, weil sie argumentativ andeutet, was später für sie bedeutsam wird: allein gelassen als Nahestehende. Dicht auch durch die dreifache Rahmung „am Bett" und die Intensivierung der zeitlichen Perspektive „lange" und „harren" anstelle des „Sitzens". Dicht, weil die Mutter *drinnen* und damit Teil des Sterberaums ist. Dicht also, weil viele Orientierungen den Hintergrund dieser Passage bilden. Was sie nicht erzählt, ist das, was sie in Argumentationen sehr betont: dass keiner da ist, der einem sagt, wie mit einer solchen Mutter umgegangen werden soll. Sie bleibt in der Erzählung Augenzeugin und berichtet nicht, wie sie in dieser Situation mit dem jungen Mann und seiner Mutter umgegangen ist. Ihre Erzählung endet: „Als der verstorben ist, hat die Mutter das erste Mal eine richtige Regung gezeigt und hat sich auf ihn geworfen […] dieses Weinen […] wir Pflegekräfte sind davor gestanden und konnten/ ich weiß noch das Gefühl ‚Gott, die arme Frau' und ‚Was haben wir versäumt?' […] Hätten wir es nicht noch besser machen können?'" (I13, 114–121) Die Mutter kommt mit dem Tod des Sohnes in Bewegung. Die Erzählerin greift das Weinen wieder auf: es rahmt die Erzählung als *Ausdruck emotionaler Not.* Die Passage begann mit *Sitzen und Weinen* und endet mit *Bewegung und Weinen* und der *Not der Pflegenden*, die sich in der Distanzierung durch eine räumliche Metapher ausdrückt: „wir Pflegekräfte sind davor gestanden." Das ist das Ende der Erzählung. „*Wir*" ist eine weitere Rahmung: sie zieht sich in die geteilte Verantwortung zurück und möglicherweise auch in die Geborgenheit des Teams. Beide Facetten des „wir" schimmern durch – die Pflegenden sind *nah dran.* Und gleichzeitig stehen sie „*davor*" – sie bleiben Augenzeug:innen. Sie gehen nicht in die Situation, nicht in Beziehung. Sie bleiben *draußen. Drinnen* am Bett die Mutter zu Beginn der Erzählung. *Draußen* und davor die Pflegenden. „Und konnten/" – hier bricht die Erzählung ab. Sie konnten – nicht nahe sein, nicht handeln, nicht recht begleiten? Das bleibt offen, erhält aber Antwort in der Argumentation, die das der Erzählung zugrunde liegende Gefühl ausdrückt: die „arme Frau" heißt die „Frau in Not", mit der ich mich *mitfühlend verbunden* fühle; was wir versäumt haben und besser hätten machen können; wir sind ihr etwas schuldig geblieben. Dann spricht sie's aus: Zweimal „*Schuld*". Auch hier wieder eine Fülle sich verbindender Orientierungen, die ihre Not in der Situation des Erzählens spürbar macht. Was in der Erzählung deutlich wird, ist die Fokussierung auf die Mutter als leidende Nahestehende (eigene biografische Erfahrung) und auf sich als Pflegende (sich hilflos fühlen). Der Sohn und sein Sterben geraten kaum in den Blick. Die Mutter hatte sie als Augenzeugin beobachtet und sich durch das *Sehen der Mutter* in deren Not hinein ziehen lassen.

14.1.5. Von der Trauer anderer und der eigenen Trauer überwältigt sein

In Erzählungen eigener Betroffenheit können Pflegende stellvertretend die belastete Perspektive der Nahestehenden einnehmen. So erzählt die Pflegende in I17 aus der Perspektive des Kindes: Der Papa stirbt. (I17, 935 ff.) Die sich sonst sehr abgeklärt gebende Pflegende erzählt über den Vater eines fünfjährigen Sohnes, der so entstellt war, dass es ein Grauen für den Jungen sein musste, sich von ihm zu verabschieden. Die Pflegenden machen den Vater deshalb für das Kind schön. Die Erzählerin hat selbst zwei Söhne. Sie bleibt in der Erzählung in der Perspektive des Sohnes – der Patient ist der „Papa". An einem Wochenende sah man: es geht dem Ende zu. Der Papa stirbt. Mit der

Mutter war vereinbart worden, der Sohn soll den Papa noch einmal sehen und Abschied nehmen können. Sie wollen dem Fünfjährigen das Grauen ersparen. Er soll seinen Papa sauber sehen und einigermaßen wach: er wird gereinigt, die Wunde schön verdeckt, das Zimmer geputzt und dann die Medikamente runter gefahren. Dem Papa laufen die Tränen runter, weil er weiß, dass der Sohn kommt, um sich zu verabschieden. Der Junge kommt mit seiner Mutter und verabschiedet sich von den Pflegenden mit den Worten: „ich geh heute Abend ins Planetarium. Am Montag erzähle ich meinem Papa, was ich gesehen habe." (I17, 980 f.) Dann waren ihr die Tränen geflossen: denn am Montag würde er verstorben sein – am Wochenende war er verstorben. Später begegnet sie dem Jungen und seiner Mutter beim Einkaufen mit ihrer Familie. Sie bleibt in der Perspektive des Sohnes (sechsmal „Papa"). Sie schließt mit der Argumentation, dass sie das nicht vergessen kann. (I17, 949–1039) Sie erzählt dann über das Sterben eines weiblichen Teenagers wieder aus der Perspektive der Nahestehenden: der Mutter und des Sohnes dieser Mutter (statt Bruder). Sie spricht in ihrer Erzählung von der Mutter, der Tochter und dem Sohn. Die Perspektive ist nicht die auf die Sterbende, sondern die auf die Mutter. (I17, 1207–1211) In ähnlicher Weise spricht die Pflegende in I20 in der Perspektive auf die Eltern eines frühgeborenen Kindes. „Wir haben immer drei Patienten mit einem Kind. [...] ne frühgeborene traumatisierte Mutter und [...] nen Frühgeborenen-Vater. [...] die müssen (.) irgendwo zusammen finden, dass dieses Kind gut versorgt wird, mal ne gute Entwicklung nimmt und die Mutter (.) nicht Zeit Ihres Lebens mit Schuldgefühlen rum läuft [...] hier kommen (..) traumatisierte Eltern an, ähm, und die müssen auch aufgefangen werden." (I20, 1375–1381) Eine Pflegende ist tief in die Trauer der Nahestehenden verwickelt, sodass sie *im Raum des Sterbens*, wenn sie *drinnen* ist, kaum atmen kann, „weil die Trauer so tief spürbar ist. Also so eine tiefe Trauer [...], die spüre ich (.) nicht bei den Sterbenden, also die spüre ich halt bei den Angehörigen [...] manchmal ist das so (.), puh, also/ kommst du rein und kannst kaum atmen." (I18, 1227–1234) In der Begleitung der trauernden Ehefrau, mit der sie sich eng verbunden fühlt, ist das für die Pflegende eine Situation des Mit-Weinens. (I18, 1261–1269)

Pflegende berichten von ihrer Trauer. Sie sind keine Roboter – ihren Argumentationen zum Trotz, in denen sie behaupten, Belastungen würden sie nicht mit nach Hause nehmen – und erleben sich selbst immer wieder als Trauernde in Situationen des Affiziert-Seins durch eine Person, durch das Schicksal und durch das Bild vom anderen. Als „der gestorben ist, […] das war das erste Mal, wo ich so richtig Rotz und Wasser geheult habe, wo jemand gestorben ist.“ (I8, 615 f.) Einer Pflegenden bricht das Herz beim Anblick eines sterbenden Kindes. (I20, 486–497) Eine andere spricht über ihre Trauer nach dem Versterben eines einjährigen Kindes (I19, 112) und sie erlebt die Trauer von Pflegenden im Kontext ihrer Fachweiterbildung, die über ihre eigenen Erfahrungen gesprochen und viel geweint hatten. (I19, 140 f.) Eine Pflegende berichtet von einem Oberarzt, der auf das erlebte Drama mit tiefer Trauer reagierte. „Der Oberarzt kam dann rein. Die haben das Kind (.) nicht mehr gekriegt […] und den sehe ich noch, wie der so hockend kniend im Raum hockt und weint. […] das seh ich noch. Da diese ganzen Schwestern. […] haben alle geheult.“ (I20, 890–894) Eine andere Pflegende weint mit den Eltern: „hockt man halt mal daheim und heult und am nächsten Tag auch. Das kommt ja dann manchmal so schwallartig kurz und dann denkt man sich wieder: Ja, jetzt ist aber (.) dann auch gut. […] dieses einfach mal zulassen auch, dass man im, im, im Zimmer heult, dass dieses Zulassen auch vor Eltern, dass man selber weinen muss […] das machen die meisten, weil/ und das tut, denk ich, den Eltern auch gut, dass es dann doch so ist, dass die sehen, das ist hier nicht egal.“ (I20, 968–975) Die Trauer anderer mitzuerleben, kann sie überwältigen. Das Weinen in Trauer ist ein Bild, das in ihr biografisch nicht gut verankert ist: „meinen Vater weinen zu sehen, meine Mutter weinen zu sehen, das hatte ich gar nie gekannt.“ (I20, 158–160)

1.4.2. Schuldgefühle gegenüber Sterbenden und Nahestehenden

Die Erwartungen der Pflegenden an sich selbst, an ihre berufliche Rolle und die Vorstellung der idealen Praxis des Da-Seins und Da-Bleibens können bei ihnen zu Gefühlen von Überforderung und Schuld führen: keine Zeit zu haben, keinen Raum für Nähe und Beziehung zu bieten, Patient:innen angesichts ihres Leids nicht helfen zu können trotz des Sollens und Wollens, Nahestehenden nicht gerecht zu werden. (I6, 441) Ich „war so verzweifelt und hab vorm Team Rotz und Wasser geflennt.“ (I8, 512 f.)

1.4.2.1. Sterbende allein gelassen haben

Auch wenn mitunter argumentiert wird, dass Menschen allein sterben dürfen, findet sich in den Erzählungen die Orientierung, Menschen in ihrer letzten Stunde *nicht allein lassen zu sollen.* Die Erfahrung, Sterbende allein gelassen zu haben, löst häufig Schuldgefühle bei Pflegenden aus. Das ist eine Erfahrung des beruflichen Alltags auf einer Intensivstation, die eine Pflegende noch heute belastet und die sie bis in ihre Träume verfolgt. (I13, 93) Deshalb ist es auch für die Pflegende in I8 nicht schön, dass ein Patient zu Hause allein verstorben war, obwohl sie die Intuition gehabt hatte, nochmal bei ihm reinzuschauen, was sie nicht geschafft hatte. (I8, 775–788) Die argumentative Umkehrung dieser Norm enthält bei der Pflegenden in I17 eine Ambivalenz. Für sie ist das *Allein-lassen-Dürfen* eine wichtige Orientierung und argumentativer Gegenhorizont zum Horizont des *Nicht-allein-sein-Dürfens* im Sterben. Die Erfahrung, Sterbende allein gelassen zu haben, rechtfertigt sie damit, dass das sein darf. Aus der erlebten Wirklichkeit folgt eine Erlaubnis an sich selbst. Als sie zum ersten Mal die Verantwortung für einen Sterbenden hatte, hatte sie die Anwesenheit der Tochter emotional entlastet. In ihrer Erzählung wird klar, sie war Auszubildende, sie war allein in der Nacht, es war ihr erster Sterbender: sie war überfordert in und mit dieser Situation. Was die Überforderung für sie argumentativ auflösen kann, ist die Anwesenheit der Tochter beim Sterbenden, die möglicherweise selbst Unterstützung gebraucht hätte. Das Ringen mit der Norm taucht auch biografisch wieder auf. Auch ihre Großmutter war allein verstorben. Es folgt im Interview die argumentative Rechtfertigung und Erlaubnis der Oma, dass das Allein-Sein sein durfte. In der Erzählung aber sagt sie: sie hatte es versucht, hatte aber den Zeitpunkt verpasst.

Pflegende haben das Gefühl, sterbenskranke Menschen allein und im Stich zu lassen, wenn diese in ihrer Not keine Linderung ihrer belastenden Symptome erhalten oder die Not nicht aufgelöst werden kann. „Ich erinnre mich an ne Frau, die war dreißig Jahre alt […] und ihre große Frage war immer: Sagen Sie mir, wie Sterben geht. (.) Ähm, und ich weiß ja nicht, wie Sterben geht." (I5, 359–362) Eine Pflegende wurde von einer Patientin um Schmerzmittel angefleht, die sie ihr nicht geben durfte. Sie hatte die Patientin in ihrer Not nicht allein lassen wollen und dann doch allein gelassen. (I6, 320–348) Wenn sterbenskranke Menschen nicht mehr in der Lage sind, ihre Nöte und Bedürfnisse zu äußern, kann das für Pflegende, die sich am Wohl des anderen auszurichten versuchen, eine zusätzliche Belastung sein. (I6, 744 f.) Eine Pflegende berichtet in einer sehr dichten und bewegten Erzählung vom aggressiv geäußerten Wunsch einer Patientin nach Sterbehilfe. „Am Wochenende hatte ich ne Frau. […] Die war dann richtig: Jetzt geben Sie mir endlich was! (flüstert) Die war richtig aggressiv mit mir. Dann: OK, das kann ich nicht machen. Und sie: Doch, Sie können das. (wieder geflüstert) Und ich: Klar könnte ich Ihnen was geben. Aber **Sie** gehen dann und **ich** muss damit weiter leben. Das kann ich nicht. [...] In meiner letzten Nacht [...] die ist **ganz weich geworden**. [...] Dann sagt sie: Aber es ist ja sonst niemand da. (wieder flüsternd gepresst) Sag ich: Au ja, das verstehe ich auch. (lacht) Es ist wirklich niemand da." (I8, 485–500) Auf der Erzählebene berichtet die Pflegende von der Not einer Patientin und davon, wie die Patientin sich in dieser Not verhalten hatte und wie sie selbst in dieser Situation reagiert hatte. Die Pflegende kann die Not nicht auflösen, die Patientin bleibt allein. Die Pflegende spiegelt das: es ist wirklich niemand da. Auch sie selbst ist mit dieser Not allein. Der Ausgang ist offen, sie erinnert sich nicht daran, ob die Patientin inzwischen verstorben ist. Auf einer argumentativen Deutungsebene ordnet die Pflegende das Erlebte immer wieder in ihren Erfahrungshorizont ein. Die Ursache für den Wunsch nach aktiver Sterbehilfe ist ihrer Erfahrung nach ein anderer Schmerz. Dies verstehen zu können, löst aber das Gefühl der eigenen Hilflosigkeit nicht auf. Schließlich ordnet sie die Erzählung ihrer besonderen Rolle und Fähigkeit des *Da-sein-Könnens* in der Sterbebegleitung zu. Sie versucht die Spannung aufzulösen und aus der Erzählung einer notvollen Situation eine Erzählung des Erfolgs zu machen: sie kann den Sterbenden auch in Krisensituationen ein echtes Gegenüber sein. (I8, 500–504)

Die Pflegenden haben das Gefühl, anderen etwas schuldig geblieben zu sein. Eine Pflegende mutmaßt, ihre Patientin allein gelassen zu haben in deren Not. Sie deutet die Geste einer Sterbenden, die ihre Hand ausstreckt, so, dass die Sterbende etwas sucht und dass sie der Frau etwas schuldig geblieben ist. Sie habe die Sterbende in ihrer Angst allein gelassen. (I1, 572–579) Anderen nicht gerecht zu werden, etwas falsch gemacht zu haben, erzeugt Schuldgefühle. (I6, 138 f.) Da eine Pflegende nicht wusste, wie sie Nahestehenden in ihrer Not und Trauer hätte begegnen können, ist sie ihnen Fürsorge schuldig geblieben. „Diese Schuld, die sich da immer aufdrängt." (I13, 122) Zeitmangel kann schuldig machen. Der Aufenthalt im Ausland wird für die Pflegende in I6 deshalb zur Offenbarung: Sich Zeit nehmen dürfen und reden dürfen, war in Ordnung – ohne Schuldgefühle. (I6, 60 f.) Die Vielzahl der Menschen, die begleitet werden, führt dazu, den Einzelnen zu vergessen. Pflegende fühlen sich mitunter schuldig, weil sie die Namen und Gesichter vergessen haben. (I12, 902–904) „Meine Güte, wie viele Menschen sind bei Dir gestorben oder in der Zeit, wo Du gearbeitet hast? Du weißt nicht mehr, wie die heißen. Du weißt nicht mehr, wie sie aussehen. (flüstert die letzten Sätze teilweise) Zu spüren: Hey, man ist diesen Leuten nicht gerecht geworden. Auf die Art und Weise in den Keller schieben und der nächste." (I12, 891–895) Eine weitere Situation ist das Rausschicken von Nahestehenden und dass der Mensch gerade dann stirbt und dass sich Nahestehende deshalb nicht hatten verabschieden können. Das ist der Horizont einer Erzählung über Schuld, dass eine Ehefrau sich nicht hatte verabschieden können und dadurch das Gefühl hatte, dem geliebten Menschen etwas schuldig geblieben zu sein. Die Pflegenden hatten in einer Pflegesituation entschieden und bestimmt, dass die Ehefrau während der Intimpflege ihres Mannes aus dem Zimmer geschickt wurde. Der Mann war dann während der Pflegehandlung verstorben. Die Pflegende entwirft im Nachhinein und angesichts der bitteren Vorwürfe der Ehefrau den Gegenhorizont, dass die Katastrophe hätte zugelassen werden müssen, dass der Ehemann in Anwesenheit seiner Frau stirbt. (I1, 882–886)

1.4.2.2. Nahestehende allein lassen

Eine Pflegende leidet darunter, wenn An- und Zugehörige in Situationen größter Not allein gelassen werden: „da **fehlt** was. Die sind **so** allein. Die werden vertröstet stundenlang vor der Tür. Haben keinen Ansprechpartner." (I13, 188 f.) Das erlebte sie als Praxis im Intensivbereich. „Wir lassen die jeden Tag allein. **Jeden** Tag. Da fragt doch niemand." (I13, 313 f.) Die Seelsorgerin nimmt „uns viel von dem Druck, wenn wir sehen, die Angehörigen bräuchten jetzt jemand zum Sprechen." (I15, 329 f.) Während Seelsorger:innen als Entlastung erlebt werden, sehen sich Pflegende in emotional herausfordernden Situationen durch ärztliche Kolleg:innen eher belastet bzw. im Stich gelassen: „wie die mit dem Thema umgegangen sind. Dass ich dann deren Aufgabe übernommen hab, weil ich gemerkt hab, das ist wurstegal, wer's tut […] – mit den Menschen reden und fragen, was sie brauchen. Ich habe Aufklärungsgespräche gemacht. Ich hab denen in freundlichen Worten und klar […] gesagt, dass wir's halt nicht wissen, wo die Reise hingeht, aber dass es auch sein könnte, dass es letal ausgeht. Dass der Mensch stirbt. Dass wir's aber nicht wissen." (I13, 285–292) Auf einer emotionalen und zeitlichen Ebene entsteht Druck durch Nahestehende, die Orientierung und ein Gegenüber brauchen. Im Intensivbereich werden sie mitunter auch nach dem Versterben allein gelassen. Eine Pflegende – inzwischen im Palliativbereich – legt die Hintergrundfolie *hospizliche Trauernachsorge* als

Aufgabe palliativer Praxis über das im Intensivbereich Erlebte: „wer sorgt dann für die Angehörigen hinterher? Das ist alles so offen geblieben." (I13, 554 f.) Der Auftrag einer Sorge für die Nahestehenden wird umso dringlicher, wenn eigene biografische Erlebnisse den Hintergrund bilden, wenn Pflegende also aus eigener Erfahrung und Anschauung um die Belastung der An- und Zugehörigen wissen. Aus diesem Wissen heraus ist klar: diese dürfen nicht allein gelassen werden. (I7, 290–296)

1.4.2.3. Durch das Arbeiten auf Intensivstation mitschuldig werden

Das Arbeiten auf Intensivstation erzeugt Gefühle von Schuld bei den Pflegenden: den Nahestehenden und den Toten nicht gerecht zu werden. (I2, 1557) Auf Intensivstation nicht sterben zu dürfen, macht die Menschen, die keine Chance auf ein gutes Outcome haben, zu Zombies. (I2, 1067) Patient:innen werden dort gequält und gefoltert. (I2, 1124–1128) Pflege wird dann zur sadistischen Praxis, wenn nicht klar ist: wem hilft, was ich mache? (I2, 1364 f.) Durch die Praktiken auf Intensivstation machen sich Pflegende durch Mittäterschaft mitschuldig: „ich hab mal zu ner Kollegin gesagt, für **das**, was **wir** hier machen, ich geh irgendwann mal ins Hospiz so wie: ich tu Buße. [...] Ich kann da nicht mehr mitgehen. **Ich kann da nicht mehr mitgehen.** Das geht nicht." (I12, 70–73) Nach dem Versterben wurde auf der Intensivstation besprochen: „ob man's schrecklich fand, was man da jetzt gemacht hat, oder völlig in Ordnung." (I12, 285 f.) Sterbenden und Nahestehenden ihre Hoffnung genommen zu haben, lässt Gefühle von Schuld zurück: „wie sind wir mit den Menschen umgegangen? [...] Ich hab das auch nicht sehen können, dass mein Bruder stirbt. Bis zuletzt nicht. [...] ich hatte Hoffnung, dass er noch so lang wie möglich lebt. Das habe ich den Menschen in der Arbeit nicht zugestanden." (I13, 254–259)

1.4.2.4. Situationen falsch eingeschätzt haben – Schuld am Tod eines Menschen?

Die sehr dichte Erzählung in I12 handelt von den Schuldgefühlen der Pflegenden gegenüber einer Patientin, deren Zustand sie nicht richtig eingeschätzt hatte und die ihr unter den Händen weggestorben war, und gegenüber ihrer Mutter, weil sie deren Wunsch nach tröstender Nähe nicht hatte aushalten können. An die junge Frau erinnert sie sich vor allem deshalb, weil sie Schuldgefühle hat. (I12, 538–550) Eine Pflegende erinnert sich an einen Mann, den sie widerwillig begleitet hatte, weil sie von seiner Erkrankung auf eine falsche Ursache der Erkrankung geschlossen und ihn deshalb vorverurteilt und unfreundlich behandelt hatte. Im Sterbeprozess kommt es dann zu einer vertrauensvollen Situation zwischen den beiden, in der er ihr von der tatsächlichen Ursache seiner Erkrankung berichtet. Sie erinnert sich an die Episode als ein einschneidendes Erlebnis – sie war schuldig geworden an ihm. (I14, 855–859) Der Sterbende spricht sie frei: „das ist in Ordnung." (I14, 859) Die Erzählung endet: „dann ist er in meinen Armen gestorben und ich hab gedacht, ich bin ein Arschloch." (I14, 106 f.) Eine Pflegende erzählt eine Geschichte mit dramatischer Wendung: sich am vermeintlich Schönen einer Situation zu orientieren, kann dazu führen, sich täuschen zu lassen und dadurch schuldig zu werden. So wussten die Pflegenden beim Sterben einer jungen, schwangeren Frau nicht, dass sie vom Ehemann vergiftet worden war. Sie hatten ihn als fürsorglich (das empfanden sie schön), ihre Eltern als fordernd erlebt. Sie hatten sich täuschen lassen und sich auf seine Seite gestellt und die Eltern nicht einbezogen. Sie waren dem, was für sie schön ist (in die Arme nehmen, Streicheln des Mannes), aufgesessen. (I4, 555–572) Eine Pflegende leidet darunter, nicht zu wissen, ob sie den Tod einer Frau als Praktikantin mitverursacht hatte. Sie hatte ihr tags zuvor Essen eingegeben, wobei sie sich verschluckt hatte: „ist die gestorben, weil sie sich da verschluckt hat?" (I21, 73–76) Auch beim Tod der Schwiegermutter liegt die Schuldfrage unter der Erzählung und greift den Mythos der letzten Spritze auf. „Die letzte Spritze hat mein Mann gesetzt. Ich dachte, wir haben sie tot gespritzt." (I21, 170 f.) In Erinnerung an den Tod ihrer Großmutter berichtet eine Pflegende von ihrer Sorge, womöglich Schuld auf sich geladen zu haben. Die Großmutter hatte sie genötigt, ihr Kuchen zu geben, den sie ihr nicht hatte geben wollen: „in dem Kuchen, in dem Erbrochenen lag sie später dann." (I20, 197 f.) Die Erklärungen der Erwachsenen sollen das Kind entlasten, können aber ihr Schuldempfinden nicht auflösen. (I20, 1416 f.)

1.4.3. Pflegende fühlen sich unvorbereitet und allein gelassen

Pflegende fühlen sich unvorbereitet, unsicher und allein gelassen in der Begleitung Sterbender und trauernder Nahestehender – von der Ausbildung bis heute. Ihre ersten Sterbeerfahrungen hatten sie meist während ihrer Praktika oder Ausbildung gemacht. Viele schreckliche und erschreckende Erlebnisse im ersten Umgang mit Sterbenden und Verstorbenen sind also Horizont beruflicher Biografien und werden in den Interviews zu Gegenhorizonten zum heutigen

Anspruch palliativen Handelns. Bis heute besteht Unsicherheit – vor allem im Umgang mit An- und Zugehörigen: wie kann mit ihnen in ihrer Trauer gesprochen, wie mit ihnen umgegangen werden?

1.4.3.1. *Als Auszubildende unvorbereitet und unbegleitet*

Als Auszubildende fühlten sie sich schlecht bis gar nicht vorbereitet und begleitet – weder theoretisch noch praktisch. Theoretisch hatten sie wenig Hilfreiches gelernt. Das „Thema" war kein Thema, das Sterbeseminar fand eine Pflegende wenig hilfreich (I12, 302–313), man war nicht auf die Wirklichkeit vorbereitet worden. (I12, 304 f.) „In der Ausbildung mal ein halber Tag […] Nichts Nachhaltiges." (I13, 461 f.) Auch praktisch wurden sie unvorbereitet und unbegleitet zu Sterbenden geschickt (I3, 756 f.), mussten dort sitzen bleiben, die Verstorbenenpflege empfanden sie als lieblos, das Wegbringen Verstorbener war eine Aufgabe der Auszubildenden. Ihren ersten Sterbenden wird eine Pflegende nie vergessen. Sie hatte Angst, zu ihm zu gehen. Statt sie darauf vorzubereiten, kam der Befehl der Pflegenden: „geh mal schauen." (I3, 749 f.) Was ihr und ihren Mitauszubildenden nützte und sie schützte, waren Gespräche mit Auszubildenden, die Ähnliches erlebt hatten. (I3, 675) In I7 wird die Auszubildende am ersten Tag ihres ersten Einsatzes zu einer Patientin geschickt, um zu schauen, ob sie noch lebt. Als sie ins Zimmer kommt, ist die Frau verstorben, die Mitpatientin diagnostiziert ihren Tod, sie selbst hatte ja keine Erfahrung. Über den Umgang mit ihr als Auszubildende war sie geschockt. Ihr erstes klinisches Erlebnis wurde zur Schockerfahrung. (I7, 139–146) Über ihre ungeschützte Verletzlichkeit als fast Gleichaltrige erzählt die Pflegende in I5. Der Patient war zwei Jahre älter gewesen als sie und sie war eine in der Sterbebegleitung unerfahrene und unbegleitete Auszubildende. Sie und eine andere Auszubildende mussten abwechselnd bei ihm sitzen, was fast nicht zu ertragen war. Dass sie das mussten, unterstreicht die Dringlichkeit und Not dieser Sterbeerfahrung. Sie *mussten* dort sitzen, bis er stirbt. (I5, 75–80) Da „gibt's weder ein Gespräch noch ne Supervision […] muss man selber ausmachen mit sich." (I5, 579 f.) Aufgabe von Auszubildenden war es, bei Sterbenden zu sitzen. „Du sitzt da rein." (I8, 433)

Ein Beispiel für eine traumatische Erfahrung war das Versterben eines Patienten im Aufzug. (I6, 237 ff.) Über traumatische Erlebnisse wurde nicht gesprochen – zumindest nicht zeitnah. Das verursachte Gefühle von Schuld, Versagen und Unzulänglichkeit. (I6, 250–252) Eine Pflegende erzählt über ihre erste Sterbeerfahrung als Zusammenkommen vieler schrecklicher Erfahrungen: die anleitende Pflegende war selbst unsicher, es fand in der Praxis keine gezielte Anleitung der Auszubildenden statt. Sie vermittelte ihr zudem falsches Wissen über die Verstorbenenpflege: eine persönliche Schutzausrüstung zu tragen, um sich vor Leichengiften zu schützen. Das Umbetten auf die Bahre war ein Ziehen und Zerren, der Totenraum schrecklich. (I12, 198–214) Eine Pflegende beschreibt Sterben als „Zwischenfall". (I17, 47) In ihren ersten Nächten während der Ausbildung hatte sie allein gearbeitet. Der Wunsch des Teams war, dass sie funktionierte, die Technik bedienen und mit Medikamenten umgehen konnte. Dann passierte genau das, worauf sie nicht vorbereitet war: jemand starb in ihren Nächten. Sie war mit einem Sterbenden allein gelassen worden und folgte einer kalten Routine: „Ich hab ihn so liegen lassen, wie er war." (I17, 655) Weil sie es nicht besser wusste und weil die Tochter das vermeintlich so gewollt hatte. Das Richten des Verstorbenen hatte sie versäumt, weil sie es nicht gewusst hatte, und wurde vom Team dafür gerügt, weil dieses voraussetzte, dass das ein allgemein verfügbares Wissen ist. Aus heutiger Perspektive stellt sie fest, dass kein Abschied-Nehmen gestaltet worden war. Die Pflegende in I21 hatte im Pflegepraktikum ihre erste Sterbeerfahrung und war in Not, weil keiner mit ihr darüber sprach, wie es ihr mit dem Verstorben-Sein der von ihr gepflegten Frau ging und auch mit dem Anblick der Verstorbenen, zumal sie Schuld im Rahmen dieser ersten Sterbeerfahrung empfand. „Niemand hat mit mir über Sterben und Tod gesprochen. Ich bin da rein gestanden und war völlig fassungslos. Zumal ich der Frau tags zuvor Schokoladenpudding gegeben hatte. Die hat sich verschluckt, hatte furchtbaren Hustenanfall. Ich hatte mir überlegt, ist die gestorben, weil sie sich da verschluckt hat? […] Ich bin dann aus dem Zimmer rausgegangen. Ich war völlig am Ende. Ich habe geweint. […] Dann kam der Zivi […] hat mit mir über Tod und Sterben geredet. […] Sonst wär ich nicht mehr hingegangen." (I21, 72–79)

Auch die Verstorbenenpflege haben viele in schlechter Erinnerung. Das Versorgen von Verstorbenen war eine abzuhakende Tätigkeit im Lernzielkatalog. „Einmal bei ZVK-Anlage zugeguckt und einmal einen Verstorbenen gerichtet. Das war auch die Art und Weise des Umgangs da damit. […] Dann heißt's: Kannst du, weißt du Bescheid. (lacht)" (I12, 328–331) Wie sie das Richten von Verstorbenen gelernt hatte? Da „ist man einfach mit und dann hat die Fachkraft eben gesagt: Du, da ist jetzt jemand verstorben, wir gehen mal hin, wir machen den fertig." (I17, 555 f.) Die Erzählung beginnt mit der Distanzierung *man*. Der

Verstorbene wurde „fertig" gemacht, es wurde etwas zu Ende gebracht. So war das in der Ausbildung vermittelt worden: Die Verstorbenen wurden routinemäßig umgezogen, Sachen entfernt, schön hingelegt und dann wurde weiter gearbeitet. (I17, 578–587) Eine weitere Herausforderung war das Wegbringen der Verstorbenen. Für die „Leichen […] hatten so einen richtig schönen Aufbewahrungsraum. Da mussten wir Schüler die immer hinschleppen." (I14, 69–71) Später erzählt sie so, als wäre das Wegbringen zur Routine geworden: „haben wir beide mal wieder ne Leiche weggebracht." (I14, 798 f.) Nicht „schön war, wenn du Verstorbene hast wegbringen müssen. Da musstest du quasi in das zweite Untergeschoss in den tiefen Keller fahren durch einen langen dunklen Gang durch, wieder mit einem Aufzug zurück in die Leichenkammer. Diesen Weg fand ich immer furchtbar. […] Meistens hat man ja die Schüler geschickt. Stories gehört über Scherze. Da hatte ich immer Schiss." (I21, 522–526)

Während die Auszubildenden in der Erwachsenenpflege unvorbereitet in Sterbesituationen hineingestoßen worden waren, ist die Praxis in der Kinderkrankenpflege genau umgekehrt. Hier dürfen Auszubildende auch heute noch keine Berührung mit sterbenden Kindern haben. „Ich habe die meiste Zeit meiner Ausbildung auf der Kinderstation verbracht. Die schwerkranken Kinder, die im Sterben lagen, die wurden dann von älteren, erfahreneren Krankenpflegehelferinnen und Krankenschwestern betreut." (I11, 25–28) Das führt dazu, so resümiert die Pflegende im Interview, dass frisch examinierte Kolleg:innen gänzlich unerfahren sind und erst einmal sehr vorsichtig von erfahrenen Kolleg:innen ans Thema herangeführt werden müssen. (I19, 251–254)

1.4.3.2. Das unausweichlich bedrängende Erlebnis einer Auszubildenden

Der sich gegen den Tod aufbäumende junge Mann, der tobt, weil er nicht sterben will, ist eine besonders dichte Erzählung. Eine Pflegende hatte das als Auszubildende erlebt. Sie leitet die Erzählung argumentativ ein und bewertet sie als belastend und schwierig (I5, 491 f.), als das, was sie nicht will (I5, 493) und nicht in ihr Leben gehört (I5, 493). Die Auszubildenden hatten Sitzwache machen müssen, „weil der so getobt hat. Er wollte natürlich nicht sterben. […] Wir haben uns in Zehn-Minuten-Abständen, ähm, (..) abgewechselt, weil's länger nicht aushaltbar war. […] der hat natürlich gespürt, dass er stirbt […] und er hat sich mit allem, was er hatte, gewehrt. Er hat wirklich **geschrien und getobt.** (.) Ähm, so lange er noch konnte und wir mussten dahin sitzen und ihn praktisch in (.), in Schach halten. […] Dass er auch nicht so laut schreit, dass alle (.), ähm, andere so gestört sind. (.) Ähm, das war ne Aufgabe, da fühlte ich mich sehr überfordert. (.) Das hat mich auch, ähm, verfolgt. Auch in den Träumen, weil diese/ diesen Gesichtsausdruck, ähm, von so einem Menschen (.), der nicht sterben will, das vergisst man auch nicht. […] irgendwann sind die dann halt so, dass sie nimmer können, dass sie so erschöpft sind und dann ging's auch relativ zügig. […] so lange er bei Bewusstsein war, einfach sich wehrend gegen diesen Tod." (I5, 490–574) In der Erzählung finden sich diverse Orientierungen. (1) Sie wurde *sinnlich maximal bedrängt* – durch das Toben und Schreien, durch den Gesichtsausdruck, der sie bis in die *Träume* verfolgt. (2) Die Erzählteile zeigen die Not des Patienten, die zu ihrer Not führt. Sie verbindet die eigene Not und die Not des anderen zugleich mit ihren *Zuschreibungen an das Erlebte*: „Er wollte nicht sterben." (I5, 507) (3) Die *Wirklichkeit der falschen Zeit* zeigen das Alter des Patienten und die nur sehr kurze zeitliche Dauer des Aushaltbaren: alle zehn Minuten ein Wechsel. (4) Im Erinnerten bleibt die *Unruhe der Situation bewahrt, die nach Ruhe verlangt*. Der Sterbende schreit, er tobt. Seine Not kann nicht gelindert werden. Ein Gefühl der Ohnmacht liegt unter der Unruhe – es braucht Ruhe als Orientierung. (5) Eine weitere Orientierung veranschaulicht die Bedrängnis: *im Zimmer sein* – beim Sterbenden. In Ruhe beim Unruhigen am Bett auf einem Stuhl sitzen müssen. Die Kontraste könnten drängender nicht gezeichnet sein. Die Unausweichlichkeit des *Innen-Seins* ist verbunden mit dem Festgebunden-Sein auf einem Stuhl. Das *Innen-Sein* wird an zwei Stellen durchbrochen. Das Bedrängende im Innern des Zimmers kann nach *außen* dringen, das Schreien nicht auf das Zimmer begrenzt werden (I5, 531 f.), außerdem dringt der Sterbende über Träume in sie ein. (I5, 533) Sinnlich Bedrängendes kann nicht im *Innen* des Sterberaums festgehalten werden, es schafft sich seinen Weg nach *außen*. Das *nicht Schöne* wird nach *außen* sichtbar. Es bedrängt. (6) Die hospizliche Orientierung *aushalten* ist Gegenhorizont: neunmal „aushalt*". Horizont der Erzählung aber ist eine tiefe existenzielle Not, die weder der Sterbende noch die erfahrenen Pflegenden und auch sie und ihr Kollege nicht aushalten können. (I5, 517 f.) Eine Distanzierung in der Situation ist nicht möglich. „Den Gesichtsausdruck eines Menschen, der nicht sterben will, vergisst man nicht." (I5, 534 f.) Hier ist Sterben kein heiliger Moment. Den kreiert sie später als Gegenhorizont. (7) Um das Schreien und Toben aushalten zu können, muss *man* dafür sorgen, dass *dem* etwas gespritzt wird, dass *der (drei Distanzierungen)* zur Ruhe kommt. (I5, 490–586) Sedierung als Praxis ist gegenwärtiger positiver Gegenhorizont zum erlebten Horizont *Unruhe, Leid und Not.* (8) Was sich in nahezu allen Interviews findet, ist das *Überfordern der Auszubildenden* und die Erinnerung daran. Sie steigert die Bedrängnis des erlebten Szenarios durch den Hinweis, dass gestandene Schwestern sich da nicht hin getraut hatten und dass sie es deshalb an Auszubildende abgegeben hatten. (I5, 510)

1.4.3.3. Das Gefühl, allein gelassen zu werden

Pflegende berichten über Situationen von Unsicherheit und Verunsicherung am Anfang ihrer beruflichen Laufbahn, in denen sie Orientierung gebraucht hätten, diese aber nicht bekamen, weil Pflegende, die sie hätten orientieren sollen, vermeintlich selbst unsicher waren (I12, 198 f.) oder Furcht vor der Sterbebegleitung hatten. (I21, 155) Eine Pflegende spürte die „Unsicherheit der Pflegekräfte [...] Jetzt kommen die Angehörigen, jetzt gehen wir schnell. Und dann eine hingegangen, die Bewohnerin war bereits verstorben, und hat die Tochter dann zu ihrer Mutter geführt. Der Rest verstohlen um die Ecke. Die konnten der Frau nicht in die Augen gucken." (I13, 477–481)

Die Pflegenden sind in ihrer täglichen Arbeit mit starken Emotionen von schwerstkranken und sterbenden Menschen und nahestehenden Personen konfrontiert. Sie sprechen in argumentativen Textpassagen Erlaubnisse aus und deuten es als Zeichen von Vertrauen: „die Möglichkeit, dass sie auch mal Dampf ablassen können, (.) ist wichtig und ist ein Zeichen dafür, wie sehr sie uns vertrauen." (I17, 1126–1128) Sie wünschen sich Handwerkszeug, um besser damit umgehen zu können. Sie fühlen sich in solchen Situationen allein gelassen. „Weil ich einfach nicht wusste, wie ich mit den Angehörigen umgehen soll, die einfach wütend und (.) zornig (.) und verzweifelt auf einer onkologischen Station stehen, die, ähm, Antworten haben wollen." (I17, 101–104) Die Argumentation verbindet sich mit einer Beschreibung der Gefühle, mit denen Pflegende konfrontiert sind: Wut, Zorn und Verzweiflung. Sie können daran zerbrechen. (I5, 1378 f.) Sich abzugrenzen fällt schwer, wenn die Not der anderen die Pflegenden affiziert. Die Pflegende in I20 beschreibt, was sie erlebt, und begründet energisch, warum sie sich abgrenzen darf. Die erzählenden Textpassagen des Interviews erzählen darüber, wie nah sie sich ihren Patient:innen und den nahestehenden Menschen fühlt. Hier nun argumentiert sie dagegen, um das

Nahe wegzudrücken: „ich hab das auch über die letzten Jahre ein bisschen verändert, was Eltern hier von einem kriegen, [...] die würden einen sonst [...] wie so Vampire. Die nehmen und nehmen und nehmen [...] Diese Eltern, die hier mich aussaugen, die hocken in fünf Jahren daheim, haben ihre höchstwahrscheinlich gesunden Kinder und leben vielleicht ihr Leben glücklich und fragen nicht mehr, (.) ob ich nimmer kann, weil ich alles von mir gegeben habe. **Ich bin auch ein Mensch.** Und ich gebe nicht alles her. [...] ist vielleicht krass, aber (.) da damit grenze ich mich ab." (I20, 1231–1246) Sie folgt der Orientierung *Diskrepanz zwischen erzählender Nähe und argumentativer Distanz.*

Die Pflegenden sind unsicher im Umgang mit Nahestehenden in belastenden Situationen – sie wissen nicht, was sie sagen dürfen und was nicht, was sie sagen sollen und was nicht, was sie tun sollen und was nicht – ohne Handwerkszeug, ohne Unterstützung von *außen.* (I12, 552–555) Sie wünschen sich Wissen, Handlungsregeln und Begleitung. Sie leiden darunter, dass sie nicht helfen konnten und dass man sie in solchen Situationen allein gelassen hatte. Sie können erst im Nachhinein wissen, was in solchen Situationen das Richtige gewesen wäre. Sie tragen das Risiko der möglicherweise falschen Entscheidung aus einer fürsorglichen Absicht heraus und müssen mit den Folgen zurechtkommen. Das macht eine Pflegende am Beispiel eines Mannes deutlich, der beim Drehen verstorben war, nachdem man die Ehefrau zuvor hinausgeschickt hatte, die das nicht wollte und die nach dem Versterben ihres Mannes sehr vorwurfsvoll wurde. Während die Ehefrau den Zustand ihres Mannes nicht wahrhaben wollte und durch das für sie plötzliche Versterben geschockt war, hatte die Pflegende den Körper des Patienten **wirklich** gesehen, dass es ein sterbender Körper war, und die Ehefrau hinausgeschickt, um sie zu schützen. (I1, 855–859) Das würde sie nach dieser Erfahrung nicht mehr tun: „ich schicke am, am Lebensende keine Angehörigen mehr raus." (I1, 896 f.) Die Unsicherheit im Umgang mit Menschen in notvollen und verletzlichen Situationen lässt die Pflegenden ihre eigene Verletzlichkeit spüren. Pflegende fühlen sich in der Ausbildung und auch später als Examinierte von Kolleg:innen und der Institution oft allein gelassen. Eine Intensivpflegende berichtet: es war niemand da, der sie unterstützt hatte – durch einen Rat oder durch einen Hinweis auf die Richtigkeit ihres Handelns. Dass einer sagt, das, was Du tust, ist ok. (I12, 561) Sie fühlen sich allein gelassen, weil niemand für sie da war, mit dem sie über belastende Situationen hätten sprechen können. (I6, 250) Dass ihnen nicht gesagt worden war, wie sie mit trauernden Nahestehenden umgehen können, ist eines der Kernthemen in I13. „Es gab **keinerlei** Besprechung, wie man sich da verhält. Nach Gutdünken. Unterschiedliche Aussagen gegenüber den Eltern. Keine einheitliche Kommunikation.“ (I13, 713–715) Allein gelassen zu werden, gehört zur persönlichen und beruflichen Erfahrung der Pflegenden in I3: mit Sterben und Tod verbindet sich für sie ein Gefühl des Allein-gelassen-Werdens – beim Tod des Vaters, in der Hebammenausbildung, in der Pflegeausbildung und während der eigenen Erkrankung. Die Institutionen lassen Pflegende in ihrer Not, nicht zu wissen, wie mit Nahestehenden in ihrer Trauer umgegangen werden kann, und mit der Bürde der auferlegten Verantwortung allein. (I6, 717; I20, 481 f.) Nachts wird das Allein-gelassen-Werden besonders spürbar – nachts zu arbeiten, ist ein einsames Geschäft. (I6, 821) Die Pflegenden werden mit ihren Emotionen allein gelassen, Systemzwänge lassen keinen Raum zum Durchatmen: auf sie wurde keine Rücksicht genommen. „Da hieß es: Da ist ein Kind verstorben. Die Eltern trauernd am Bett. Und: können wir die nicht endlich mal in ein anderes Zimmer schieben, damit wir den Platz leer, wieder frei haben für was Neues? Da konntest du nicht mal Luft holen.“ (I13, 281–285) Tausend „Situationen, die ich erlebt habe. [...] Wer hat sich da um uns gekümmert? **Kein Mensch!** Wenn die Menschen verstorben sind, dann hieß es, zack zack, weiter, Nächster!“ (I13, 111–114) Ein Pflegender und seine Frau ziehen das Fazit: Pflegende werden systembedingt missbraucht. (I2, 1119)

1.4.3.4. Ohne Wissen zu sein, lässt die Pflegenden blöd da stehen

Bei sich selbst wahrgenommene Wissensdefizite sind ein wichtiger Horizont in den Erzählungen der Pflegenden. Das betrifft die Erzählungen der Auszubildenden ebenso wie die Erzählungen der Intensivpflegenden, die sich allein gelassen fühlen, weil sie ohne praktisches kommunikatives Wissen sind im Umgang mit Sterbenden und Trauernden. Aber auch in den Erzählungen der Palliativpflegenden bleibt diese Restunsicherheit – nicht zu wissen, was der andere wirklich braucht. Eine Pflegende erzählt über eine Situation in ihrer Ausbildungszeit: „prompt ist in diesen vier Nächten natürlich jemand gestorben [...], dann stand ich wirklich blöde da.“ (I17, 46–58) Die Pflegende steuert im Interview zielstrebig ihre Ausbildung als die Rahmung an, in dem ihre Auseinandersetzung mit Sterben und Tod relevant wurde. Während das „Thema“ in der Ausbildung inhaltlich nur am Rande vorkam, war für sie das Thema praktisch relevant, weil aus dem ersten Sterbenden das erste Mal wird, „wo ich gemerkt hab, ok, da bin ich jetzt für irgendwas verantwortlich und ich weiß gar nicht, was ich machen soll." (I17, 56 f.) Sterben ist für sie ein Schrecken, wenn man nicht weiß, wie man reagieren soll. (I17, 638 f.) Das Wissen ihrer Kolleg:innen trägt in dieser besonderen Situation nicht, es ist nicht verlässlich und für diese Situation nicht relevant. Sie wurde auf eine „Behandlung" in Form von technischem Wissen vorbereitet, nicht auf das Begleiten eines Sterbenden und dessen Tochter. (I17, 6 f.) Aus Unwissenheit lässt sie den Sterbenden und seine Tochter allein. Die Botschaft der Kolleg:innen war damals: Sterbende sollen in Ruhe und also allein gelassen werden. Diesen Satz verschluckt sie fast, sie spricht sehr leise. (I17, 53) Denn eigentlich wäre Kümmern dran gewesen. Das hatte *man* versäumt. Mit dem *man* distanziert sie sich von der Schuld in dieser Situation. (I17, 601–608) Sich um ihn nicht gekümmert zu haben, war verrückt gewesen, aber damals entsprach ihr Handeln der Außenleitung durch das Team. (I17, 622 ff.) Das nicht zu rechtfertigende Handeln damals als negativer Horizont ist verrückt – nicht zu verstehen und nicht zu rechtfertigen. Das Handeln der Pflegenden damals und heute ist ein Handeln gegen das, was aufgrund eines gesunden Menschenverstandes doch selbstverständlich sein müsste, und deshalb verrückt. Keine Sprache (Trost) für Sterbende und Nahestehende zu haben, klingt immer wieder an. (I17, 102–104) „Wir haben so viel mit Tod und Sterben zu tun. Und keiner schert sich drum. Wir werden da rein geschmissen und haben keine Ahnung, was wir da sagen und tun dürfen. Jeder eiert da rum." (I13, 250–252)

1.4.4. „Nicht mehr sein" – Wissen um das unausweichlich Bedrängende des rational nicht Fassbaren

Wir alle sitzen im selben Boot: die Patient:innen, die Nahestehenden, die Pflegenden. (I6, 383) Mit dieser Metapher veranschaulicht eine Pflegende die Not der Unausweichlichkeit im Unmittelbaren des gemeinsamen Raums: die Not der Unmöglichkeit der räumlichen und persönlichen Distanzierung, die Not des ständigen Bewusst-Seins der eigenen Endlichkeit und das Wissen um ein künftiges Nicht-mehr-Sein.

1.4.4.1. Bruch zwischen lebend und tot

Pflegende berichten vom Erleben des Bruchs zwischen lebendig sein und tot sein. Diesen Bruch kann das Verstehen nicht überwinden. Das Tot-Sein ist dem

Verstehen nicht zugänglich. Das Sein bezieht sich auf den Standort des Beobachtenden, nicht des Toten. Begreifen zu können, dass ein Mensch verstorben ist, kommt vorm Verstehen. Das Begreifen braucht Bilder – Bilder des Versterbens und das Sehen des Toten selbst, aus dem das Leben gewichen ist, der kein Gesicht mehr hat, mit dem er mich anschaut und mit dem er mich zum verantwortlichen Gegenüber, zum Du macht. Das Begreifen braucht Bilder der Veränderung des anderen. Das Thema der ersten Sterbeerfahrung der Pflegenden in I1 ist die Erfahrung dieses Bruchs zwischen der Wirklichkeit des Lebendig-Seins und der Wirklichkeit des Tot-Seins. Das „Plötzliche" drückt für sie ihre Erfahrung eines Bruchs zwischen lebendig sein und tot sein aus. Es geht zu schnell, wenn keine Zeit ist, die Veränderung zwischen Leben und Tod wahrzunehmen. Der Mensch, der begleitet, braucht Zeit, um begreifen zu können, was da passiert (ist). Das ist für sie eine paradoxe Erfahrung. Im einen Moment lebendig, im nächsten tot. Das ist für sie nicht greifbar. Die Veränderung zu sehen, ist eine grundsätzliche Irritation. Sehen und Verstehen sind nicht in eins zu bringen. Das wird greifbar in der Erzählung über das Erleben des Todes der Großmutter. Ihr als Enkelin fehlte die Verbindung des Übergangs vom Leben zum Tod: „du hast dann plötzlich jemanden angeguckt, als er tot war." (I1, 60 f.) Denn sie hatte sie nie im Krankenhaus gesehen, den Sterbeprozess nicht miterlebt. Sie hatte keine Chance auf einen Abschied. Wenn es für sie keine Beziehung zwischen dem Vorher und Nachher gibt, wird der Sarg zur Kiste und zum Schrecken – ein Bruch zwischen Leben und Holzkiste. (I1, 329) Diesen Bruch hatte sie als tiefgreifend erlebt – er muss für sie überwunden werden. Als ihre Großmutter gestorben war, wollte sie sie unbedingt im Sarg sehen. (I1, 56 f.) Damit begründet sie, warum es für sie wichtig ist, bei Sterbenden und in Beziehung zu bleiben – um den Sterbeprozess zu erleben und zu durchleben, bis sie verstorben sind. Nach dem Versterben sehen Pflegende und Nahestehende, wie der Körper sich verändert. (I1, 203 f.) Deshalb sollen Nahestehende nicht rausgeschickt werden – wegen der Gefahr des Erlebens eines Bruchs. (I1, 896 f.) Für die Pflegende in I12 sind Bilder des Sterbens wichtig: „Weiß nicht, ob das schöne Bilder sind. Aber vielleicht braucht man ein Bild. Wenn vier Stunden rausgeschickt und man kommt rein und er ist verstorben, dann ist das natürlich auch schrecklich." (I12, 468–470) Das Sterben des Großvaters hatte die Pflegende in I17 nicht erlebt: „das fehlt. Da ist einfach ne schwarze Stelle in der Erinnerung […] Der war irgendwann weg." (I17, 121–127) Für die Pflegende in I20 ist es wichtig, dass ihr Vater seine Mutter noch einmal lebendig gesehen hatte – gegen das Plötzliche. (I20, 1421 f.) Die Pflegende in I3 braucht den Abschied von verstorbenen Bezugspersonen: „die eine habe ich wenigstens noch tot hinterher gesehen, ähm, und noch ne Zeit mit ihr gehabt, bevor sie beerdigt wurde. Die andere habe ich nie gesehen, die habe ich dann [...] als ne Urne auf'm Friedhof wieder getroffen.“ (I3, 1397–1400) Die Beerdigung ist für sie der letzte Zeitpunkt, um zu begreifen, was passiert ist (I3, 579) und dass der andere verstorben ist – um die Realität des Tot-Seins des anderen mit der Realität des eigenen Lebendig-Seins verbinden zu können. Der Anblick des Verstorbenen löst den Schrecken des Bewusstseins aus, dass der andere nicht mehr ist: „Ich sehe das und denk, die sieht so anders aus. (...) Das ist nicht die. Es hat gar nicht zusammengepasst zu der Frau, die ich kannte [...] Die war so verändert. [...] das ist Tod, und das fand ich nur furchtbar. Dieses so anders sein, so fremd. Das war jemand Fremdes geworden durch diesen Tod [...] bin aus dem Zimmer gegangen [...] Hab mich am Ende des Flurs auf den Boden gehockt, so richtig zusammengekauert und hab dann angefangen zu heulen.“ (I21, 490–496)

1.4.4.2. Leben und Sterben sind nicht plan- und kontrollierbar

Die berufliche Praxis zeigt die Nichtplanbarkeit von Sterben und Tod und die Furcht vorm Nicht-mehr-Sein. Leben und Sterben sind nicht planbar. Das Sterben ist nicht kontrollierbar. Es kann trotz unseres Planens jederzeit passieren. In den Erzählungen aus der Zeit ihrer Hebammenausbildung ist die Pflegende damit konfrontiert, dass das Planen der Eltern durch die dann auszuhaltende Wirklichkeit ad absurdum geführt wird – aufs Schrecklichste: Die Eltern werden mit dem toten Kind konfrontiert. Die Erzählung über die Praxis des Abschiednehmens der Eltern vom verstorbenen Kind wird gerahmt von der Argumentation der Nichtplanbarkeit des Lebens. (I3, 531 f.) „Es kann jederzeit passieren. Es kann jederzeit jeden treffen.“ (I17, 849 f.) Die Pflegenden sehen hier etwas Schicksalhaftes am Werk: „Finde nicht gerecht, dass so man jung sterben muss. Die haben schlechte Karten gezogen.“ (I11, 312 f.) Wir alle müssen sterben. Nur wann, wissen wir nicht: „das Leben ist ein Geschenk. Und: es kann jeden treffen.“ (I13, 690 f.) Wir wissen auch nicht, wie. Man kann keine Prognosen darüber machen, wie der letzte Weg sein wird. (I6, 969) Die akute und plötzliche Verschlechterung des Zustands schwerstkranker Menschen sind Hinweise auf das Nichtplanbare von Leben und Tod. Eine Pflegende erzählt über das akut sich Verschlechtern der Patient:innen auf Palliativstation – ohne ersichtlichen Grund. (I3, 1001–1003) Das bedingt die Besorgnis der Pflegenden, Nahestehende nicht rechtzeitig anrufen zu können, weil ihnen der richtige Zeitpunkt nicht verfügbar ist, was dann ein entsprechend rasches Handeln der Pflegenden erfordert. (I3, 1006)

Pflegende, Nahestehende und die Sterbenden fühlen sich belastet und hilflos angesichts der täglichen Konfrontation mit dem Endlich-Sein und der Furcht, nicht mehr zu sein. In dieser Furcht und Hilflosigkeit, die sie teilen, sind sie verbunden. Sterbende fragen sich, wann sie die nächsten sind. „Dieses Abschiednehmen […] Mitpatienten oder Mitgäste (..) sind immer mit ihrem Eigenen sehr konfrontiert. Das ka/ ist schon auch für die ne Belastung.“ (I5, 1112–1114) Die beruflich Sorgenden sorgen sich auch um sich selbst. „Ich arbeite jeden Tag mit sterbenden Menschen.“ (I5, 262 f.) Das ist das Herausfordernde der Arbeit auf den Intensivstationen und im palliativen Bereich. Diese ständige Konfrontation mit der Gewissheit, irgendwann, und das sehr wahrscheinlich nicht planbar, nicht mehr zu sein. Sterbende triggern die Furcht vor dieser letzten Gewissheit tagtäglich bei Nahestehenden und Pflegenden an. In der Begleitung schwerstkranker und sterbender Menschen sind Pflegende mit ihrem eigenen Begrenzt- und Endlich-Sein unausweichlich konfrontiert. (I8, 520–522) Die Beschäftigung mit Sterben und Tod kann zum Burnout führen. (I11, 144 f.) Bei dem vielen Umgang mit Sterbenden und Verstorbenen braucht die Pflegende in I13 zu Hause Lebendigkeit. (I13, 391 f.)

Einige Pflegende erlebten das Ausgeliefert-Sein an die Nichtplanbarkeit von schwerster Krankheit, Sterben und Tod verbunden mit einem Gefühl der Hilflosigkeit bereits in eigenen biografischen Bezügen. Diese Erfahrungen sind der Referenzrahmen für ihre berufliche Praxis der Sterbebegleitung. Die Pflegende in I20 ist 9 Jahre alt, als ihr Vater lebensbedrohlich erkrankte. Vater und Mutter weinten und die Mutter äußerte laut vor den Kindern ihre Furcht, den Betrieb des Mannes aufgeben und wegziehen zu müssen, um die eigene Existenz zu sichern – was die Pflegende als Kind existenziell bedrohte. Was ihr in Erinnerung ist: das Düstere und das Bedrohliche dieser Situation angesichts der Hilflosigkeit der Eltern. Das war ein „bedrohliches Gefühl […] diese dunkle Küche und diese Kerze.“ (I20, 180–182) Das Bedrohliche und das Gefühl von Hilflosigkeit angesichts von Krankheit, Sterben und Tod zieht sich auch durch die Lebensgeschichte der Pflegenden in I3. Sie beginnt das Interview mit der Erzählung über den sehr dramatischen Tod des Vaters, den sie nicht kannte, weil sie damals ein Baby war. Wenngleich sie den Tod nicht miterlebt hatte, die Auswirkungen seines Todes auf ihre Familie und ihre Rolle innerhalb der Familie ist für sie greifbar. Sie wurde als Kind zur Sorgenden für Mutter und Großmutter, die Sorgeverhältnisse kehrten sich um. Das Interview ist angelegt als Geschichte der Konfrontation mit Krankheit, Sterben und Tod von Geburt bis zu ihrer Arbeit auf Palliativstation. Die eigene Erkrankung fällt aus dem Duktus des Interviews heraus, denn ihr Leben war ein Leben der Umwege auf dem Weg zur Arbeit auf der Palliativstation – zumindest in den argumentativen Teilen des Interviews. In den Erzählteilen aber fügt sich die eigene Krankheit in eine andere unter dem Argumentativen liegende Logik des Interviews ein: die Erfahrung von Ohnmacht zu Beginn ihres Lebens und dann zur Zeit ihrer eigenen Erkrankung. Am Beginn ihres Lebens erfährt sie ein Gefühl von Ohnmacht gegenüber umgekehrten Sorgeverhältnissen. Die eigene, im Interview erst spät und entgegen sonst eher ausführlichen Schilderungen dann nur rudimentär erzählte eigene Krankheitsgeschichte kann als Beispiel für die Nichtplanbarkeit des Lebens genommen werden. Die eigene Erkrankung relativiert ihr Sterbewissen: Denn wie kann das gelingen, die professionellen Bilder mit dir selbst zusammen zu bringen? (I3, 1330–1332)

1.4.4.3. Das unausweichlich Bedrängende des Nicht-mehr-Seins durch die Proklamation „sterbend/verstorben"

Die Pflegende in I8 erzählt anschaulich, wie sie damit ringt, den richtigen Zeitpunkt zu bestimmen, dass ein Mensch sterbend ist, die Proklamation „sterbend" vorzunehmen und dann entsprechend zu handeln. Denn von der Proklamation hängt stets das weitere Handeln ab. Die Proklamation „sterbend" hat Einfluss auf pflegerische Handlungsroutinen – der Sterbende rückt ins Zentrum der eigenen Aufmerksamkeit und Nahestehende sind in die Unvorhersehbarkeit ihrer Reaktion auf die Proklamation ins pflegerische Handeln miteinzubeziehen: was braucht der andere von mir; kann ich dem anderen geben, was er von mir braucht; braucht der andere Trost und Zeit; fühle ich mich dem gewachsen und habe ich die Zeit und die Ruhe hierfür etc.? Mit der Proklamation bricht die Wirklichkeit der Unausweichlichkeit des Bald-nicht-mehr-Seins verbunden mit entsprechenden nicht vorhersehbaren Handlungsfolgen in die Handlungsroutinen der Pflegenden ein. Das Beispiel in I8 zeigt ein weiteres: die

Pflegende ordnet das erzählend Erlebte argumentativ in Konstruktionen ein, die dem Interviewer erläutern sollen, warum der Mann verstorben war, bevor die Ehefrau Abschied hatte nehmen können. Die Konstruktionen orientieren sich an der *Vorstellung des Schönen* und daran, *dass der Sterbende über den Todeszeitpunkt selbst verfügen kann*, sowie an *der Unausweichlichkeit des Erinnerns und nicht Vergessen-Könnens*: „einen Patient gehabt (.), sehr jung (.), Ehefrau, kleines Kind daheim, Hirntumor, [...] der hat so gebrodelt der Kerl, und da war Nacht, ja, und es hat geheißen, die Ehefrau will, dass man, ähm, anruft, wenn er stirbt, dass (flüstert)/ dachte, er brodelt so, dass, dass, puh (noch leiser). [...] der hat so gebrodelt, und es wurde mir ja schon übergeben, und dann habe ich gedacht: Soll ich jetzt die Frau anrufen? Dann hab ich gedacht: Ich kann jetzt noch nicht anrufen und/ hab da innerlich immer so ein bisschen gekämpft und hab meine Runde gemacht und dann bin ich irgendwann hingegangen zu ihm und hab gesagt: [...] Ihre Frau will, dass ich sie anrufe. Und ich rufe jetzt Ihre Frau an. (.) Und sag ihr, dass Sie sterben. [...] und ich hab die Frau angerufen und dann hab's ihr gesagt und (.) hab gesagt: Machen Sie langsam. Wie lang sind Sie ungefähr unterwegs? [...] Dann hat sie gesagt: Ja, eine halbe, dreiviertel Stunde. [...] dann bin ich rein zu ihm und hab gesagt: [...] Ihre Frau kommt bis in einer halben, dreiviertel Stunde. Und der war (.) 20 Minuten später tot. [...] das hab ich so oft erlebt. (.) Dass wenn das für Angehörige [...] kein schönes Bild (.) oder schwer auszuhalten, ja. Und das als letzte Erinnerung ist manchmal echt schwierig. (.) Und ich hab das oft erlebt, dass die Leute das (.) entschieden haben. (.) Und ich glaub, das hat mir oder macht mir auch immer wieder (...)/ ruf ich schon an oder nicht, ja? Also (.), da kommt auch so dieses (..) dann stirbt der vielleicht nochmal eine Stunde früher, ja. Vielleicht braucht er die Stunde auch, ja, (lacht) zum da (..) da irgendwas noch zu lösen [...] den hab ich auch nie vergessen." (I8, 648–675)

Das Besondere der Proklamation „sterbend" in dieser Erzählung ist, dass sie eine exponierte Stellung in der Mitte der Erzählung hat. Die Erzählung über den Weg zur Proklamation und die Deutung des Erzählten sind um die Proklamation „ich rufe jetzt Ihre Frau an. (.) Und sag ihr, dass Sie sterben" (I8, 661 f.) herum angeordnet. Die Proklamation erfolgt gegenüber dem Sterbenden und ist gerahmt vom Ringen um die Proklamation, eingebettet in Beschreibungen der Handlungsroutinen, vom Entschluss zur Proklamation sowie von der Umsetzung der Proklamation gegenüber der Ehefrau. Um diese Erzählmitte findet sich zu Beginn der Erzählung eine stenoartige Kontextuierung, damit der Interviewer weiß, warum das ein besonderes Erlebnis war: „sehr jung – Ehefrau – kleines Kind – schwierig – Hirntumor". Damit ist er in die Situation eingeführt. Sie macht dem Interviewer klar: er war sterbend. Er brodelte so sehr. Das Brodeln bedeutet: es ist soweit. Sie wird in ihrer Erzählung immer leiser, je näher sie der Proklamation kommt. Sie begibt sich mit sich selbst ins Zwiegespräch und braucht noch eine gewisse Zeit, bis sie selbst soweit ist zu entscheiden: jetzt muss ich anrufen. Denn der Auftrag war an sie ergangen. Das ist die *erste Proklamation* – die an sich selbst. Dann folgt die *zweite Proklamation* im Zentrum der Erzählung an den Sterbenden – der nicht reagieren kann. Diese Mitte der Erzählung greift sie später in ihrer Deutung wieder auf. Denn, so ihre Annahme, nach der Proklamation an den Sterbenden hatte der Sterbende Zeit und Möglichkeit, für sich zu entscheiden, wann er sterben möchte. Vor oder nach Ankunft der Ehefrau. Das entlastet die Pflegende. Nach all ihrem Ringen hätte es durchaus sein können, sie hatte zu lange gezögert, bevor sie angerufen hatte. Nun aber löst sie das auf: ihre Erfahrung ist, Sterbende entscheiden das selbst. Nach der Proklamation an den Sterbenden folgt die *dritte Proklamation* an die Ehefrau per Telefon. Das macht sie selbst. Die Feststellung „er ist sterbend – jetzt" und die Proklamation an die Nahestehenden liegen in ihrer Hand. Sie erzählt nicht, ob sie sich bei irgendjemand rückversichert hatte. Während sie die erste Proklamation nicht ausspricht, sondern umschreibt, so tut sie das auch hier. Sie umschreibt den Inhalt der Proklamation mit „hab's ihr gesagt". Es folgt ein argumentativer Einschub über ihre Besorgnis um Nahestehende in einer solchen Situation verbunden mit dem Wunsch an die Ehefrau, bitte langsam zu fahren. Das Benennen von Zeiträumen und -punkten ist eine weitere Rahmung der Erzählung. Das lange Ringen zu Beginn der Erzählung mit dem Benennen konkreter Zeitpunkte und nun das langsame Fahren mit Benennen eines konkreten Zeitraums pointieren die Proklamation in der Mitte einmal mehr: „Sie sterben – JETZT". Sie teilt dem Sterbenden den Zeitraum mit – die Möglichkeit der Entscheidung, wann er sterben möchte, ist nun eröffnet. Sie deutet im Nachhinein „Vielleicht braucht er die Stunde auch, […] da irgendwas noch zu lösen." Nach der Erzählmitte folgen die Mitteilung, dass der Mann vor Ankunft seiner Ehefrau verstorben war, und dann die Deutungen dieser Tatsache. Ihre Unsicherheit über den Zeitpunkt der Proklamation *ruf ich schon an oder nicht* bettet sie ein zwischen der Argumentation *Entscheidung des Sterbenden selbst* und der Argumentation *Lösen letzter Dinge am Lebensende.* Sie braucht Deutungen, um die belastende Situation im Erinnern daran aufzulösen. Das Erinnern an damals wird gerahmt durch die Deutungen im Hier und Jetzt. Ob ihr das damals so bewusst war, bleibt offen. Nimmt man nur die Erzählteile, bleibt das eine Erzählung über eine tiefe Verunsicherung angesichts der Not der Proklamation. Am Ende schließt sie, und damit rahmt sie ihre Erzählung, mit der Orientierung *das werde ich nie vergessen.*

Das Bestimmen des rechten Zeitpunkts der Proklamation und das Aussprechen der Proklamation *sterbend* sind nicht leicht, weil sie Folgen für die Nahestehenden haben und die Pflegenden in Verantwortung bringen in einer Situation der Verunsicherung: „Ihre Frau wird auf diesen Füßen nie wieder stehen. Da schaut er mich an wie ein verschrockenes Reh. [...] hab ihm das in ihrem Beisein gesagt, Ihre Frau weiß es, dass sie nicht mehr aufstehen wird, dass der Weg eine andere Richtung hat." (I21, 584–590) Pflegende berichten von Situationen, in denen sie die Proklamation *sterbend* nicht ausgesprochen, sondern umschrieben hatten. „Wenn Kind im Sterben: bitte kommen Sie, es sieht kritisch aus. Vom Sterben wird nicht gesprochen, sonst bauen die ja noch einen Unfall." (I19, 295 f.) Pflegende sind häufig in der Verantwortung für die Proklamation. Eine Pflegende hadert damit – sie übernimmt die Aufgabe der Ärzt:innen und klärt auf: „dass wir's halt nicht wissen, wo die Reise hingeht, aber dass es auch sein könnte, dass es letal ausgeht. Dass der Mensch stirbt. Dass wir's aber nicht wissen." (I13, 290–292) In diesem kurzen Abschnitt geht die Pflegende deutlich mit der eigenen Ambivalenz um, die die Proklamation mit sich bringt: nicht wissen, ob; dass es sein könnte, dass; aber dennoch nicht wissen.

Auch die Proklamation *verstorben* fällt den Pflegenden nicht leicht. Deutlich wird das beispielsweise in der Erzählung der Hebammenschülerin über den Tod eines Kindes mit der *dreifachen Proklamation* des Todes in ihrer Erzählung. (I3, 465–488) Die Proklamation, mit der der Pflegende in I9 als Jugendlicher vom Arzt auf Station empfangen worden war, gibt er als Negativerfahrung wieder: „Ihre Mutter ist verstorben. Es ist besser so. Guten Tag." (I9, 32) Er zeichnet mit dieser Erfahrung den Gegenhorizont zum Horizont der Verantwortung, die eine/r im Mitteilen einer solchen Nachricht hat, die das Leben der Nahestehenden von einem Tag auf den anderen auf den Kopf stellen kann. (I9, 32 f.)

2. Pflegende distanzieren sich vom unausweichlich Bedrängenden

Pflegende distanzieren sich in ihren Erzählungen von der inneren Not, die die erlebten Situationen von Sterben, Tod und Trauer mit sich brachten und beim Erzählen mit sich bringen. Auf der Ebene der Textsortentrennung zeigt sich das in der Diskrepanz zwischen dem Erzählen über Bedrängendes, das nicht vergessen werden kann, und den Argumentationen, die das Bild konstruieren, dass Pflegende abspalten könnten, was sie bedrängt. Im Sprechen über und im Erleben von Sterben, Tod und Trauer distanzieren sich die Pflegenden sprachlich, emotional und räumlich. Sie konstruieren den Verstorbenen beim Abschiednehmen als „Person" und distanzieren sich in rationalisierenden Argumentationen vom Erlebten, indem sie „darüber" sprechen, wie Sterben, Tod und Trauer aufzufassen sind. Die Interviewten bringen sich beim Sprechen in Distanz zum Erlebten.

2.1. „Ich gehe hier zur Türe raus und alles ist weg" (I7, 124) – Diskrepanz zwischen Erzähltem und Argumentationen

Was mich sinnlich berührt, kann ich nicht vergessen. Die Unausweichlichkeit der eigenen Erinnerungen und des Schmerzes, der durch die Erinnerungen hervorgerufen wird, können vermeintlich abgespalten werden, um an der Wirklichkeit nicht verrückt zu werden. Dass es sich beim Abspalten um ein vermeintliches Abspalten handelt, wird in der Orientierung *Diskrepanz zwischen Erzähltem und Argumentiertem* greifbar. Sie weist darauf hin, dass Pflegende nicht vergessen können. Berufliches und Privates in einer Person trennen zu können, ist eine dissoziative Vorstellung vom Menschen. Dass sich Pflegende in dieser Diskrepanz zwischen argumentativ Konstruiertem und erzählt Erlebtem hin und her bewegen, zeigt sich auch sprachlich. Wenn das Erinnern an Belastendes schwer fällt, fällt auch das Sprechen darüber schwer: Pflegende werden manchmal leise oder laut oder beginnen zu stottern. (I2, 84 f.; I4, 321–325) Der Pflegende in I2 wird an dichten Stellen, an denen er über Erschreckendes erzählt, oft sehr leise. (I2, 239) Er wird auch leise, als er auf seine Zeit in der Tumorchirurgie zu sprechen kommt. Dort erlebte er Schauergeschichten. (I2, 772) Sehr charakteristisch für die Pflegende in I12 ist die Modulation ihrer Stimme in Situationen des Betroffen-Seins. Dann wird sie leise, flüstert fast (13-mal). So auch in der Erzählung über ihre Mutter: „ich hatte so Angst. Ich hatte so Angst, dass sie operiert wird und auf Intensiv liegt. War's Schlimmste für mich. (flüstert das)" (I12, 620 f.; siebenmal Flüstern in der Erzählung über ihre Mutter). Als eine Pflegende über einen jungen Mann erzählt, der hirntot war und dessen Eltern ihm nicht von der Seite wichen, wird die Pflegende immer leiser: „War schwer für mich, das zu erleben." (I13, 712 f.)

2.1.1. An der Wirklichkeit verrückt werden

Was Pflegende in der Begleitung Sterbender erleben, sind: „Ganz irre Sachen." (I15, 155) Pflegende, die das erleben, versuchen die Wirklichkeit so zu ordnen und in Zusammenhänge einzuordnen, dass sie ihnen als sinnvoll erscheint. Sie leisten Kontingenzarbeit, um dem Irren eine Bedeutung abzutrotzen. Dass die Wirklichkeit im Allgemeinen und die Wirklichkeit der Intensivstationen im Besonderen verrückt sind oder dass man an der Wirklichkeit verrückt werden kann, ist das dominante Thema des Pflegenden in I2. Er bewertet das, was er erlebt, als verrückt und irre. (I2, 684) Er äußert die Furcht, selbst verrückt zu werden und sich nicht mehr schützen zu können. Eigentlich müsste er verrückt sein, um damit umgehen zu können. (I2, 931 ff.) Das Thema zieht sich wie ein roter Faden durch sein Leben: von frühester Kindheit an war er mit psychisch Kranken konfrontiert. (I2, 42–44). Sein guter Freund war ein bisschen verrückt. (I2, 138) Das Personal war verrückt. (I2, 931 f.) Die Pflegende in I12 arbeitete über 15 Jahre auf einer Intensivstation: „Was ist das für ein **Wahnsinn**, was wir da jeden Tag **erleben**?" (I12, 772 f.) Verrückt ist auch die Wahrnehmung hirntoter Menschen auf Intensivstation: „wie gesund da gelegen und auch das Gesicht war überhaupt nicht anders. [...] Die leben ja noch. Also das Gehirn ist tot, aber die Körperfunktionen funktionieren, so lange die Atmung stattfindet. Alles ist normal." (I13, 702–711) Verrückt ist auch, wenn Menschen, die in Todesnähe sind, auf Intensivstation intensiv und nicht palliativ behandelt werden. (I13, 821 f.) Auf „Neo sind die Leute besonders irre." (I20, 1371) So können Eltern die Wirklichkeit des Zustands ihres Kindes möglicherweise nicht begreifen und Außenstehende nicht, was auf einer Frühgeborenen-Intensivstation passiert und dass Kinder dort sterben – „diese Kinder gibt's nicht in der Öffentlichkeit [...] Die waren noch nie daheim. [...] In nem Kinderwagen hat man sie noch nie gesehen, ein Frühchen mit 700 g." (I20, 979–994) Die Pflegende in I3 weist auf das Paradoxon hin, dass im Kreissaal als Ort des Lebens Totgeburten zur Welt gebracht werden. (I3, 443 f.) Pflegende können mit dem, was sie täglich erleben, andere schockieren (I7) oder entsetzen (I17, 1365–1368). Selbst die Söhne der Pflegenden in I17 sind schockiert, denn die Realität ist unschön, eklig und erschreckend. (I17, 831–833) Die Pflegende einer Frühgeborenen-Intensivstation berichtet, dass ihr Bekanntenkreis nicht verstehen kann, was es bedeutet, auf solch einer Station zu arbeiten. (I20, 979–989)

2.1.2. Unausweichliches Erinnern und die Konstruktion des Vergessen-Könnens

Die Argumentation „Ich gehe hier zur Türe raus und alles ist weg" (I7, 124) beschreibt die in den Interviews häufig vertretene Vorstellung der vermeintlichen Möglichkeit einer Trennung von Beruflichem und Privatem, die argumentative Konstruktion der Möglichkeit also, Erfahrungen einem Berufs- und einem Privatbereich der Person zuordnen zu können. Die Beobachtung der Diskrepanz zwischen dem in Erzählungen Erlebten und in Argumentationen Konstruierten soll an einigen Beispielen veranschaulicht werden. Das Fazit dieser Betrachtung ist: beides kann nicht getrennt werden. Es ist die **eine** Person, die etwas Belastendes erlebt und dazu erst in Distanz gehen kann, wenn sie das Erlebte kognitiv und emotional zu sich herholt und damit umgeht. Das heißt die Konstruktion von argumentativen Gegenhorizonten hilft nur vermeintlich, belastende Situationen auszuhalten.

Die Pflegenden sind in den Argumentationen der Interviews davon überzeugt, das beruflich Erlebte nicht mit nach Hause nehmen und also vergessen zu können. Dass *vergessen zu können* eine Konstruktion ist (Gegenhorizont), zeigt sich in den Erzählteilen der Interviews, in denen sie über belastende Situationen erzählen, die sie nicht vergessen können und eben auch nicht vergessen haben, weil sie sich in der Interviewsituation daran erinnern. So erzählt die Pflegende in I5, dass sie von Sterbenden und Verstorbenen bis in ihre Träume verfolgt wird und dass sie nachts spürt, wenn Patient:innen versterben. (I5, 871 ff.) Dies ist der Horizont ihrer Erzählungen. In ihren Argumentationen (Gegenhorizont) stellt sie das anders dar. Aufgrund des dominant argumentativen Duktus des Interviews entsteht der Eindruck, dass die Interviewte zwar berührt, was sie erlebt, aber davon nicht belastet wird. Der argumentative Gegenhorizont ist das Motto des Interviews: Das ist mein Beruf und gut ist's (I5, 1769 f.) und „genauso auch wieder rauszugehen und zu sagen, […] was da hingehört, gehört alles nicht mir, nehme ich alles nicht mit." (I5, 993–995) Sie fährt dann korrigierend fort:

„Natürlich nimmt man was mit. […] vor kurzem ist hier ein 26jähriger junger Mann gestorben. Mein Sohn ist so alt. Da nehme ich auch was mit." (I5, 996 f.) Sie versucht das gleich wieder mit einer Argumentation und der Proklamation „es ist nicht mein Sohn" (I5, 998) zu entkräften. Dennoch umarmt sie als Reaktion auf diesen Tod ihren Sohn. Sie erzählt außerdem, dass sie noch Kontakt zum Ehemann einer Verstorbenen hat und also auch persönlich in ihr berufliches Handeln verstrickt ist. Trotz des argumentativ Abgeklärten des Interviews zeigt sich in den kurzen erzählenden Passagen, dass sie mit dem, was sie erlebt, täglich ringt, um in Balance zu bleiben. Nach eher fließenden Argumentationen ringt sie in der Erzählung über ihre private Verbindung zum Ehemann der Verstorbenen dann doch sehr um die korrekte Formulierung. (I5, 1332–1356; 13-mal „ähm") Sehr eindrücklich zeigt sich das Ringen um das Trennen-Wollen, aber Nichttrennen-Können auch in I3. Die Pflegende erzählt über das Hören des Schluckaufs, bevor sie das sterbende Etwas sieht, das sie nie vergessen wird. Sie spricht im „ich", sie wird sehr persönlich und schließt mit gesenkter Stimme: „das habe ich erlebt. Und das werde ich auch nie vergessen." (I3, 599) Das, was sinnlich in sie eindringt, bleibt Teil ihrer Erinnerung und damit Teil ihrer persönlichen Identität. Es folgt eine Distanzierung, doch in dem Moment, in dem sie das „etwas" als „Kind" benennt, wechselt sie wieder in den persönlichen Modus, in dem erlebt und nichts vergessen wird. Sie bleibt in einer Ambivalenz: denn das Geräusch, das sie nie vergessen wird, war bis eben vergessen. (I3, 687 f.) Hier zeigt sich sehr deutlich die Diskrepanz zwischen der Erzählung und der Argumentation über ihre Fähigkeit, das Berufliche zu Hause vergessen zu können. Die Fähigkeit des Vergessens ist eine konstruierte Fähigkeit.

Diese Diskrepanz zeigt sich auch in I15: „Das ist schon manchmal hart, wenn die versterben. Du versuchst, das dann auf so eine Ebene zu bringen, wo du sagst, ok, Job ist Job. Ich gesteh mir dann manchmal zu, ein Tränchen zu verdrücken." (I15, 316–319) Die Pflegende in I19 betont gleich zu Beginn des Interviews, dass sie nichts mit nach Hause nimmt (Arbeit ist Arbeit), dass sie die Klinik verlässt und abschaltet. (I19, 75 f.) Im Anschluss an diesen argumentativen Gegenhorizont folgt eine Erzählung, die den Horizont ihrer Erlebniswirklichkeit enthält: den Tod eines Kindes durch Wohnungsbrand findet sie (auch heute noch) schlimm. Man versorge solche Kinder erstmal wie eine Maschine. Sie distanziert sich zweifach: *man* und *wie eine Maschine*. Dann aber wird's richtig schlimm: sie klebt ein Foto des Kindes an die Maschine, weg von der Technik hin zur Person des Kindes, das ein Gesicht bekommt, und zwar das vor dem Brand: „sieht das Kind ganz anders aus." (I19, 77 f.) Nach Sterben und Tod befragt erwartet der Interviewer Erzählungen über Erlebtes, nicht aber über „schlimmste Erlebnisse". Doch meist werden genau diese von den Pflegenden erinnert. Weil es ein schweres Sterben war oder sie selbst besonders nahe dran waren. So auch die Pflegende hier, die vermeintlich nichts mit nach Hause nimmt und dann ihr schlimmstes Erlebnis mit dem Interviewer teilt: eine Erzählung über persönliche Nähe, die nicht vergessen wird. (I19, 110 f.) Die Pflegende in I10 betont wiederholt, dass sie sich nicht an konkrete Patient:innen erinnern kann, weil sie sie ja bewusst nicht mit nach Hause nimmt (Argumentation), und erzählt dann doch in kurzen Sequenzen über Situationen, die sie berührt hatten, was sie schwierig findet. „Je mehr Verbindung, desto schwieriger ist es auch. Zwei Leute sind gestorben, was mich auch ziemlich traurig gestimmt hat, weil das so mit meine Lieblingspatienten waren." (I10, 125–127) Auch die Pflegende in I17 distanziert sich vom Erlebten so, dass sie Belastendes gerne vergisst. „Sobald ich aus der Pforte raus bin, vergesse ich." (I17, 779) Im Widerspruch hierzu stehen sehr detaillierte Erzählungen und argumentative Teile des Interviews, in denen sie berichtet, dass ihr viele Erlebnisse nachhängen. Sie orientiert sich an der Balance zwischen erlebten Belastungen (Horizont) und einem argumentativ gestützten Gegenhorizont der Entlastung. Zum Horizont gehören Erfahrungen einer als hart empfundenen Ausbildungszeit mit einer kalten Routine im Richten von verstorbenen Menschen (I17, 555–584), Erfahrungen von Ekel in der Pflege entgrenzter Menschen (I17, 838–942) und von beruflich bedingter emotionaler Belastung (I17, 805–808), die sie mit nach Hause nimmt: „da kommt man nach Hause und sieht seine eigenen Kinder […] der Gedanke darf ja eigentlich gar nicht aufkommen. (.) Was wäre wenn? […] das überfordert mich auch […] da will ich auch nicht weiter drüber nachdenken." (I17, 1033–1036) Sie erzählt über belastende Situationen in der Begleitung junger Menschen (I17, 854–857) und in der Pflege eines jungen Mannes in ihrem Alter mit einem kleinen Sohn. (I17, 949–951) Sie erzählt über vergossene Tränen der Trauer und Betroffenheit. (I17, 981) Sie vergisst **eben nicht**: „das kommt auch immer wieder hoch." (I17, 1003) Sie erlebt Schreckliches und eben nicht Friedliches (I17, 614–619) sowie Situationen des Überfordert-Seins – nicht zu wissen, was sagen und was tun. (I17, 644 f.) Gegen all diese Belastungen konstruiert sie Gegenhorizonte des friedlichen Sterbens und Verstorben-Seins (I17,

149–152), ohne Qualen (I17, 519), des Vergessen-Könnens (I17, 777–779), der Schicksalhaftigkeit von Sterben und Tod (I17, 506 f.) und des selbstbestimmten Handelns der Sterbenden.

2.1.3. *Argumentationen: Sterben und Tod sind nichts Besonderes, sondern etwas Natürliches und Normales*

Die Pflegende in I14 orientiert sich in ihren Argumentationen an der Konstruktion *„der Tod ist nichts Besonderes, er gehört zum Leben dazu."* (I14, 53 f.) Zu den seltenen Konkretionen im Interview passt ihre Neigung zur Distanzierung durch ein argumentatives Sprechen über die Themen Sterben und Tod. Wenn sie konkret wird, erzählt sie über Situationen, die sie sehr angerührt hatten: der Tod ihrer Großmutter, der Tod eines Menschen mit Leberzirrhose, den sie vorverurteilt hatte, sowie der Tod eines jungen Mannes und seiner trauernden Ehefrau. Dazu kommt das Weinen im Interview, das in völlige Diskrepanz zu ihrer argumentativ-sachlichen Distanziertheit gerät. Sie weint gleich zu Beginn des Interviews sehr unvermittelt im Erinnern an das, was sie gleich erzählen wird, während des Erzählens und am Ende und bezeichnet das Interview als ein sehr emotionales Interview. Worüber sie gleich erzählen wird, sind das Versterben und der Tod ihrer Großmutter. Sie erzählt über das affektive Handeln ihres Vaters ihr als Tochter gegenüber: sie, die das Sterben ihrer Großmutter sieht und ausspricht, erhält für die Proklamation „sie stirbt jetzt" eine Ohrfeige vom Vater. Der Schmerz der Trauer um die Großmutter vermischt sich mit dem Schmerz der Ohrfeige. (I14, 72–74) Die Struktur der Stegreiferzählung zeigt sehr deutlich: In die um Distanzierung bemühten Argumentationen *„der Tod ist nichts Besonderes, er gehört zum Leben dazu"* (I14, 53 f.) und *„eigentlich kann ich recht gut mit dem Tod umgehen"* (I14, 80 f.) bettet sie ihre erste Sterbeerfahrung ein, die hoch emotionale Erzählung über den Tod der Großmutter – begleitet vom Weinen und einer großen Dramatik der Erzählung. (I14, 54–76) Der Horizont wird in der Erzählung greifbar: das tiefe Angerührt-Sein. Die Argumentationen sind Gegenhorizont und Konstruktion. So lässt sich bei ihr eine deutliche Diskrepanz zwischen tougher Sprache und Abgeklärtheit einerseits und tiefem Angerührt-Sein und einer grundsätzlichen Verunsicherung andererseits feststellen. Auch die Pflegende in I21 argumentiert sehr überzeugt: „Sterben begleiten hat […] mir keine Angst gemacht." (I21, 152 f.) Dann erzählt sie über das Sterben ihrer Schwiegermutter – eine Erzählung über Leid: ein langes und langsames Sterben mit Juckreiz und dem Gefühl, Schuld auf sich geladen zu haben (Horizont). „Gott sei Dank hat mein Mann die letzte Spritze bei der Schwiegermutter gegeben. Ich war's nicht. Ich bin nicht schuld." (I21, 514 f.) Im Interview erzählt sie über Sterbende und Nahestehende in Not: mit Furcht vorm Sterben und fürchterlicher Atemnot.

Sterben und Tod sind etwas Natürliches und Normales. Viele Argumentationen über Sterben, Tod und Trauer enthalten ein Wissen, das kein Sonderwissen der Pflegenden, sondern gesellschaftlich verankert und in der Allgemeinheit dieses Wissens der Distanzierung dient. Pflegende beziehen sich damit auf ein Sterbewissen, das über Sterben und Tod sehr abstrakt spricht und in die Bewertung von belastenden Situationen ausweicht statt Anteilnahme. Sterben und Tod gehören zum Leben dazu (I2, 1356 f.; I14, 53 f.), weil wir sterblich und endlich sind. (I5, 378–380) Auch auf Kinder trifft das zu: „es gehört irgendwo dazu. In allen Zeiten sind auch Kinder gestorben." (I20, 1059 f.) Nach seiner ersten Sterbeerfahrung in der Ausbildung gefragt, weicht der Pflegende in I9 in eine Argumentation über Leben und Sterben aus: „Leben und Sterben. Keine zwei getrennten Dinge. Ein Kreislauf, der sich wieder schließt am Schluss. Abschiednehmen gehört zum Leben dazu." (I9, 129–131) „Man wird geboren, man lebt und stirbt. Der Kreislauf ist geschlossen." (I17, 506 f.) Diese und andere Argumentationen über Sterben und Tod sowie das Vergessen dienen der Pflegenden in I17 als Gegenhorizont zum Horizont des Belastet-Seins und sich Erinnerns und sich Bedroht-Fühlens durch Sterben und Tod, gerade wenn es um die eigene Familie geht. Das bringt sie dadurch zum Ausdruck, dass sie sich dem Nachdenken darüber in der Palliative Care-Weiterbildung verweigert. (I17, 1425–1428) Der „Tod gehört zum Leben. Wir sterben jeden Tag ein bisschen." (I11, 300) Die Natürlichkeit von Sterben und Tod ist argumentativer Gegenhorizont zum Horizont des Erlebten, dass Menschen nicht sterben dürfen auf den Intensivstationen. Deshalb werden eine Pflegende (Intensivbereich) und ihre Schwester (Palliativbereich) alles dafür tun, dass der Vater „nicht an 5000 Kabel angeschlossen wird. Und künstlich beatmet." (I14, 522 f.) Dem Vater sollen quälende und sinnlose Überlebensoptionen erspart bleiben.

Der Umgang mit und das Sprechen über Sterben und Tod sind für die Pflegenden etwas ganz Natürliches (I5, 446) und normal (I5, 437; I6, 70). Die Pflegende in I1 argumentiert, dass dem Sterben im Westen die Natürlichkeit abhandengekommen ist, weil getrennt wird, was zusammen gehört: Lebende und

Verstorbene: „da war dieser verstorbene Mensch mitten zwischen religiösen Handlungen, banalem Essen, Kochen und normalem Familienleben. Da war einfach in einem Raum alles (..) möglich, alles nebeneinander her. Es hatte nicht so diese Trennung, was wir hier gerne im Westen machen." (I1, 73–76) Erzählungen über den Friedhof stützen das Natürliche und Normale von Sterben und Tod. In vielen Interviews wird über den Gang über oder Blick auf einen Friedhof erzählt. (I7, 230–232) „Mein Schulweg ist immer über den Friedhof gegangen. [...] ich hab mir immer Gräber angeschaut und [...] Aufgebahrte angeguckt. [...] wie schön die eigentlich da drinnen gelegt/ gelegen sind. [...] dieser Frieden." (I4, 15–20) Die Pflegende in I8 ging als Kind zum Totengräber auf den Friedhof. Er zeigte ihr Gebeine von Verstorbenen. (I8, 344–346) Die Pflegenden definieren Lebensphasen, in denen es natürlich ist, sich von Sterben und Tod zu distanzieren. Die Pflegende in I5 spricht sich und ihren Kindern die Erlaubnis aus, altersgemäß nichts mit Sterben zu tun haben zu wollen. (I5, 599–651) Das bestätigt auch die Pflegende in I14. Ihr Sohn ist noch jung und hat auch von Berufs wegen nichts mit Tod und Sterben zu tun. (I14, 647–653) Die Chance des Umgangs mit Sterben und Tod ist, das Leben umso intensiver zu spüren und sich lebendig zu fühlen. (I4, 368–377) Das fördert die Haltung, achtsam zu sein fürs Leben. (I4, 304 f.) Auch bei der eigenen Erkrankung hatte die Pflegende das Leben gespürt. (I4, 368–377) Das „Leben ist ein Geschenk. Und: es kann jeden treffen." (I13, 690 f.)

2.1.4. Diskrepanz zwischen der Art des Sprechens und dem erzählt Erlebten

In den Interviews lachen Pflegende häufig an dichten Stellen, sie finden die Wirklichkeit zum Lachen und skurril. Sie lachen angesichts der Dramatik einer erlebten Situation oder um zu demonstrieren, dass das, was sie erleben, ein Witz sein muss und völlig irre und man deshalb lachen muss. Im Erzählen über die Dramatik des Sterbens ihrer Mutter lacht die Interviewte in I1 mehrfach. (I1, 157–165) Der Pflegende in I2 lacht an besonders dichten Stellen oder wenn er etwas „Dramatisches" erzählt. Nachdem er nachts mit einem Freund ins Zimmer eines Patienten mit einem entstellenden Gesichtsödem geschaut hatte, mussten sie beide lachen: „der hat auch so einen riesen Kopf gehabt, mit den Lymphödemen konntest du nicht mehr aus den Augen gucken [...] haben wir da reingespickelt [...] ist der da im Zimmer rumgelaufen und hat so/ so die Augen mit den/ mit den Fingern aufgespannt (zeigt das), dass er etwas sieht [...]

das ganze Gesicht und die Situation […] haben wir ganz leise die Tür wieder zugemacht dann. Ich habe so lachen müssen, vor der Tür, […] wenn ich das (lacht)/ und wenn ich jetzt darüber denke, müsste ich gerade wieder lachen. (..) Wir haben gelacht ohne Ende." (I2, 945–957) Auf welche Weise Menschen sterben, findet er so skurril, dass man lachen muss. (I2, 471) Auch nach dem Betrachten des verstorbenen Großvaters mussten er und seine Cousinen und Cousins lachen. (I2, 359–363) Er bewertet Situationen als witzig und komisch und bezieht sich schließlich auf das Buch „Garp und wie er die Welt sah" von John Irving, weil er es faszinierend fand, dass „man über den Tod gelacht hat eigentlich in dem Buch." (I2, 467 f.) Die Pflegende in I14 lacht häufig bei Erzählungen über angespannte Situationen auf Intensivstation: „wenn's ein schlimmer Todesfall war. Wenn hier ein Patient jung war oder so. Dann sprechen wir da schon drüber. (…) Aber sonst wird es totgeschwiegen (lacht)." (I14, 1129–1131) Als sie vom Tod ihrer Großmutter spricht, weint sie und sagt, dass sie auch mit Nahestehenden aus Solidarität mitweint und lacht dann: „weil's mich halt emotional so sehr berührt." (I14, 88; 46-mal im Interview) Sie lacht beim Erzählen über skurrile Situationen beim Umbetten von Patient:innen. (I14, 911–923; siebenmal „lachen" in dieser Episode) Pflegende lachen, weil sie erstaunt sind im Erinnern: „wenn man so nachdenkt, sind's schon (.) ganz, ganz viele Menschen, die (lacht) man so im Sterben begleitet hat. […] das erschreckt einen dann manchmal auch." (I5, 954–956) Ihre erste Erinnerung und der Beginn der Stegreiferzählung der Pflegenden in I3 ist die Erzählung über den Verkehrsunfall des Vaters und seiner Entgrenzung. Sein Hirn lag auf der Straße. Diese erste Erzählung beendet sie mit einem Witz. (I3, 94–96) Die Pflegende in I13 distanziert sich gleich zu Beginn ihrer ersten dichten Erzählung in der Stegreiferzählung durch die Bewertung „witziger Weise" als Einleitung für eine sehr belastende Erinnerung (I13, 97 f.), die sie bis heute in ihre Träume hinein verfolgt. (I13, 93) Auf „Neo sind die Leute besonders irre. (Lachen) Es ist, weil das nochmal so ein spezielles Klientel ist und weil es so geschlossene Stationen sind, die sind nochmal besonders irre." (I20, 1371–1373)

2.2. Sprachliche Formen der Distanzierung

Pflegende distanzieren sich im Sprechen über Sterben und Tod angesichts belastender Erfahrungen im Umgang mit Sterbenden und Verstorbenen.

2.2.1. *Distanz durch kurze Erzählungen, Nicht-Erzählen und Nicht-Erinnern*

Was ich nicht erzähle, nicht erinnere, vermeintlich vergessen habe, wie kurz ich manches erzähle, welche Textsorte ich bevorzuge, können Hinweise auf Schutzstrategien sein. Manche der Interviewten weichen in Argumentationen aus statt zu erzählen oder sie rahmen ihre Erzählungen mit umfänglichen Argumentationen. Die Erzählungen werden auf diese Weise in manchen Interviews recht kurz gehalten und die Orientierungen *nicht erinnern* und *vergessen* dominieren – doch auch in diesen Interviews finden sich belastende Erzählungen über Erfahrungen in der Sterbebegleitung und der Verstorbenenpflege. Auslassungen und Erzählstümpfe in den Stegreiferzählungen wurden dann im immanenten Nachfrageteil der Interviews benannt. Besonders eindrücklich war das in I2. Im Vorgespräch gab er zu bedenken, dass er nichts über Sterben und Tod erzählen könne, sich aber dennoch gerne zum Interview verabreden würde. Im Interview berichtete er dann von vielen privaten und beruflichen Sterbesituationen, die er argumentativ häufig als skurril und verrückt rahmte, ließ in der Stegreiferzählung aber fünf Berufsjahre aus. Auf diese fünf Jahre angesprochen, veränderte sich das Interview grundlegend. Während dieser Jahre hatte er auf einer tumorchirurgischen Station gearbeitet und berichtete daraufhin von vielen schwer belastenden Erlebnissen – im Umgang mit entstellten und entgrenzten Menschen. In I1 finden sich nur wenige Erzählungen über konkrete Situationen. Als die Pflegende im immanenten Teil von der Not einer Sterbenden während ihres Nachtdienstes berichtet und von der Not, dass sie sie damit hatte allein lassen müssen, bricht sie die begonnene Erzählung nach zwei Sätzen ab: „bei der Patientin war spürbar, dass sie gerne jemanden gehabt hätte. (…) Das weiß ich bis heute noch, sie hat auch die Hand ausgestreckt, sie hat gesucht.“ (I1, 539 f.) Sie endet abrupt und beginnt eine Argumentation über die Not von Pflegenden, die allein Nachtdienst machen müssen. (I1, 541–552) Sie bettet die eigene Not in die Not des Systems ein: „vergib du dir jetzt, dass du eben in so einem System arbeitest […] vergib auch dem System.“ (I1, 550–552) Es gab weitere Interviews, in denen erst im immanenten Teil auf Nachfrage über konkrete Situationen erzählt wurde. In den Stegreiferzählungen waren sie dem Erzählen über ihre persönlichen Begegnungen mit Sterbenden und Verstorbenen in Form von Verallgemeinerungen, Annahmen, eigenen Vorstellungen und auch politischen Statements (I9) ausgewichen. Auch die Pflegende in I10 hielt sich sehr kurz in ihren Erzählungen über das Sterben konkreter Personen. Sie erzählte nichts über das Sterben und Versterben der Personen, sondern über ihre Rolle dabei oder die Rolle ihrer Kolleg:innen oder nahestehender Menschen oder über die Rolle der Seelsorgerin. Erst in den Erzählungen über die Seelsorgerin verrät sie, wie wichtig Nähe ist, wie sie entsteht und was das für sie bedeutet.

2.2.2. Übers „Sterben" statt von „Sterbenden" sprechen

„Welche Bedeutung haben Sterben und Tod für Sie als erfahrene Pflegende?" Dass die Interviewfrage sehr allgemein gestellt war, konnte das Allgemeine in den Antworten vorbereiten. Sobald die Pflegenden aber ins Erzählen kamen, wurden sie konkreter. Allgemeiner wurden sie dann, wenn sie argumentierten. Das heißt über die Textsortentrennung konnte das Erzählen über konkret Erlebtes vom Argumentieren über Auffassungen über Sterben und Tod unterschieden werden. Pflegende sprechen in Argumentationen vom „Sterben" statt von „Sterbenden". Sie de-personalisieren ihre Erfahrungen, als wären Sterben und Tod etwas Abstraktes und Allgemeines, über das sich unabhängig von den davon betroffenen Menschen und unabhängig vom eigenen Sterblich-Sein sprechen ließe: „dass ich das Thema Tod und Sterben viel um mich habe." (I13, 389) Pflegende abstrahieren das Persönliche von den eigenen Erlebnissen und machen eine verallgemeinerbare Erfahrung daraus: „Chirurgie ist halt mit Tod und Sterben halt immer sehr ruppig umgegangen." (I3, 854) „Ich hab noch viel Kontakt auf der Intensivstation. [...] Wenn wir uns treffen, sprechen wir auch übers Sterben." (I4, 542 f.) Die Pflegende in I14 spricht selten über konkrete Situationen und Menschen und stattdessen über „den Tod" und das „Sterben". Pflegende begleiten „Sterben" statt „Sterbende". (I21) In wenigen Passagen sprechen Pflegende vom Sterben und vom Tod derart gegenständlich, als wären Sterben und Tod Personen, denen man begegnen könnte: dem Sterben begegnen (I1, 68 f.), den Tod sehen (I1, 92) und dem Tod begegnen können. (I1, 95 f.) Aber auch das ist ein Sprechen über Sterben und Tod und nicht über konkrete sterbende Menschen.

2.2.3. Nicht vom „Sterben" sprechen, sondern Metaphern fürs „Sterben" verwenden

„Einige Wochen später erhielt ich die Nachricht, sie sei von uns gegangen. Von uns gegangen. Diese Worte hatten sie verwendet, als wäre sie aus dem Bett aufgestanden und einfach gegangen."
(Lunde 2018, 78)

Pflegende verwenden häufig Metaphern fürs Sterben oder Verstorben-Sein – in Erzählungen und in Gesprächen mit Nahestehenden. Metaphern visualisieren ihre Vorstellungen von Sterben und Tod.

Wegmetapher: Die am häufigsten verwendete Metapher ist die des Wegs. *Auf dem Weg sein* bzw. *sich auf den Weg machen* bedeutet: der Zustand hat sich verschlechtert, er/sie ist nun sterbend. (I12, 496 f.) Wenn ein Sterbender *weit weg* ist, ist er dem Tod bereits recht nahe. (I3, 1119 f.) Ihre Mutter war „einfach weiter weg." (I12, 676 f.) Die Wegmetapher kann mit einer *Erlaubnis* verbunden sein, da Sterben mühsam ist: Du darfst und kannst sterben. Du darfst gehen. (I4, 159 f.) Sterben kann mit *Angst* verbunden sein: „Ein schwerer Weg." (I5, 639) Wenn Furcht vorm Sterben da ist, kann es sein, dass der Mensch *nicht gehen kann* (I1, 1067), auch wenn das Sterben der gnädigere Weg ist. (I6, 743) Pflegende sind *Wegbegleiter:innen* auf diesem Weg (I6, 662), dass Sterbende den Weg gut finden können. (I5, 358–414) An der Schwelle des Todes zu stehen, bedeutet, *allein weiter gehen* zu müssen. (I14, 452) Seinen Weg muss jeder selbst gehen. (I4, 639) Den „letzten Schritt macht jeder dann über die Schwelle in die andere Welt." (I21, 272 f.) Wenn der Mensch verstorben ist, ist er *gegangen*. (I2, 1763) Er ist seinen Weg gegangen. (I7, 660 f.)

Metaphern der Zeitlichkeit: Pflegende nutzen zeitliche Metaphern. Der erkrankte Freund hatte nicht gesehen, *wie weit* er ist. (I7, 55 f.) Wenn Menschen sterben, geht es mit ihnen *zu Ende*. (I9, 144) „Wir haben uns jeden Tag auf den Tod verabschiedet." (I21, 168) Sterben und Tod können negativ bewertet sein: *kein gutes Ende* nehmen (I14, 534), bis zum bitteren Ende. (I2, 1416 f.) Sterben ist leben *bis zum Schluss* (I8, 71 f.) bzw. *bis zuletzt*. (I11, 135 f.) Es gibt zeitliche Begrenzungen als Metaphern fürs Sterben: *bald* nicht mehr da sein (I12, 152); dass „das nicht lange dauern wird." (I11, 610) *„Jetzt"* steht für den Tod: „jetzt ist es dann passiert" (I6, 312); jetzt ist's soweit. (I15, 178) *Keine Chance mehr haben* nimmt das zeitlich nahe Ende vorweg. (I14, 102) „Man hat gesehen, es wird nichts." (I19, 90)

Atemmetaphern: *Der Tod naht:* letzte Atemzüge werden getan (I5, 863 f.), in den letzten Zügen liegen (I6, 238). Es gibt den letzten Atemzug. (I1, 882) Irgendwann hört der Mensch auf zu atmen. (I17, 614 f.). *Im Moment des Versterbens* das Leben aushauchen. „Als mein Vater gestorben ist […] habe ich richtig gesehen, wie er das Leben ausatmet. […] bei den anderen spüre ich das einfach – wie die das Leben aushauchen." (I8, 831–835)

Schlafmetapher: Pflegende sprechen davon, dass Sterbende *einschlafen* und dass Verstorbene *eingeschlafen* sind. Das Bild vom Schlaf beruhigt, etwas Friedliches schwingt mit: einfach eingeschlafen (I1, 154) bzw. hinübergeschlafen. (I4, 324 f.; haucht das) „Die loslassen, sind viel entspannter und schlafen einfach ein." (I11, 328 f.)

Metaphern des Kampfes: Dem friedlichen Sterben steht ein nicht friedvolles gegenüber. Die Metapher des Kampfes nimmt in den Interviews mehr Raum ein als die Metaphern des Schlafes und des Friedens, um die Art des Sterbens zu bewerten. (I15, 141 f.) *Sterben ist und war ein Kampf:* bis zum Schluss gekämpft. (I7, 622) Es gibt Kinder, „die noch kämpfen können. Und, und Kinder, […] die dann nicht mehr können." (I20, 760 f.) Ihr Vater hatte gekämpft, denn er hatte Furcht vorm Tod. (I21, 449) *Der Kampf kann Pflegende belasten:* „Gefühlt nicht gut gestorben. […] Ich hadere noch damit." (I21, 352 f.) Der Kampf kann mit der *Aufgabe des Kampfes ums Leben* enden – mit der Kapitulation: aufgeben müssen. (I7, 380) „Ich kann nicht mehr." (I2, 1448) Sie hatten den Kampf um das Leben des Kindes verloren. (I19, 148) Sterbenden wird eine *aktive Rolle* zugesprochen: er hat's nicht geschafft – er ist verstorben, obwohl er leben wollte. „Das Kind schafft's nicht." (I19, 209) *Es „geschafft zu haben"*, setzt eine Anstrengung im Sterben voraus. Eine Pflegende, die das schwere Atmen ihrer Mutter nicht aushält, sagt zu ihrer Schwester: „Du, ich glaub, sie hat's bald geschafft." (I12, 683) Es „geschafft zu haben", kann Erleichterung ausdrücken. Der Sterbende hat es endlich geschafft – nach langem Leidenskampf. (I20, 354)

Technische Metaphern oder „nichts mehr machen": Nichts mehr machen zu können, umschreibt die Situation, *dass kurative Behandlungskonzepte nicht mehr greifen*: man konnte bei dem nichts mehr machen (I2, 85), es war hoffnungslos. (I2, 1467) Nichts mehr zu machen, bedeutet, *lebensverlängernde und lebenserhaltende Therapien einzustellen* und den Menschen sterben zu lassen.

(I15, 332–334) Nichts mehr zu machen, verbinden Pflegende mit *Metaphern der Technik*: eine Maschine wird ausgestellt – der Mensch darf und wird sterben. (I19, 167) Apparate werden ausgeschaltet. (I8, 464 f.) Man schaltet ab/aus. (I20, 278 f.) Die Metapher ist verbunden mit dem distanzierenden *man* anstatt eines handelnden *ich*. Der Mensch stirbt, wenn der Knopf ausgeschaltet wird. Die Maschine ist reduziert auf den Knopf, mit dem man an- oder das Leben ausschaltet: Knopf drücken (I8, 467) und Monitor ausstellen und das Fenster aufmachen. (I10, 627 f.)

Fenster werden geöffnet, damit die Seele entweichen kann: *Bevor der Mensch verstorben ist*, damit er sterben und seine Seele entweichen kann (Sterben-Dürfen). *Im Moment des Versterbens*, damit die Seele entweichen kann (Versterben). *Nachdem der Mensch verstorben ist* und dann seine Seele entweichen kann (Verstorben-Sein). (I10, 625–628) Wenn „ich sterbe, will ich, dass meine Seele da raus fliegen kann, und, gell, Sie machen das Fenster auf, wenn ich sterbe. Und ich so: Klar, mache ich das auf." (I8, 186–188) Eine Pflegende verlässt die Verbindung Seele-Fenster und *macht das Fenster für sich auf* – zum Durchatmen. Das Fenster bleibt Metapher fürs Verstorben-Sein. Das hat einen biografischen Bezug: die Furcht der Mutter, am Ende ersticken zu müssen. So finden sich bei der Pflegenden trotz vieler Jahre im Hospiz keine Erzählungen über Atemnot von Sterbenden. Sie öffnet das Fenster für sich: als mögliche Auswirkung der Kindheit auf ihre Praxis und deren Deutung – sie muss atmen, wenn jemand stirbt: Ihr bleibt sonst die Luft weg. (I5, 1478 ff.)

Weitere Umschreibungen: Das rechtzeitige Verständigen der Nahestehenden ist mit einer großen Unsicherheit verbunden. Was kann ich sagen, das den Zustand so beschreibt, dass die Möglichkeit des Versterbens deutlich wird, aber auch die Möglichkeit, dass es auch anders sein könnte? Es braucht eine Sprache, die „dazwischen" und offen genug bleibt. So sagt ein Pflegender zum Freund: „Deinem Vater geht's schlecht." (I2, 811 f.) Der Zustand verschlechtert sich, dem Mensch geht es schlechter (I21, 295) – das Sterben ist in unmittelbarer Nähe. Eine andere Umschreibung ist: der kritische Moment. (I10, 532) Oder aber der Sterbeprozess wird versachlicht: „Wir rufen Sie an, wenn etwas ist." (I19, 299) Der Prozess wird begleitet. (I21, 121)

2.2.4. Weitere Formen sprachlicher Distanzierung

Pflegende nehmen sich in Erzählungen über belastende Situationen sprachlich aus der Situation mittels Distanzierung heraus: statt vom *ich des Handelnden* sprechen sie von *man* oder heben das *ich im wir* auf. Sie bleiben unbestimmt, verwenden evaluative Formulierungen oder Verkleinerungen der Situation. Sie distanzieren sich über die Versachlichung des Sterbens und der Sterbenden und über deren Zuordnung zu Patient:innengruppen. Sie distanzieren sich von der Wirklichkeit, die ein Drama ist.

Man – der da – es tun: Pflegende nehmen sich über das *man des Handelns* aus belastenden Situationen heraus: „ganz, ganz viele Menschen, die (lacht) man so im Sterben begleitet hat. […] das erschreckt einen dann manchmal auch." (I5, 955 f.) „Da hat man gedacht: Jede Woche ein Kind." (I20, 946 f.) Tote Kinder ziehst *du* an. (I3, 551) Über ein totgeborenes Kind sagt sie distanziert: „was man dann zu sehen kriegt." (I3, 464) Dass man Menschen bei Reanimationen weh tut. Viel, was da wegzuputzen ist. (I12, 242) Dass man die Beatmungsmaschine abstellt (I14, 163) und alles abbaut. (I15, 371) Man trauert mit den Eltern mit. (I19, 75) Von Sterbenden und Verstorbenen distanzieren sich Pflegende außerdem durch ein *die/der*: der kann nicht gehen (I1, 410) und die hat lang durchgehalten. (I21, 596) Das Handeln, das zum Tode führt, ist kein persönliches Tun – *man* tut *es*: *das* Ausstellen – dass ein Mensch dabei stirbt, wird nicht ausgesprochen. (I4, 147–149) „Dann ist's eben entschieden worden, dass es sinnlos ist." (I9, 330 f.)

Das *ich im wir* aufheben kann zweierlei bedeuten: Das *wir* entlastet in belastenden Situationen, Verantwortung kann abgegeben oder geteilt und auf mehreren Schultern verteilt werden. *Wir* entscheiden und handeln als Team. *Wir* geben Verantwortung ab in Entscheidungsprozessen. „Der Patientin hatten wir alle keine Chance gegeben." (I10, 249 f.) „Wir machen nichts weiter." (I10, 89) „Den ließen wir auch sterben." (I11, 762) „Wir schalten ab." (I4, 613) Wir als „Team aus Pflegenden und Ärzt:innen" laden Schuld auf uns (I13, 119–124) für das, was wir hier auf Intensivstation machen. (I20, 293) Wir sind die ausführenden „Pflegenden" und Ihr die entscheidenden „Ärzt:innen" (I15, 475 f.) Das *wir* kann aber auch das *wir* des Teams meinen, das Praktiken teilt und das Geborgenheit gibt. Gegen das Erleben von Einsamkeit im Sterben und gegen das Gefühl von Einsamkeit angesichts des Sterbens konstruieren Pflegende ein *wir*. Um die eigene Ohnmacht ertragen zu können, haben wir mit Kolleg:innen darüber gesprochen. (I10, 129 f.) Eine Pflegende erzählt von der Trauer über das Versterben einer jungen Patientin: „Wir waren alle traurig." (I13, 704 f.) Nach dem Versterben haben wir „die Menschen dann gewaschen und nochmal umgebettet in ein schönes Bett." (I13, 538 f.) *Wir* sind gemeinsam beim Sterbenden, um zu sehen, ob er noch lebt. (I3, 749 f.)

Unbestimmt bleiben: Der Pflegende in I2 stellt in seinen Erzählungen eine Distanz zum Erlebten her, indem er unbestimmt bleibt, relativiert und nicht greifbar wird in dem, was ihn belastete in den erlebten Situationen: er verwendet im Interview 66-mal *eigentlich* und 76-mal *irgendwie*. Auch in I10 fällt die Häufung des *irgendwie* auf (14-mal), vor allem im Rahmen spiritueller Argumentationen, da das Spirituelle schlecht greifbar scheint.

Evaluative Formulierungen: Indem Pflegende *eine Situation bewerten*, distanzieren sie sich von ihr. Schlimmste Erlebnisse sind interessant (I8, 155), beeindruckend (I21, 152 f.), dramatisch (I2, 246), spannend (siebenmal in I4). Eine doppelte Distanzierung findet sich in I14: „das Sterben hat viele Facetten. Und jetzt, wo ich drüber rede, find ich's richtig interessant. (lacht)" (I14, 294 f.) In I5 finden sich Bewertungen in Form von *Gegenhorizonten*: der Anblick eines toten Menschen ist nicht erschreckend, sondern interessant (I5, 45–52), der erste Verstorbene, sie war da noch ein Kind, war für sie nichts Bedrohliches (I5, 443), sondern ein Objekt ihrer Neugier. (I5, 460) Das Sterben wird bewertet als der *gnädigere Weg*. (I6, 743) „Es ist besser so." (I9, 32) Bei älteren Menschen ist es besser „für sie und auch für ihre Angehörigen." (I10, 128 f.) Bei jüngeren Patient:innen funktioniert diese Art der Distanzierung nicht: „eher schwierig. Da hab ich noch keinen erlebt, der sagt, jawohl, es ist besser so." (I10, 495)

Verkleinerungen: Die Not des Erlebten wird kleiner gemacht. In I2 insgesamt 57-mal *ein bisschen*. „Die Situation einer Sterbenden ein bisschen zu erklären." (I5, 253)

Versachlichung und Entmenschlichung der Sterbenden und Verstorbenen und des Sterbens: Sterbende und Verstorbene werden *zur Sache gemacht*: was (!) da (!) dann geboren wird (passiv). (I3, 501 f.) Die Pflegende verwendet eine de-personalisierende und distanzierende Sprache in der Erzählung über das *Bündel* mit Schluckauf (Spätabort), das sie noch lebend im Schmutzraum vorfindet: was da lag, was da drin war, es lebte. (I3, 625) Sie erleben dramatische Sachen. (I21, 121 f.) Ein Pflegender berichtet vom Ergebnis des erfolgreichen Suizids eines Patienten: Etwas aufputzen, das war er (der Patient) – *etwas* ist gleich *Blut* ist gleich *Mensch*. (I2, 507) Kinder, die gestorben sind, waren entweder *Akutsachen* oder *drastische Verläufe*. (I20, 438–441) Menschen und Situationen sind *„Fälle“* (I20, 1096) und Sterbefälle (I9, 256). Sterbende werden *auf Organe und Erkrankungen* reduziert: Das Kind ein Anenzephalus (I19, 81) oder ein Nabelschnurknoten (I3, 466), der Patient „ein Tumor unklarer Genese.“ (I21, 528) Die Handlung wird *ent-menschlicht*: das Zerstückeln des Kindes war eine „Viecherei“. (I3, 490) Pflegende *de-personalisieren sich selbst*. Sie versorgen Kinder wie eine Maschine. (I19, 77 f.) Das Sterben wird *versachlicht*: Die Sachen nicht mit nach Hause nehmen (I10, 570 f.), „die Sache zu beenden“ (I6, 348), das Elend sehen müssen. (I11, 223)

Patient:innengruppen: Durch die Zuordnung der erkrankten Menschen zu einer Gruppe wird deren Individualität aufgehoben. Menschen werden *Organen und Erkrankungen zugeordnet*. Menschen mit obstruktiven Lungenerkrankungen halten fünf Nächte durch. (I11, 525) Es gibt hypoxische Leute (I2, 1981), Hirntoxische (I4, 204), HNO- (I6, 646), ALS- (I6, 675), Mukoviszidose- (I4, 574–580), Herz- (I10, 359) und herzchirurgische Patient:innen und Langlieger (I15, 107), Hirntumorleute (I8, 764), Parkinsonleute (I8, 777), die Hirntumoren und Darmtumoren (I6, 776 f.), COPD’ler und Onko- (I11, 45–48), chirurgische (I15, 108) und hirngeschädigte Patient:innen, Allgemeinchirurgische (I15, 110 f.) und das Patientengut (I15, 107). Schwerstkranke Kinder sind im Intensivbereich „schlechte Kinder“. (I20, 1218) Die Menschen werden *Schwere- oder Abhängigkeitsgraden zugeordnet:* „Die ganzen Pflegefälle lagen da drin.“ (I7, 140) Es gibt Schwerkranke (I13, 126), Sterbefälle (I11, 247), Halbtote (I3, 773) und *Tote* (für Sterbende) in der Wäschekammer. (I6, 258) Sterbende und Verstorbene sind *Leute* (I6, 71) und *die Vielen*. (I6, 176 f.)

Distanzierung von der Wirklichkeit, die ein Drama ist: Der Pflegende in I2 erzählt über dramatische Erlebnisse (I2, 239) und Schauergeschichten. (I2, 545 f.) Was er erlebte, ist so verrückt gewesen – es ist wie aus einem Buch. (I2, 278 f.) Er erzählt das Drama vom Patienten, der sich suizidiert hatte. (I2, 507) Es ist, wie im falschen Film zu sein. (I2, 1073) Die Pflegende in I3 schildert das für sie kaum Aushaltbare einer Situation durch eine Dramatisierung und Überzeichnung des Erlebten. Sie lacht zu Beginn ihrer Erzählung, die Geschichte wird spannend erzählt. Sie benützt Bilder: sie zeichnet die Situation, spricht von Halbtoten, zeichnet ein insgesamt unheimliches Bild. Dem Skurrilen der Situation entspricht ihre Sprache: mit dem Toten an der Station der Halbtoten vorbei müssen. (I3, 577)

2.2.5. Distanz durch feldtypische Sprachstile und Sprachfiguren

In den Interviews fallen ein stereotypes Formulieren und stereotype Formulierungen auf: der Beginn einer Erzählung im Übergabe-Stil, eine Intensiv- und eine Palliativsprache. In diesen Stereotypisierungen bewegen sich Pflegende auf sicherem Terrain.

Übergabe-Stil: Angaben über Patient:innen werden zu Beginn einer Erzählung im Stenogramm-Stil eingeführt: junger Mann, drei Kinder, metastasiertes Hoden-Karzinom. Immer spielt die Erkrankung eine Rolle, um sich zu erinnern. Diese wird erinnert – eher noch als der Name der Person. Die Pflegende in I3 distanziert sich durch ihre „Übergabe"-Sprache zu Beginn ihrer Erzählungen. Die Pflegenden in I6 und I12 bleiben der „Übergabe-Sprache" durchgängig verhaftet: „ein sehr junger Patient, der war 40. Der hat ein Glioblastom gehabt und wollte aber zu Hause sein." (I12, 82–84) Die Pflegende in I19 berichtet im Übergabe-Stil: „Einen Fall: Drei, Meningitis, drei Monate altes Kind." (I19, 144)

Im Intensivparadigma über konkrete Sterbeerfahrungen sprechen: Die Pflegende in I15 erzählt über das Versterben eines von ihr begleiteten Patienten in *Intensivsprache*: „der hatte einen Morphinperfusor. Der ist halt immer bradykarder geworden und irgendwann war er dann halt mal verstorben. Hatte er eine Nulllinie." (I15, 358–360)

Besondere sprachliche Figuren des palliativen Feldes: In den Interviews unterscheiden sich die Sprachstile der Pflegenden deutlich. Sprachfiguren des palliativen Feldes können eine Möglichkeit sein, sich mittels einer Meta-Sprache von der Dichte belastender Situationen zu distanzieren. Ich bin nur ein Medium – ich muss nicht machen – das entlastet mich. (I5, 187–193) Palliativpflegende sprechen von ihrer (palliativen) Haltung (I6, 597), von Achtsamkeit und wirklichem Wahrnehmen (I6, 46) Sie sprechen vom *Heiligen* – mit Menschen zu sein (I5, 59–71) – und vom *Geschenk*. Pflegende und Sterbende beschenken sich gegenseitig am Sterbebett. (I8, 260 f.) Es geht darum, das *gelebte Leben* anzunehmen – das Unbearbeitete und was gelungen ist (I5, 1388 f.) – und dass das ganze Leben am Ende des Lebens noch einmal herkommt. (I5, 341 f.) Sie verwenden eine *Sprache des Wohlfühlens*: mütterlich sorgend, behütet, würdevoller Umgang, menschlich behutsam. (I3, 766) Sie sprechen von der *Not* eines Menschen. (I13, 831 f.): „sie war in so ner ganz großen Not […] es ist spürbar (.), dass sie in Not ist […] sie kam dann auch immer wieder raus, aber so ne Grundnot war da." (I5, 830–838)

2.3. Formen emotionaler Distanzierung

In den Interviews finden sich vier Formen emotionaler Distanzierung: das Wissen, dass Emotionen in belastenden Situationen nicht immer verfügbar sind; Solidarisierung mit dem Interviewer; bewusstes Verdrängen von Emotionen; eine ritualisierte Praxis, die mit Emotionen bewusst umgeht und so Distanz zum belastenden Erleben schaffen kann.

Emotionen sind nicht immer verfügbar. Pflegende wissen sich dadurch geschützt, dass ihre Emotionen in belastenden Situationen nicht immer verfügbar sind. Sie können nicht weinen beim Tod Nahestehender (I7, 46 f.) und nicht trauern. (I6, 101) Abzustumpfen und die Namen zu vergessen, hatte der Pflegenden geholfen, emotional stabil zu bleiben: „mir waren [...] teilweise die Menschen wirklich egal [...] und wenn sie gestorben sind, war's mir auch egal. [...] ich bin dann oft dazu auch übergegangen, nur die Krankheit zu sehen, also die Leber, die Niere, das Herz [...] für mich hatten die Patienten keine Namen. Aber in der Zeit habe ich mich persönlich am besten gefühlt. [...] ich bin dann nach Hause gegangen und dann war's vorbei. Also ich hab/ konnte einfach abschalten. Ich hab mir über Tote keine Gedanken gemacht." (I14, 138–144) Auch Erfahrung schützt. Eine Pflegende erzählt über eine Patientin mit Blutsturz. Als ihre Kolleginnen sie unterstützen kommen, verlässt sie das Zimmer und betreut die Nahestehenden: „denk ich, was soll ich jetzt da drin. [...] Hatte das öfter gesehen als die jungen Kollegen." (I7, 508–511)

Emotionaler Schutz durch Solidarisierung mit dem Interviewer: Pflegende solidarisieren sich mitunter in Interviewsituationen. Der Pflegende in I2 wechselt während des Interviews vom Sie zum Du. Das Du scheint eine schützende Funktion für den Pflegenden zu haben. Er betritt eine persönliche Ebene und erzählt Dinge, die er sonst nicht erzählt. Denn üblicherweise verdrängt er unangenehme Erinnerungen. Durch das Du aber entsteht ein Raum des Vertrauens, in dem ein gemeinsames Erinnern im Rahmen des zeitlich begrenzten Interviews möglich ist. Die Pflegende in I4 teilt mit dem Interviewer ein gemeinsames Wissen – sie betrachtet ihn als „Insider". Was sie erzählt, könnte sie nicht jedem erzählen. Denn das würde von anderen nicht verstanden und geteilt. In der Interviewsituation aber fühlt sie sich sicher und verstanden genug, dass sie erzählen kann, was zum besonderen Wissen der palliativ Pflegenden gehört. Auch die Pflegende in I5 betont in einer Argumentation über das Spüren-Können von Verstorbenen, dass sie dieses Wissen mit dem Interviewer teile: „Der

Verstorbene ist noch so spürbar. (.) Das, ähm, (.) kennen Sie ja sicher auch, wenn jemand ganz frisch gestorben ist, hat man schon so (.) das Gefühl, die Energie ist noch im Raum (..), und mit, mit der Zeit verändert sich das, dass es immer, dann nicht mehr so dicht ist, dass man's nicht mehr so spürt." (I5, 1157–1161)

Emotionen fernhalten – sich selbst schützen dürfen: Pflegende versuchen bewusst, Emotionen von sich fernzuhalten. Sie schützen sich argumentativ durch die Konstruktion der paradox anmutenden Möglichkeit, Emotionen bewusst verdrängen zu können: „Eher ne kleinere Anzahl, an die ich mich erinnern kann mit Emotionen. Die ich nicht verdrängt habe." (I9, 247–249) Die Reaktion einer Pflegenden nach und in überfordernden Situationen ist Dienst nach Vorschrift und das Anpassen an die Teamkultur: „wo man dann anfängt, es einfach so zu machen wie alle anderen, obwohl man in sich spürt, [...] es kann ja irgendwie auch nicht richtig sein." (I12, 565–567) Als sie es nicht mehr aushält, gegen ihre Werte zu arbeiten, verlässt sie den Bereich. Pflegende sprechen mit ihren Kolleg:innen ganz bewusst nicht über konkrete Situationen – denn nicht zu sprechen, schützt: „wenn's ein schlimmer Todesfall war [...] sprechen wir da schon drüber. (...) Aber sonst wird es totgeschwiegen (lacht). [...] es wird schon darüber gesprochen, dass hier keiner sterben darf. (.) Das regt [...] viele auf. [...] dann ist es ein kurzer Moment und dann ist wieder gut." (I14, 1129–1133) In privaten Situationen distanzieren sich Pflegende durch Einnehmen der beruflichen Rolle. Als ihre Mutter krank wurde, war die Pflegende in I12 bei ihr gemeinsam mit ihrer Schwester und ihrem Vater. Die Nähe zur kranken Mutter hatte sie nur in ihrer beruflichen Rolle aushalten können: sie hatte ihrer Mutter einen Katheter gelegt. Dabei hatte ihre Mutter sich nie gern nackt gezeigt.

Routinierte und ritualisierte Praxis: Nahestehenden und Pflegenden stehen Rituale zur Verfügung, die sie als Abschiednehmende emotional unterstützen – z. B. Abschiedsrituale. Pflegende unterscheiden hiervon routinierte Praktiken wie das „Richten" Verstorbener. Routinen schützen die Pflegenden. Der Pflegende in I2 erzählt über Routine und Funktionspflege, die ihn das Schreckliche des Berufs aushalten lassen. (I2, 891–894) In frustrierenden Situationen schalten Pflegende ab und arbeiten nur noch mechanisch. (I2, 1515) Sie sprechen vom standardisierten „automatischen" Arbeiten auf Intensivstation. (I7, 277) Du „funktionierst dann irgendwann." (I3, 667 f.) Die Intensivpflegenden versorgen das durch einen Brand schwer verunfallte Kind „wie eine Maschine". (I19, 77 f.) Routine lässt keine Zeit (I17, 548 ff.) und zeitliches Begrenzen des Kontakts schützt: dann den nächsten gewaschen. Es war keine Zeit, um darüber nachzudenken. Oder zu trauern. Oder geschockt zu sein. (I17, 548 ff.) Den auf den Intensivstationen herrschenden kulturellen Paradigmen für die Versorgung von schwerstkranken und sterbenden Menschen ordnen sich die Pflegenden entweder unter und werden selbst zu Träger:innen der herrschenden kulturellen Ordnung oder sie gehen in irgendeiner Form in Widerstand und werden so zu Träger:innen einer Gegenhaltung zumindest in einem gewissen Teil ihrer intensivpflegerischen Praktiken oder sie verlassen schließlich die Intensivpflege.

2.4. Formen räumlicher Distanzierung

Die Pflegenden distanzieren sich *sprachlich-räumlich* und *leiblich-räumlich.*

Pflegende verwenden „Zimmer" und „Bett" als räumliche Metaphern für Sterbende. Sie sind nicht bei den Sterbenden oder gehen zu den Verstorbenen, sondern sind am Bett (I3, 1523; achtmal in I10; neunmal in I13) oder gehen ins Zimmer: „bleibe ich auch am Bett stehen." (I10, 292) Eine Auszubildende war allein am Sterbebett – die „alte Dame" wird durch „am Sterbebett" ersetzt. (I1, 605–608) Das Anfassen des Sterbenden umschreibt sie so: „dieses in dieses Bett Hineingreifen am Schluss." (I1, 751) Wenn Pflegende zu Sterbenden gehen, sagen sie, sie gehen ins Zimmer. (I2, 796 f.; I3, 749) Das Zimmer wird in Ruhe gelassen. (I4, 131–133) Nach dem Versterben wird nicht der Verstorbene weggebracht, sondern das Zimmer leer gemacht. (I21, 403) Pflegende verwenden räumliche Begriffe als Ausdruck des vermeintlichen Trennen-Könnens von beruflich Erlebtem (Erzählungen) und Privatem (Argumentationen): sie gehen zur Tür raus und alles ist weg. (I7, 124)

Pflegende distanzieren sich von Sterbenden und Verstorbenen im gemeinsamen Raum – sie schauen sie nicht an: am Zeh (statt Gesicht) wird geguckt, wer da liegt. (I6, 261 f.) Die Intensivpflegenden können sich durch den Blick auf gemessene Parameter distanzieren. (I7, 473 f.) Sie schauen auf die Technik statt auf die Sterbenden.

Verstorbene werden räumlich entfernt. Gleich nach dem Versterben ist das Zimmer frei zu machen. (I11, 83–85) Sarg und Urne sind geschlossene Räume, die von der verstorbenen Person trennen. „Er gehört nicht mehr zu den Lebenden. Jetzt muss er in einen Sarg." (I5, 1169 f.) Für die Nahestehenden ist das Schwierigste: „diesen Deckel zuzumachen". (I5, 1532 f.) Die Pflegende in I1 hatte das Sterben ihrer Großmutter nicht miterleben dürfen und sie erst wieder in der Holzkiste gesehen. (I1, 329) Auch in I3 fehlt der Abschied. Sie trifft ihre geliebte Großmutter erst wieder als Urne auf dem Friedhof.

Pflegende verlassen unerträgliche Situationen und Orte. Eine Pflegende hatte zwei Monate nach dem Tod ihrer Mutter ein belastendes Erlebnis: sie kann die Patientin, die sie an ihre Mutter erinnert, nicht betreuen. (I12, 114) Die Pflegenden verlassen das Krankenhaus, die Intensivstation, das Land. Die Pflegende in I7 verlässt nach dem Versterben des Vaters eines Klassenkameraden ihre Station. Sie will nicht länger dort sein und riskieren, dass Personen, die sie kennt, künftig zu ihr auf Station kommen könnten. (I7, 378–381) Beim Zerstückeln des Kindes verlässt die Hebammenauszubildende den Raum. (I3, 496)

2.5. Verstorbene beim Abschiednehmen als „Person" konstruieren

Diese Form der Distanzierung orientiert sich an der Unausweichlichkeit des Sehens des Verstorbenen und des Bruchs zwischen lebendig und tot. Der Verstorbene löst in dem, der ihn ansieht und berührt, Unbehagen aus. Das Gesicht ist nicht länger das Gesicht eines Gegenübers. Ich kann als Gegenüber des anderen, der nun tot ist, nicht mehr ein Selbst werden. Zurück bleibt das Gefühl des Einsam-Seins. Das Berühren des anderen ist das Berühren eines kalten leblosen Leichnams. Die Furcht vor dem Nicht-mehr-Sein wird durch die Wahrnehmung ausgelöst, dass der andere nicht mehr ist. Das ist auch die Bestimmung der Erzählenden: dass sie endlich und sterblich und also irgendwann einmal nicht mehr sein werden: „wie machtlos man eigentlich als Mensch ist, gell. Man plant so viel und man denkt so viel und dann (..) kommt alles manchmal (.) so anders." (I5, 1554–1556) Was von diesem Unbehagen des Sehens eines Verstorbenen und des Erkennens der eigenen Sterblichkeit distanzieren kann, ist die Konstruktion des Verstorbenen als „Person".

Was ist der Verstorbene für die Pflegenden? Ein Mensch oder kein Mensch mehr? Eine Person oder keine Person mehr? Ein Leichnam – was aber bedeutet das für sie? Pflegende gehen mit Verstorbenen mitunter um, als ob sie noch lebten und lebende Personen wären. In der Verstorbenenpflege wird in spezialisierten palliativen Kontexten das Bild der Person wiederhergestellt, wie man den Menschen kennen gelernt hatte (I17, 713), wie „der Mensch war.“ (I5, 1540) „Ich stelle wieder einen Menschen her. Wie so ne Befreiung dieser armen Gestalt hinter den Apparaten. Ein Herausschälen dieses Menschen.“ (I13, 535–537) Damit Nahestehende „einen Raum haben, den Menschen auch wieder zu erleben.“ (I13, 591 f.) Eine Pflegende lässt die „Leute immer eine Weile liegen. Dass die entspannen können und ruhig werden.“ (I8, 694 f.) Verstorbene Kinder bleiben Kinder, für die ein würdiger Abschied gestaltet werden soll. (I3, 1421–1424) Als Hebammenschülerin hatte sie den Wunsch, durch Inszenierung eine Geschichte, eine Identität sichtbar zu machen. (I3, 541 ff.) Pflegende reiben Verstorbene mit dem ein, „was sie immer gerne hatten.“ (I1, 1031 f.) Wichtig sind die Kleider der Verstorbenen. Sie stellen das Bild der Person wieder her. (I7, 109 f.) So werden Verstorbene mit Wanderkleidung ausgerüstet, Zigaretten aufs Bett gelegt und entsprechende Lieder für die Abschiedsfeier ausgesucht. (I1, 1056–1088) In der Abschiedsfeier wird die Person gewürdigt: „das aufzugreifen, was ihn ausgemacht hat.“ (I5, 1133 f.)

Die Pflegenden sprechen mit Verstorbenen nach dem Versterben, als ob sie noch lebten (I2, 1742), und geben ihnen Wünsche mit auf den Weg. (I5, 1483–1486) Sie klopfen vor dem Eintreten ins Zimmer an. (I4, 696) Die Pflegende in I17 redet mit den „Menschen“. (I17, 755 ff.) Oft „betten wir ja den (.) Toten nochmal und oft rutscht einem […] das Wort heraus, ähm: ‚Wir legen Sie jetzt geschwind auf die linke Seite‘. (…) Wie wenn er noch leben würde.“ (I2, 1738–1740) „Ich schwätz mit jedem Verstorbenen. Jetzt wasch ich Ihnen das Gesicht.“ (I8, 718) Nahestehende werden ermutigt, mit den Verstorbenen zu sprechen, als ob sie noch hören könnten: „was hätten Sie denn gern noch mit Ihrer Mutter besprochen? […] es ist jetzt noch möglich. (.) Sie ist gerade gestorben, bleiben Sie einfach da heute Nacht, setzen Sie sich zu Ihrer Mutter, reden Sie mit ihr.“ (I5, 1187–1191) Pflegende sprechen mit Verstorbenen auf dem Friedhof. (I11, 401–406)

3. Pflegende deuten Erlebtes anhand eines besonderen Wissens

Pflegende deuten, was sie erleben, anhand eines besonderen Wissens: des Wissens um ihre Wirksamkeit am Übergang des Lebens zu Sterben und Tod, ihres Erfahrungswissens, des Wissens, „Not“ und Veränderungen des Zustands eines schwer kranken Menschen spüren und sehen zu können, eines „magischen“ und besonderen spirituellen Wissens.

3.1. Das Wissen um die eigene Wirksamkeit im Sterbeprozess

Angesichts des unausweichlich Bedrängenden, das sie in der Sterbebegleitung erleben und aushalten müssen, angesichts der Unverfügbarkeit des Lebens und angesichts der Unverfügbarkeit von Kontrolle und Sicherheit im Sterben orientieren Pflegende ihr Handeln und die Deutung ihres Handelns am Wissen um die eigene Wirksamkeit in Situationen vermeintlicher Hilflosigkeit und Ohnmacht. In der Deutung, in bedrängenden Situationen wirksam sein zu können, scheint das tiefe Bedürfnis nach Sicherheit und Kontrolle enthalten angesichts des Unsicheren und Nichtplanbaren von Sterben und Tod. Pflegende erzählen Counterstories: sie erzählen Erfolgsgeschichten, sie berichten von besonderen Begabungen und Praktiken, durch die und in denen Wirksamkeit, Sicherheit und Kontrolle spürbar werden. Pflegende erzählen außerdem über die Wirksamkeit ihres Sprechens und Handelns am Übergang des Lebens zu Sterben und Tod.

3.1.1. Erfolgsgeschichten: Pflegende wissen um ihre Wirksamkeit in Situationen vermeintlicher Ohnmacht und Hilflosigkeit

Pflegende berichten in Argumentationen über die eigene Rolle, Bedeutsamkeit und Wirksamkeit in Sterbebegleitungen. Sie können Situationen und Menschen verwandeln.

3.1.1.1. Argumentative Selbstpräsentationen – Rolle und Wirksamkeit der Pflegenden in Sterbebegleitungen

Erzählungen werden in den Interviews mitunter als Beispiele genutzt, um Argumentationen zu stützen, oder aber Erzählungen werden so interpretiert, dass eine Argumentation davon abzuleiten ist. So folgen den Erzählungen in I5 häufig Deutungen über ihre eigene Rolle in Situationen der Sterbebegleitung. Auch wenn der Inhalt der Erzählungen für sich genommen Erzählungen über Situationen existenzieller Not sind, bleibt die Not am Ende nicht stehen, sondern wird umgedeutet und hineingenommen in eine Erzählung darüber, was ihre Rolle in notvollen Situationen ist. Den Erzählungen folgen Ich-Konstruktionen, in denen sie die Geschichte in eine Erfolgsgeschichte umdeutet: sie erzählt über eine höhere Macht, die sie sehen, träumen und voraussagen lässt, wann jemand stirbt, und die sie sehen lässt, was andere nicht sehen: in der „Präsenz von Tod und Sterben muss man […] diese Kanäle offen haben […] um zu hören […] ob das über Träume […] es ist dann einfach plötzlich im Kopf. […] das ist diese Gabe […], das sind Dinge, die kann man nicht lernen. Das ist was, was man kriegt. (.) Ein **Geschenk** einfach." (I5, 911–916) Die Pflegenden verfügen in den Erfolgsstories über bestimmte Eigenschaften und Fähigkeiten, mit deren Hilfe sie versuchen, Sterbenden ein friedliches und schönes Sterben zu ermöglichen.

Sterbenden und Nahestehenden Sicherheit geben: Die Pflegende in I5 erzählt über einen Mann, den sie zur Operation fahren soll. Im Aufzug erzählt er ihr über seinen bevorstehenden Tod. Sie fragt: warum lassen Sie sich dennoch operieren? Er geht auf ihre Frage nicht ein. Die Operation überlebt er nicht. Der Mann, den sie zur Operation bringen soll, weiß, dass er diese nicht überleben wird. Mehr erfahren wir nicht. Hat er Angst? Warum muss er das im Aufzug vor der Operation aussprechen? In der Erzählung fährt sie fort mit ihrer spontanen Reaktion: die Situation war erschreckend. Sie holt tief Luft fürs Weitererzählen und fügt eine Argumentation des Erschreckens ein, in der sie sich von der Situation verallgemeinernd distanziert: „zuckt man geschwind". Seine Aussage und sein Wissen stellt sie nicht in Frage. Er antwortet ihr in der Erzählung, dass dies sein Weg ist. Er möchte es ausgesprochen haben. Ob sie damals weiter darauf einging und wie es auf dem Weg in den OP weiter ging, erfahren wir nicht. Denn die Erzählung ist keine Erzählung über das Wissen des Patienten vom Zeitpunkt seines Todes. Ihre Pointe ist eine andere. Sie erzählt die Geschichte, um zu zeigen: „ich glaub, dass schon immer was in mir war, dass die Menschen dieses Vertrauen hatten, dass ich es aushalte, über Tod und Sterben zu reden." (I5, 111–113) Die Erzählung über die Mitteilung einer Ahnung (eines Wissens, einer Angst) dieses Mannes deutet sie in eine Erzählung über Vertrauen um: Sterbende vertrauen ihr. Etwas ist an ihr, dass man sich traut, mit ihr über Tod und Sterben zu sprechen. Sie gibt Sicherheit. (I5, 104–115) Sein Angebot, über Tod und Sterben zu sprechen, greift sie in der Erzählung nicht auf – er läuft an dieser Stelle ins Leere. Mit der Frage „Warum trotzdem" weicht sie in ihrer Erzählung dem Gespräch darüber aus. Auch die Pflegende in I12 vermag ihrer Familie Sicherheit zu geben, indem sie trotz eigener Betroffenheit in die Rolle der professionell Sorgenden geht. (I12, 58–60)

Vertrauenswürdig sein und Vertrauen entstehen lassen: Die Pflegende in I5 erzählt über eine Frau, die weiß, wann sie stirbt. Sie zuckt zusammen und denkt, nur nicht gerade jetzt. Daraufhin teilt die Frau ihr mit: nicht heute, sondern in einer Woche. Das war dann so. Sie deutet die Geschichte des eigenen Erschreckens (zucken, nicht jetzt) in eine Geschichte des Vertrauens zu ihr um: dass gerade **ihr** so etwas immer erzählt wird. (I5, 212–224) Auch die Pflegende in I8 deutet vermeintlich Kontingentes in eine Geschichte des Vertrauens um. Ein junger Mann schenkt ihr so viel Vertrauen, dass er bei ihr und nicht beim Kollegen verstirbt. (I8, 641–644) Wenn die Pflegende in I13 den Eindruck hatte, dass mit einem Patienten ohne äußeres Zeichen etwas nicht stimmte, wurde das auch von erfahrenen Ärzt:innen akzeptiert. (I13, 813 f.) Werden Seelsorger:innen von erfahrenen Pflegenden gerufen, vertrauen auch diese ihrer Intuition. Pflegende sind fähig, Vertrauen in eine andere Wahrheit entstehen zu lassen. Dem Ehemann, der zweifelt, dass es etwas nach dem Tod gibt, schenkt die Pflegende in I21 das Vertrauen, dass da etwas sein wird: „das hätte er nie vermutet, dass man das spüren kann, aber es war für ihn die Gewissheit, es geht was weiter […] das hat ihn sehr getröstet." (I21, 578–581)

Auserwählt und berufen sein: Die Pflegende in I5 ist die Richtige und Auserwählte: „der Ehemann […] und die Frau/ wir haben so Kontakt aufgenommen mit den Augen und dann sagt er, ah ja, das geht mit Ihnen." (I5, 823–825) Die Pflegende in I8 weiß um ihre Fähigkeit, Menschen begleiten zu können. (I8, 126 f.) Sie erzählt über eine Frau, die in ihr die Mittlerin zwischen den Welten erkennt: „sagt die zu ihrem Mann: Und **den Engel** kenn ich. […] dann er nochmal: Ja, aber Du bist doch gerade erst gekommen. Dann sagt sie: Ist doch egal, ich kenn die." (I8, 147–150) Die Menschen suchen sie aus, um bei ihr zu sterben. (I8, 127) Sie ist dem Ruf ins Hospiz gefolgt. (I8, 569)

3.1.1.2. Wandlungsgeschichten

Die Pflegenden können Situationen und Menschen verwandeln. Die Pflegende in I1 erzählt über die Wandlung eines Priesters während seines Hospizaufenthalts. Im Gespräch wurde das *Innen* zum *Außen*, das wahre Sein trat versöhnt ins *Außen*, im Sterben fand eine Wandlung statt. In I3 sind es Erzählungen über die Wandlung einer traurigen Stimmung in eine stabilere Stimmung, über Angst beim ersten Kontakt mit der Palliativstation hin zu einer vertrauenden Haltung: eine depressive Frau konnte wieder lachen anstatt nur heulen, aus einer Ekelfamilie wurde eine schöne Begleitung. Unter der Führung von Pflegende entsteht ein schönes Abschiednehmen. (I3, 1013 ff.) Das Behandlungsteam kann eine Veränderung in einer notvollen Situation herbeiführen. (I6, 928 f.) Das Sterben wurde durch die Pflegende leichter. (I6, 224) Die Pflegende in I21 führt einen Mann, der seiner Frau Gutes tun will, was diese aber nicht möchte und nicht kann: „dann sag ich, Ihre Frau wird auf diesen Füßen nie wieder stehen. Da schaut er mich an wie ein verschrockenes Reh. Dann sag ich, sie lag mit drin, ich hab ihm das in ihrem Beisein gesagt, Ihre Frau weiß es, dass sie nicht mehr aufstehen wird, dass der Weg eine andere Richtung hat. Und sie möchte das nicht. Und er hat's dann auch gelassen." (21, 587–590) Die Pflegende in I5 vermag es, mit einem bewusstseinseingeschränkten Sterbenden in Kontakt zu kommen. Der Sterbende weint. „Ich habe ihn berührt, ich bin zu ihm durchgedrungen." (I5, 1823 f.)

Wandel der Einstellung auf Intensivstation: Die Pflegende in I4 erzählt darüber, dass ein Wandel der Einstellung auf ihrer Intensivstation notwendig war und auch umgesetzt werden konnte. Es fehlte dort der Wille zur Begrenzung von sinnlosen Therapien, es wurde ein blinder Aktionismus gelebt. Es fehlten Möglichkeiten der Sterbebegleitung sowie des persönlichen Abschiednehmens. Ihr emotionaler Ausbruch im Interview ist Ausdruck ihrer Not angesichts dieser Situation und die zugleich dichteste Stelle des Interviews. Sie verwendet starke Bilder: obwohl schon tot, wurde der Mensch reanimiert; auf seinem Körper wurde rumgehüpft; überall wurden die Säfte rausgedrückt; das war Leichenschändung. Das Erlebte musste zum Handeln zwingen: so geht das nicht mehr. Es kam zur Aussprache im Team und zur Veränderung der Kultur auf Station: es wurde künftig besser geschaut, was möglich und machbar und was nicht sinnvoll ist; Rituale statt Aktionismus; Räume wurden verändert (Türen zu; Scheiben verhangen) und nahestehende Personen besser mit einbezogen; Symbole des Abschieds wurden eingeführt. (I4, 381–393)

Die Wandlung von Behandlungsprozessen anstoßen: Die Pflegenden auf den Intensivstationen können Behandlungsprozesse am Lebensende beeinflussen – über eine der Situation ihres Erachtens angemessene Aufklärung und über das Beeinflussen und Steuern von Entscheidungsprozessen über Therapien am Lebensende. Sie haben eine Vorstellung davon, was sein darf und was nicht, was Sinn macht und was nicht. Sie möchten mitunter die richtige Entscheidung anstoßen. Der natürliche Sterbeprozess ist Gegenhorizont zum Sterben auf einer

Intensivstation. Dort ist Sterben kein natürlicher, sondern ein erlaubter Vorgang. (I10, 88 f.; I14, 1121) Eine Pflegende beschreibt, wie Patient:innen in Aufklärungsgesprächen in einer Weise geleitet werden können, damit keine sinnlosen Therapieversuche unternommen werden und dass auch die Botschaft Raum haben darf, dass man sterben darf. (I7, 179–182) Sterben-Lassen kann mit der Norm des Abschied-Nehmens verbunden sein: „versucht man […] die Patienten irgendwie so zu ziehen, dass die Angehörigen es noch schaffen, sich zu verabschieden. […] Oder man sagt, ok, man wartet, bis die Angehörigen da sind. Oder die Angehörigen sagen: Mensch, da kommt noch jemand. Dann versucht man schon, so lange noch zu ziehen, und stellt die Therapie ein, wenn die Angehörigen da sind. […] Dass die Angehörigen meist noch die Zeit haben, sich noch zu verabschieden oder halt mit dabei zu sein.“ (I10, 418–426) Nahestehende, die ihre geliebten Menschen nicht sterben lassen können, können „angestoßen“ werden durch Fragen wie: „Haben Sie da drüber schon früher gesprochen? Wissen Sie, was die gewollt hätten? Haben Sie eine Verfügung?“ (I15, 169 f.) Pflegende steuern Prozesse oft indirekt-aktiv: aktiv, indem sie ihre Meinung vertreten, und indirekt, weil sie das über Nahestehende tun und nicht direkt in der Auseinandersetzung mit den verantwortlichen Ärzt:innen. Pflegende nehmen auch direkt-aktiv Einfluss auf die Entscheidungsfindung. Die Pflegende in I1 steuert die Behandlung ihres Vaters, der sich selbst aus dem Krankenhaus entlassen hatte. Eine Klärung der weiteren Behandlung war offen geblieben. Sie verspricht ihrem Vater: „wir gehen in dieses Krankenhaus rein, wir klären das und dann verspreche ich Dir, dass ich Dich da wieder mit rausnehme. Egal zu was für einem Ergebnis Du kommst.“ (I1, 141–143) Beim Sterben eines jungen Mannes konnte die frisch examinierte Pflegende die Therapie beeinflussen. Sie schätzte den jungen Mann als sterbend ein. Die kurative Therapie wurde abgesetzt, und die palliative Therapie auf ihr Drängen eskaliert. (I8, 610 ff.)

3.1.1.3. Vorbilder und orientierende Werthaltungen

Die Pflegenden erzählen über Vorbilder, die sie in der Praxis als stark und entlastend erleben und die wichtige Werthaltungen verkörpern. In I1 sind das die im Rahmen anderer kultureller Kontexte handelnden Familienmitglieder ihres Mannes, die Verstorbene in die Gemeinschaft integrieren. Das bewundert sie und ist für sie die Counterstory zum Umgang mit Verstorbenen in Deutschland. In I2 ist es die Seelsorgerin, die die Familie beim Sterben des Schwiegervaters integriert sein lässt und einen Raum des Lachens schafft, der die Familie gut da sein lassen kann. In I10 wird die Pflegende von der Seelsorgerin entlastet, weil sie in Beziehung zu Sterbenden und Nahestehenden geht. (I10, 526–540) In I3 sind es die Teammitglieder, die der in der Palliativpflege Neuen fachliche und menschliche Sicherheit bieten, in I4 die guten Ärzt:innen, die fähig sind, in aussichtslosen Situationen eine Therapie zu beenden und Patient:innen nicht durch die Hölle gehen zu lassen, oder die Stationsleitung, die mit wachem Geist Veränderungen bewirkt. In I15 ist es eine Patientin, die ihr Sterben-Lassen gegen die Ärzt:innen durchsetzt (I15, 495–500), in I17 ihre Oma, die entscheidet, „sie möchte nicht mehr ins Krankenhaus, sie möchte keine Therapie mehr." (I17, 142 f.) In Erzählungen über Anti-Held:innen wird deutlich, welche Werthaltungen den Pflegenden wichtig sind. (I12, 803–807) In I14 ist dies eine Stationsschwester, die in harscher Weise den Tod einer verstorbenen Patientin ausspricht. „Kein liebes Wort […] **Ich war so schockiert.**" (I14, 744–747) Kolleg:innen können Anti-Held:innen sein, wenn sie erkaltet und zynisch sind und sich aus Reanimationen einen Spaß und Wettbewerb machen. (I14, 131–134)

3.1.2. Proklamation und Erlaubnis: die Wirksamkeit des Sprechens und Handelns der Pflegenden am Übergang des Lebens zu Sterben und Tod

Sprechen ist Handeln ist Veränderung der Situation. Das geschieht in Form von Proklamationen – das ist nun so, eine Wirklichkeit wird zur Wirklichkeit für die Beteiligten – und in Form von Erlaubnissen.

3.1.2.1. Proklamation: er/sie ist sterbend – er/sie ist verstorben

Die Proklamation, dass ein Mensch **jetzt** sterbend ist oder dass er verstorben ist, hat eine besondere Bedeutung in der Praxis der Sterbebegleitung. Sie ist ein wirksames Instrument, das durch Aussprechen einer Wirklichkeit und durch Herein-Holen anderer in diese Wirklichkeit die Situation für Pflegende und Nahestehende verändert und eine neue Wirklichkeit schafft. Bei Pflegenden erzeugt die Notwendigkeit einer solchen Proklamation mitunter Gefühle der Hilflosigkeit und des Überfordert-Seins: sie schafft eine neue Wirklichkeit, mit der alle umgehen müssen – es muss mit starken Emotionen gerechnet werden. Erschwert wird dies durch die Furcht, die Proklamation, dass ein Mensch jetzt sterbend ist, nicht zur rechten Zeit auszusprechen – rechtzeitig, aber auch nicht zu vorzeitig. Die Proklamation eröffnet den Raum fürs Abschiednehmen.

Die Proklamation „sterbend" verändert die Situation und schafft eine neue Wirklichkeit. „Dann bin ich hin gestanden und habe gesagt: Frau M., Ihr Mann stirbt. Und dann ist die wie: whuwh (flüstert das) [...] der ist dann auch wirklich gestorben. [...] ich musste das aussprechen. Weil sonst wäre ich gegangen und die wäre allein da gestanden und der wäre halt trotzdem gestorben. [...] ich glaub, ihm war's viel schneller klar, dass er stirbt, aber das ging überhaupt nicht bei der Frau, das auszusprechen. [...] ich denk: Was habe ich für ein Recht, denen die Hoffnung zu nehmen? Das habe ich nicht. Ich habe schon Wunder erlebt. Nicht meine Aufgabe zu sagen: Das passiert eh nie. Aber in dem Moment war's klar: Jetzt ist's meine Aufgabe auszusprechen." (I8, 752–772) Das ist eine Beobachtung der Pflegenden: dass die Sterbenden das oft längst wissen und dass es ihre Aufgabe ist, die Nahestehenden in diese Wirklichkeit, in denen die Sterbenden bereits sind, hereinzuholen. Für beide schafft das die Wirklichkeit eines gemeinsamen Raums des Abschiednehmens. Die Pflegende in I3 durchbricht mit der Proklamation recht harsch das Hoffen und die Unsicherheit der Familie, damit ein Abschiednehmen möglich sein kann: „jetzt ist Schluss, jetzt beantworte ich keine 20 Fragen mehr, jetzt haben wir etwas anderes zu tun, jetzt stirbt nämlich Ihre Frau.' Und hab [...] die Führung übernommen [...] dadurch entstand eigentlich zuletzt ein sehr schönes Abschiednehmen." (I3, 1038–1041) Auch in I21 schafft die Proklamation an eine Sterbende und ihren Mann eine neue Wirklichkeit – nun geht es nicht mehr um Weiterleben und Hoffen auf Weiterleben, sondern um die Möglichkeit, Abschied zu nehmen. Die Pflegende spricht das auch hier recht harsch aus: „Ihre Frau wird auf diesen Füßen nie wieder stehen. Da schaut er mich an wie ein verschrockenes Reh. [...] ich hab ihm das in ihrem Beisein gesagt, Ihre Frau weiß es, dass sie nicht mehr aufstehen wird, dass der Weg eine andere Richtung hat." (I21, 587–590) Durch die Proklamation entsteht Klarheit mit einer Veränderung des Verhaltens und des Handelns. Das ist den Pflegenden wichtig, damit Abschiednehmen sein kann.

Die Not der Proklamation zur rechten Zeit. Den Pflegenden ist es wichtig, rechtzeitig zu rufen (I2, 811), damit Nahestehende sich verabschieden können. Das ist ein besonderes Wissen der Pflegenden. Die Ehefrau war nicht rechtzeitig da. Da blieb etwas offen. (I2, 764 f.) Pflegende müssen also hellhörig sein, um den Moment des rechtzeitigen Anrufs nicht zu verpassen. (I13, 354 f.) Der Pflegende in I2 ist deshalb erleichtert: „ich war an dem Tag da, wo er starb. (.) Und habe auch noch seinen Sohn rechtzeitig angerufen. Morgens habe ich ihn angerufen und habe gesagt: Du, Deinem Vater geht's schlecht, also es wäre vielleicht gut, wenn Du jetzt, ähm, vorbeikommst." (I2, 809–812) Die rechtzeitige oder möglicherweise zu vorzeitige Proklamation, dass jemand sterbend ist, bringt Pflegende in Not – entscheiden zu müssen, wann der richtige Moment ist, Nahestehende zu informieren. (I6, 829 f.) Damit diese es rechtzeitig schaffen können, da zu sein, bevor der geliebte Mensch verstirbt, oder damit sie nicht umsonst beunruhigt werden. (I13, 353–355) Sie ringen mit sich: „Soll ich jetzt die Frau anrufen? Dann hab ich gedacht: Ich kann jetzt noch nicht anrufen und/ hab da innerlich immer so ein bisschen gekämpft." (I8, 658 f.) Als sie sich durchgerungen hatte, war der Mann verstorben, bevor die Frau da sein konnte. Die Pflegende entlastet sich durch die Konstruktion, dass der Sterbende gewusst hatte, wie lange seine Frau brauchen würde, und dass er beschlossen hatte, vorher zu sterben.

Todesfeststellung und Aussprechen der Wirklichkeit des Verstorben-Seins. Zur Feststellung des Todes durch Pflegende und einer damit verbundenen Proklamation des Verstorben-Seins in Anwesenheit der Nahestehenden finden sich in den Erzählungen der Pflegenden nur Andeutungen. Kein einziges Mal erzählen die Pflegenden über die Situation der Proklamation in Anwesenheit der Nahestehenden – telefonisch dagegen schon. Das Telefon ist das Medium, mit dem eine Verschlechterung des Zustands des Sterbenden (I21, 295) oder dessen Verstorben-Sein mitgeteilt wird. (I15, 261–264) Bei der Proklamation durch ein Medium kann das Medium selbst zum Symbol des Inhalts der Proklamation werden. Immer wieder ist es der Anruf, der das Verstorben-Sein ankündigt. Wenn das Telefon klingelt, wissen die Menschen, dass jemand verstorben ist. „Eine Stunde später klingelt das Telefon. Ich hab gleich angefangen zu weinen, ohne direkt zu wissen, wer dran war, aber ich wusste es irgendwie." (I10, 60 f.) Mit Weg- und Zeitmetaphern deuten die Pflegenden ein nahes Versterben und gleich nach dem Versterben beginnt das Schön-Machen der Verstorbenen, aber der Zeitpunkt des Versterbens selbst und eine Beschreibung dessen, wie sie in diesem Moment mit Nahestehenden sprechen, wird nicht erzählt – selbst in den Argumentationen wird dies nur selten benannt. Mit der Proklamation wird die Tatsache des Verstorben-Seins ausgesprochen. Die Pflegenden nehmen die erste Proklamation vor – für sich selbst, für die Kolleg:innen, für die Ärzt:innen, die sie zum Zweck der ärztlichen Todesfeststellung und des Ausstellens der Todesbescheinigung informieren, und für die Nahestehenden. Wenn

Nahestehende anwesend sind, stellen die Pflegenden das Ende des Lebens fest und sprechen es aus. Von Bedeutung ist, was die Pflegenden sagen und wie sie es sagen – nehmen sie diagnostische Maßnahmen vor oder kommt ihre Feststellung nach dem „Sehen"? Sprechen sie vom Verstorben- oder Eingeschlafen-Sein? Was bieten sie an? Tröstende Gesten, Zuwendung, Raum zum Abschied? In ihren jeweiligen Kontexten verwenden sie Rituale, um die Proklamation des Todes für andere symbolisch sichtbar zu machen. Nach dem Versterben wird eine Kerze angezündet. (I5, 1095) „Die Eltern wissen dann eigentlich immer, was los ist." (I20, 644–647)

Dass der Tod Wirklichkeit ist, ist Sinn der Proklamation des Verstorben-Seins: das Bewusstsein bei sich selbst und bei den anderen zu schaffen, dass die Wirklichkeit sich für alle verändert hat. Die Pflegende in I5 weiß: Tod und Sterben in den Mund zu nehmen, heißt den Tod als Realität zu begreifen. (I5 1491–1497) In I2 ist es die Seelsorgerin, die den Tod des Vaters des Pflegenden feststellt und ausspricht. Durch die Proklamation des Verstorben-Seins wird der Tod für die Anwesenden wirklich. (I2, 1763) Die Proklamation kann Teil der Interviewsituation werden. Diese wird von der Pflegenden in I3 während des Erzählens einer belastenden Situation dreimal ausgesprochen: „das Kind war tot." (I3, 465; 479; 481) Die Proklamation einer neuen Wirklichkeit kann verbunden sein mit dem Schließen des Sargs – symbolisch oder tatsächlich. Eine Mutter konnte nach drei Tagen sagen: „jetzt gehört er nicht mehr zu uns. (..) Er gehört nicht mehr zu den Lebenden. Jetzt muss er in einen Sarg." (I5, 1169 f.) Für manche Nahestehenden wird es zur endgültigen Realität, wenn sie beim Einsargen der Verstorbenen dabei sind. „Die wollen wirklich so diesen Deckel drauf machen. (.) Nochmal diese Realität von Tod spüren." (I5, 1531 f.)

3.1.2.2. Pflegende sprechen Erlaubnisse aus – an Sterbende, Nahestehende und sich selbst

Die Wirksamkeit des Sprechens und die Wirkung des Ausgesprochenen werden auch im Aussprechen von Erlaubnissen greifbar. Pflegende sprechen Erlaubnisse an Sterbende aus. Sie sind für die Pflegende in I5 wichtig, damit der Schmerz um das ungelebte Leben ausgesprochen werden kann. Man darf das Leben annehmen und etwas Gutes daraus machen. (I5, 1566–1635) Pflegende sprechen Erlaubnisse aus, damit Sterbende ihren Weg finden dürfen: „das muss man auch, die anderen dann gehen lassen und sagen, ja, jetzt kannst Du einfach nicht mehr.“ (I5, 800 f.) Sie machen ihnen das Angebot, allein sterben zu dürfen. Sie sprechen Erlaubnisse aus, um nahestehende Menschen zu entlasten (I12, 686–698) und Sicherheit zu geben: „die Angehörigen, die können so viel, die brauchen oft nur diese Sicherheit, ähm, und jemand im Rücken, der sagt, ja, das, was du tust, ist richtig. (.) Die können viel mehr, wie man eigentlich denkt oder wie sie selber sich zutrauen.“ (I5, 1412–1415) Nahestehende möchten beispielsweise wissen, ob sie den Sterbenden berühren dürfen. (I9, 350) „Es gibt viele Angehörige mit Berührungsängsten. Sie wissen nicht, was jetzt zu tun ist. Ich beziehe Angehörige ins Gespräch ein oder wir machen Pflege zusammen. Sind ganz glücklich. Müssen nicht nichts tun. […] Habe da positive Erfahrungen damit.“ (I11, 236–240) Pflegende versuchen Nahestehende in der Sterbebegleitung und nach dem Verstorben-Sein zu entlasten und zu stärken: dass „Mut zugesprochen wird, dass sie […] bekräftigt werden in dem, was sie machen, oder was auch nicht gemacht haben, oder viele sagen, oh, jetzt bin ich jetzt gerade mal ne Stunde draußen gewesen, brauchte frische Luft, jetzt ist er gestorben. […] Das ist völlig in Ordnung.“ (I17, 713–717) Pflegende geben Erlaubnisse auch an sich selbst, um sich zu entlasten und zu stärken. Wenn ich mir die Erlaubnis gebe, mir selbst vertrauen zu dürfen als Sterbebegleiterin, kann es gut werden. (I5, 188 f.) Sie erlauben sich zu trauern: „ich gesteh mir auch zu, ich hab da eine Beziehung zu dem Patienten gehabt oder zu dem Angehörigen, ich bin da jetzt auch traurig, und dann ist das für mich wieder gut.“ (I15, 349 f.) Pflegende erlauben sich Nähe zu Sterbenden und deren Nahestehenden: sie dürfen Abschied nehmen, mitweinen, Menschen in den Arm nehmen, trauern. (I18, 1299)

3.2. Das Erfahrungswissen der Pflegenden

Pflegende verfügen durch viele Jahre im Beruf über ein besonderes Erfahrungswissen – über Einstellung und Haltung im Feld der SPV und über Praktiken der Palliative Care.

3.2.1. Das Wissen um eine besondere Einstellung und Haltung in der SPV

Pflegende der SPV berichten von besonderen Wissensbeständen, von einer besonderen Einstellung und Haltung in Feldern der SPV. Die Kontrastierung von Erfahrungen auf Intensivstation und im spezialisierten Palliativbereich macht den Pflegenden, die in beiden Feldern gearbeitet haben, bewusst, dass im Palliativbereich um eine andere Einstellung und Haltung gerungen wird: „Die Haltung des Hospizes bräucht's auch in der Klinik." (I12, 857 f.) Auch in I4 findet sich die Kontrastierung Hospiz und Intensivstation, wodurch ihr bewusst wurde, worauf es ankommt: auf Sensibilität und das Sehen der Patient:innen. (I4, 202–204) Es handelt sich um eine palliative bzw. hospizliche Haltung. Eine Pflegende beschreibt diese Haltung mit dem Bild der leeren Hände: „wenn ich zu jemandem zu Besuch gekommen bin und nichts mitgebracht hab, hab ich gesagt, ich komm hospizlich, ich komm mit leeren Händen. […] nur mit, mit mir und (..) lass mich drauf ein, was kommt. (.) Und lass es mir dann auch in der, in der Situation geben. […] jetzt bin ich da. (.) Hab noch ganz viel da hinten, das muss alles weg, und jetzt bin ich, mach ich mich leer und geh jetzt da rein und lass mich auf das ein. (.) Aber genauso auch wieder rauszugehen und zu sagen, (.) und alles, was da hingehört, gehört alles nicht mir, nehme ich alles nicht mit." (I5, 980–995) Im Hospiz herrscht eine andere Haltung und ein anderes Bewusstsein: „Ich glaube, dass man sie mitbringt und dass man sie hier noch sensibilisiert […] entsteht dann hier auch noch eine neue Achtsamkeit." (I4, 731–760)

3.2.2. *Was ich damals nicht wusste und heute weiß – die Norm des abgesicherten Wissens*

Die Kontrastierung damals-heute ist eine Möglichkeit, diese besondere Haltung in zeitlicher Perspektive zu veranschaulichen – zunächst am Beispiel der ersten Sterbebegleitung der Pflegenden in I17 als Auszubildende. (I17, 31–59; 588–681) Für sie ist die Orientierung *damals-heute* bedeutsam, da sie aus heutiger Sicht mit ihrer Erinnerung an ihre Praxis damals – eine Praxis des Unwissens – ringt, indem sie habitualisierte Normen des palliativen Feldes, in dem sie gegenwärtig arbeitet, an die erinnerte Praxis anlegt. Aus Unbedarftheit hatte sie sich darauf eingelassen, während ihrer Ausbildung allein Nachtwache zu machen und während dieser Nachtwachen einen Sterbenden zu betreuen. Sie war allein – ohne Wissen und ohne Unterstützung des Teams – und hatte aus heutiger Sicht den Sterbenden und seine Tochter allein gelassen. Aus heutiger Perspektive ist für sie klar, dass sie damals, hätte sie das gewusst, was sie heute weiß, anders hätte handeln können und müssen. Sie spricht vom Glück, dass der Patient damals trotz ihres Unwissens friedlich verstorben war, ohne Schmerzen, Delir, Verzweiflung und dank der Tochter nicht allein. (I17, 614–616) Ihr

Erfahrungswissen als Horizont gegenwärtig abgesicherten Handelns steht also im Kontrast zum damaligen Unwissen als Gegenhorizont nicht abgesicherten Handelns. Der Horizont ihres Erfahrungswissens umfasst damit auch das, was hätte passieren können und damals trotz ihres Unwissens nicht passiert war: Schmerzen, Delir, Verzweiflung. Damit bezieht sich ihr Erfahrungswissen auf eine Range von Sterbeerfahrungen zwischen friedlich und nicht friedlich. Während sie die *Möglichkeiten* des durch Wissen abgesicherten Handelns positiv bewertet, erscheint das, was sie trotz abgesicherten Wissens erlebte, die *Wirklichkeit* des Sterbens, negativ: oft und viele sterben nicht leicht. (I17, 616–618) Aus dieser Erfahrung heraus hätte die Situation damals tatsächlich anders ausgehen können. Sie rahmt ihre Erzählung über Unwissen und Schuld normativ und sich selbst entlastend: Er war leicht und friedlich eingeschlafen. (I17, 601 f.; 618 f.) Sterbende sollen – das ist die Norm – leicht und friedlich einschlafen. Das ist gelungen. Eine andere Norm aber wurde nicht erfüllt: *die des abgesicherten und kontrollierten Handelns.*

Obwohl ihr Eindruck in ihrer Erinnerung war, dass er friedlich verstorben war, sagt sie aus heutiger Wissensperspektive: der Sterbende war nicht schmerzeingestellt gewesen. Dies ist eine Argumentation aus heutiger Wissensperspektive. Erzählte Erinnerung und Argumentation widersprechen sich hier. Was sie erlebt hatte, war etwas anderes. Der aus heutiger Sicht nicht schmerzeingestellte Patient hatte in ihrer Erinnerung keine Schmerzen: sie war im Zimmer drin gewesen (Orientierung *drinnen-draußen*). Statt *beim Sterbenden* sagt sie *im Zimmer* und folgt damit der eigenen Anschauung, die nur im Raum sein kann. Sie war im Raum des Sterbenden und was sie gesehen hatte, war: er war friedlich und er hatte sich nicht gerührt. (I17, 635 f.) Auch hier also die Überprüfung des Erinnerten an der habitualisierten Norm *friedlich*, und dies mittels der Orientierung *drinnen-draußen*. Wieder folgt eine Argumentation aus heutiger Wissensperspektive: denn obwohl der Sterbende in ihrer Erinnerung friedlich wirkte und die Tochter bei ihm gesessen hatte und obwohl sie nicht weiß, was die Tochter im Zimmer am Sterbenden getan hatte und womöglich von den Kolleg:innen des Tagdienstes in pflegerische zuwendende Praktiken eingewiesen worden war, argumentiert sie: sie selbst hätte so viel machen können. (I17, 638) Aus diesem Auftrag einer heutigen Wissensperspektive kann sie sich nicht entlassen und findet bis heute trotz des Erinnerten keine Entlastung, weil die Norm des *abgesicherten Wissens* darüber liegt. Was das damals konkret hätte sein sollen, führt sie nur vage aus: Mund und Lagerung – „ich hätte so viel machen können, ne, das, das weiß ich heute, aber damals hab ich's alles nicht gewusst, da war ich froh, dass ich irgendwie die Nacht überstanden hab ohne größere Katastrophen." (I17, 638–640) Hatte sie das damals gedacht – ohne größere Katastrophen – oder ist diese erinnerte Bewertung dem Gegenwartshorizont und der Norm des durch Wissen abgesicherten Handelns zu verdanken und also heutige Bewertung? Denn es darf gefragt werden: wenn sie damals nicht gewusst hatte, was hätte passieren können, warum war sie froh, die Nacht ohne Katastrophen überstanden zu haben? Hier wird m. E. die gegenwärtige Perspektive des Erfahrungswissens deutlich greifbar: erlebte Katastrophen in der Sterbebegleitung. Das Ergebnis war ein normgerechtes friedliches Sterben gewesen, ohne dass sie das durch ihre Erinnerung verifizieren könnte – sie war beim Sterben nicht dabei. Diese Erzählung zeigt, wie sehr Gegenwarts- und Vergangenheitsperspektive miteinander verwoben und kaum zu trennen sind und wie sehr die orientierenden Normen der Gegenwart den Blick auf das zu Erzählende beeinflussen.

Auch die Pflegende in I18 erzählt und argumentiert häufig im *damals und heute* und weist in diesen Passagen auf ihre persönliche und fachliche Reifung hin, zumal sie gegenwärtig im palliativen Feld arbeitet und Orientierungen aus der Anfangszeit ihrer beruflichen Tätigkeit im Horizont ihres Erfahrungswissens neu bewerten kann. Sie erzählt, unterbrochen von Argumentationen und vom Weinen in der Situation des Erzählens, über das Erlebnis mit einem jungen Mann und seiner Frau, zu denen sie eine Beziehung aufgebaut hatte und von denen sie sich verabschiedete, weil er sterben würde. Dass die erinnerte Situation ein Erleben von Verlust war und im Erinnern daran noch immer Trauer in ihr auslöst, zeigt sich daran, dass sie beim Erzählen weint. Sie beginnt ihre Erzählung mit einer Argumentation über *damals-heute*: *früher* hatte sie sich keine Nähe zu Patient:innen und deren Nahestehenden erlaubt, *heute* weiß sie: sie darf sich das erlauben, da nur durch Nähe ein Umgang mit dieser Nähe und dadurch Distanz entstehen kann: früher „dachte ich das halt. […] deswegen habe ich versucht, wenn, wenn mir so Tränen in die Augen kamen, das zu unterdrücken, und dachte, ne, das gehört hier nicht hin […] das hat sich total verändert. […] habe mich […] verabschiedet. […] (Tränen in den Augen) […] da konnte ich's halt zulassen, also (.) konnte ich ihm auch sagen, […] ich finde, dass er ein toller Mensch ist […] (weint) […] war für mich ne neue Erfahrung, also, dass ich da halt auch geweint habe […] vor Jahr/ also, da wäre ich's irgendwie anders aus der Situation raus […]. Angehörigen und die einfach in den Arm nehmen […] war früher […] belegt mit […] darf ich das, darf ich das nicht […] wenn einem sozusagen Angehörige auch (.) nahe sind. Und darf man die einfach umarmen? Also das war für mich nicht klar früher und jetzt ist es klar. Jetzt darf ich das." (I18, 1238–1299) Es ist eine Erzählung der Entwicklung einer beruflichen Haltung.

3.3. Die „Not" und Veränderungen des Zustands eines schwer kranken Menschen spüren und sehen können

Pflegende können Bedürfnisse, Not und Trauer spüren und sehen. (I5, 833 f.; I6, 46) „Seine Not ist spürbar." (I13, 871) Sie sind anderen nahe im Spüren. Spüren ist Ausdruck hospizlicher Praxis. (siebenmal „spüren" in I21) Was Sterbende bedrängt, ist ihnen ins Gesicht geschrieben. Gefühle bildhaft sehen zu können, ist eine besondere Fähigkeit der Pflegenden in I17. „Ich komme in das Zimmer rein und ich sehe wie in einem Comicfilm, was jetzt hier los ist." (I17, 709–711) Sie sieht, was **wirklich** hinter der Unruhe einer Frau steckt: „die hat einfach nur Angst." (I17, 921) Die Pflegende in I18 kann Trauer spüren, sie nimmt ihr den Atem, „weil die Trauer so tief spürbar ist […] die Angehörigen sind da […] ich spüre sozusagen irgendwie Energie […] manchmal […] kommst du rein und kannst kaum atmen." (I18, 1228–1234) Das Spüren kann durch leibliche Resonanz, durch ein „Mitschwingen" und ein sich Berühren-Lassen begründet werden. (I1, 251; I8, 857)

Etwas stimmt nicht – Pflegende können Veränderungen des Gesundheitszustands spüren und sehen. (I5, 1601) Sie vertrauen ihrem Spüren und ihrer Wahrnehmung. „Da war spürbar: es verändert sich etwas." (I12, 347 f.) Das ist auch die Erfahrung auf der Kinderintensivstation. Man „steht um ein Kind rum und sagt, irgendwas ist hier, ich kann's nicht fassen, aber das ist irgendwas Komisches […] Das ist was nicht Greifbares." (I20, 1681–1683) Es stimmt etwas nicht, da passt etwas nicht. (I7, 475 f.) Pflegende haben die Erfahrung gemacht, dass Ärzt:innen diesem Gefühl vertrauen. „Wenn ich gesagt hab […], irgendwas stimmt nicht, irgendwas ist im Raum, er wird schlechter, ich kann's aber noch an keinem Vitalwert und keinem Verhalten […] festmachen, dass sich irgendwas verändert. […] wurde dann auch akzeptiert. Ich hab's Gefühl, bitte komm mal, zum Arzt, hier schau mal bitte nach dem. Ich hab ein Gefühl, irgendwas stimmt nicht. Und dann war's auch immer so. Dass dann später der Kreislauf eingebrochen ist. Je erfahrener man war, umso eher ist das Gefühl auch akzeptiert worden von den erfahreneren Ärzten […] Dass es in so einer Krise auch einfach nur ein Gefühl gibt. Das haben wir erlebt." (I13, 807–816) Nahestehende nehmen oft erst zeitversetzt wahr, was Pflegende oft lange vor ihnen sehen: „Eltern von (.) so chronisch kranken Kindern, da denk ich manchmal: Wieso sehen die das nicht, was hier passiert?" (I20, 311 f.)

Pflegende spüren und wissen, dass jemand sterbend ist. Pflegende spüren, fühlen oder haben die Intuition, dass jemand sterbend ist. (I12, 522) „Eine Frau, die stirbt schon ne ganze Woche und ich hab dann (.) zu meiner Kollegin gesagt. Ich hab so's Gefühl, ich setz mich jetzt einfach mal dahin und spür mal, wo die ist und wie's ihr geht, und (..) sie ist innerhalb der Viertelstunde, wo ich da saß, einfach gestorben." (I5, 871–874) Auch bei Kindern spüren sie es: „wenn man dann merkt, jetzt kippt's dann, von ner chronischen Behandlung in/ entweder muss es ne Palliativbehandlung werden […] oder es geht in ne Sterbebegleitung dann über." (I20, 424–427) Bestimmte Handlungen werden als „Symbolsprache Sterbender" gedeutet. „Seine Schuhe standen an der Schwelle. Seit dem Sommer habe ich das Gefühl, er stirbt bald. Der hat sich verändert." (I8, 838 f.) Sie sprechen davon, dass sie eine Ahnung haben, dass jemand stirbt, dass es ihnen klar ist oder dass sie es einfach wissen. (I8, 92 f.) Du weißt, er geht jetzt. (I1, 207 f.) „Ich weiß, wenn ich reinlaufe in ein Zimmer, […] um was es geht. Was ich jetzt zu tun habe. Ob ich da bleibe, ob ich etwas holen muss, ob ich jemand anrufen muss. Ich weiß einfach." (I8, 234–236) „Sobald ich merke, dass es jemandem erlaubt ist zu gehen […] Was ich meistens mache, ich geh wenigstens einmal vorbei und […] guck, ob's dem gut geht. […] hab auch gestern zu meiner Kollegin gesagt. Der hatte ne Herzfrequenz von 26. Hab ich gesagt, der stirbt noch nicht. (.) Ich mach mal's Fenster auf. (..) Und sie, (.) ha ja, der stirbt noch, 26. Ich sag, der stirbt noch nicht. […] Der ist noch nicht soweit. Es dauert noch. Wann ist er verstorben? Einen Tag später. […] sie hat mich gestern/ hat sie mich gefragt, woher ich das wusste. Und ich so, das ist einfach ein Gefühl. (.) Ich weiß es einfach." (I14, 1062–1072)

Pflegende können Anzeichen des Sterbens und des Todes sehen und deuten. Sie sehen, dass ein Mensch sterben wird (I17, 935 ff.), dass es dem Ende zugeht (I2, 876). Denn sie wissen und sehen, „wo sein Körper stand." (I1, 864) Eine Pflegende kann schon beim ersten Blick auf einen Menschen sehen, dass er sterbend ist: der Aufzug ging auf „und ich denk, der Mann ist ja sterbend." (I5, 1399 f.) Pflegende sehen, wann eine Therapie keinen Sinn mehr macht. (I4, 176–178) „Man hat gesehen, es wird nichts." (I19, 90) Ein an einem Hirntumor Erkrankter konnte nicht sehen, was die Interviewte sieht – wie weit er schon ist. (I7, 55 f.) Die Pflegende in I14 erzählt über den Tod ihrer Großmutter. Gemeinsam mit ihrem Vater besucht sie sie im Krankenhaus. Die schaut sie an und sie weiß, dass sie stirbt. „Ich hab's einfach gewusst [...] Es war einfach ein Gefühl. (.) Das war einfach, sie hat mich angeguckt, und ich wusste, sie stirbt." (I14, 450 f.) „Zwei Stunden später war sie tot." (I14, 74) Sie kann etwas sehen, was ihr Vater nicht sieht, sie ist eine Insiderin und hat als solche ein besonderes Wissen. „Spannungen bei der Körperpflege können ein Hinweis sein." (I3, 1096–1100) „Geruch anders. Aussehen. [...] Muskeltonus ist anders." (I11, 614 f.) „Dass sich das Gesicht verändert. Dass sich eine Marmorisierung der Haut einstellt. [...] Vielleicht auch die Veränderung bei den Angehörigen, dass es jetzt sein darf." (I13, 742–744) „Er hat alle Anzeichen des nahen Todes geboten." (I13, 163) „Spitze Nase, Gelbfärbung, Aszitesbauch, Augen verändert. Das Traurige und das Wütende war im Gesicht. Hoffnungslosigkeit in den Augen wahrgenommen." (I13, 652 f.)

Pflegende verfügen über die Fähigkeit des tiefen Verstehens. Nach Jahren der Begleitung sind sie fähig, die Not der anderen wirklich verstehen zu können: „was ist eigentlich so (.) sein tiefes Bedürfnis und [...] seine Not?" (I5, 1076 f.) Sie können die Not hinter einer vordergründigen Not sehen (I21, 269 f.): „ich versteh ihn ohne Worte [...] von Herz zu Herz [...] zwei Seelen, die sich berührt haben." (I21, 350 f.) Durch die Fähigkeit zum tiefen Verstehen können sie Symptome und das Verhalten von Sterbenden deuten. Die Pflegende in I5 deutet den Schmerz einer Patientin: „das ist ihr Sterben, was sie spürt." (I5, 1247 f.) In den Augen sieht sie Traurigkeit – Augen sind Spiegel zur Seele. (I5, 1671) Die Pflegende in I1 deutet die Unruhe eines Sterbenden: „wenn der plötzlich unruhig wird [...] du hast da etwas gestört." (I1, 757–759) Der Vater einer Pflegenden hatte gekämpft, denn er hatte Furcht vorm Tod. Das wusste sie, obwohl sie nicht darüber geredet hatten. (I21, 449)

3.4. Das „magische" Wissen der Pflegenden

Pflegende verfügen über ein besonderes Wissen darüber, ***dass*** das Sterben beeinflussbar ist und ***was*** das Sterben beeinflussen kann. Ich nenne es aufgrund der Zuschreibung konstruierter Zusammenhänge an vermeintlich Kontingentes das „magische" Wissen der Pflegenden. An diesem Wissen richten sie ihre Praktiken aus.

3.4.1. Magisches Wissen ist Insiderwissen

In beiden Feldern berichten die Pflegenden von diesem besonderen Wissen. Sie haben Vertrauen in ihr besonderes Spüren und Wissen (I1, 588 f.), es handelt sich dabei um eine seelische Berührung. (I1, 586) „Weil das ist ja eine Sache, die kannst du nicht greifen. […] Das sind die Sachen, die zwischen den Zeilen geschehen, zwischen den Handlungen." (I1, 593–596) Die Pflegenden im palliativen Feld teilen diese Erfahrung eines besonderen Wissens mit Kolleg:innen und haben dafür auch eine besondere Sprache, denn dort darf es sein, dort darf man sich trauen, dort wird das verstanden: „in einem Hospiz, in diesem Umfeld (.), wo das gehört wird, da trauen sich die Menschen, das auch zu sagen (.), ähm, (..) was sie spüren." (I5, 1598 f.) „Ich hatte mit allen, die mir etwas beibringen konnten, auch so ne Sprache gehabt. Teilweise nonverbal, aber auch verbal." (I8, 177–179) Die Intensivpflegenden sprechen dagegen von einem eher exklusiven, nur wenigen Menschen vorbehaltenen Wissen, das sie nicht mit allen teilen würden. „Ich hab hier noch nie jemandem erzählt, dass sich jetzt die Seele vom Körper trennt. Und ich das spüre oder sehen kann." (I14, 1274 f.) Die Pflegenden haben Wissenszirkel und Verbündete. Der Interviewer wird von den Pflegenden beider Felder als Insider betrachtet, er ist Mitwisser und Verbündeter, ihm wird das Verfügen über dieses besondere Wissen unterstellt. Bündnisse werden eingegangen, wenn die Interviewten voraussetzen, dass der Interviewer das exklusive palliative Wissen teilt. (I4, 223 f.) Das „erklär ich auch niemand, der jetzt irgendwie nichts damit zu tun hat, weil ich immer denk, (.) ich hab irgendwie Phantasien (lacht), aber es ist einfach meine Erfahrung. […] Sind so Phänomene, die (lacht), die traut man sich als nicht zu erzählen." (I5, 1269–1286) Die Pflegende in I10 teilt dieses Wissen mit ihrer Mutter, aber auch mit Kolleg:innen und Ärzt:innen, die sie und ihre Kolleg:innen aufgrund dieses besonderen Wissens als „Hexen" bezeichnen. (I10, 83) Die Pflegende in I14 teilt ihr besonderes Wissen, Geister spüren und auch mit ihnen reden zu können, nur mit ihrer Schwester und ihrem Freund, im Interview auch mit dem Interviewer. (I14, 1013 f.)

3.4.2. Um den Zeitpunkt des Sterbens und Verstorben-Seins wissen

Sterbende, Nahestehende und Pflegende wissen um den Zeitpunkt des Sterbens und des Verstorben-Seins. Pflegende erzählen über Visionen, Träume und besondere Hinweise auf die Nähe des Todes.

Sterbende wissen um den Zeitpunkt ihres Sterbens. Sie sprechen es direkt oder drücken es symbolisch aus: „dass die Menschen fast immer wissen, wann sie sterben oder dass es nah ist, ähm, dass sie's manchmal sagen und manchmal nicht. (.) Dass sie's manchmal symbolisch ausdrücken." (I5, 219–222) Die Pflegenden erzählen über Situationen, in denen die Menschen von ihrem Wissen um die Nähe ihres Todes sprechen. Die Pflegende in I5 erzählt über eine chronisch kranke Frau, die um den Zeitpunkt ihres Todes wusste: „sagt sie zu mir, dass sie (.) stirbt. […] nicht dieses Wochenende, das nächste. Und es war so." (I5, 209–212) Auch der Patient im Aufzug wusste um den Zeitpunkt seines Sterbens bei der bevorstehenden OP: „es ist mein Weg und ich geh den jetzt." (I5, 109) Eine Patientin sagt: „Ich sterbe jetzt." (I6, 700) Ihre Großmutter hatte „gesagt, wenn sie ins Krankenhaus kommt, kommt sie nicht mehr raus. (..) Und so war es." (I14, 411 f.) Daneben gibt es auch die Zuschreibung, dass Sterbende wissen, dass sie sterben und deshalb dagegen ankämpfen. So über einen jungen Mann: „der hat natürlich gespürt, dass er stirbt." (I5, 528)

Nahestehende wissen um den Zeitpunkt des Sterbens und Verstorben-Seins. Das berichten Pflegende über Nahestehende und sie berichten das in eigener biografischer Erinnerung über sich selbst als Nahestehende. „Manche Angehörigen sagen auch, dass sie, dass sie's wissen, dass sie's spüren." (I5, 1497 f.) Nahestehende können aber auch spüren, dass der Tod noch nicht da ist: „Geben Sie bitte unser Kind nicht vorzeitig ab oder auf. (.) Und dem Kind geht's heute gut. […] der Vater hatte offensichtlich den richtigen Riecher." (I20, 300–308) Nahestehende wissen um den Zeitpunkt des Verstorben-Seins eines geliebten Menschen: „ich hab's gespürt um vier oder so. […] die Zeiten stimmen fast immer. […] hatten wir mal einen, einen Vater, der starb, und der Sohn rief mich an und sagt (.), ich will genau die Uhrzeit wissen. Wann ist mein Vater gestorben? Und ich hatt's ihm dann genau gesagt. Und dann sagt er […] nicht, dass sie jetzt lachen. (.) Zu dem Moment ist mein Computer abgestü/ abgestürzt und ich wusste, das ist mein Vater." (I5, 1502–1510) Pflegende haben das als Nahestehende selbst erlebt. Beim Schwiegervater hatten eine Pflegende und ihr Mann, der auch Pflegender ist, eine stimmige Intuition. „Mein Mann und ich sind beide um fünf aufgestanden und sagten, irgendetwas stimmt nicht, und sind runter gegangen. Dann hab ich gemerkt, er liegt im Sterben." (I21, 225–227) Dann „habe ich […] gesagt, ja, die Oma stirbt jetzt. […] Zwei Stunden später war sie tot." (I14, 72–74)

Pflegende wissen um den Zeitpunkt des Sterbens. Sie wissen, dass ein Mensch *jetzt* sterbend ist (I12, 386) oder wann er sterben wird. (I6, 1014) „Ich spür das einfach", dass jemand gehen darf. (I14, 1054) Ich „wusste, die nächsten Stunden überlebt er nicht." (I17, 983 f.) „Eine hat mir gesagt, Du hast gesagt […] zwei Stunden. […] Wie hast Du das gewusst? (lacht) Und dann habe ich gesagt, ich kann's Dir nicht sagen. Frag mich nicht. Es waren alle Vitalwerte normal […] dann ist es ganz schnell gegangen. Zwei Stunden." (I11, 619–622) Pflegende spüren, dass der Sterbende sie **jetzt** braucht, weil er **jetzt** stirbt: dass man „einfach diesen Impuls hat, ich muss jetzt gehen. (.) Muss jetzt zu dem Menschen (.) und dann sieht man einfach, dass er einen braucht, dass diese (.) letzte (.) Atemzüge getan werden. Und manche wollen da einfach jemand dabei haben. Andere wollen's allein. Und das zu spüren." (I5, 861–865) Sie wissen um die Zeichen eines bevorstehenden Todes, auf Intensivstation aber wurde die Symbolsprache nicht verstanden. „Diese Zeichen werden nicht anerkannt." (I12, 510) Sie deuten für Nahestehende, was diese noch nicht erkennen können. (I5, 1268) Auch Seelsorger:innen folgen der Intuition der Pflegenden. Wenn Sie das Gefühl (Intuition) hatten, der Sterbende braucht jemanden, riefen sie die Seelsorger:innen. (I10, 532 f.) Auch Ärzt:innen folgen der Intuition erfahrener Pflegender.

Pflegende haben Visionen und Träume. Eine Pflegende sieht den Sturz ihrer Tante voraus, die bald darauf verstarb: „hab sie liegen gesehen […] in einem Krankenbett […] und sie hatte ne Schenkelhalsfraktur. (.) Ich hab's genau gesehen." (I5, 745–747) Pflegende haben entsprechende Träume: „ich glaube, in dieser (.) Präsenz von Tod und Sterben muss man dem so gut trauen und auch diese Kanäle offen haben und/ um zu hören […] ob das über Träume oder über (.)/ es ist dann einfach plötzlich im Kopf." (I5, 911–913)

Pflegende spüren über große Distanzen hinweg, wenn jemand verstirbt. Durch die Verbundenheit mit einer Person ist ihr Versterben über Kontinente hinweg spürbar: „Wenn jemand stirbt, wenn jemand auf einem anderen Kontinent lebt und der ist sehr mit dir verbunden oder du mit ihm, dann wirst du das spüren. (…) Du wachst dann da dran auf oder du spürst es." (I1, 565–568) Nach ihrem prägendsten Erlebnis im Zusammenhang mit Sterben und Tod in ihrer Kindheit gefragt, antwortet die Pflegende in I10 mit einer Erzählung über ihr Fühlen-Können, wenn jemand aus der Verwandtschaft starb. Sie fühlt das nur bei Menschen, mit denen sie sich verbunden fühlt, das jedoch über größere Distanzen hinweg. (I10, 52–67) „Ich hab's irgendwie gefühlt gehabt von weitem. Meine Oma war anderthalb Stunden entfernt." (I10, 56 f.) Die Pflegende in I5 erzählt über die besondere Verbindung, die sie zu Sterbenden und Verstorbenen hat. Sie spürt, wenn jemand stirbt. Sie wacht nachts auf und weiß, er ist verstorben. (I5, 857 f.) Versterbende Menschen rufen sie in der letzten Stunde und verabschieden sich im Traum. (I5, 860 f.) Wenn ich „Begleitungen gemacht habe, und die (.) in der Nacht gestorben sind, dass ich da aufgewacht bin und das gespürt habe. […] wenn die dann (.), ähm, so vorbei kommen und sich verabschieden." (I5, 808–812) Die Pflegende in I8 weiß, dass Pflegende auf einer anderen Ebene begleiten und deshalb wissen, wenn jemand verstirbt. (I8, 159 f.) Als „die gestorben ist. Da bin ich nachts aufgewacht. Sie hatte ja immer so viel gegessen. Ich bin an den Kühlschrank gerast und hab mir ein fettes Brot gestrichen. Und ich ess dieses Brot und denk: Die ist gerade gestorben." (I8, 802–805) „Im ersten Jahr habe ich daheim jeden mitgekriegt, wo im Hospiz gestorben ist. […] Ich bin nachts aufgewacht und ich wusste, jetzt ist der Herr M. gestorben, jetzt ist Frau M. Und ich bin morgens zum Dienst gekommen. Und ich hab nachgefragt und es war zu der Zeit." (I8, 155–159)

3.4.3. Was im Prozess des Sterbens passiert, sehen und spüren können

Pflegende können die Art des Sterbens, das Sterben sowie die Seelentrennung im Sterben sehen. Sie können das im Leben und Sterben erfahrene Leid „sehen". (I2, 1442) „Die Menschen sehen anders aus. (…) Menschen, die nicht sterben […] wollen, wo sich die Seele vom Körper nicht trennen kann. (.) Die sehen (..) traurig und verbittert aus." (I14, 971–973) „Wenn die dann richtig akzeptiert haben, dann können die auch loslassen. […] Die loslassen, sind viel entspannter und schlafen einfach ein." (I11, 327–329) „Den Menschen, die auf Intensiv versterben, ist schon anzusehen, auch kurz nach dem Tod, was sie da so erlebt haben. Dementsprechend sind viele Sekrete, viel, was da noch alles wegzuputzen ist. Unschön schon." (I12, 240–243) Die Pflegende in I1 führt aus, was sie wahrnimmt im Vorgang des Sterbens: „Die Atmosphäre ändert sich. (…) Der Blick des Menschen ändert sich. (…) Seine Aura, sein, sein Leib-Sein (..) ändert sich. […] Der Blick ist nicht mehr am anderen, sondern der Blick verliert sich irgendwo. Also, das ist mehr ein, ein leerer Blick. Ein Blick nach oben. Ein Blick nach innen. Also, es sind Augen, […] die sich nicht mehr an dir gezielt festhalten. Die nicht mehr an dir als Person etwas wollen." (I1, 559–575) Pflegende sehen die Trennung der Seele vom Körper. (I14, 1274 f.) Dass „die Seele den Körper verlässt, […] man sieht das auch, ähm, bei Kindern, die (.), die noch kämpfen können. Und, und Kinder, […] die dann nicht mehr können. Da wohnt auf einmal niemand mehr da." (I20, 759–761) Was Pflegende in der Situation des Versterbens spüren: „auf einmal ist da was hinter mir hoch geflogen, dass mir die Haare richtig geflattert haben, ja. (..) Und da war auch so klar (.)/ also, das war jetzt/ also, ein Vogel, ein, ein Schutzengel. Also, da, da haben einfach die anderen Welten mit rein gespielt." (I8, 95–97)

3.4.4. Sterbende können Gedanken lesen

„Die Leute, die hören Gedanken. […] ich hab das dann auch richtig erlebt. Ich bin bei einer Frau am Bett gesessen […] das war klar, sie stirbt bald. Und das war die Weihnachtszeit […] ich hab Nachtdienst gehabt […] und ich **denk** so für mich: […] ich sollte was singen. Was singe ich denn jetzt? (.) Und dann/ eine Frau, die seit drei Tagen fast nichts mehr geschwätzt hat, sagt auf einmal: Stille Nacht, Heilige Nacht. Und (.) **alles klar**. (lacht) Ja, mache ich." (I8, 179–193) Die Pflegende in I14 ist sich sicher, dass „die Leute" ihre Gedanken lesen können. (I14, 997 f.) Sie hatte eine Patientin: „die konnte ich überhaupt nicht leiden. Da hab ich auch gedacht, gut, dass Du gehst, Du blöde Kuh. (.) Aber das hat sie schon gesehen. (.) Da bin ich mir sicher. […] ich hatte einfach das Gefühl, in meinem Rücken ist jemand, der mir sagen will, na, pass mal auf, wir sind noch nicht fertig." (I14, 1009–1013) Ich „kann mit denen auch kommunizieren, […] wo andere nicht mehr in der Lage sind, mit denen zu kommunizieren. […] rein geistig. (..) Wenn ich sage, die können gehen, gehen die meistens. (5) Weil die einfach meine Gedanken lesen können." (I14, 1043–1050)

3.4.5. Eine Verbindung zur anderen Welt haben und diese spüren können

Die Seele, Verstorbene und Geister spüren können. Eine Verbindung zu Sterbenden, Verstorbenen und deren Geistern zu haben, ist für die Pflegende in I14 ein bedeutsames Thema. (I14, 935–1106) Sie hat das Gefühl, dass sich die Seele im Sterbeprozess vom Körper trennt und der Sterbende sie so beobachten kann. (I14, 935–937) Sie spürt, ob ein Körper beseelt ist oder nicht. (I14, 965 f.) Sie spürt, wenn sie von unglücklichen Seelen umgeben ist. (I14, 956–958) Sie weiß, dass wir von Geistern „umgeben sind. Und ich hatte drei gute Geister, die mich einfach in meiner schweren Zeit begleitet haben." (I14, 980 f.) Diese drei Geister konnte sie immer mal wieder sehen. (I14, 981 f.) Sie teilt dieses besondere Talent und Wissen mit ihrer Schwester: „sagt sie […] hörst Du das auch? Dann sag ich, ja, wir sind hier nicht alleine. […] Und sie, ja (..), spürst Du das? Ich sag, ja, ich spür's. […] Muss noch irgendjemand rumschwirren, der hier mal gewohnt hat oder (..) der uns einfach beobachtet. Vielleicht will er auch uns beschützen. Das kann ich jetzt so nicht sagen. Aber wir sind definitiv hier nicht alleine. Und ich höre das Knarren […] Und sie, das ist ja interessant. (..) Ich sage, ja, ich hör's auch." (I14, 1092–1097) Die Pflegende in I18 berichtet, dass die Seele als Hauch an der Wange spürbar ist: „als wäre seine Seele so an meiner Wange längs so, obwohl […] das Fenster (.) nicht auf war." (I18, 1171–1173) Der Ehemann einer sterbenden Patientin, der nicht daran glaubte, dass es nach dem Tod „etwas" geben kann, erzählt der Pflegenden: „er hat gespürt, wie ihre Seele an ihm vorbei ging. Und dann sagt er, das hätte er nie vermutet, dass man das spüren kann, aber es war für ihn die Gewissheit, es geht was weiter, also die Seele ist irgendwo hingegangen und die ist irgendwo." (I21, 577–581) Die Pflegende in I11 spürt Kälte um die Gelenke beim verstorbenen Kind und bei Sterbenden: „ich habe um die Sprunggelenke kalten Wind gespürt. Das passiert mir auch jetzt immer wieder, ganz oft, wenn da jemand im Sterben liegt, dass da Kälte irgendwie von unten kommt." (I11, 509–511)

Pflegende können Verstorbene spüren. Sie dürfen in den Zimmern bleiben, „dass die entspannen können und ruhig werden." (I8, 694 f.) Sie sind tot, „aber ich glaube, bei manchen dauert's länger als bei anderen, bis die wirklich ganz aus sich raus gegangen sind. In der nächsten Nacht hatte ich noch immer das Gefühl, die schnauft. Der Arzt war da. Ich hab gesehen, sie war tot. Und dennoch: Ich hab ganz viel nach der geguckt. Und andere sind so schnell weg, sind die gegangen." (I8, 726–730) Auf der Abschiedsfeier war der Verstorbene mit seiner Schwingung noch immer da. (I1, 1076) „Der Verstorbene ist noch so spürbar. [...] wenn jemand ganz frisch gestorben ist, hat man schon so (.) das Gefühl, die Energie ist noch im Raum (..), und mit, mit der Zeit verändert sich das, dass es [...] dann nicht mehr so dicht ist, dass man's nicht mehr so spürt." (I5, 1157–1161) Der Raum des Versterbens kann noch lange vom Verstorbenen besetzt sein. (I5, 946–948) Der Verstorbene ist noch eine Zeitlang präsent. (I6, 616) Eine Pflegende redet mit ihrer verstorbenen Mutter: „sie hat mir zugehört und sie war da. (.) Und sie war sicher noch spürbar." (I5, 1199 f.) Die Pflegende in I10 erzählt über „Spuknächte": tagsüber ist in den hinteren Zimmern eine Patientin verstorben. Und ich hatte Nachtdienst. Und hab noch in das Zimmer geguckt, ob alles da ist. Für den nächsten Patienten, der kommt. Extra das Radio noch ausgemacht. [...] Mitternacht ist auf einem anderen Platz ein Patient verstorben. Wurde reanimiert. Wir haben ihn nicht bekommen. Das war echt Mitternacht. Punkt mit der Asystolie von dem Patienten kam von hinten laut Klassikmusik. Und alle Kollegen waren aber bei meinem Patienten beschäftigt und keiner war hinten und hinten war auch abgeschlossen, also da hätte gar keiner rein gekonnt. Dann haben wir uns nicht mehr wirklich nach hinten getraut. Da war das Radio an, in dem Zimmer, wo tagsüber einer verstorben ist. Das Radio war definitiv aus gewesen. Das war schon ein bisschen gruselig." (I10, 223–233)

Der Tod ist als Person spürbar. Er erhält personale Züge in Erzählungen. Patient:innen können den Tod weiterschicken. (I4, 277–280) Wir schlagen „dem Tod schon ein ganz schönes Schnippchen. Aber manchmal lässt er's halt dann auch nicht zu. (..) Und dann ist er am Zug." (I20, 1088–1090) Pflegende können den Tod spüren – besonders nachts, wenn Sterbende schon weit sind auf ihrem Weg. Die Pflegende in I4 hat das Gefühl (dreimal), jemand (eine Person) läuft hier durch und rüttelt an den Türen: der Tod war in persona da. Das erzeugte Unruhe, eine Veränderung im Raum, eine Veränderung im Körper. Die Sterbenden spüren das auch. Dabei kann man nie sicher sein, wen er mitnehmen wird. Die Sterbenden können das nämlich beeinflussen, noch nicht mitzugehen. Nach dem Versterben spricht sie dann mit Verstorbenen, weil sie nie weiß, ob der Tod noch im Zimmer ist. (I4, 240–260) Sie klopft bei Verstorbenen an die Tür und schaut, ob der Tod noch im Zimmer oder schon weiter ist. (I4, 696–698) Ein anderes Mal sieht sie den Tod: er war im Zimmer, er war dunkel und düster für sie. (I4, 221 f.) Es ist körperlich spürbar, „dass so viel Sterben da ist" (I5, 271) – denn dann „ist der Tod in der Gegend." (I5, 272 f.) Der

Tod „ist jemand, der einfach da ist. Also, ich weiß, er ist da, und irgendwann kommt er näher.“ (I20, 355–357) Pflegende wie Sterbende spüren die Anwesenheit des Todes. Im Hospiz wird es unruhig, wenn der Tod umhergeht. (I4, 252) Denn auch Mitpatient:innen spüren die Anwesenheit des Todes. (I4, 248–250; I5, 1238 f.) „Menschen, die selbst krank sind, spüren das noch viel mehr“ (I5, 1255–1257) – „gerade der Nachbar (.) ist oft dann sehr unruhig, wenn nebendran gestorben wird.“ (I5, 1273 f.) Sie deutet den Schmerz eines Patienten als Folge des Sterbens eines Mitpatienten. (I5, 1244 ff.)

Der Raum verändert sich durch die Anwesenheit des Todes. (I5, 1090–1214) Pflegende spüren das Nahen und Dasein des Todes – dass eine Veränderung im Raum geschieht. (I4, 257–259) Wenn Verstorbene im Haus sind, ist eine andere Energie da. (I5, 1102 f.) Kerzen als Symbol des Verstorben-Seins eines Gastes verändern die Atmosphäre im Haus. (I5, 1095 f.) Mitpatient:innen spüren das, wenn jemand im Sterben liegt. Dann ist Todesstille im Haus. (I5, 1238 f.) Veränderungen sind sinnlich spürbar als Kälte um die Gelenke und „so irgendwie komisches Gefühl im Zimmer. Also Stimmung ist ganz anders.“ (I11, 612 f.)

3.4.6. *Sterbende nehmen Einfluss auf den Zeitpunkt und die Art des Sterbens*

Pflegende folgen der Vorstellung, dass Zeitpunkt und Art des Sterbens beeinflusst werden können – von den Sterbenden, von Nahestehenden, von den Pflegenden und weiteren Einflussfaktoren. Die Vorstellung, Einfluss auf das Unverfügbare nehmen zu können (*Gegenhorizont)*, richtet sich gegen die Kontingenz des Sterbens und gegen das Gefühl des Ausgeliefert-Seins (*Horizont)*.

Auf jemanden warten als Bedingung des Sterben-Könnens: Sterbende warten auf Nahestehende, um sterben zu können. (I6, 1017) Es ist nicht immer eindeutig, ob die Menschen allein oder nicht allein sterben wollen. „Sage dann auch, wenn ich merke, sie kann nicht gehen: Wir gehen jetzt ne Weile raus und vielleicht überlegen Sie sich, vielleicht fällts ihr so schwer zu gehen, so lange wir jetzt daneben sind. […] dann gehen wir manchmal ne Viertelstunde raus und dann gehen wir nochmal rein und dann ist's auch manchmal, dass die sich verabschieden, oder sie warten dann und dann kriegt man gerade noch die letzten zwei, drei Atemzüge mit.“ (I7, 564–570) Manche „warten, bis die Angehörigen da sind […] Die sind immer schlechter und schlechter und schlechter. Aber sie halten sich auf einem niedrigen Niveau. Und die warten, bis die Angehörigen da sind. Und andere warten, bis die weg sind. Vor x Jahren hatte ich da ein Erlebnis auf der Inneren Intensiv. Alter Mann. Man wusste, dass er stirbt. Die Frau war den ganzen Tag da. Gegen Abend sagt die zu mir: […] sie muss jetzt heim und sie wäre schon ganz gerne dabei, aber das zieht sich doch jetzt alles. Man wüsste ja auch nicht, wie lang das noch dauert. […] die war noch nicht an der Bushaltestelle, […] hat der eine Nulllinie gehabt. […] Oder manche warten noch, bis die Kinder oder sonst irgendjemand angereist kommen. Und dann können sie loslassen." (I15, 147–158) „Eine Frau, da war ich beim Sterben dabei. Ganz klar, die Frau kann nicht sterben, da muss noch jemand kommen. Ich war gerade da, als die Tochter von Amerika kam. […] Keine zwei Stunden und die Frau ist verstorben." (I21, 150–152) Sterbende warten auf bestimmte Pflegende, bei denen sie sterben wollen. (I8, 643 f.) „Ich konnte erst drei Tage später. Und die hat dort das drei Tage durchgehalten, bis ich da war." (I14, 414 f.)

Sterbende entscheiden, allein zu sterben. Das Brodeln eines sterbenden jungen Mannes belastet Nahestehende und Pflegende gleichermaßen. Um die Ehefrau zu schonen, ruft die Pflegende in I8 erst an, nachdem sie den Sterbenden darüber informiert hatte: „dann bin ich rein zu ihm und hab gesagt: So (.), also Ihre Frau kommt bis in einer halben, dreiviertel Stunde. Und der war (.) 20 Minuten später tot." (I8, 666–668) „Dass ganz viele ohne ihre Angehörigen sterben, auch wenn sie 24 Stunden am Bett verharren. Sie sterben ja dann doch oft, wenn man mal eine rauchen geht." (I13, 770–772) Ein Mann: „Mir ist klar geworden, er wartet nicht mehr auf sie. Er will jetzt sterben. Dann zu ihm gesagt: Sie dürfen ruhig jetzt gehen, wenn Sie möchten. Ich bin ja für Ihre Angehörigen nachher da. Dann ist er gestorben. […] Er wollte nicht, dass Familie nochmal kommt." (I13, 752–756)

Unerledigtes erledigen wollen als Bedingung des Sterben-Könnens: „gestern hatten wir auch jemanden, der gestorben ist, […] der hat sich schwer getan. (..) Mit dem Sterben. Obwohl wir's Fenster aufgemacht haben. (.) Und dann ist für mich klar, der hat irgendwas noch nicht erledigt. (.) Oder hat auf jemanden gewartet." (I14, 890–893)

Am richtigen Ort sterben wollen: Eine Pflegende erzählt über ein Kind, das darauf wartet, zu Hause sterben zu dürfen. Er „war viel länger hier, wie er eigentlich sein müsste, und (.) für unser Empfinden hat er auch länger gelebt, als es sein müsste, weil das halt zu organisieren war. […] war ne Zeitlang daheim und ist zu Hause gestorben." (I20, 576–579)

Nicht sterben wollen. (I3, 955 f.) Eine Pflegende erzählt über einen Mann, der nicht über den Fluss vom Leben zum Tod gehen konnte. Er hatte es in der Hand, aber er hatte nicht den Geist dazu. (I5, 406 f.) Ich saß „an dem Bett, er hat gekämpft, hat ganz heftig nach Atem gezogen. Ich sagte immer, es ist gut. Sagte, Du brauchst keine Angst haben. Sagte ihm, dass er gehen darf [...] Du kannst loslassen [...] und das ging gefühlt sehr lang [...] Ich hab das Gefühl, ich hab ihn so ein bisschen rüber geschubst." (I21, 456–461) Sterbende können den Tod weiter schicken. (I4, 240 ff.) Die Pflegende deutet hier die fehlende Intuition – nicht gewusst zu haben, wer als nächster stirbt – in eine *Counterstory* um: Patient:innen wird die Macht zugesprochen, den Tod weiter schicken zu können – sonst würde man irre und verrückt, weil man dem Schicksal blind ausgeliefert wäre.

Nach einem Kampf des nicht Sterben-Wollens: es geschafft haben – loslassen – Friede statt Kampf. (I2, 1370) Eine Pflegende erzählt über einen jungen Mann, der lange gekämpft hatte: „irgendwann hat der aber auch losgelassen." (I8, 609) „Sie sagte, sie wolle jetzt sterben. [...] starb zwei Tage später – wie wenn sie innerlich so den Knopf gedrückt hätte: ich will jetzt loslassen. Die berücksichtigen meinen Willen, ich bekomme Schmerzmittel und ich kann jetzt loslassen." (I15, 495–500) Der „hat's nicht geschafft und der hat's geschafft." (I14, 135 f.) Eine Pflegende erzählt über einen Gast, der als kontrolliert, distanziert, schwierig und unbeliebt beschrieben worden war. Sie hatte das Gefühl, dass sich der Gast veränderte. Als ob er in Frieden war und gut hatte loslassen können. (I6, 152 ff.)

Sich aufgeben – der fehlende Lebenswille beeinflusst den Zeitpunkt des Sterbens. Wenn man keinen Willen, keine Hoffnung mehr hat, wird schnell gestorben. (I2, 888–930) Nach der Mitteilung der Ärzt:innen, dass man nichts mehr machen kann, erlischt der Überlebenswille eines Patienten: „fünf Minuten später so/ bin ich nochmal rein und habe nach ihm geguckt [...] die Hände waren auf dem Frühstückstablett und der Kopf war quasi fast unterm Tisch [...] der war zer/ zerschmettert quasi und drei Tage später war er tot." (I2, 919–922) Menschen sterben *hinterher.* Nachdem „mein Vater gestorben war, glaub ich, hatte sie keinen Grund mehr zu leben. [...] dann ist sie [...] auch gestorben." (I5, 683 f.)

Aktiver Aspekt der Wegmetapher: Pflegenden ist wichtig, dass Sterbende ihren Weg gut finden können. Das gelingt, wenn sie sich auf den Weg einlassen können und in der Sterbephase Vertrauen haben: von der anderen Ebene abgeholt zu werden und dann zu sagen, ja, ich komm. (I5, 359–391) „Mir war wichtig, ihm zu sagen, dass sie unterwegs sind, dass er die Chance bekam, sich zu entscheiden, ob er gehen möchte oder nicht.“ (I13, 764–766) Sterbende haben es in der Hand zu sagen: Die Zeit ist gekommen, ich gehe. (I14, 281)

Dass Menschen bei ihr sterben, suchen sie sich aus. Sie warten, bis sie da ist. (I8, 112) Das hatte auf der Intensivstation dazu geführt, dass sie als „Todesengel“ bezeichnet worden war: „seitdem schon so viele begleitet. Aber ich weiß, in W. sind auch schon viele gestorben, wenn ich um's Eck war. Egal, wo ich geschafft habe.“ (I8, 444 f.)

3.4.7. *Nahestehende Menschen und Pflegende nehmen Einfluss auf Zeitpunkt und Art des Sterbens*

Zeitpunkt beeinflussen können. Ich „sagte ihm, dass er gehen darf.“ (I21, 519) Es ist also möglich, den Zeitpunkt des Sterbens zu beeinflussen. Durch Abwesenheit, durch Anwesenheit, durch unser Sprechen, durch das Aussprechen einer Erlaubnis. Pflegende und Nahestehende verlassen den Raum des Sterbenden, damit er sterben kann. (I7, 564–566) Sie schicken Nahestehende raus, dass der Sterbende gehen kann. (I1, 408–414) Oder sie sind und bleiben beim Sterbenden, damit er sterben kann: „dass er einen braucht, dass diese (.) letzte (.) Atemzüge getan werden.“ (I5, 863 f.) Es ist möglich, den Tod „herbei zu reden“, indem sie mit den Sterbenden übers Sterben sprechen. (I13, 661 f.)

Anderen das Sterben erlauben/nicht erlauben. Die Pflegenden und Nahestehenden geben Sterbenden die Erlaubnis, dass sie sterben dürfen (I5, 397–408), nicht mehr kämpfen müssen (I21, 457–459), loslassen dürfen. (I7, 563) Nahestehende werden durch Pflegende ermutigt: dass sie es zulassen können. (I1, 766) Ein Ehemann nimmt die Anregung der Pflegenden auf und konnte „zu ihr sagen, du darfst gehen, es ist gut. Und dann ist sie gestorben.“ (I21, 576–578) Es gibt Situationen, in denen Nahestehende die Erlaubnis nicht aussprechen und der schwerstkranke Mensch stirbt dennoch. (I4, 574–591)

Sterbende, Nahestehende und Pflegende haben Einfluss darauf, wie jemand stirbt. Sterbende können nur *wahrhaftig* gehen, wenn „die Pflegenden und das Team miteinander wahrhaftig“ umgehen. (I1, 715) Wird ein offener und ehrlicher Umgang im Sterbeprozess gepflegt, können sie friedlich sterben. „Wenn das Thema nicht offen war […] sterben die Menschen unglücklich.“ (I14, 281–283) Nicht allein gelassen zu werden im Sterben, hilft, leichter gehen zu können (I6, 1004 ff.): „Sie dürfen jetzt gehen. (.) Ich bin da. Sie sind nicht allein. (.) Und meistens klappt das.“ (I14, 879 f.) Eine Atmosphäre der Lebendigkeit erleichtert das Sterben: „Das macht es auch leichter zu gehen. Wenn Leben da ist.“ (I8, 847 f.)

3.4.8. *Kontingentem einen Sinn zuschreiben*

Manche Ereignisse sind für die Pflegenden keine Zufälle, sondern haben einen tieferen Sinn. Sie deuten Kontingentes, stellen Zusammenhänge her und nehmen Zuschreibungen vor. Die Pflegenden in I3 und I5 erzählen über ihr Leben so, dass ihr beruflicher Weg konsequenterweise in den spezialisierten palliativen Bereich führen musste. Berufliche Scheidewege waren kein Zufall. (I5, 132) Als ihre Mutter verstarb, hatten die Glocken geläutet. (I5, 792) Dass ihre Mutter beim Sterben ihres Mannes schlafen musste, war für die Tochter klar, da die Mutter damit Raum für die meditative Begegnung von Vater und Tochter gegeben hatte. (I8, 285) In der Erzählung der Pflegenden in I20 war es kein Zufall, dass ihr Vater und ihre Oma sich kurz vor ihrem Tod begegnet waren, sondern Fügung, denn eine Stunde nach der Begegnung war die Oma verstorben. (I20, 188–193) Es ist kein Zufall, wer den nächsten Platz der raren Plätze im stationären Hospiz bekommt, sondern Fügung: „ich hab jetzt so viele Menschen hier […] ich möchte einfach gezeigt kriegen, wer ist dieser Mensch, der's jetzt am Allernotwendigsten braucht? (.) Ich möchte einfach, dass der mir (.) über'n Weg läuft. […] für mich hat's immer funktioniert.“ (I5, 884–888)

Manche Pflegende schreiben langen Leidenswegen einen Sinn zu. Die Pflegende in I6 ist überzeugt, dass der Sterbende diesen Weg gebraucht hatte (I6, 169–172), dass dieser lange Weg notwendig war für den beiderseitigen Abschied. (I6, 205 f.) Die Pflegende in I15 erzählt über den Unfalltod ihres Vaters. Sie setzt seinen Tod ins Verhältnis zu den verunfallten Menschen, die zu ihnen auf Intensivstation kommen und nach dem Unfall für ihr Leben gezeichnet sind. (I15, 272) Daran schließt sie die Deutung an: „Ich weiß nicht, für was es gut war, aber für irgendetwas war es sicher gut. Glaube ich schon.“ (I15, 272 f.)

Träume und Symbole haben einen tieferen Sinn. Die Pflegenden spüren im Schlaf, wenn jemand gestorben ist. (I5, 809 f.) Träume nehmen Angst, sie entlasten. (I6, 184 f.) Pflegende deuten das von Sterbenden Gesagte als „Symbolsprache“: Sterbende sagen, sie würden abgeholt oder dass sie nach ihren Schlüsseln suchen. (I6, 194) Die „diese Unruhe hatten, die immer aufstehen wollen, dieses ‚Ich möchte meine Schuhe anziehen‘, ‚Ich muss los‘.“ (I12, 504 f.) Pflegende erkennen Symbolsprache, wenn Sterbende symbolisch reden, und können sie deuten (I5, 1593–1595): „dass die Menschen fast immer wissen, wann sie sterben oder dass es nah ist […] Dass sie's manchmal symbolisch ausdrücken." (I5, 220–222) Die Pflegende in I5 geht auf die Symbolsprache eines Sterbenden ein und versucht damit zu arbeiten. Ihr Deutungsversuch hatte dann aber nicht zum erwünschten Erfolg des „Loslassens" geführt. (I5, 397–401) Dass viele der Patient:innen auf Intensivstation Sterbende sind, ohne dass sie dort als solche wahrgenommen werden, zeigt sich für die Pflegende in I12 an bestimmten *Zeichen* wie ihrer Symbolsprache. „Letztendlich sind das ja alle Sterbende. […] Die Zeichen, die ich aus Hospiz kenne, haben die natürlich auch alle gehabt. Aber die werden übergangen. Das darf ja nicht." (I12, 427–430)

Faktoren, die vermeintlich Einfluss auf Zeitpunkt und Art des Sterbens haben: Es finden sich Zuschreibungen, was Zeitpunkt und Art des Sterbens beeinflussen kann. Pflegende öffnen Fenster, damit die Seele raus kann, damit der andere sterben kann (I4, 148 f.): „der hat sich schwer getan. (..) Mit dem Sterben. Obwohl wir's Fenster aufgemacht haben." (I14, 891 f.) Die Tageszeit hat Einfluss auf das Sterben. (I4, 351) In der Nacht, im Dunkeln geschieht der Tod, da ist mehr Raum zum Sterben (I6, 826): „er brauchte irgendwie dieses Dunkle, […] um gehen zu können." (I4, 352 f.) Dass die Religiosität Einfluss hat, wie jemand stirbt, wurde nur einmal genannt. (I14, 288 f.)

Pflegende halten bestimmte Zahlen oder Symbole für typisch für die Ankündigung des Todes. So z. B. die Zahl drei: „immer drei in Folge." (I10, 96 f.) Das „Gefühl, es müssen immer drei sein. Also drei hintereinander und dann ist wieder ein bisschen Pause. […] Das kommt immer wieder zur Sprache: Ah, jetzt sind zwei verstorben, jetzt fehlt noch einer. Das ist irgendwie in den Köpfen verankert." (I15, 135–137) Krähen werden als Symbol des Todes betrachtet: „so kurz, bevor sie teilweise sterben, sitzt dann wirklich ne Krähe am Fenster oder […] haben auch Kollegen schon gesagt: Mensch, da sitzt ne Krähe." (I10, 85 f.) „Wenn unsere Krähe […] auf der Terrasse oder auf diesem Balkon dort ist, dann wissen wir, dass wieder einer sterben wird. Und das ist (..)/ es **ist** so." (I14, 887–889)

3.5. Das spirituelle Wissen der Pflegenden

Die Pflegenden verfügen über ein spirituelles Wissen, das sie mit anderen Pflegenden teilen. Dieses Wissen ist meist Teil von Argumentationen über ihre

Auffassung, was im Sterbeprozess geschieht, was im Augenblick des Sterbens geschieht und was möglicherweise danach ist. Es hilft ihnen, Erlebtes in eigene Verstehenszusammenhänge einzuordnen – angesichts einer vermeintlichen Kontingenz des Erlebten. Auch Pflegende, die sich abgeklärt geben, greifen immer wieder auf den *Horizont der spirituellen Deutung des Erlebten* zurück. So in I10. Die Pflegende bettet das Erzählte in einen spirituellen Horizont ein, von dem sie sich im Erzählen zu distanzieren sucht, indem sie schlecht greifbare Situationen mit einem „irgendwie" versieht. Dennoch bleibt das Spirituelle leitend für sie. So spricht sie über ihr Fühlen des Sterbens über Entfernungen hinweg und darüber, was sie unter „Seele" versteht und was diese im Zusammenhang von Sterben und Tod für sie bedeutet.

3.5.1. Der Seele-Körper-Dualismus

Eine durchgängig verwendete Metapher ist die Vorstellung von etwas, das „Seele" genannt wird. Die Pflegenden bleiben vage in der Verwendung des Begriffs. Seele ist das, das sich von etwas anderem abgrenzt. Dafür haben sie verschiedene Begriffe: Körper, Leib und Hülle. Sie greifen auf die Vorstellung eines Dualismus von Seele und Körper zurück, die sie weder begründen noch näher ausführen, aber durchgängig vertreten, und die von Bedeutung ist, wenn sie über das Sterben und das Verstorben-Sein erzählen. Menschen bestehen aus einem immateriellen Körper und einem materiellen Körper (I1, 918 f.) Das, was die Seele im Zustand des Lebendig-Seins umhüllt, ist der Körper bzw. Leib des Menschen. Stirbt der Mensch, bleibt die Hülle zurück. Seele wird synonym verwendet mit Geist. Sie ist Ausdruck des Lebens und des Lebendig-Seins, des Göttlichen, des Kind-Seins und des Mensch Seins. Die Seele ist „das, was den Menschen ausmacht." (I20, 1661)

Im Sterben erleben die Pflegenden die Trennung von Körper und Seele. (I10, 625 f.) „Ich hab hier noch nie jemandem erzählt, dass sich jetzt die Seele vom Körper trennt. Und ich das spüre oder sehen kann." (I14, 1274 f.) Das erleben Pflegende auch beim und nach dem Versterben eines Kindes: „dann war das Kind nicht mehr da. Also, war noch Körper und Kind ist gestorben." (I11, 512 f.) „Seele nicht gefangen. Ist vom Körper des Kindes befreit. Ist ja nur der Körper. […] Als Kind bekommt man das so mit. Der Körper wird begraben. Die Seele kommt in den Himmel." (I19, 192–196) Zurück bleibt eine Hülle. (I3, 1102) „Das ist jetzt eine Hülle, die nicht am Leben ist. Also da drin ist nichts

Lebendiges." (I11, 178) Das kann auch schon vorm Versterben erlebt werden: eine Frau lag als lebende Hülle da, man erreichte sie nicht mehr, sie war bereits weit weg. (I3, 1119 f.) Die Anwesenheit war kaum mehr spürbar, nur noch Hülle. (I6, 893 f.) Die Seele macht den Menschen zum Menschen, das Kind zum Kind. Die Seele ist das Lebendige, sie ist das Leben des Menschen: „bei den anderen spüre ich das einfach – wie die das Leben aushauchen." (I8, 835) Sie ist das Göttliche im Menschen. (I1, 937 f.) Zusammenfassend beschreibt es die Pflegende in I1 so: „Ich glaube schon, dass wir in diesem materiellen Körper aus Fleisch und Blut noch ein, noch einen immateriellen (..) Körper haben. Also, Geist, Körper, Seele, Leib [...] und der ist [...] mit unserer Materie verbunden. Also, der ist nicht außerhalb und nicht um uns, sondern der ist wirklich innen drin in uns. [...] was sich verändert, ist einfach, dass dieses rein Materielle (..) weniger wird, aber dieser andere Leib mehr wird [...] mehr sichtbar wird, mehr, mehr zum Tragen kommt." (I1, 917–924) Die Pflegende in I5 beschreibt Seelenschmerzen. Für sie ist die Seele mit den Emotionen eines Menschen verbunden: „es gibt Schmerzen auf der Seele, dagegen können wir nichts tun. Dieses alles, alles hier lassen. Ich muss mich von allem trennen. Alles, was mir lieb und wert ist, muss ich da lassen." (I5, 1609 f.) Die Seele ist mit Schmerz verbunden und mit Traurigkeit. „Traurigkeit in den Augen: Augen sind Spiegel zur Seele." (I5, 1671) Bei hirntoten Menschen setzt die Pflegende in I10 die Seele mit der Gehirnfunktion gleich. „Der Körper liegt da die ganze Zeit noch und die Seele ist dann schon durchs Fenster entwichen. [...] Ist für mich die Durchtrennung, Teilung Seele und Körper. Wenn mein Gehirn gar keine Funktion mehr hat und mein Körper nur noch durch Maschinen von außen funktioniert, ist das für mich tot. Ich habe keinen Willen mehr, denke nicht mehr. Keine Funktion vom Gehirn mehr. Ich spüre nichts mehr. Nur noch der Körper da." (I10, 444–456) Nachfolgend eine tabellarische Übersicht des in Argumentationen vorgestellten Dualismus.

„Seele"	**„Körper"**
Immaterieller Körper, Seele, Geist, das Göttliche, das Lebendige, das Leben, das Kind als Kind, der Mensch als Mensch, mit Emotionen verbunden, Gehirn, Wille, Denken, Spüren	Materieller Körper aus Fleisch und Blut, Körper, Leib, Hülle, Augen können auch nach *innen* sehen

3.5.2. Das Fenster öffnen, damit die Seele entweichen kann

Wann verlässt die Seele den Körper? *Vor dem Sterben* als Beginn des Prozesses oder *im Augenblick des Versterbens* oder *kurz danach*? Die Vorstellung, dass die Seele entweicht und eine leblose Hülle zurücklässt, verbinden die Pflegenden mit der Praxis des Öffnens eines Fensters und damit mit einer vermeintlich materiellen Vorstellung der Seele, die ein geöffnetes Fenster braucht, um den Raum verlassen zu können. Die Orientierung dafür, dass die Seele als Ausdruck des Lebendigen aus dem Körper und dann nach *draußen* entweichen muss, ist die Orientierung *innen-außen*. *Drinnen* sind die Sterbenden. Das *Drinnen* kann mit ihnen gleichgesetzt werden: es ist der Raum des Sterbens. Nach dem Versterben muss das Leben oder das, was den Körper lebendig machte und nun selbst das Lebendige ist, nach *draußen*. Was im Raum ist, ist nur noch eine körperliche Hülle.

Die Seele entweicht vorm und führt zum Versterben. Manche Pflegenden folgen der Vorstellung, dass die Seele sich vorm Versterben langsam löst und das Sterben anbahnt, „dass die Seele Stunden oder Tage, bevor man richtig stirbt, schon in den Himmel fährt" (I11, 578 f.), „dass sich die Seele vorher vom Körper trennt. (.) Wenn die Patienten so ne (.) Herzfrequenz von 26 haben, dann ist die Seele schon lange nicht mehr im Körper. (.) Sondern der beobachtet uns ganz genau, was wir machen." (I14, 935–937) Das Fenster wird von manchen Pflegenden vorm Versterben geöffnet, um das Sterben anzubahnen und zu ermöglichen. Es ist die Orientierung, *dass wir das Sterben beeinflussen können*. In I10 wird das Fenster geöffnet, damit der Mensch sterben kann: „wenn die Leute sterben, Fenster auf, dass die Seele quasi raus kann […] sie hatte dann schon das Fenster aufgemacht und dann (.) war halt […] Asystolie […] dann hat der Oberarzt irgendwie gemeint, ja, mach's Fenster wieder zu, und dann war doch nochmal EKG zu sehen." (I10, 89–93)

Die Seele entweicht während des Versterbens. Dass „die Seele den Körper verlässt, […] man sieht das auch, ähm, bei Kindern […] die noch kämpfen können. Und, und Kinder, […] die dann nicht mehr können. Da wohnt auf einmal niemand mehr da." (I20, 759–762) Dass man „im Kokon ist und wenn man stirbt, dann ist man ein Schmetterling […] das Sinnbild der Seele, dass die sozusagen ja irgendwie frei ist." (I18, 860–862) Damit die Seele im Augenblick des Versterbens raus kann, ist das Fenster zu öffnen. „Ich bin bei einer Frau am Bett gesessen […] das war klar, sie stirbt bald. […] sie hat immer gesagt: Und wenn ich sterbe, will ich, dass meine Seele da raus fliegen kann, und, gell, Sie machen das Fenster auf, wenn ich sterbe.“ (I8, 183–188) Das Fenster aufzumachen ist wichtig, „weil ich schon denk, dass da irgendwie die Seele den Körper verlässt.“ (I20, 755–759)

Die Seele entweicht mit und nach dem Versterben: dass sie sich im Sterbeprozess bis nach dem Verstorben-Sein vom Körper trennt: „die Trennung danach, dass nur noch der leblose Körper da liegt.“ (I10, 460 f.) Das spürt man beim Berühren von Verstorbenen: „Das Leben ist zu Ende. Die Seele hat sich verabschiedet oder geht jetzt.“ (I21, 401 f.) Verstorbene sind noch eine Zeitlang präsent, ihre Anwesenheit zu spüren. Ihr Verstorben-Sein müssen Verstorbene erst realisieren. Der Prozess des Abschieds verläuft sehr langsam: „Prozess nicht stören, wenn sich beim Verstorbenen die Seele verabschieden möchte. Bei jedem Kontakt sehen, wie sich das Gesicht verändert hat. Wenn Seele weg, dann nur noch körperliche Hülle.“ (I6, 868 ff.) Spätestens nach dem Versterben eines Menschen soll das Fenster geöffnet werden, damit die Seele raus kann. (I14, 880 f.) Das gehört zu den ersten Handlungen nach dem Versterben. (I6, 853; I18, 1133) Wenn „jemand verstirbt, mach ich ganz gern so kurz ein paar Minuten das Fenster auf, dann denk ich, die Seele kann weg.“ (I15, 311 f.) Zum Lüften wurden auf der Intensivstation alle Fenster aufgemacht. „Ein Kollege meinte: Dann könnten nun alle Seelen raus.“ (I10, 236 f.) So wird das auch auf der Kinderintensivstation gehandhabt. (I19, 85 f.) „Habe ich so in meiner Familie nicht gelernt. [...] So habe ich das übernommen von einer Mutter. Haben viele gemacht auf der alten Station.“ (I19, 190–192) Eine Pflegende bleibt deutungsoffen. „Ganz viele von uns haben's Fenster immer aufgemacht. Dass die Seele entfleuchen kann. Oder vielleicht auch für uns zum Durchschnaufen. (atmet tief). [...] Das war vielleicht so das einzige Ritual, das es gab in dem Zusammenhang.“ (I12, 247–250) Auch die Pflegende in I5 bietet die alternative Deutung an: um „zu atmen.“ (I5, 1476) Die übliche Deutung wird vom Zweck des Entweichen-Könnens der Seele abgelöst: übrig bleibt das reine Ritual des Fenster-Öffnens.

3.5.3. Was passiert mit der Seele nach dem Versterben?

Die Seelen sind in der Vorstellung einiger Pflegender nach dem Versterben unter uns und als solche sinnlich wahrnehmbar (I7, 694): „Gefühl, dass wir nicht alleine hier sind. Und ich (.) merke das tatsächlich. (.) Wenn ich umgeben bin [...] von vielen unglücklichen Seelen.“ (I14, 956–959) „Leute erlebt, die dann so durch einen durchgucken und Du weißt genau, hinter dir steht gerade jemand […] dieses Vertrauen, dass da noch ganz viele da sind und ich hier einfach jetzt noch in dieser Hier-Welt bin und […] die sind einfach schon da." (I8, 299–303) Die Pflegende in I10 erzählt über eine Spuknacht auf der Intensivstation, in der Dinge passiert waren, die rational nicht erklärbar waren. (I10, 235–237) Eine Pflegende erzählt, die Seele könne man spüren – „als wäre da so ein Hauchzug an der Wange." (I18, 851 f.) Es konnte kein Luftzug sein, da das Fenster geschlossen war. (I18, 1169–1175)

Seelen als Geister, Irrlichter, Energie. Die Seele bleibt als Geist im Raum: „der Geist schwebt über dem Körper und sieht sich selbst und geht dann irgendwohin." (I10, 461 f.) Dass „man die Fenster aufmacht. […] jetzt muss irgendwie (.) Luft rein und Geist raus." (I20, 767 f.) Im Aufbahrungsraum sagt die Pflegende über den toten Menschen: „der jetzt da rumliegen musste und sein Geist sich so gedacht hat, boah, (.) ein geiler Raum." (I14, 821 f.) Wenn sie verstorben sein wird, möchte sie ihre Beerdigung noch sehen. (I14, 1240) Die Seele ist ein Geist und Irrlicht und reist als solches in der Welt umher und schaut sich Orte an, die die Lebenden hatten bereisen wollen, aber zu Lebzeiten nicht konnten. Es „gibt irgendwas nach dem Tod. Das mit den Irrlichtern. […] es gibt hier Geister, dass man Fenster aufmacht, dass die rauskönnen und sich noch alles von der Welt angucken können." (I10, 623–625) Nach dem Versterben hat die Seele noch immer Bedürfnisse. Die Seele reist als Irrlicht zurück zur Familie, an die sie sich gebunden fühlt und schaut den Nahestehenden durchs Fenster hindurch zu. (I10, 514–516) Die Pflegende in I14 folgt der Vorstellung, dass die Seele nach dem Tod tun kann, was sie mag: „kann ich das eben alles machen, was ich hier nicht machen konnte." (I14, 325) Für die Pflegende in 21 ist die Seele eine Art Energie: „wie eine Energie […] Und Gott ist wie […] alle. Und dahin geht meine Seele und da ist sie auch her gekommen aus diesem großen Ganzen." (I21, 561–563)

Seelen als Schutzengel und Stern: Pflegende schreiben der Seele nach dem Versterben eine schützende Funktion zu. Die Seelen der Verstorbenen sind Schutzengel. (I7, 258 f.) Dass der „Verstorbene ein Stern ist oder ein Lichtstrahl, der in die Kirche kommt." (I7, 692) Dass „wir von Geistern umgeben sind. Und ich hatte drei gute Geister, die mich einfach in meiner schweren Zeit begleitet haben." (I14, 979–981) Das spirituelle Wissen soll trösten: „Dein Papa passt vom Himmel aus auf Dich auf. Der ist in einer anderen Form da." (I17, 935 ff.) Er guckt von oben herab als Stern, der über einen wacht. (I18, 1696–1707)

3.5.4. Metaphorik des Sterbens, Versterbens und Verstorben-Seins

Die Pflegenden verwenden **Metaphern** für ihre Vorstellungen vom Übergang vom Leben in den Tod. Sterbende pendeln zwischen den Welten, es ist im Sterben ein Gehen und Zurückkommen. (I6, 185 f.) Der Augenblick des Versterbens ist ein heiliger Moment. (I5, 1470; I8, 172) Bilder der Entspannung können Gegenhorizont zum Erleben eines Kampfes im Sterben sein (I5, 387–389), auf die Anspannung der Sterbenden folgt die Entspannung der Verstorbenen: „lang gekämpft. Die sind ja dann manchmal so angespannt. Die waren dann ganz entspannt vom Gesicht. Die haben fast gelächelt." (I15, 141–143) Sie erleben den Horizont des *nicht Schönen*: „Menschen, die nicht sterben […] wollen, wo sich die Seele vom Körper nicht trennen kann. (.) Die sehen (..) traurig und verbittert aus." (I14, 972 f.) Eine Pflegende greift das von Kübler-Ross geprägte Bild der Verwandlung auf: auf der Erde wie eine Raupe, durch den Tod ein Schmetterling geworden. (I7, 328 f.)

Es gibt mehr zwischen Himmel und Erde, was sich unserer Wahrnehmung üblicherweise entzieht. Die Pflegende in I1 kann das „andere" sehen, das nicht alle Menschen sehen können. Am Ende des Lebens kann man erleben, wie sich im Sterben Himmel und Erde berühren. Dies überwindet den Bruch zwischen Leben und Tod. (I1, 224) Tod und Sterben sind für sie Prozesse des Aufbrechens: eine Verbindung zum Himmel (Licht) wird geschaffen. Der Sterbende hat einen anderen Blick, eine andere Aura, einen anderen Leib. Sein Blick verliert sich – er ist leer, nach oben, nach innen. Der Körper entspannt sich. (I1, 559 ff.) Sie kann sehen, wie der innere Leib mehr und der äußere weniger wird. (I1, 922–924) Im Sterben sieht sie ein besonderes Licht. Das Licht ist im Leib. (I1, 213–215) Vom Körper geht Licht aus. Der Sterbende wird verwandelt, aufgebrochen. (I1, 620 f.) Der Körper wird Licht. (I1, 205) Sie sieht eine Veränderung des Leichnams. (I1, 909 ff.) Die Hülle, die das Göttliche im anderen verdeckt, ist weg nach der Wandlung. Sie verbeugt sich deshalb vor dem Göttlichen im anderen nach der Wandlung. (I1, 930–939)

Die Pflegenden deuten **Sterben als Übergang von einer Welt in eine andere** (I6, 185 f.) und greifen dabei auf mythologische Vorstellungen zurück: Sterbende durchschreiten im Sterben einen Fluss. In I5 sieht der Sterbende einen Fluss, in den er nicht reinsteigen und rüber gehen möchte. Die Pflegende deutet das als den das Leben vom Tod trennenden Fluss. (I5, 400 f.) Sterbende Menschen sind auf dem Weg, sie machen sich auf den Weg. Er führt durch einen Fluss oder an eine Schwelle, die überschritten werden muss – die Grenze zwischen *Im-Leben-Sein* und *Draußen-in-der-anderen-Welt-Sein*. Sterbende machen den letzten Schritt „über die Schwelle in die andere Welt." (I21, 272 f.)

Als hilfreich wird die Metapher, **dass Sterbende/Verstorbene abgeholt werden**, empfunden. Sie kann die Angst im Sterben und Furcht vorm Sterben mindern. Wir dürfen im Sterben darauf vertrauen, von der anderen „Ebene" abgeholt zu werden und dann zu sagen, ja, ich komm. (I5, 384) Als ihre Tante stirbt: „meine Mutter hat sie (.) in Empfang genommen." (I5, 761) Der Weg ist nicht schrecklich. Für die Pflegende ist es ein Trost, dass da drüben vielleicht etwas Schönes ist. Gegen die Furcht vorm Sterben konstruiert sie metaphernreiche Gegenhorizonte – denn Ziel ist, den Menschen die Angst zu nehmen. (I5, 359–391) Die Pflegende in I6 erinnert sich an Träume von Sterbenden, in denen diese abgeholt wurden: von einem kleinen Mädchen im weißen Kleid (I6, 180–185), von einem kleinen weißen Hund. (I6, 192 f.) „Ich spür in mir drin, dass wir dort abgeholt werden. Wir bekommen das nicht mehr mit. Da stehen andere, die die abholen. Wenn ein Kind auf die Welt kommt, freuen sich alle und begrüßen das Kind. So ähnlich stell ich mir das auch vor da drüben. Auf einer anderen Ebene. Freuen, dass man wieder zusammen ist." (I8, 243–247)

Für die Pflegenden ist die Vorstellung tröstlich, **dass nach dem Tod etwas ist und nicht nichts.** (I10, 212 f.) Der Ehemann einer sterbenden Patientin, der nicht daran glaubte, dass es nach dem Tod „etwas" geben kann, war beim Sterben seiner Frau dabei, „ich war nicht dabei. Und dann sagt er zu mir […] dann konnte ich zu ihr sagen, Du darfst gehen, es ist gut. Und dann ist sie gestorben. Und dann sagt er zu mir, er hat gespürt, wie ihre Seele an ihm vorbei ging. […] für ihn die Gewissheit, es geht was weiter, also die Seele ist irgendwo hingegangen und die ist irgendwo. […] das hat ihn sehr getröstet." (I21, 576–581) Die Verstorbenen sind in einer anderen Welt. (I8, 243 f.) Die Pflegende in I5 erhält darüber Gewissheit in Träumen von ihrer verstorbenen Mutter: „Sie hat mir auch schon in Träumen […] Dinge gezeigt, […] das sind so Geschenke […] aus einer anderen Welt." (I5, 722–724) Vielleicht ist da drüben was Schönes? (I5, 382–390) Die Hoffnung auf ein Danach entlastet (I6, 198) und begründet das Lächeln von Verstorbenen: sie sehen irgendetwas und sind da angekommen – im Jenseits. (I6, 625 f.) Man braucht „ein Bild oder irgendeine Idee vom Jenseits, um das überhaupt auszuhalten." (I21, 547 f.) Dass „es nichts gibt, was dort zu fürchten ist […], dass es gut ist." (I21, 461–463) Was kommt, wird möglicherweise etwas Besseres sein: „er hat's endlich geschafft. Es kann nicht schlimmer, wie's hier ist. Es muss eigentlich besser sein." (I20, 1063 f.) In der anderen Welt ist es schöner und dort gibt es Gemeinschaft. Zunächst werden wir an der Grenze abgeholt und dann treffen wir dort andere Menschen wieder. Das ist ein Wissen, das alle teilen: „Gell, Mama, wenn wir sterben, dann treffen wir uns alle wieder. Das ist nichts, was ich mit ihr besprochen hätte so. Wo ich denk, die haben einfach noch so ein Urwissen." (I8, 321–323) „Dort treffen auf einer schönen Wiese, wo ich alle wiedersehe, Menschen und Tiere. Sehr bunt, sehr fröhlich." (I11, 807 f.) Auch wenn sie nicht an ein Leben nach dem Tod glauben, hoffen sie doch, dass das, was dann ist, besser ist als das, was jetzt ist. „An ein Leben nach dem Tod glaube ich in dem Sinne nicht, sondern einfach (.), dass es mir dann gut geht. Oder den Menschen einfach gut geht. Und (.) es kann ihnen eigentlich nur besser gehen als hier." (I14, 239–241) Die Pflegende in I7 tröstet ihr Kind mit der Vorstellung einer neuen Daseinsform: der Opa ist ein Stern, der Lichtstrahl ist Symbol für die Verstorbenen. (I7, 692)

3.5.5. Religiöse Vorstellungen und Symbolik

Leben und Tod als Geschenk und Schicksal. Das Leben ist ein Geschenk von Gott. Der Tod ist Schicksal und nicht kontrollierbar. Dieses „Schicksalhafte. Wir haben nicht alles in der Hand und es ist auch gut, dass wir nicht alles in der Hand haben." (I20, 1052–1054) Das „Schicksal gibt uns eine Lebensspanne vor und wenn das dann Menschen sind, die nur kurz leben, das finde ich sehr schmerzhaft." (I21, 610 f.) Fürs Leben gibt es einen Plan, der auch das Sterben sinnvoll macht. „Dass man auch zum Patienten sagen kann: es gibt für jeden einen Plan. Den man nicht kennt, der aber vorgezeichnet ist." (15, 516 f.) Das kann Patient:innen beruhigen. Letztlich geht es um Vollendung und dass etwas zu einem guten Ende kommt. „Das ist, was mich prägt, dieses spirituelle Bild. Und dass es auch wie ein Kreis ist, der sich schließt. Das ist ja auch dieses Zurückkehren wieder. Dass Leben dann Vollendung erfährt durch das Sterben." (I21, 608–610)

Christliche Symbole und Metaphern: In den meisten Interviews finden sich christliche Symbole beim Sterben und nach dem Versterben: Kerze und Kreuz. „Erlösung" bedeutet für die Pflegenden ein gnädiger Tod (I6, 928) – als Erlösung vom Leiden. (I10, 483)

Engel: In vielen Interviews findet sich die Vorstellung von Engeln: sie sind Schutzengel, Mittler und Todesengel: „auf einmal ist da was hinter mir hoch geflogen, dass mir die Haare richtig geflattert haben, […] das war […] ein Schutzengel. Also, da, da haben einfach die anderen Welten mit rein gespielt." (I8, 95–97) Der Opa ist ein Schutzengel. (I8, 320) Eine Hebamme legt ein Engelchen neben das verstorbene Kind. (I11, 102 f.) Die Pflegende in I14 wird von ihrer Großmutter im Sterben als „Engel" bezeichnet: „dass es schön ist, dass ich da bin, weil ich war immer ihr Engel." (I14, 66 f.) Engel sind Mittler zwischen den Welten: „dann sagt die zu ihrem Mann: Und **den Engel** kenn ich. Und dann sagt der: (.) Quatsch, den kennst Du nicht. […] Sagt die: Doch, ich **kenn** die." (I8, 147–149) Und es gibt Todesengel. Eine Pflegende bezeichnet sich selbst als Todesengel und wird von anderen so bezeichnet, weil „schon viele gestorben, wenn ich ums Eck war. […] Der Chef auf der Intensiv hat immer gesagt: Jetzt kommt der Todesengel." (I8, 445 f.) Der Todesengel hier verhilft nicht zum Sterben, sondern ist Ausdruck von Präsenz, wenn Menschen sterben.

Eine höhere Macht, Kraft und Energie: Eine Pflegende spricht von einer höheren Macht (I5, 959) – eine Kraft, die einen trägt. (I5, 969). Nicht sie als Person wirkt, sondern eine Energie wirkt durch sie. (I5, 1237) Die Pflegende in I8 erzählt über ihre Kraft. „Im Hospiz haben ganz viele Leute meine Hand genommen und irgendwo hingelegt und nicht mehr losgelassen. […] Es kam ganz oft: Was machen Sie da? […] Was haben Sie da für eine Kraft? […] Es hat mir Angst gemacht. Ich hab gemerkt, da passiert was, wo ich überhaupt nicht handeln kann. […] Man ist im Gespräch und auf einmal sagt man etwas, wie wenn man eine Wahrheit ausspricht und denkt, das ist ja nicht von mir gekommen. […] Da arbeiten wir mit der geistigen Welt zusammen." (I8, 527–549)

3.5.6. Aufgaben der Sterbenden und der Pflegenden in der Sterbebegleitung

Die Pflegenden folgen der Vorstellung, dass Menschen in Todesnähe letzte Aufgaben haben, die erledigt werden müssen: ordnen und sich verabschieden; die letzte Zeit gestalten; was im Argen liegt, klären, dass sie sich vorbereiten können. (I6, 366 ff.) Es ist Aufgabe im Sterbeprozess, aufgebrochen zu werden und sich verwandeln zu lassen. (I1, 637–666) Das Leben gibt den Menschen Aufgaben, die sie bis zum Sterben abzuarbeiten haben. „Ich glaube, dass jeder seine Aufgabe hat. Und wenn Du die erledigt hast, dann darfst Du gehen oder sollst du gehen oder musst du gehen." (I7, 665–667) Wie Kübler-Ross sprechen sie von Dingen, die am Ende des Lebens noch zu erledigen sind. Sterbende können „über ihr Leben erzählen, wo war's schwer, […] wo würd ich gerne was ändern, wo, wo ist was, [...] was auch sehr gelungen ist? Auch diese Dinge [...] spielen ja in der letzten Lebensphase ne Rolle. [...] meine Erfahrung ist, dass manchmal so das ganze Leben nochmal herkommt, [...] die unbearbeiteten Dinge natürlich auch sowie (.) das, was gelungen ist, und die Menschen können es unterschiedlich annehmen." (I5, 338–343) Sterbende ziehen Bilanz am Ende ihres Lebens. (I5, 350) Wenn Dinge unerledigt bleiben, kann das Grund für ein schweres Sterben sein. Oder umgekehrt: wenn Menschen in unserer Wahrnehmung schwer sterben, neigen Pflegende dazu, unerledigte Dinge als Grund dafür anzunehmen: bis zuletzt war es ein schwerer Kampf – denn was im Argen lag, musste aufgearbeitet werden. (I6, 939 ff.) „Wenn die dann richtig akzeptiert haben, dann können die auch loslassen." (I11, 327 f.) Wenn nicht: „der hat sich [...] schwer getan. (..) Mit dem Sterben. [...] der hat irgendwas noch nicht erledigt." (I14, 891–893) Loslassen heißt auch, Erlaubnisse an Nahestehende auszusprechen: „Du hast alles getan, was man tun muss als Tochter und ich entbinde Dich von jeder Verantwortung für mich." (I5, 697 f.)

Auch die Pflegenden haben Aufgaben in der Sterbebegleitung. Sie verstehen Sterbebegleitung als Auftrag, Systemzwängen zu widerstehen und Möglichkeiten zu finden, Sterbenden Wohl zu tun. (I5, 1025–1038) Sterbebegleitung auf der Kinderintensivstation bedeutet: „das ist noch was, was man dem Kind mitgeben kann." (I20, 1177) Sie sollen Sterbende führen. Eine Pflegende sieht es als ihre Aufgabe, als Sterbebegleiterin zwischen Himmel und Erde zu vermitteln (I5, 1703–1732), dass die Menschen im Sterben „ihren Weg gut finden können." (I5, 358 f.) Voraussetzung eines gelungenen Abschiednehmen-Könnens ist, dass Sterbende die Wahrheit wissen, damit sie Zeit haben, sich zu verabschieden und die letzte Zeit zu gestalten. Die Wahrheit öffnet Sterbende für die letzten Aufgaben. (I6, 364 ff.) Dass Menschen nicht richtig sehen können, verhindert das Abschied-Nehmen: die Pflegende hatte den Körper wirklich gesehen, der Sterbende nicht, er wollte leben. Sehen heißt erkennen heißt Abschied nehmen können. (I1, 855–859) Sterbende sind Aufgabe zur eigenen Weiterentwicklung (I21, 214–216): „da gibt's etwas, was du bei dir angucken kannst." (I1, 706) Pflegende sollen offen sein im Umgang mit Sterben und Tod. (I21, 192–194) Sterbende und Pflegende sollen sich aufbrechen und verwandeln lassen – im Sterben fällt die äußere Fassade und das Innere wird sichtbar. (I1, 650–707) Aufbrechen heißt, sich berühren zu lassen vom Schmerz des anderen. (I1, 696–697)

4. Pflegende machen den Abschied eines Menschen schön

Pflegerische Praktiken der Sterbebegleitung und Verstorbenenpflege richten sich an normativen Vorstellungen aus. So soll im Umgang mit Sterbenden und Verstorbenen Ruhe sein, damit sie ruhig und friedlich sterben können. Sterbende, Nahestehende und Pflegende sollen nicht allein gelassen und ihr Abschied „gut" gestaltet werden. All dies soll den Abschied eines Menschen und den Abschied von diesem Menschen schön machen. Die Norm des Schön-Machens umfasst alle Phasen der Sterbebegleitung. Normative Vorstellungen verbinden sich mit der Auffassung, dass Pflegende genau das bewirken und einen gelungenen Abschied herbeiführen können. Die Normen orientieren die Praktiken der Sterbebegleitung und der Verstorbenenpflege und werden durch diese Praktiken zugleich auch wieder hervorgebracht, bestätigt oder verändert im Sinne der Habitustheorie.

4.1. Normative Orientierungen am Schönen, Friedlichen und Ruhigen

4.1.1. Die Norm des Schönen

Pflegende orientieren sich in ihren Erzählungen über Sterben und Tod und in ihren Praktiken an der Norm des Schönen. Ziel des Handelns ist: schön statt furchtbar. (I2, 1684) Die Wirklichkeit schön machen bedeutet, sich vom Schrecklichen zu distanzieren. Sie haben drei Perspektiven auf das Schöne: die Einbettung einer Erzählung über belastende Erlebnisse in den Rahmen des Schönen; sie sprechen vom schönen Sterben, Abschied und Tod; das schöne Aussehen der Verstorbenen.

Prädikative Rahmung „dennoch schön": Der Pflegende in I2 erzählt eine Fülle belastender Erlebnisse. Neben die belastenden Erlebnisse stellt er Erzählungen darüber, was schön und gut ist in seinem Leben und ihm Spaß macht (insgesamt 31-mal im Interview). Seine Erzählungen brauchen ein Happy End, das Interview selbst endet mit einer Happy End-Erzählung. (I2, 1986) Seine Soldatenerzählung bettet er in der Stegreiferzählung in den Rahmen des „Schönen" ein: „Das war auch eine sehr schöne Zeit […] Und musste Patienten immer in die Krankenhäuser fahren bzw. einmal musste ich auch einen [nach Hause] fahren, der war zum Tode verur/ also zum Tode/ der war/ also da konnte man bei dem nichts mehr machen. Der hat einen Hirntumor gehabt. Den habe ich dann heimgefahren zu seinen Leuten. […] Das war schon auch (..) so eine Konfrontation mit dem Tod, gell, im Prinzip (atmet tief durch, hebt Stimme nun deutlich an resümierend): Auf jeden Fall, es war eine schöne Zeit." (I2, 80–90) Das ist eine für ihn typische Rahmung (Argumentation) eines belastenden Erlebnisses (Erzählung): am Anfang und am Ende seiner Soldatenerzählung evaluiert er: „eine sehr schöne Zeit". In diese schöne Zeit ist die Erzählung über die Heimfahrt des zum Tode verurteilten Kameraden eingebettet. Die Erzählung kommt ins Stocken durch das Nicht-Aussprechen-Können des „zum Tode verurteilt". Das verdichtet die Sequenz. Es folgt eine Evaluation „Konfrontation mit dem Tod". Argumentativ nimmt er damit Bezug auf das Thema des Interviews, erzählerisch steht er mit dem schwerkranken Kameraden vor der Tür seiner Eltern und greift den Tod des Kameraden voraus – für sich, für den Kameraden, für die Eltern. Er abstrahiert den konkreten Menschen in der Argumentation, nimmt das Verstorben-Sein vorweg und ersetzt die Person durch den Tod. Konfrontiert war er hier mit einer ihn belastenden Situation. Das wird im nochmaligen Erzählen der Soldatengeschichte im immanenten Teil des Interviews deutlich. Dort verzichtet er auf die Rahmung „schön" und es wird dort zu einer belastenden Erzählung über ein Erlebnis, das er nicht vergessen kann: „ich habe mit/ ihn natürlich seinen Eltern ausgehändigt, letztendlich an der Haustüre, gell. […] Ich habe jetzt nicht brutal nähers mit ihm über seine Krankheit geschwätzt […] leid hat mir das schon getan, gell. Denn vor/ bei seinen Leuten, da hast Du gewusst, der hat keine große (..) Zukunft mehr, gell, und, und die Eltern, die leiden natürlich auch mit, kriegen einen Todkranken heim, gell, ihr eigenes Kind. Da hast du dir schon Gedanken gemacht. (..) Aber letztendlich […] denkt man da öfters dran bis zum heutigen Tag manchmal, gell (lacht)." (I2, 442–450) Er lacht am Ende der Geschichte – wie häufig im Rahmen von Erzählungen über belastende Erlebnisse. Auch in I4 dominieren die Bewertungen schön (15-mal) und ruhig (20-mal). Die Pflegende in I10 findet die Begleitung jüngerer Patient:innen schwierig. Pflegende, sagt sie, bedienen sich in solch schwierigen Situationen mitunter der Konstruktion des bilanzierenden schönen Lebens, das sie Patient:innen zusprechen: „Manchmal hilft's den Patienten, wenn wir sagen: Sie haben schon das und das erlebt. Und sich dann wirklich an diese Zeit erinnern, die gut war. Ich hatte trotzdem ein schönes Leben." (I10, 496–498) Auch in I13 findet sich die Rahmung des „Schönen" in eher schwierigen Situationen. In einer beruflich belastenden Situation erscheint das „Schöne" als Rahmung am Ende einer Erzählung, in der eine Tochter die Mutter am Lebensende nicht loslassen konnte. Nach all den Schrecknissen steht für sie fest: insgesamt war die Begleitung durch ihr Team und der Wandel der Tochter (I13, 872–893) ein gutes Ende, schön, eine gute Situation. (I13, 798)

Pflegende sprechen vom schönen Sterben, Abschied und Tod. (I2, 1308) Die Pflegende in I19 betont nach einer sehr dramatischen Situation, in der die Eltern eines Kindes sich selbst Vorwürfe gemacht hatten: „Es war einfach eine dramatische Geschichte und ein Schock für alle. Aber den Sterbeprozess haben die Eltern schön und sehr angenehm gemacht." (I19, 159–161) In I17: Der kleine Sohn soll den durch einen Tumor entstellten Papa sauber sehen und einigermaßen wach. Die entstellende Wunde wird schön verdeckt, das Zimmer geputzt. Es ist eine Inszenierung des Schönen für einen gelungenen Abschied. (I17, 935 ff.) Ein besonders eindrückliches Beispiel für die Orientierung an der *Norm des Schönen* ist die Erzählung über das furchtbare Erlebnis des unschönen (schweren) Sterbens des unschönen (blitzeblau schnappenden in Windeln inmitten von Müll auf dem Boden sich windenden) Sterbenden in I18. (I18, 1456–1576) Zehnmal findet sich „schön" in der dichten Passage und davon sechsmal „nicht schön". In die Erzählung wird – das Nicht-Schöne kontrastierend – eine Erzählung des Schönen eingefügt, eine Erzählung über einen kurz zuvor verstorbenen Patienten: „er sah so schön aus [...] Der sah so gut aus, also er sah auch im Sterben ja gut aus, fand ich. [...] sehr friedlich und [...] irgendwie so (.) ebenmäßig, ganz friedlich, ganz schöne Farbe [...] es war so stimmig." (I18, 1553–1564) Die Pflegende in I14 möchte dem Sterbenden die Angst nehmen und spricht vom „schönsten" Tod: „Sie werden einschlafen und das (.) ist eigentlich der schönste Tod, den man sich wünschen kann." (I14, 867 f.) Die Pflegende in I3 erzählt über den schönen Abschied von einer schönen Familie, „also schöne Familie im Sinne von, (.) das war so rund, das stimmte so von vorne bis hinten irgendwie." (I3, 988–990)

Verstorbene schön aussehen lassen: Die Pflegende in I3 resümiert: „auf der Palli [...] gab's dann doch sehr viele schöne Momente auch des Abschiednehmens, wo du dann jemand schön hergerichtet hast, wo die Angehörigen sich darüber gefreut haben, einfach [...] einen schönen Rahmen hatte." (I3, 827–831) Die Pflegende in I11 beschreibt das verstorbene Kind: „irgendwie schön, das war so bunt, schön angezogen, nur Kopf war einfach zu groß. Das war ein sehr schönes Gesicht, ein ruhiges Gesicht war das." (I11, 513–515; viermal schön) Für Nahestehende ist es schön, wenn aus dem ernsten Gesicht der Verstorbenen ein lächelndes wird. (I6, 620–623) Dass Verstorbene für ihre Nahestehenden schön aussehen sollen, ist Teil der Praxis der Verstorbenenpflege.

4.1.2. Die Norm des Friedlichen

Die Pflegenden orientieren sich in ihrer Praxis und im Erzählen an der Norm des Friedlichen. Der Prozess des Sterbens soll ein friedlicher sein und auch das Ergebnis dieses Prozesses: Verstorbene sollen friedlich aussehen.

Friedlich zu sterben, schafft Ruhe bei den Nahestehenden und Pflegenden. Das Sterben, die Verstorbenen und der Sterberaum sollen schön, ruhig und friedlich sein. (I5, 1325–1357) „Der Mann ist ganz friedlich gegangen." (I8, 763) Dass Menschen friedlich sterben, wird erzählt als Gegenhorizont zur Wirklichkeit des Erlebten, denn die Situation war dramatisch. (I5, 1335) Auch in I9 wird gegen den Horizont nicht friedlicher Erfahrungen der Gegenhorizont des Friedlichen erzählt: „Es war eine total friedliche und keine Erfahrung, die einem Angst hätte machen müssen." (I9, 41 f.) Die Pflegende in I17 muss in besonderer Weise das friedliche Versterben und das Friedliche nach dem Versterben betonen gegen den Horizont: „Was man (.) sonst so kennt […] oder was ich jetzt einfach oft erlebe, viele sterben ja nicht leicht. Viele sterben ja richtig schwer." (I17, 616–618) So war ihre Oma friedlich eingeschlafen, ohne Qualen – wissen kann sie es nicht, weil niemand dabei war. (I17, 516 f.) Weitere Erzählungen rahmt sie entsprechend: friedlich, nicht angespannt, ohne Schmerzen, ohne Delir, ohne Verzweiflung. (I17, 596–599) Über das dramatische Versterben einer Patientin berichtet eine Pflegende: „Es war schwer, aber es war letztendlich dann doch eine runde Sache." (I21, 342 f.)

Friedlich aussehen nach dem Versterben. (I3, 1203) „Wie sie dann auch geschaut haben. So friedvoll. Hat mich auch ne Schwester auf der Inneren mal drauf gebracht: Guck mal, wie entspannt viele Tote sind. […] den Blick dafür kriegen. Wie leidend viele waren und wie entspannt sie dann im Tod waren." (I13, 544–547) Die Pflegende in I17 beginnt ihr prägendstes Erlebnis mit einer Beschreibung des Sterbenden: er war friedlich, nicht angespannt (I17, 596–599) Der Mann, der in ihrer Nacht als Auszubildende verstorben war, „lag flach auf dem Rücken. Wie im, im Bilderbuch oder im Fernsehen. Flach auf dem Rücken, die Hände auf der Decke, der Kopf gerade, er sah einfach friedlich und so habe ich ihn liegen lassen." (I17, 669–672) Sie beschreibt ein Ideal – das Bild eines Verstorbenen, das sie aus Bilderbüchern und Fernsehen kennt. In dieser von ihr vermeintlich vergessenen Erzählung erinnert sie sich an viele „ideale“ Details. Die Pflegende in I18 hat beides erlebt – dass man Verstorbenen ansah, dass sie friedlich verstorben waren oder auch nicht: „dass einige so schön aussehen und so friedlich und aber auch so (.) ruhig sind. […] wo man so fast so einen Frieden. Also im Raum auch […] und andere sind so (.), so (.) vergrämt irgendwie und auch von der Faltenbildung, also […] so ein Kampf.“ (I18, 946–950)

4.1.3. Die Norm des Ruhigen

Die Norm des Ruhigen kommt in vielerlei Variationen in den Interviews zum Tragen. Wie das Schöne und das Friedliche bezieht sich das Ruhige auf das mit allen Sinnen Wahrnehmbare und ist damit wieder argumentativer Gegenhorizont zum Horizont des sinnlich unausweichlich Bedrängenden. Die Norm des Ruhigen bezieht sich aber auch auf die Praxis der Begleitenden selbst. Da Ruhe sein soll, soll und kann sie hergestellt werden durch beruhigende und ruhigstellende Praktiken. Ob das gelingt, liegt mit in der Verantwortung der Pflegenden.

Ruhig versterben: Die Pflegende in I4 rahmt ihre Erzählung des Sterbens einer jungen Frau mit der Orientierung *ruhig sein*. Sie beginnt die dichte Passage mit einem Stöhnen. Dann nimmt sie das Ergebnis vorweg: Sie ist ruhig gestorben. (I4, 321) Erst dann erinnert sie sich an die Schwierigkeiten. Als sie darüber berichtet, kommt sie ins Straucheln, stottert fast. Sie berichtet von Atemnot und kommt dabei selbst ganz außer Atem. „Atemprobleme hatte und (.) und, ähm, sehr schwer hatte, ähm, das Volumen auch abzuatmen und, ähm, (..)/ aber (..) eigentlich ganz ruhig, ganz, ja, (..) und vor all/ ja.“ (I4, 322 f.) Und am Ende war es dann doch: ruhig. Die Schwierigkeiten sind eingebettet in „Ruhe“. Sie umschreibt das Sterben mit der Schlafmetapher. Sie haucht die Schlafmetapher aus und endet dann: sie war nicht allein. (I4, 321–325) Ruhig zu versterben, verbinden Pflegende damit, begleitet und nicht allein zu sterben. „In Ruhe. Ohne Schmerzen. In der Nähe zu anderen Menschen, Familie. Dass die sterben, wie sie sich das gewünscht haben. […] Sich nicht verlassen fühlen. Sich von niemandem beleidigt fühlen. Und dass die, die solche Patienten pflegen, sich eine gewisse Zeit nehmen und da sind. Ich finde es schrecklich, wenn jemand einsam stirbt.“ (I11, 650–659) Menschen sterben nach einer großen Unruhe leise. „Sie ist jetzt einfach ganz leise gestorben.“ (I5, 1123 f.)

Pflegende fühlen sich verantwortlich, dass jemand ruhig verstirbt. Dass in eine Situation Ruhe kommen kann, hängt auch davon ab, wie ruhig ich selbst in dieser Situation sein kann. Ich muss in Ruhe sein, um den Sterbenden nicht zusätzlich zu beunruhigen. (I1, 501–515) Pflegende verwenden **beruhigende Praktiken**, die die Situationen schön, ruhig und hell machen. (I18, 1612–1618) Dass Menschen da sind, da bleiben und berühren, beruhigt Sterbende. (I5, 830) Die körperlich-mütterliche Zuwendung zum Vater, dass er gehalten, dass seine Hand gehalten und dass er gestreichelt wird, lässt ihn ruhiger werden. (I11, 199 f.) Sterbende können durch Waschen ruhiger werden. (I4, 465–467) Die Pflegende in I5 macht sich zur imaginierten Wegbegleiterin. Dadurch wird es leichter: die Sterbende soll die Erde spüren, aufrecht sein. Deshalb sitzt sie mit ihr und hält sie – „und dann war Ruh." (I5, 856) Eine Meditation mit Sterbenden beruhigt sie. (I8, 242) Pflegende können aber auch **ruhigstellende Praktiken** anwenden. Pflegende berichten von der Notwendigkeit sedierender Maßnahmen zum Zweck der Leidenslinderung (I5, 537–542; I6, 329) und warnen zugleich vor einem verfehlten Einsatz: „Morphin-Perfusor und dann so viel, dass er keinen Mucker mehr macht. Möglichst nicht mehr sprechen. Auch bei solchen, die hätten sprechen können. [...] das fand ich auch nicht gut. Natürlich Schmerzfreiheit und Symptomkontrolle, aber doch nicht tot sedieren. Da haben Menschen sich mal geregt und dann mussten wir schon hochstellen." (I13, 347–352)

Ruhe schaffen in der Umgebung von Sterbenden und Verstorbenen. Für ein ruhiges Sterben braucht es Ruhe in der Umgebung von Sterbenden (I19, 84 f.) – für die Sterbenden, die Nahestehenden und die Pflegenden. (20-mal in I4) Pflegende schaffen Ruhe um die Patient:innen herum. „Wenn Patienten im Sterben liegen, soll nicht so viel Hektik um die Patienten rum sein." (I11, 579 f.) Die Kolleg:innen auf der Kinderintensivstation unterstützen sich gegenseitig, damit Ruhe in die Situation kommt. (I20, 701–707) Beim Sterben eines jungen Mannes war es ruhig nach Abschalten der Geräte. (I4, 552 f.) Entweder kann die Umgebung für den Sterbenden ruhig gestaltet werden oder der Sterbende wird in eine ruhige Umgebung gebracht. Kinder werden in ruhige Zimmer verschoben zum Sterben. (I19, 898) Sterbende sollen (I17, 53 f.) und wollen (I11, 736 f.) in Ruhe gelassen werden. In Ruhe lassen bedeutet aber nicht, den Sterbenden allein zu lassen. Auch die Nahestehenden brauchen ihre Ruhe im Da-Sein für die Sterbenden. (I20, 1118) „Ich war Gott sei Dank allein, es ist keiner dazu gekommen von den Pflegekräften." (I21, 459 f.) Pflegende selbst brauchen auch Ruhe beim Begleiten von Sterbenden (I11, 368–371): „in Ruhe nach ihnen schauen können. Wir sind dann auch gesessen und haben ihnen die Hand gehalten. Nicht lange, aber immer ne Weile. Schweigend.“ (I13, 520 f.) Wenn die Menschen verstorben sind, sorgen die Pflegenden für Ruhe nach dem Versterben (I19, 8–85) – Ruhe um den Verstorbenen herum und Ruhe im Umgang mit Verstorbenen. (I3, 250) Die Pflegende in I10 betont, dass Verstorbene auf Intensivstation in Ruhe gepflegt werden. (I10, 470 f.)

Ruhig aussehen nach dem Versterben. Wichtig ist für die Pflegenden die Veränderung des Gesichts der Verstorbenen – dass das Leid nicht mehr sichtbar ist, sondern dass sich das Gesicht im Tod entspannt. (I21, 374–394) Die Pflegende in I19 erinnert sich an ein „Frühchen mit Zustand nach Verkehrsunfall. An Maschinen sah es gequält aus. Tot dann entspannt.“ (I19, 130 f.) „Wenn die vorher einen angestrengten und harten Gesichtsausdruck hatten, dann sind die gestorben und haben auf einmal so ganz entspannt.“ (I15, 437–439) Die Pflegende in I19 führt unerfahrene Pflegende an Situationen des Sterbens und Verstorben-Seins vorsichtig heran: „Jungschwester hatte noch nie ein totes Kind gesehen. Auf sie eingegangen. Sieht aus wie ein schlafendes Kind. Alles schön ruhig, dass sie – Frischexaminierte – keine Angst hat – insgesamt gut.“ (I19, 252–254)

4.1.4. Wertorientierungen in der Sterbebegleitung

Neben den Normen des Schönen, Friedlichen und Ruhigen, die das in Situationen des Sterbens und Verstorben-Seins sinnlich Wahrnehmbare beschreiben, finden sich Wertorientierungen in den Interviews, die das Handeln der Sorgenden orientieren sollen. Die Pflegende in I6 beschreibt Werte einer palliativen Sorge (tender loving care): sich auf Augenhöhe begegnen, wahr- und ernstnehmen, Bedürfnisse sehen oder erspüren, wirklich leben bis zuletzt, das Leben lebenswert machen bis zum Schluss. (I6, 471 f.)

Ein **„Leben – bis zum Schluss“** hat sich tief in die hospizliche Sprache eingegraben. Es ist Dreh- und Angelpunkt des palliativen Wertekanons. Am Lebensende geht es darum, dem Leben der Menschen Zeit und Raum zu geben: „die war so eigentlich voll am Leben bis zum Schluss.“ (I1, 612) Eine Intensivpflegende berichtet davon, dass sie jungen Patient:innen, die viel Zeit ihres Lebens im Krankenhaus verbringen müssen, ein „normales“ Leben bieten wollen. „Was für mich belastend ist, sind die jungen Mädchen und Jungs mit Sarkom. […] Die kennen nichts anderes als Krankenhaus. […] Die leben einfach im Krankenhaus. […] Denen versuchen wir schon, Leben während des Aufenthalts auf

Intensiv durch Gespräche, Besuchszeiten, Eltern dürfen übernachten, menschliche Wärme, kein strammer Standard." (I11, 305–315)

Ein *Leben – bis zum Schluss* orientiert sich an den **Bedürfnissen der Sterbenden und deren Familien.** Eine Pflegende erzählt aus ihrer Zeit als Ehrenamtliche, in der sie einen jungen Mann begleitet hatte: er bestimmt, wo's lang geht und was zu tun ist in den Zeiten der Begleitung. Für sie ist klar: sie hat das auszuhalten. „Er **war** so. [...] Den Wunsch gilt's zu respektieren." (I12, 839 f.) Auf Palliativstation darf Individualität sein – das ist das *Schöne* dort. Die Wünsche der Patient:innen sind in Ordnung. Sie müssen sich nicht anpassen. (I17, 72 ff.) Bei einem Teenager werden Essen und Trinken nicht mehr als Ernährung, sondern nur noch für den Genuss akzeptiert. (I17, 1188–1190) Konflikte können entstehen, wenn die Rollen nicht klar getrennt werden können oder wenn wahrgenommene Bedarfe den Bedürfnissen der Sterbenden vermeintlich zuwiderlaufen. Die Pflegende in I12 übernimmt selbst die Pflege ihrer sterbenden Mutter und kommt in einen doppelten Konflikt – einen Rollenkonflikt als Krankenschwester und Tochter und einen ethischen Konflikt: „Sie hat einfach ganz viel geschwitzt. Morgens hab ich gesagt: Komm, ich tu Dir ein frisches T-Shirt anziehen und wasch Dich. Dann hat sie gesagt: Waschen, waschen, immer die Krankenschwestern. (flüstert das) [...] Oh, da war ich **tief** verletzt. [...] Hinterher sagte sie: Oh, jetzt fühl ich mich besser. [...] Ich war schon unsicherer als sonst in der Pflege. Wo's natürlich auch drum geht: was möchte derjenige? Ist ja immer so ein Abwägen. Da geht's natürlich, einfach drauf zu gucken, was möchte ich und was möchte derjenige und was ist die Mitte? [...] sie aufzuwecken, um sie zu drehen oder so. [Pause] Aber sie auch nicht liegenlassen können, weil sie sonst wirklich aufgegangen wäre." (I12, 715–733)

Pflegende passen entsprechende institutionelle Regeln an die Bedürfnisse der Sterbenden an. Die Pflegende in I17 spielt das Spiel des Ehemanns mit, der seiner Frau auch „abstruse" Wünsche erfüllt, um ihr nicht das Gefühl ihrer Selbstbestimmtheit zu nehmen. (I17, 1027 ff.) Auf der Kinderintensivstation werden Regeln für sterbende Kinder gebrochen, um ihnen und den Eltern etwas Gutes zu tun: „Da durften dann [...] die Sachen von zu Hause mitgebracht werden, angezogen werden, [...] eigentlich wird der komplette Komfort versucht hinzukriegen für die Eltern und das Kind. Also, es werden Maßnahmen nicht mehr gemacht, wo fürs Kind unangenehm sind. Man versucht, alles zu machen, wo man weiß, das bringt einen Profit fürs Kind." (I20, 536–540)

Offenheit angesichts des Todes anstatt falsche Hoffnung angesichts Hoffnungslosigkeit: Wichtige Voraussetzung für ein gelungenes Abschiednehmen ist Offenheit Patient:innen und Nahestehenden gegenüber (I14, 866–868): Wahrheit sagen, offen sein, nicht heucheln, nicht belügen, Zeit bekommen, um zu ordnen und sich zu verabschieden, letzte Zeit gestalten, letzte Aufgaben wahrnehmen, um sich verabschieden und vorbereiten zu können. (I6, 71 ff.) „Wie schön kann's Sterben sein, wenn alles ausgesprochen wird." (I7, 82 f.) Dass keine Gesundung möglich ist. (I7, 440 f.) „Es ist heilsam, das auszusprechen, was noch dazwischen ist." (I5, 1201 f.) Ein Vater entschuldigte sich auf dem Sterbebett bei seinem Sohn. (I2, 1416 f.) Pflegende ringen mit dem falschen Hoffen bis zuletzt. In vielen Interviews betonen sie, wie sehr es sie belastet, wenn Sterbenden und Nahestehenden falsche Hoffnungen gemacht werden. „Entweder nicht aufgeklärt oder gesagt: das wird schon wieder. Sterbenskranke Menschen. Hoffnung immer wieder genährt." (I13, 273–275) Der Praxis des Hoffen-Machens der Ärzt:innen steht die Praxis der Offenheit der Pflegenden gegenüber. Die Erfahrung zeigt: in der Nähe des Todes sind auch die Sterbenden offen. (I14, 868) Mit Nahestehenden müsse vorm Tod gesprochen werden. (I11, 571 f.) Auch Nahestehende dürfen offen sein: „Eine Trauernde auf der Intensivstation hat alle Phasen erlebt mit ihrem Mann. […] sie konnte ihre Emotionen so ausdrücken, wie sie war. […] Das fand ich sehr schön, wie sie aus dem Impuls heraus gelebt hat." (I13, 559–566)

Annahme: Aus der Annahme des Sterben-Müssens kann etwas Gutes und Schönes entstehen. Die Erfüllung der Norm des akzeptierten Sterbens macht das Erinnern schön. (I6, 163) Annahme ist schön – des Unbearbeiteten und dessen, was gelungen ist. (I5, 350–353) Das Wissen um ein erfülltes Leben kann die Annahme des Sterben-Müssens erleichtern. (I10, 496–498) Wenn die Eltern die Situation akzeptieren, kann eine gute Sterbebegleitung gelingen. (I20, 325–334) „Der Sohn war ihr ernstes Problem […] Weil er's nicht wahrhaben wollte. Oder sich nicht trennen konnte. Das war schwierig." (I10, 274–276) Aus der Annahme folgt das Loslassen-Können. (I10, 487) „Wenn die dann richtig akzeptiert haben, dann können die auch loslassen." (I11, 327 f.)

4.2. Sterbende, Nahestehende und Pflegende nicht allein lassen

Zum Schönen eines Abschieds gehört für die Pflegenden, dass Sterbende und Nahestehende nicht allein gelassen werden und dass auch sie als Sterbebegleiter:innen nicht allein gelassen werden bzw. sich allein gelassen fühlen.

4.2.1. *„Ok, er war wenigstens nicht alleine. Das finde ich schön." (I10, 628)*

„Schön" zu sterben, braucht Begleitung – dass Menschen nicht allein gelassen werden von Nahestehenden und Pflegenden. In den Interviews finden sich nur wenige Hinweise, dass Menschen im Sterben allein gelassen werden dürfen. Fast durchgängig sind die Pflegenden der Überzeugung, dass das nicht sein darf. Es kann, so *argumentiert* die Pflegende in I1, Situationen geben, in denen Sterbende allein gelassen werden dürfen. (I1, 749 f.) Dann *erzählt* sie über eine Ehefrau, die sie und ihre Kollegin für eine Pflegehandlung aus dem Zimmer geschickt hatten und deren Mann in ihrer Abwesenheit verstorben war, was die Ehefrau den Pflegenden vorwarf. (I1, 882 f.) Die Erzählung nimmt großen Raum im Interview ein und endet mit der Feststellung, dass sie üblicherweise keine Nahestehenden rausschickt. Die Erzählung enthält einen dreifachen Auftrag: (1) Sterbende nicht allein lassen, (2) Nahestehende beim Sterbenden sein lassen und (3) diese auch nicht allein lassen.

Es ist schön, wenn Sterbende im Kreis ihrer Familie sterben dürfen. (I15, 159) Daher „war's dann echt ganz schön gewesen. Angehörige alle da, als sie verstorben ist." (I10, 283 f.) Das entspricht meist der eigenen Erfahrung in der Herkunftsfamilie. (I7, 237; I9, 40 f.) Die Pflegende in I11 schöpft aus ihrer eigenen positiven biografischen Erfahrung und orientiert sich daran in ihrer beruflichen Praxis. Um den Großvater hatte sich die Familie gekümmert. Ihr Großvater ist zu Hause gestorben. Ihr Fazit lautet: keiner darf allein sterben. (I11, 491) Es ist Aufgabe der Familie, dabei zu sein. In ihrer Praxis erlebt sie das leider anders: „Bei mir sterben die meistens alleine." (I11, 796) Die Pflegende in I20 rahmt in ihrer Stegreiferzählung ihr Ideal des Sterbens mit der Orientierung *nicht allein sterben.* Sie allerdings schöpft aus negativen biografischen Erfahrungen. Denn obwohl ihre Großmutter nebenan wohnte, starb sie schließlich allein. (I20, 53 f.) Auch der Großvater war allein verstorben – auf der Intensivstation, weil man die Familie nicht zu ihm gelassen hatte. Das machte sie seinerzeit wütend und die Wut ist wieder da, als sie darüber erzählt: „dieses allein Sterben, das hätten wir ihm gerne erspart. Ich war damals so erbost."

(I20, 225 f.) Die Familie gehört ans Bett der Sterbenden. So berichtet eine Pflegende von einer Situation, in der ein junger Mann in ihrem Alter allein verstorben war, weil die Eltern nachts nicht gerufen werden wollten. Das kann sie nicht verstehen. Als er Geborgenheit brauchte und eine Mutter, die ihn hält, hatte sie das übernommen. Sie war die Mama. (I8, 55–69) Sie war bei ihm, bis er gestorben ist. (I8, 607) Das Thema zieht sich wie ein roter Faden durch die Interviews. „Was ich ganz schlimm finde. In der ersten Nacht sind bei uns zwei Patienten verstorben und da war niemand von den Angehörigen dabei. Niemand. Das finde ich bitter." (I15, 138 f.) Damit der Schwiegervater nicht allein sterben muss, fragt eine Pflegende ihren Mann: „willst Du ans Bett sitzen oder ich?" (I21, 227 f.) Die Pflegenden lassen die Sterbenden nicht allein, wenn der Sterbende das möchte oder sie den Eindruck haben: „viele sagen […] Sie lassen mich nicht allein? (.) Wenn's soweit ist." (I5, 1605 f.) Eine Pflegende bleibt bei Sterbenden, wenn die Nahestehenden nicht da sind. Sie begleitet Patient:innen bis zum letzten Atemzug, sie ist einfach da. Denn: „Es gibt nichts Schlimmeres, als allein zu sterben." (I10, 473 f.) Die Pflegende bezieht das auch auf ihr eigenes Sterben: „ich weiß, wie ich **nicht** sterben möchte. (lacht) Nicht alleine." (I10, 606) Die Pflegende in I14, die eine vertrauensvolle Beziehung zu einem Sterbenden auf Intensivstation aufgebaut hatte, ließ ihn im Sterben nicht allein: „dann war er alsbald tot. […] ich hab ihn nicht eine Sekunde aus den Augen gelassen. […] ich achte schon drauf, dass, wenn die (.) Menschen hier sterben, dass sie nicht alleine sterben. […] wenn kein Angehöriger da ist, (.) sehe ich zu, dass ich wenigstens in den letzten Atemzügen sozusagen neben dem Bett stehe." (I14, 871–878) Wenn die Pflegenden keine Zeit haben, holen sie die Seelsorgerin, damit Sterbende nicht allein sind. (I10, 532 f.)

Es ist wichtig, dass Nahestehende bis zum Schluss dabei sind – damit sie sich verabschieden können. (I1, 295–298) Es gibt Situationen, in denen das Leben künstlich verlängert wird, damit die Nahestehenden sich verabschieden können. „Die Kinder so lange am Leben erhalten, bis Eltern da sind und Kinder im Arm der Eltern einschlafen können. So lange wird reanimiert, bis Eltern da sind." (I19, 299–301) „Von daher funktioniert das eigentlich schon ganz schön. Dass die Angehörigen meist noch die Zeit haben, sich noch zu verabschieden oder halt mit dabei zu sein." (I10, 387–389) Nahestehende sollen auch nicht allein gelassen werden. Die Intensivpflegenden berichten fast durchgängig, wie schwierig sie das erlebt hatten und noch immer erleben, wenn die Nahestehenden *draußen vor* der Intensivstation allein gelassen werden. Wenn die Nahestehenden beim Sterbenden sind, soll nach ihnen geschaut werden. „Mit den Eltern im Sterbeprozess reden und begleiten." (I19, 273) Pflegende wollen selbst auch nicht allein gelassen werden. (I10, 424–426)

4.2.2. Da-Sein – Zeit haben – den anderen berühren und halten

Die fürs palliative Feld typische Denkfigur *da sein und bleiben* (I5, 1007–1011) ist auch im Intensivbereich bedeutend. Eine Pflegende sagt zum Sterbenden: „Ich bin da. Sie sind nicht allein." (I14, 879 f.) „Bin einfach nur dabei geblieben, habe ihm die Hand gehalten. Habe Platz genommen auf einem Stuhl. Auf der anderen Seite saß die Frau. Das war nachts. Das war eine sehr ruhige Atmosphäre." (I15, 432–434) Gut zu begleiten, ist mehr als die Sorge für das Körperliche und Allernötigste. Diese Erfahrung war das Highlight der Pflegeausbildung in I6: sich Zeit nehmen zu dürfen, reden zu dürfen, wirklich da sein zu dürfen. (I6, 45) Zeit zu haben, ist Rahmenbedingung und Voraussetzung für ein schönes Sterben für alle Beteiligten. Für die Sterbenden und die Nahestehenden, weil sie Ruhe erfahren und nicht allein gelassen werden, für die Pflegenden, weil das ihrem Ideal entspricht und dadurch Schuldgefühle vermieden werden. Zeit zu haben, ist schön. (I2, 1251; I3, 1031 f.) Das ist auch den Intensivpflegenden wichtig. (I14, 873–876) „Wenn einer einen Sterbenden betreut, bekommt er nur ein oder zwei Patienten. Dass man Zeit hat, sich zu kümmern." (I10, 468 f.) Seelsorger:innen sind da, „wenn wir nicht Zeit haben." (I11, 245)

Bei anderen zu sein und zu bleiben, sie nicht allein zu lassen, sondern mitzugehen und zu begleiten, kann über die Haltung des reinen Da-Seins hinausgehen und das Verhalten einschließen, sie (mütterlich/väterlich) zu berühren, in den Arm zu nehmen und zu halten. (I5; I21) Eine Pflegende berührt Sterbende: „hier (zeigt auf Schulter und Brust) [...] Hand auch mal [...] manchmal fühlt sich das natürlich schon an wie so ein Tiefergleiten [...] sind auch so wichtige Momente und eigentlich ganz (.) schöne und friedliche." (I18, 1606–1612) Die Pflegenden halten die Sterbenden und Nahestehenden, nehmen sie in den Arm (I8, 610), halten die Hand. (I11, 199 f.; I15, 434 f.) Für den Pflegenden in I9 ist die ideale Sterbebegleitung, „dass man einfach auch mal beim Patienten bleiben kann, vielleicht auch wenn keine Angehörigen vorhanden sind. Dass man einfach nochmal die Hand nimmt. Dass ein Patient in dem Moment das Gefühl hat, dass wirklich jemand da ist für ihn." (I9, 58–61) Er ist „in meinen

Armen gestorben.“ (I14, 106 f.) Kinder werden im Sterben gehalten – sie sterben auf dem Arm der Mutter (I19, 88), des Vaters und der Großmutter (I19, 175 f.): „wenn's geht, werden die Kinder zum Sterben auf den Arm gegeben.“ (I20, 656 f.) Erwachsene werden getröstet, indem die Pflegenden sie in den Arm nehmen. Wenn Nahestehende „fertig am Bett sitzen und weinen, nimmt man sie auch mal in den Arm.“ (I10, 337) Trauernde werden in den Arm genommen und gehalten. (I7, 244) Nahestehende möchten wissen, ob sie den Sterbenden berühren dürfen. (I9, 350)

4.3. Den Abschied der Sterbenden, Nahestehenden und Pflegenden gut gestalten

Zum Schönen des Abschieds gehört, dass alle in den Sterbeprozess Involvierten in den Blick genommen werden – Sterben als sozialer Prozess – und dass aus deren Perspektive und deren Bedürfnissen entsprechend der Abschied gut gestaltet wird: der Abschied der Sterbenden vom Leben, das Abschiednehmen der Nahestehenden und der Abschied der Pflegenden von Sterbenden, Verstorbenen und Nahestehenden. Den Seelsorger:innen kommt hierbei auf Intensivstation eine besondere Rolle zu.

4.3.1. Den Abschied der Sterbenden vom Leben gut gestalten

Einen Raum zum Sterben in vertrauter Atmosphäre schaffen: Kindern wird vorgesungen wie Mütter das tun. Das hatte die Pflegende in I11 in ihrer Ausbildung erlebt. Sie selbst hat das übernommen und singt Sterbenden etwas vor, die dadurch ruhig werden. (I11, 30 f.) Sie verhält sich Sterbenden und Verstorbenen gegenüber in ähnlicher Weise wie der eigenen Familie gegenüber. Sie hält ihre Hand und streichelt sie und bleibt bei ihnen, damit sie nicht allein sterben. Für junge Patient:innen, die wegen der Therapien und deren Nebenwirkungen und wegen der Auswirkung der Erkrankung viel Zeit ihres Lebens im Krankenhaus verbringen müssen, versuchen die Pflegenden eine vertraute Atmosphäre herzustellen. (I11, 305–315) Auf der Kinderintensivstation dürfen sterbende Kinder Sachen von zu Hause anziehen (I20, 535–540) und das Zimmer darf kindgerecht gestaltet werden. (I20, 545 f.) Die Intensivpflegenden der Kinderintensivstation kleben Fotos an die Maschine, damit der Raum persönlicher und weniger technikorientiert wird und wirkt. (I19, 77 f.) Die Pflegende in I4 schildert ihre erste ideale Erfahrung der Begleitung von Sterbenden auf einer Privatstation, auf der alles schön und ruhig ist und wie zu Hause: es dürfen immer Nahestehende anwesend sein, vom üblichen Tagesablauf darf abgewichen werden, die Lampen sind nicht grell, es gibt Aromen, es ist gelüftet, die laute Technik ist reduziert – es ist Ruhe in und um den Raum. (I4, 431–439) Auf der Intensivstation werden Räume verändert, damit sie Räume des Sterbens sein können: die Tür wird geschlossen, das Zimmer wird mit Tüchern abgeschirmt. (I4, 446–449) Um Sterbebegleitung auf einer Intensivstation „auch nur ansatzweise durchzuführen, müsste man zumindest die organisatorischen Platzbedingungen schaffen durch ein separates Zimmer." (I9, 61 f.)

Lindernde und wohltuende Praktiken am Lebensende: Wichtig ist den Pflegenden, Sterbenden und Nahestehenden wohl zu tun und Nahestehende dazu anzuleiten, Sterbenden wohl zu tun (I3, 1187 ff.): mit Lagerungen und Mundpflege (I3, 1117 f.), durch Reduktion der Flüssigkeitsgabe und eine ausreichende Gabe von Schmerzmitteln (I11, 320–322) sowie anderer belastende Symptome lindernder Medikamente. (I20, 598 f.) Eine Pflegende massiert „die harten Stellen an Fersen oder an Beinen." (I11, 368 f.) Der Bewegungsdrang der Sterbenden soll ernst genommen werden. Das Handeln richtet sich am holistisch orientierten Palliative Care-Konzept aus: Zunächst die körperliche Ebene (gute Symptomkontrolle), dann die spirituelle Ebene. (I5, 334–338) Sterbende sollen sich umhüllt, geborgen und gepflegt fühlen. (I4, 464–467)

Sterbenden Ängste nehmen: Die Pflegenden wollen Sterbenden die Furcht vorm „Weg" nehmen. Die Pflegende in I5 konstruiert einen Gegenhorizont zum Horizont „Furcht vorm Weg": Sterbende müssen keine Furcht vorm Weg haben, sie dürfen Vertrauen haben, denn der Weg ist nicht schrecklich. Für sie ist es ein Trost, dass drüben vielleicht etwas Schönes ist. (I5, 384 ff.) Einer jungen Frau, die fragt, wie Sterben geht, bietet sie als Bild die Parallele zum Geboren-Werden an: „als mein erster Sohn auf die Welt kam […] hatte dann diesen Gedanken (.), ich bin ne Frau und es ist in mir angelegt, mein Körper weiß, wie das geht, und ich glaub, ich lass mich jetzt einfach mal treiben und lass es einfach mal geschehen. […] dann war's leichter […] im Sterben geht dieser Weg vielleicht auch so ähnlich. (.) Es ist in uns angelegt, wir alle sind sterblich, […] wir haben alle diesen Weg vor uns. […] wenn wirklich diese Sterbephase beginnt, auch dieses Vertrauen zu haben […] ich sag dann diesen Menschen oft, wir begleiten Sie bis an die Grenze und es wär so schön, wenn (.) von der anderen Ebene (.), ähm, jemand käme, der […] die Hand entgegenstreckt, und Sie einfach dann sagen, ja, ich komm. So dieses […] Gehen und sich dann auch wirklich in das reinfallen lassen und sagen, ich hab dieses Vertrauen, dass es […] ein Weg ist, der (..)/ ich weiß nicht, **wie** er ist, aber (..) der nicht schrecklich ist, weil meine Erfahrung ist, dass die Menschen in dieser Sterbephase ganz oft auch einen entspannten Gesichtsausdruck haben. Manchmal ein Lächeln im Gesicht. (.) Und mir gibt's immer Trost zu sagen, vielleicht ist da auch was Schönes, was sie sehen, ich weiß es nicht. […] und denen Menschen wirklich auch diese, diese Angst zu nehmen." (I5, 368–391) Ängste können nicht immer genommen werden und bedürfen dann einer Deutung. Als sie über die Furcht eines Mannes vorm Sterben erzählt und von der Deutung der Ehefrau, dass der Mann schon immer ein Angsthase gewesen sei, übernimmt sie diese Deutung des Angsthasen zu ihrer eigenen Entlastung. Die Verantwortung bleibt beim Sterbenden. (I5, 410–414) Die Führung in Sterbesituationen zu übernehmen, kann Angst nehmen – sich fallen lassen zu können. (I3, 529 ff.) Dann „saß ich an dem Bett, er hat gekämpft, hat ganz heftig nach Atem gezogen. Ich sagte immer, es ist gut. Sagte, Du brauchst keine Angst haben. Sagte ihm, dass er gehen darf, dass er gehen kann. Und dass ich ihn lieb hab. Wie so ein Mantra. Du kannst loslassen, weil ich immer das Gefühl hatte, irgendwas (4)/ und das ging gefühlt sehr lang." (I21, 456–460) Pflegende führen in der Situation spiritueller Not. Eine Pflegende führt einen Geistlichen in seiner spirituellen Not: „am Karfreitag hat er gesagt, kommen Sie unbedingt, ich möchte, dass Sie mich waschen. Und dann stellte er mir eine Frage unter der Dusche und sagte: Wo finde ich ihn? (…) Also tiefst absolute Gottverlassenheittiefe. Wo finde ich ihn?" (I1, 662–665) Nähe hilft Sterbenden, ihre Ängste äußern zu können. (I7, 618 f.) Angst kann durch Erfahrungswissen genommen werden. Eine Pflegende möchte dem Sterbenden die Angst nehmen: „Sie werden einschlafen und das (.) ist eigentlich der schönste Tod, den man sich wünschen kann." (I14, 867 f.)

4.3.2. Das Abschiednehmen der Nahestehenden gut gestalten

Pflegende in beiden Feldern halten es für wichtig, dass Nahestehende Abschied nehmen – vom Sterbenden und vom Verstorbenen. Für die Intensivpflegenden sind die Nahestehenden, die – anders als ihre Patient:innen – sprechen und ihre Bedürfnisse direkt äußern können, Resonanzpartner:innen, auf deren Bedürftigkeit sie sensibel reagieren. (In I10 70-mal Patient* und 62-mal Angehörig*)

Die Bedeutung des Sehens von Sterbenden und Verstorbenen – die Notwendigkeit des Abschiednehmens: Es ist wichtig, den Übergang vom Leben in den Tod zu sehen, zu erleben und damit verstehen zu können. Das Sehen schafft eine Brücke zwischen zwei Wirklichkeiten. (I3, 750) Deshalb soll der Sohn der Pflegenden in I4 beim Versterben der Großmutter und des Großvaters dabei sein. (I4, 682–685) Über das Sehen und Anfassen kann das Verstorben-Sein sinnlich begreifbar gemacht werden. Nahestehenden wird empfohlen, Verstorbene anzuschauen (I3, 1423), das Kind anzuschauen und im Arm zu halten. (I3, 538) Für die Pflegenden ist von großer Bedeutung, welches Bild die Nahestehenden vom Sterbenden und Verstorbenen in Erinnerung behalten. (I3, 815 f.) Sie versuchen, eine schöne Erinnerung mit entsprechenden Bildern zu schaffen, um besser loslassen zu können und den Abschied gut zu machen (I6, 225): „das ist jetzt das Bild. Und das tragen die ganz lang mit sich." (I12, 258 f.) Die Pflegenden der Kinderintensivstation kleben Bilder von den Kindern an die Maschinen. Sie lenken den Fokus weg von der Technik hin aufs natürliche und lebendige Kind. (I19, 167 f.) Die Pflegende in I12 weiß „nicht, ob das schöne Bilder sind. Aber vielleicht braucht man ein Bild." (I12, 468 f.) Die Pflegende in I8 ist davon überzeugt, dass Sterbende selbst entscheiden, welches Bild die Hinterbliebenen von ihnen haben. (I8, 669–671) Der Abschied ist notwendig, weil er eine Verbindung zwischen den Wirklichkeiten lebendig und nicht mehr lebendig schafft (I6, 370), damit es nicht zum Bruch zwischen diesen Wirklichkeiten kommt. (I1, 331–333) Am Lebensende schickt sie keine Nahestehenden mehr hinaus. (I1, 896 f.) Dass er bis zum Schluss bei seinem Vater sein konnte, war tröstlich für den Pflegenden. (I2, 1420). „Das war mir schon wichtig, […] die Angehörigen, die kommen jetzt rein, die haben vielleicht gar nicht wirklich Zeit gehabt, sich zu verabschieden." (I12, 256–258) Dann können sie das jetzt tun. Es ist wichtig, Abschied nehmen zu können (12-mal in I11): sie sorgte stets dafür, dass Nahestehende Zeit und Raum hatten, sich von Verstorbenen zu verabschieden. (I11, 569 f.)

Den „guten Abschied" konstruieren – Pflegende steuern das Abschiednehmen. Den Nahestehenden sollen Situation und Zustand der Sterbenden erklärt werden (I5, 253), sie sollen getröstet und es soll ein Bild des verstorbenen Kindes gemacht werden. (I11, 99 f.) Ich habe „die Führung übernommen […] dadurch entstand eigentlich zuletzt ein sehr schönes Abschiednehmen." (I3, 1039–1041) Pflegende wissen, wie ein guter Abschied gelingen kann.

Sie sprechen gemäß der Norm des *Schönen* von den schönen Momenten des Abschiednehmens. Die Pflegenden geben den Rahmen zum Abschiednehmen von Sterbenden und von Verstorbenen vor: sie verständigen die Nahestehenden, sie bestimmen den Zeitpunkt, sie machen das Angebot des Abschiednehmens und sie steuern das Richten der Verstorbenen. (I3, 1141) Die Pflegende in I3 sieht das im zeitlichen Abstand zur eigenen palliativen Praxis sehr selbstkritisch. Man neigt „in der Palli so ein bisschen dazu (.), auf ne sehr wohlwollende Art, aber manchmal doch ein bisschen zu dozieren [...] manchmal den Weg so ein bisschen vorgeben zu wollen und den richtigen weisen zu wollen, so nach dem Motto ‚immer alles sehr im Sinne desjenigen', [...] das kannst du auf der Gegenseite schon [...] als anmaßend empfinden. Und ich glaube auch, dass es nicht immer passt. Und heutzutage würde ich [...] mehr hören (.), mehr, mehr Situationen sprechen lassen, mehr (.) hören wollen, was vom anderen kommt (.), ähm, anders nachfragen." (I3, 1461–1467)

Den Abschied von den Sterbenden gestalten: Die Pflegenden ermutigen Nahestehende, sich Gesprächen mit Sterbenden auszusetzen und Wichtiges zu besprechen (I5, 1180 f.): „sagen Sie Ihren Menschen noch, was Ihnen wichtig ist. Sagen Sie ihm, dass Sie ihn lieben, oder was Sie ihm sagen möchten. Er hört's." (I5, 1826 f.) Pflegende können die Not der Sterbenden für die Nahestehenden übersetzen und Sterbende und Nahestehende auf diese Weise schützen. Die Pflegende in I21 begleitet den Ehemann einer Frau, die schwer stirbt – mit Furcht vorm Tod und vorm Jenseits. (I21, 377–382) In einer weiteren Episode erzählt sie über eine sterbende Frau, die sie vor ihrem Mann schützen muss, der die Sprache des körperlichen Verfalls seiner Frau nicht spricht und sie deshalb überfordert und ihr durch gutgemeinte Massagen weh tut. Die Pflegende übersetzt für die Frau und holt den Ehemann auf den Boden der Tatsache des Sterben-Müssens seiner Frau zurück. (I21, 584–590) Im Kinderintensivbereich ist es wichtig, Eltern frühzeitig zu informieren, dass ihr Kind sterben wird, damit Zeit zum Abschied ist. (I19, 81) Manchmal werden „Kinder so lange am Leben erhalten, bis Eltern da sind und Kinder im Arm der Eltern einschlafen können." (I19, 299–301) Ein Kind kann auf dem Arm seiner Mutter extubiert werden. „Schläft auf Arm der Mutter ein. Alles im Vorfeld mit den Eltern besprochen. Nicht Holterdipolter." (I19, 171 f.) Die Pflegende in I18 möchte der Ehefrau die Furcht vorm vermeintlich schweren Sterben ihres Mannes nehmen, indem sie ihr die medikamentösen Möglichkeiten erläutert. (I18, 1268–1273) Angst kann

Nahestehenden durch das Versprechen genommen werden, für sie da und an ihrer Seite zu sein. (I7, 417–435)

Den Abschied von den Verstorbenen gestalten: Für die Pflegende in I10 ist das Abschiednehmen der Nahestehenden von Verstorbenen etwas sehr Intimes und soll in Ruhe stattfinden. (I10, 323 f.) Es ist wichtig für den rechten Abschied, den Bruch zwischen lebendig und tot zu überbrücken, indem das Verstorben-Sein sinnlich begreifbar gemacht wird: durch Anschauen (I21, 303 f.) und Anfassen der Verstorbenen – Pflegende beziehen Nahestehende mitunter in Pflegehandlungen ein (I4, 484–490) und stehen ihnen in ihrer Hilflosigkeit bei, sorgen für Beistand und geben Raum für Trauer. (I2, 1544 f.; I13, 566 f.) Nahestehende dürfen sich fallen lassen: mit ihnen dasitzen und erzählen lassen, nichts sagen, da sein, hören statt reden. (I3, 1467)

4.3.3. Den Abschied der Pflegenden gut gestalten

Pflegende sind vom Sterben des anderen berührt. Sie sind mit den Menschen, die sie begleiten, in einer Sorgebeziehung aufeinander bezogen. „Wir begleiten, wir sind ein Teil von, von ihm in dem Moment. Von seinem Leben.“ (I1, 395 f.) Die Berührung ist ganzheitliche: somatisch, psychisch, sozial, spirituell, biografisch. Der andere wird zu einem Teil meiner und ich werde zu einem Teil seiner Lebensgeschichte. (I1, 586) Dieses Berührt-Sein zieht sie hinein in Veränderungs- und Wandlungsprozesse im Übergang vom Leben zum Sterben zum Tod. „Dass du dich selbst auch veränderst, dass du dich selbst auch anschaust. […] sich dann selbst auch aufbrechen zu lassen […] Indem ich mich auch berühren lasse. […] Menschen, die dir wirklich begegnen, sind auch Aufgabe für dich, ähm, was zu lernen, dich, dich weiter zu entwickeln.“ (I1, 636–704) Weil das Sterben des anderen berührt und nicht kalt lässt, ist es wichtig zu lernen, mit schwierigen Situationen der Sterbebegleitung gut umgehen zu können, dass man nicht aufgefressen wird. (I20, 1035)

Pflegende sind nicht allein im Umgang mit Sterbenden und Verstorbenen. Sie sind Teil eines Teams, auf das sie in Situationen des Sterbens und des Todes zurückgreifen können. (I13, 506) Es ermöglicht den Kolleg:innen, bei Sterbenden bleiben zu können. (I15, 431) Nachdem ein junger Patient verstorben war, kam der Kollege. Er musste ihn nicht allein richten, sie machten das zu zweit. (I8, 638–640) Auf der Kinderintensivstation wird mit Auszubildenden und neuen Kolleg:innen behutsam umgegangen. Frischexaminierte werden vorsichtig an den Umgang mit sterbenden Kindern herangeführt. (I19, 92 f.) In einer Sterbesituation sagt die Kinderintensivpflegende zur Kollegin: „ruf mich dann. Ich komm dazu. Der Oberarzt war auch mit da. Es war unsere Pfarrerin mit da […] es waren alle da, wo […] das auch gut mit machen könnten." (I20, 1115–1117) Die Pflegende in I8 erhält als Mittlerin zwischen den Welten Unterstützung aus der anderen Welt. (I8, 301–304)

Pflegende verabschieden sich von Sterbenden mithilfe von Ritualen. Pflegende kommen Sterbenden und Nahestehenden nahe und erleben deshalb häufig selbst Trauer. Pflegende möchten sich von Sterbenden und Verstorbenen verabschieden können und dürfen. „Ich habe mich […] einen Tag vorher schon von ihr verabschiedet (lacht dabei), weil ich am Tag des Versterbens nicht da war. Und irgendwie verabschiedet man sich ja immer von den Patienten." (I10, 288–290) „Wir haben's uns jetzt auch seit einigen Jahren angewöhnt, wenn ein Kind verstorben ist […] dass man an diesem Platz noch, wenn's geht, einen Tag leer lassen und so ein Licht hinstellen […], so dass es nicht einfach weg geräumt ist, dass es nicht einfach geputzt, aufbereitet, Platz wieder da, der nächste kann her. Auch für uns eigentlich, dass wir so noch ein bisschen so ein Zeichen hat, da, ähm, da war mal was." (I20, 641–651) Die Pflegende in I11 streichelt Verstorbene zum Abschied: „Ist so ein innerlicher Abschied von mir vom Patient." (I11, 799 f.)

4.3.4. Seelsorger:innen in der Sterbebegleitung auf Intensivstation

Während die SPV-Pflegenden in beruflichen Kontexten weder vor, während oder nach dem Versterben über Begleitungen durch Seelsorger:innen berichten, sind sie für die Intensivpflegenden zur eigenen Entlastung und zur Entlastung der Nahestehenden integraler Bestandteil der Sterbebegleitung auf den Intensivstationen.

Seelsorger:innen begleiten Sterbende und Nahestehende beim Übergang – ihre spirituell-praktische Bedeutung: Eine „große Hilfe […] für mich selber ist, ist unsere […] Pfarrerin, die Frau S. (..), einfach dieses Dasein, also, die (.), die bietet sich auch immer uns an, dass wir (..) mit ihr reden können." (I20, 478–481) Die Pflegende in I11 betont die Bedeutung der Seelsorgerin bei der Begleitung Sterbender und Nahestehender (neunmal in I11). Sie ist da und hat Zeit. (I11, 243–245) Die Pflegende in I7 erzählt über die Unterstützung des Klinikseelsorgers, der von einem Patienten ins Gespräch verwickelt wird, der ausdrücklich keinen Pfarrer gewollt hatte. (I7, 267–270) In I1 erzählt die Pflegende, dass der Pfarrer zum Sterben des Vaters kommt: zur spirituellen Übereignung des Vaters, der dann ruhig wurde und einschlief. (I1, 152 f.) Seelsorger:innen beten und machen Krankensalbungen (I11, 241–243), sie führen Taufen und Segnungen durch. (I20, 629 f.) Die Aufgabe der Proklamation kommt in I2 der Seelsorgerin zu: Er „ist gegangen." (I2, 1762 f.)

Seelsorger:innen begleiten Nahestehende beim Übergang und danach – ihre integrierende und schützende Bedeutung: Der Pflegende in I2 erzählt über die Begleitung durch eine Seelsorgerin beim Versterben seines Schwiegervaters: „so schön habe ich es noch nie erlebt [...] da war ich halt mit integriert." (I2, 1778 f.) Die Seelsorgerin integriert, lässt Lachen zu, hat die richtigen Worte, wo den Nahestehenden die Worte fehlen. (I2, 1778–1782) Sie begleitet die Nahestehenden im Übergang vom Leben in den Tod beim Tod des Schwiegervaters – bis die Maschine ausgestellt wurde. (I2, 1474) Während der Tod dunkel ist und die Nahestehenden betrübt zurück lässt, bringt die Seelsorgerin Leichtigkeit und Fröhlichkeit in die Situation – sie ist die Verbindung zwischen Tod und Leben. Die Situation wird durch sie aushaltbar. Ihre Fröhlichkeit und Natürlichkeit sind Symbole fürs Leben. Ihre Fröhlichkeit ist das, was der Pflegende wahrnimmt, woran er sich erinnert und was die Rahmung seines Interviews insgesamt ausmacht. (I2, 1473) Durch diese Rahmung können die Nahestehenden geschützt im Raum des Sterbenden und dann Verstorbenen sein – im *Innen*. Die Seelsorgerin gibt Sicherheit und Geborgenheit im Raum des Sterbens. Sie ist der Schlüssel zum Raum, um im geschützten Raum bleiben zu können. So ist durch die Seelsorgerin Lachen **im** Raum möglich statt **vor** der Türe. Die Seelsorger:innen unterstützen Nahestehende bis über den Tod der Patient:innen hinaus. (I10, 259 f.)

Seelsorger:innen entlasten Pflegende von der empfundenen Pflicht der Sterbebegleitung – ihre entlastende und vermittelnde Bedeutung: Die Seelsorger:innen sprechen mit den nahestehenden Personen und sie sprechen mit den Pflegenden. Sie nehmen Druck von den Pflegenden – emotional und zeitlich. „Wir nehmen die Seelsorgerin gern in Anspruch. [...] Die Angehörigen lehnen das immer wieder ab. Das brauchen wir nicht, wir sind nicht gläubig. Bei unserer Seelsorgerin steht das nicht im Vordergrund, sie sucht den Austausch mit ihnen. Versucht, die zu begleiten. Nimmt uns viel von dem Druck, wenn wir sehen, die Angehörigen bräuchten jetzt jemand zum Sprechen, oder wenn's darum geht, wie soll's weiter gehen mit der Therapie. Sie trägt fachlich nicht viel dazu bei. Aber sie ist einfach da, sie hört zu. […] Das nimmt uns oft die Last, wenn wir sehen, die Angehörigen leiden sehr und sie wissen nicht, wo's richtig hingehen soll und die bräuchten jemand zum Sprechen. Wir haben oft nicht die Zeit dazu. Du siehst, […] du müsstest mit denen sprechen, aber da bleibt irgendjemand anders auf der Strecke. […] Da nimmt uns die Seelsorgerin viel ab. Wir hatten eine junge Patientin. […] Als wir am Anfang unsere Seelsorgerin zu dem Mann geschickt hatten, hatte er die rundweg abgelehnt. Am Ende hat unsere Seelsorgerin die Frau beerdigt. […] Alle 14 Tage kommt sie zum Blitzlicht zu uns. Da kann man über emotional schwere Patienten sprechen oder sich austauschen." (I15, 326–347) Die „Seelsorge hole ich dann, wenn ich nicht weiter kann." (I11, 829 f.) Die Pflegende in I10 nimmt in ihren Erzählungen häufig Bezug auf die Seelsorgerin, die stellvertretend das macht, was *sie* bewusst nicht machen kann: in Beziehung gehen. (I10, 338–340) Die Aufgaben der Seelsorgerin sind: zu unterstützen, wenn es Probleme bei längeren Sterbeprozessen gibt; zu unterstützen, wenn niemand einen Zugang zu Patient:innen findet; zu unterstützen im Umgang mit Nahestehenden, wenn es sich um vermeintlich „schwierige" Nahestehende oder trauernde Nahestehende handelt oder wenn die Zeit, die Nahestehende brauchen, nicht vorhanden ist. (I10, 274–276) Durch Seelsorger:innen können Situationen *schön* werden. „Der Mann hat's relativ gut verpackt. Mit dem hatten Seelsorger und Ärzte geredet und er hatte gesehen, wie's seiner Frau geht. Hat mit ihr darüber gesprochen. Von daher war's dann echt ganz schön gewesen." (I10, 281–283) Auch auf der Kinderintensivstation wird die Seelsorgerin als entlastend empfunden. „Seelsorgerin und Psychologin hier. […] So wird dem Pflegepersonal viel Verantwortung und Arbeit abgenommen. Gut für die mit wenig Erfahrung." (I19, 233–235) Seelsorger:innen können außerdem die Verbindung der Nahestehenden zum Behandlungsteam und Vermittler:innen zwischen den Professionen sein. (I10, 259 f.) „Wir Pflegenden untereinander sind uns meistens einig. Vielleicht, weil wir näher am Patienten dran sind als die Ärzte. Wir diskutieren das untereinander, diskutieren da teilweise auch mit unseren Ärzten drüber, holen uns manchmal auch die Seelsorgerin mit dazu." (I10, 393–396)

4.4. Die Praxis des Schön-Machens nach dem Verstorben-Sein

Die Pflegenden steuern das Schön-Machen der Verstorbenen und das Abschied-Nehmen von ihnen. Ziel ist es, die Verstorbenen schön herzurichten und einen schönen Rahmen fürs Abschied-Nehmen zu schaffen. (I3, 831; I6, 482; I13, 518) Das hilft ihnen angesichts des Gefühls von Hilflosigkeit, der Konfrontation mit der eigenen Endlichkeit und also der Einsicht, „wie machtlos man eigentlich als Mensch ist." (I5, 1551–1555)

4.4.1. Die Inszenierung des Schönen: Verstorbene schön machen

Pflegende erschaffen ein schönes Gesamtbild. (I21, 408) Dass der „Patient so schön gebettet ist, so als ob er schläft, also so wünsche ich mir, dass ich dann auch aussehen werde, dass ich schlafe, dass ich ruhig bin." (I11, 562–564) Die Verstorbenenpflege ist eine Konstruktion des Schönen als Gegenbild zum sinnlich Erlebten und nicht Vergessen-Können des manchmal Schrecklichen im Umgang mit Sterbenden und Verstorbenen. Verstorbene werden schön angezogen, liegen schön drin, werden schön gemacht. (I5, 1418–1423) Eine Hebamme schafft ein schönes Bild vom verstorbenen Kind: „In der Nierenschale [...] die hat ein Engelchen neben dieses Kind rein gelegt. Und das hat so schön ausgesehen. So beruhigend. [...] Das war sehr schön zu sehen." (I11, 101–107) Ziel ist es, Ruhe zu schaffen – durch ruhiges Handeln und durch die Ruhe des umgebenden Raums. (I11, 574 f.)

Schön machen heißt, die Würde des Verstorbenen zu achten. Eine Pflegende erzählt über den Suizid ihres Bruders, den man zu reanimieren versucht hatte, und das Bild, das sich ihr bei der Ankunft in der Wohnung des Bruders bot: „gemeinsam mit meinem Mann rausgefahren zu ihm und haben ihn gewaschen. Er war ja voll blutig, eingestuhlt. Also, ich hab die Kanülen rum liegen sehen vom Notarzt, der da noch informiert wurde, der aber nichts mehr ausrichten konnte. [...] Wir haben ihn versorgt, gewaschen, hergerichtet. Das war mir so ein wichtiger Dienst, dass er irgendwie würdevoll daliegt." (I13, 172–177)

Die Verstorbenen für die Nahestehenden schön machen (I18, 1150–1152): „Dass er nicht leidvoll aussieht." (I11, 560) Ich mache „ihn dann so schön, (..) wie ich wollen würde, dass ich da liege für meine Angehörigen." (I14, 910 f.) Die Verstorbenen werden sauber gemacht, Ausscheidungen und Erbrochenes werden beseitigt, bevor die Nahestehenden kommen. (I4, 701 f.) „Dass alles sauber ist. Dass die Patienten anständig im Bett liegen. Alles gerichtet ist auch für die

Angehörigen." (I10, 471 f.) Verstorbenen werden die Augen geschlossen, „den Mund machen fast alle selber zu. Die Augen würden offen bleiben. Das halten oft die Angehörigen nicht aus, wenn die immer gucken." (I8, 697 f.)

Pflegende orientieren sich bei der Verstorbenenpflege daran, welches Bild Nahestehende mitnehmen. Dies ist Voraussetzung für einen guten Abschied. Dass das letzte Bild, das Nahestehende sehen und mitnehmen, ein schönes ist. (I17, 734 f.) Die „Angehörigen, die kommen jetzt rein, die haben vielleicht gar nicht wirklich Zeit gehabt, sich zu verabschieden. Und das ist jetzt das Bild. Und das tragen die ganz lang mit sich." (I12, 257–259) Erst nach dem Schön-Machen ist ein richtiger Abschied möglich. (I15, 372) Es ist außerdem wichtig für die Trauer, gute Bilder zu haben. (I21, 421 f.) Im Kinderintensivbereich wird diese Praxis ebenfalls gepflegt, „dass die (.) **schön** aussehen [...] für die Angehörigen." (I20, 686–688) Dass „sie auch ein schönes Bild haben. [...] Dass das schon auch (.) für die, ähm, was Bleibendes ist." (I20, 1196–98) Die Nahestehenden können in das Richten miteinbezogen werden. Die Pflegenden fragen die Nahestehenden, was den Verstorbenen angezogen werden soll, was zu ihnen passt oder was Nahestehende freuen würde. (I3, 1193)

4.4.2. Die Verstorbenen als „Person" konstruieren

Die verstorbenen Erwachsenen als „Person" konstruieren: Pflegende behandeln die Verstorbenen als Person. Sie richten „Patient:innen" her (I2, 1608 ff.) und nehmen dabei von ihnen als „Patient:innen" Abschied. (I11, 799 f.) Über den Verstorbenen sagt die Pflegende in I14. „**Wie kann man so mit Menschen umgehen?**" (I14, 747) Die Pflegende in I13 berichtet über den Umgang der Stationsschwester mit einer Verstorbenen: „Nochmal als Mensch den Leichnam wahrnehmen. Als Person, nicht als Patient. Der Herr/die Frau sozusagen." (I13, 610 f.) Die Pflegende in I21 hatte das bereits in ihrem Pflegepraktikum gelernt: „Meinen ersten gestorbenen Menschen habe ich dort gesehen. Da war's üblich, dass man in das Zimmer reingeht und sich verabschiedet von dem Menschen." (I21, 71 f.) Die Pflegenden sprechen mit Verstorbenen wie mit einer Person. (I14, 925–928) „Wie wenn er noch leben würde." (I2, 1740) Sie sprechen mit ihnen bei der letzten Pflege. (I8, 718) „Vorsicht, jetzt dreh ich Sie. Oder, Achtung. Und wenn ich dann Verstorbene richte, sag ich, oh, jetzt geht's auf die Seite, Vorsicht (lacht)." (I21, 410 f.) Sie klopfen an, bevor sie ins Zimmer von Verstorbenen gehen. (I4, 696–698) Sie halten ihre Hand und bleiben bei ihnen.

(I10, 291 f.) Für die Pflegende in I6 sind die Verstorbenen noch eine Zeitlang präsent. Ihr Lächeln weist für sie darauf hin, dass sie irgendetwas sehen und dort angekommen sind. (I6, 625 f.) Verstorbene müssen ihr Verstorben-Sein realisieren, damit sich ihre Seele verabschieden kann. (I6, 868 f.) Pflegende stellen durch ihre pflegerischen Praktiken den Menschen als natürliche Person wieder her: alles abschalten, alles entfernen, damit es anders ausschaut. (I4, 700 f.) „Ich stelle wieder einen Menschen her. Wie so ne Befreiung dieser armen Gestalt hinter den Apparaten. Ein Herausschälen dieses Menschen." (I13, 535–537) Um den Verstorbenen so zu sehen, wie er war. (I13, 593) Eine Pflegende „hatte Handgriffe, wo sie die Menschen mit wenigen Griffen nochmal wie ein Leben eingehaucht hat." (I13, 633–636) Die Pflegenden orientieren sich nach dem Versterben daran, was dem Menschen wichtig war. (I6, 880 ff.) Die Verstorbenen werden so angezogen, „wie der Mensch war." (I5, 1540) Eine Pflegende hilft der Nachbarin dabei, ihre verstorbene Mutter zu waschen. Sie möchte die Mutter mit kaltem Wasser waschen, was die Tochter ablehnt, da ihre Mutter kaltes Wasser hasste. (I5, 1430 f.)

Die verstorbenen Kinder werden als „Person" konstruiert. Das verstorbene Kind ist kein Klinikmüll, es ist ein Kind: „Ich entsorge das Kind nicht. Ich […] **ver**sorge es […] Ich denk, wenn Eltern, ähm, dann vielleicht sehen, dass das Kind nochmal (.) als Person noch wahrgenommen wird, auch wenn's verstorben ist, dass es nochmal schön hergerichtet ist, dass sie auch ein schönes Bild haben." (I20, 1191–1196) Das Kind bleibt eine Person in ihrer Erinnerung. Kinder sind Personen, an die man sich erinnert und die eben nicht spurlos weg sind. „Das ist noch nicht vergessen das Kind." (I20, 519) Die Pflegenden konstruieren das Bild eines schönen Kindes. In ihrer Beschreibung distanziert sich die Pflegende in I3 von den toten Kindern: **man** zieht die an, packt sie in ein Deckchen, vermittelt so das „Bild eines normalen geborenen Kindes", gibt es den Eltern in den Arm. Den Eltern ihre verstorbenen Kinder in den Arm zu geben, bedeutet Normalität zu konstruieren und eine Beziehung wie zum normalen geborenen Kind herzustellen über das korrigierte „Bild". (I3, 551–553) Kinder werden nach dem Versterben schön gemacht. Das Schreckliche wird eingewickelt und nur das Gesichtchen sichtbar gelassen. (I3, 540) Die Eltern nehmen vom schön hergerichteten Kind Abschied, damit keine Schreckensbilder hängen bleiben. Schön gemacht können sie dann auch fotografiert werden. (I3, 572; I11, 100) Die Intensivpflegenden haben ein Erinnerungsritual bei verstorbenen Kindern: sie nehmen einen Hände- und/oder Fußabdruck, schneiden eventuell ein Löckchen ab, machen ein Foto und gestalten eine Karte. (I20, 1163 f.) Pflegende halten bei der Verstorbenenpflege die Hand des Kindes und waschen es mit warmem Wasser. (I19, 86 f.) „Immer wieder Hand gehalten. Ich habe dann auch den Kopf gestreichelt von dem Kind." (I11, 508 f.) „Andere machen Wärmelampen an. Mir ist bewusst, dass das Kind tot ist. Es ist trotzdem noch ein Kind. Wie jedes andere behandelt." (I19, 114–116) Das „ist ganz komisch/ ich tue zum Beispiel keine Kinder mit kaltem Wasser waschen. Ich mach mir immer noch warmes Wasser. [...] **Nein**, das, das geht nicht, dieses Kind kann nicht mit kaltem Wasser [...] in dem Moment zieht man irgendwie die Handschuhe an, weil man auch nicht merken will, wie schnell das kalt wird. Die kleinen Frühchen, die werden ganz schnell kalt [...] das ist ein Kind und ein Kind ist warm. So. Das, das hat die Wärme und/ dass das aber trotzdem noch behutsam behandelt wird [...] das wird so gelegt, wie wenn's noch gelebt hätte und/ dass die so was vielleicht mitkriegen." (I20, 1149–1162)

4.5. Die Pflege Verstorbener in unterschiedlichen Feldern

In den Interviews berichten die Pflegenden von den ersten Dingen, die sie nach dem Versterben eines Menschen tun. Das „*Richten*" – so nennen sie ihre Praxis der Verstorbenenpflege – soll Verstorbene schön machen. Sie orientieren sich – unabhängig, aus welchem Feld sie stammen – an einer *routinierten und ritualisierten Vorgehensweise in der Pflege von Verstorbenen*, die in der Reihenfolge individuell variieren kann, deren Kernelemente aber doch in allen Interviews benannt werden. Auch wenn Pflegende während ihrer Ausbildung schlechte oder wenig hilfreiche Erfahrungen im Umgang mit Verstorbenen gemacht hatten, ist ihnen *unabhängig vom Ort, vom Zeitpunkt und von der Art ihrer Ausbildung ein habitualisiertes und also ritualisiertes Vorgehen* eigen, das in den Kernelementen identisch ist und nur durch die Art der Ausführung der Kernelemente in den unterschiedlichen Feldern variiert. Was tun die Pflegenden, wenn ein Mensch verstorben ist?

1. Symbolische Handlungen Die Pflegenden beschreiben symbolische Handlungen, die zu verschiedenen Zeitpunkten der Verstorbenenpflege stattfinden können, aber für viele Pflegende am Anfang der Verstorbenenpflege stehen.	
1.1. Kerze anzünden	Wenn jemand verstorben ist, soll eine Kerze oder ein Licht angezündet werden. (17, 573–576; 120, 644 f.) Die Pflegenden aller Felder messen dem Entzünden einer Kerze eine besondere Bedeutung bei, die sie nur selten (in Argumentationen) offen legen. Kerzen sind ein Symbol neben anderen christlichen Symbolen: Kerze und Kreuz. (16, 852; 19, 215 f.) Das Licht schafft eine besondere Atmosphäre und macht den Raum um den Verstorbenen hell. „Dass man angenehme Umgebung schafft." (111, 565) Der Raum um den Verstorbenen soll gestaltet sein: mit Licht und Blumen – damit ein würdevolles Bild entsteht. (19, 272–274) Auf Station soll eine Kerze angezündet werden, damit für alle sichtbar ist, dass ein Mensch verstorben ist.
1.2. Mit Blumen schmücken	Verstorbene werden mit Blumen geschmückt – in den Händen, um den Verstorbenen, auf ihm oder auf dem Bett, auf jeden Fall im Zimmer. (12, 1629 f.; 111, 567 f.; 114, 910)
1.3. Fenster öffnen	Diese symbolische Handlung wurde bereits an anderer Stelle beschrieben: Den Pflegenden ist wichtig, vorm, zum oder nach dem Versterben ein Fenster zu öffnen. (110, 290 f.; 119, 85 f.; 120, 754–769)
1.4. Religiöse Symbole verwenden	Gebetbuch, lila Tuch (12, 1641) und Kreuz werden beispielsweise genannt.
Orientierung: *Die Pflegenden handeln auf Grundlage allgemein bekannter Symbole.*	
2. Formale Handlungen Pflegende handeln nach Regeln, um die sie aus Erfahrung wissen.	
2.1. Zeitpunkt des Versterbens dokumentieren	Pflegende müssen den genauen Todeszeitpunkt feststellen und den entsprechenden „Papierkram" erledigen. (19, 263; 121, 390) Dieser wird nicht beschrieben.

2.2. Ärzt*in informieren	Wann Ärzt:innen verständigt werden, hängt vom jeweiligen Feld ab. Im Intensivbereich und in der Klinik allgemein sofort nach dem Versterben oder auch während des Versterbens. „Wir holen den Doktor dazu. Der sagt dann, wir können das Beatmungsgerät oder die Überwachung und die Infusionen ausschalten." (I15, 364 f.) Üblicherweise sagen die Pflegenden den Nahestehenden Bescheid, eine Pflegende sieht das als Aufgabe des Arztes. „Ich sage dem Arzt Bescheid. Er kann die Nahestehenden informieren." (I17, 700) Im hospizlichen Feld stehen andere Handlungen im Vordergrund, Ärzt:innen brauchen erst dann verständigt zu werden, sobald die Praxen der Hausärzt:innen geöffnet sind – das Verständigen hat Zeit. (I5, 1480 f.)
2.3. Nahestehende informieren	Pflegende übernehmen üblicherweise das Informieren der Nahestehenden (I6, 854): „dann hab ich Bescheid gesagt, dass sie verstorben ist. Und dann haben wir den Ehemann angerufen." (I21, 391 f.)
2.4. Mitpatient:innen informieren	Mitpatient:innen werden informiert (I2, 1647–1649) und geschützt: „Ein bisschen Abstand. Ein Paravent. Man weiß nicht, wie der Patient nebenan das wahrgenommen hat." (I11, 568 f.) „Ich spreche schon auch das Sterben mit Zimmernachbarn an. Verlegen oder Paravent? Oder bleiben?" (I11, 830 f.)
Orientierung: *Die Pflegenden handeln in der Sterbebegleitung und in der Verstorbenenpflege sehr autark.*	

3. Praxis der Verstorbenenpflege: Richten und Schön-Machen

Die Pflegenden sprechen vom „Richten" und Schön-Machen der Verstorbenen. (I2, 1539 ff.) Die Pflegenden aus beiden Feldern bezeichnen die Pflege Verstorbener als Dienst bzw. Liebesdienst. (I5, 1440; I21, 412) „Das ist so der letzte Dienst, den man noch so (..) an dem Kind eigentlich macht." (I20, 713 f.) Die Pflegende in I4 erzählt über das Gestalten geschützter Räume und über Rituale auf der Intensivstation. (I4, 151) Die Pflegende in I11 weist darauf hin, dass das Richten von Verstorbenen ein langwieriger Prozess ist, der bereits vorm Versterben beginnt und auch nach dem Richten weitergeht: denn es sind viele Telefonate zu führen – davor und danach. „Das Richten zieht sich über Stunden. Über drei, vier Stunden. Prozess. Auch Telefonate mit Angehörigen, mit Seelsorgern, mit Ärzten." (I11, 572–574) Den Kolleg:innen wird der Rücken frei gehalten. (I20, 700 f.) Die Verstorbenenpflege erfolgt so ruhig wie möglich – im Raum, um den Raum und das Arbeiten selbst. (I20, 706)

Die **Reihenfolge** kann – je nach Pflegenden, je nach den Verstorbenen und deren Nahestehenden und je nach Situation – variieren. Im Großen und Ganzen orientiert sich der Ablauf an folgendem Schema:

(1) Das Zimmer betreten
(2) Pflegende verabschieden sich
(3) Technik entfernen
(4) Verstorbene grob richten, Raum belassen oder nur grob aufräumen
(5) Erster Abschied der Nahestehenden
(6) Verstorbenenpflege: „Verstorbene richten"
(7) Zimmer aufräumen
(8) Verabschiedung des Verstorbenen durch Nahestehende und Pflegende
(9) Wegbringen von Station

Zuerst Technik aus, dann alles belassen. Erst Nahestehende Abschied nehmen lassen, dann erst den Verstorbenen richten und dann aufräumen. (I3, 1140–1153) Nichts tun nach dem Versterben. Erstmal durchatmen. Dann die Nahestehenden holen. Dann erst Praktiken der Fürsorge für den Verstorbenen. (I5, 1464–1565) Zugänge entfernen, kurz waschen, Prothesen einsetzen, Kiefer fixieren. Der Mund sollte geschlossen sein, damit die Nahestehenden nicht erschrecken. Die Bettwäsche frisch machen. Und das alles in den ersten 30 Minuten. Zumindest vor Einsetzen der Totenstarre und bevor die Nahestehenden eintreffen. Damit ein optisch vernünftiger Eindruck entsteht. (I9, 263–271)

3.1. Das Zimmer betreten	Dass die Pflegenden die Verstorbenen als Person konstruieren, wurde bereits dargelegt. Pflegende gehen mit Verstorbenen gleich respektvoll wie mit Lebenden um. Das zeigt sich in der Konstruktion einer Person beim Betreten des Zimmers. „Ich klopfe, spreche auch noch." (I4, 696)

Orientierung: *Die Pflegenden orientieren sich häufig an der (Re-)Konstruktion der Person der Verstorbenen.*

3.2. Pflegende verabschieden sich	Die Pflegenden aller Felder berichten, dass und wie sie sich von Verstorbenen verabschieden. **Selbst ruhig sein bei Verstorbenen.** Die Pflegende in I5 erzählt über das Still-Sein bei Verstorbenen. Nichts tun, bei Verstorbenen fünf Minuten bleiben. Zu sich kommen, den eigenen Atem spüren, die Erde spüren. (I5, 1476). Mit Verstorbenen sprechen, einen Wunsch mitgeben. (I5, 1485) Die Pflegende in I1 verbeugt sich vor Verstorbenen. (I1, 930) **Verstorbene in Ruhe lassen, Ruhe sein lassen.** „Ruhe sein lassen – dem Verstorbenen Zeit lassen, nicht in Aktionismus verfallen." (I6, 852 ff.) „Ich lass Leute immer eine Weile liegen. Dass die entspannen können und ruhig werden." (I8, 694 f.) „Dann wart ich erstmal noch ne Minute ab. (5) Damit der seine Ruhe hat." (I14, 907) **Bei Verstorbenen stehen und beten.** „Eventuell beten oder schweigen – je nachdem, was dem Menschen wichtig war." (I6, 852 ff.) „Diese letzte (.) Handlung [...] das ist noch nicht der komplette Abschluss [...] Aber es ist für uns hier auf Station [...] der Abschluss dann und (..) ich glaube, für das, dass man das macht, ist es für einen selber dann ein Abschluss." (I20, 1181–1186) **Verstorbene nicht allein lassen und berühren**. Wenn Nahestehende nicht da sind, bleiben die Pflegenden mitunter am Bett stehen, halten die Hand und streichen den Verstorbenen auch über die Stirn. (I17, 697–700; I18, 1133–1135) „Hand halten. Ich [...] streichle Hand. Manchmal gehe ich über den Kopf, über die Stirn. [...] kurz an den Fuß fassen. [...] Ist so ein innerlicher Abschied von mir vom Patient." (I11, 797–800) Die Verstorbenen durch Berührung spüren. (I13, 615–619)
Orientierung: *Die Pflegenden nehmen Abschied über alle Felder hinweg. Der Abschied geschieht in Ruhe. Die Pflegenden berühren die Verstorbenen.*	
3.3. Technik entfernen	Schön, wenn sie – von allen Gerätschaften befreit – schön im Bett liegen. (I2, 1555; I18, 1142–1148) Infusionen abstellen, Alarme ausmachen, Monitor ausschalten, Kabel abbauen, Sonden, Schläuche und Sekrete entfernen. (I10, 203–205, I12, 232–243; I20, 671 f.) Die „ganzen Kabel versorgt. Tubus entfernt. Katheter. Ah, befreiend. (lacht) Ich stelle wieder einen Menschen her. Wie so ne Befreiung dieser armen Gestalt hinter den Apparaten. Ein Herausschälen dieses Menschen." (I13, 534–537) Für die Nahestehenden soll ein schönes Bild geschaffen werden.

Orientierung: *Der natürliche Mensch soll wieder hergestellt werden – frei von Technik. Es soll ein schönes Bild vom Verstorbenen entstehen und zurück bleiben.*	
3.4. Verstorbene grob richten, Raum belassen oder nur grob aufräumen	Das Gröbste entfernen (I6, 855), Exkremente entfernen (I13, 617), das Zimmer aufräumen, ordentlich machen (I17, 701), technische Geräte raus aus dem Zimmer, Nachtkästchen abräumen, Mundpflegeset raus. Eine heimelige Atmosphäre schaffen. Alles, was an Medizin und Pflege erinnert, wird beseitigt – Spuren von Therapie und Pflegebedürftigkeit. Dass der Abschluss stattfindet. (I4, 715 f.)
Orientierung: *am Schönen der natürlichen Person und am Raum des Innen.*	
3.5. Erster Abschied der Nahestehenden	**Die Pflegenden sind für Nahestehende da.** Sie machen Angebote: Brauchen sie mich? Klingeln Sie bitte, wenn Sie mich brauchen. (I8, 703 f.) „Dann stellt man einfach nur was zum Trinken noch rein, ähm, ein Päckchen Tempo, und sagt: Ich bin draußen. Wenn Sie irgendwas brauchen, kommen Sie bitte raus oder klingeln Sie." (I20, 661–663) Nahestehende dürfen in den Arm genommen werden. (I17, 719 f.) Ihnen werden Schuldgefühle genommen und Mut zugesprochen und in dem bekräftigt, was sie machen oder nicht gemacht haben. (I17, 713 f.) Zum Beispiel: Wenn sie sagen, dass er gestorben ist, während sie kurz *draußen* waren. Dann: das ist in Ordnung. Sie lassen keine Schuldzuweisungen zu. Sie lassen sie nicht zweifeln. (I17, 715–718) **Die Pflegenden fragen Nahestehende, wie sie Abschied nehmen wollen** – ob die Pflegenden die Person allein richten sollen oder lieber zusammen; ob sie dabei sein wollen; ob sie rausgehen wollen; ob sie noch Zeit brauchen mit dem Verstorbenen. (I10, 202 f.; I17, 723–726) Eltern werden gefragt: „Was wollen Sie? Wollen Sie erstmal noch alleine sein, ähm, wollen Sie, dass ich im Raum bleibe, aber mich erstmal zurückhalte? Manche wollen wirklich erstmal eine halbe, dreiviertel Stunde komplott, dass man rausgeht, dass sie mit sich alleine sind." (I20, 658–661) Die Eltern werden vor Störungen durch Mitarbeiter:innen abgeschirmt. (I20, 664 f.) Es ist schön, Verstorbene im Arm zu halten, das Kind in den Armen zu halten. (I4, 159 f.)
Orientierung: *Die Pflegenden orientieren sich am guten Abschied der Nahestehenden.*	

3.6. Verstorbenenpflege: „Verstorbene richten"

3.6.1. Vorab: Rahmen klären

Kulturelle Orientierungen: Bei „muslimischen Eltern, wenn die mal jemanden mitbringen und es ihnen wichtig ist, dann fragt man einfach. [...] Was ist Ihnen wichtig? Was brauchen Sie? Bringen Sie was selber mit? (.) Was darf sein, muss sein, darf gar nicht sein? Also, man muss es einfach ansprechen." (I20, 1023–1026)

Hauseigene Handlungsrichtlinien als Orientierung für das „richtige" Richten der Verstorbenen. (I11, 142) Auf einer Kinderintensivstation gibt es eine „Sterbebox". „Da sind Seidentücher drinnen. So ein Stempelkissen. Ähm, die Karten und [...] das Weihwasser ist dann Aqua aus dem Schrank, [...] wenn jemand tauft. [...] so was ist schon gerichtet." (I20, 1029–1032) Durch die Standardisierung soll vermieden werden, dass Verstorbenen das Eigene der Sorgenden aufgedrückt wird. Stattdessen soll das Eigene des Menschen mit seinen Ritualen auch nach dem Versterben respektiert werden. (I1, 123 f.)

Wer richtet und mit wem? Sich von Verstorbenen zu verabschieden und zu richten, ist etwas Intimes. Das macht die Pflegende in I1 nicht mit jedem. (I1, 987) Was Pflegenden wichtig ist beim gemeinsamen Richten: dass der andere menschlich behutsam ist, vorsichtiges Betten, liebesvolles Herrichten – in Ruhe. (I8, 636) Mit Nahestehenden soll geklärt werden, ob sie mithelfen wollen: „Möchten Sie helfen? Er hat geholfen. Ich lass Angehörige gern helfen, wenn sie sich das zutrauen. Das ist: nochmal begreifen. Jetzt wird er kalt. Jetzt ist er wirklich tot. Mit den eigenen Händen begreifen, dass der jetzt gestorben ist. Wenn Angehörige helfen, macht man das deutlich langsamer, weil man die mit ins Boot holt." (I8, 713–717) „Ich hab das dann zusammen mit der Familie gemacht. Währenddessen haben sie gelacht und dann wieder geweint. Das trage ich mit. Das war was ganz Schönes." (I12, 451 f.) Nahestehende dürfen Verstorbene auch allein richten.

Regeln zum zeitlichen Verbleib im Bereich: Im hospizlichen Kontext wird das großzügig gehandhabt: 24 Stunden im Zimmer möglich. (I4, 682) Auf Intensivstation müssen vier Stunden gewartet werden bis zur zweiten Leichenschau. Im Kinderintensivbereich ist es abhängig von der Bindung der Eltern ans Kind. Das Kind ist so lange auf Station, bis Eltern Abschied genommen haben. (I19, 99)

3.6.2. Ob Ganzkörperwäsche oder nicht, wird unterschiedlich gehandhabt: im Bereich der SPV und Kinderintensivstation immer; auf den Erwachsenenintensivstationen nach Abwägen

SPV Erwachsene, Intensiv Kinder	Intensiv Erwachsene
Zunächst erfolgen symbolische Handlungen, Nahestehende werden informiert, Zugänge werden entfernt, dann soll Ruhe sein. „Dann erst richten, waschen." (I6, 852 ff.) Die Praktiken der Fürsorge sind: waschen, frisch anziehen, dabei sein, wenn der Mensch eingesargt wird, Wünsche über den Tod hinaus erfüllen. (I5, 1550 f.) Auch auf der Kinderintensivstation werden Babies grundsätzlich gewaschen. Wichtig ist den Pflegenden dabei warmes Wasser. (I19, 86 f.)	Auf Erwachsenenintensivstationen wird nicht zwingend eine Ganzkörperwäsche durchgeführt. (I2, 1734) „Dass man Patient rasiert. Frisch macht. Dass er nicht verschwitzt ist. Ungekämmt tot da liegt. Dass er keinen Körpergeruch hat. Dass man ihn so ein bisschen richtet. [...] Dass er nicht leidvoll aussieht. Dass die Angehörigen nicht erschrecken. Wenn Patient riecht, entspannen die Muskeln, entleert sich auch Darm und so. Da muss man auch schauen." (I11, 558–562) „Wir haben die Menschen dann gewaschen und nochmal umgebettet in ein schönes Bett." (I13, 538 f.)

3.6.3. Verstorbene anziehen: SPV individuell, wie der Mensch war; Kinderintensiv: schönes Bild; Erwachsenenintensiv: in der Regel frisches Flügelhemd

Verstorbene sollen sauber und ordentlich sein mit frischen Kleidern. (I12, 195–214; I15, 299) Sie werden angezogen „wie der Mensch war" (I5, 1540) – Konstruktion einer Person. Einfach umziehen, eigene Kleidung anziehen, auch wenn das vorher wegen Ödemen nicht möglich war. (I17, 738–742) „Schön anziehen. Ein schönes Gesamtbild herstellen." (I21, 408) Ich „will, dass sie jetzt einfach so schön drin liegen und auch das schön anziehen, finde ich klasse." (I21, 413 f.) Kinder werden schön angezogen (I19, 97; I20, 672): „Prinzessinnenkleid mit Strumpfhose und allem." (I19, 127 f.) Schmetterlingskleider: „Spätaborte oder extrem Frühgeborene/ die kann man so schön einschlagen mit, [...] das sieht schön aus, einfach, dass die (.) **schön** aussehen. (..) Fürs/ ich find für das Kind selber (.), aber halt auch für die Angehörigen." (I20, 685–688)

3.6.4. Verstorbene schön betten

Das Bett soll sauber, frisch, schön und ordentlich sein und die Verstorbenen schön im Bett liegen. (I7, 31; I8, 688) „Dass alles sauber ist. [...] Alles gerichtet ist auch für die Angehörigen." (I10, 471 f.) „Die Menschen schön herrichten, dass die symmetrisch lagen im Bett. Dass sie gerade liegen, würdevoll." (I13, 542 f.) Im „Moses-Körbchen." (I19, 97; I20, 681) Mit Blumen schmücken: „mach ihn dann so schön, (..) wie ich wollen würde, dass ich da liege für meine Angehörigen." (I14, 910 f.) „Leg dann noch ein Blümchen vorne drauf oder so was. Dass die Angehörigen auch nochmal dazu kommen können. Dass man die ein bisschen hübsch macht." (I15, 302 f.)

3.6.5. Persönliche Dinge bleiben bei Verstorbenen
Persönliche Gegenstände und Bilder bleiben bei Verstorbenen, werden auf sie drauf oder mit ins Bett gelegt. Pflegende fragen, ob diese mit dem Kind mitsollen beim Wegbringen von Station oder doch lieber mitnehmen? (I20, 714–718) Als Grabbeigaben.

3.6.6. Kinn hochbinden?
Dass „man echt guckt, ähm, mit dem Mund oder können wir da noch was unterlegen sozusagen? Also binden macht man ja so nicht mehr, aber, ähm, keine Ahnung, so ihm etwas unterrollt." (I18, 1152–1154) Tuch unter Kinn, Kinn hochbinden, bunte Schals darüber. Mit „einem Handtuch um den Hals, dass das Gesicht frei bleibt." (I15, 301)

3.6.7. Augen schließen?
Pflegende schließen Verstorbenen die Augen (I10, 295): „die Augen zu verschließen. So ein bisschen (.) zu halten irgendwie." (I18, 1136 f.) „Augen mach ich zu. Aber den Mund machen fast alle selber zu. Die Augen würden offen bleiben. Das halten oft die Angehörigen nicht aus, wenn die immer gucken." (I8, 697 f.) Die Handlungsrichtlinie des Hauses gibt vor: „Augen zu, Mund zu, Arme an Bauch." (I11, 149)

3.6.8. Erinnerungsrituale auf Kinderintensivstationen
Intensivpflegende haben für die trauernden Eltern verstorbener Kinder ein Erinnerungsritual: „Fußabdruck, Löckchen, Händeabdruck." (I19, 87) Die Pflegende in I20 führt trotz erster Ablehnung der Eltern vorsorglich dennoch das Erinnerungsritual durch, falls die Eltern nach dem ersten Schock über den Verlust des Kindes dann doch eine Erinnerung möchten. Ihre Erfahrung ist, dass Eltern mit der Situation besser abschließen können, wenn sie dies dann später haben. „Wir machen (.) Hand- und Fußabdrücke. Es gibt so Karten, ähm, wo die Maße des Kindes eingetragen werden. Wenn sie schon was haben, dass man Haare oder so ein bisschen was wegschneiden kann, dann kleben wir das rein. [...] auch zum Teil Bilder, wenn sie selber keine vom Kind primär haben wollen. Also, die werden gemacht und die werden aufbewahrt, weil oft kommen später dann doch noch Eltern, die (.) dann die Bilder haben wollen." (I20, 673–680)

3.6.9. Fußzettel anbringen
Auf der Erwachsenenintensivstation gibt es geregelte formale Abläufe. So wird der Verstorbene zur möglichen Identifikation mit einem Fußzettel versehen. (I2, 1621)

Orientierung: *Am Schönen. An den Nahestehenden, denen Angebote gemacht werden. Die Pflegenden folgen neben Erfahrungen auch vorgegebenen Regeln.*

3.7. Zimmer aufräumen	Aus dem Zimmer werden Geräte und Pflegeutensilien entfernt. Der Raum wird normalisiert. Den Boden putzen, Rollläden runter? (I2, 1643) Alles *draußen* rum soll stimmig sein. (I4, 703) Der Raum wird schön gemacht – für den Verstorbenen, für die Nahestehenden, für die Pflegenden selbst. (I10, 313–315) Ziel ist eine schöne Atmosphäre mit gedämmtem Licht (I11, 507), eine ruhige Atmosphäre für die Nahestehenden. Der Raum lässt emotional gebeutelte Nahestehende durchatmen. (I17, 759) Das Eigentum der Verstorbenen wird achtsam zusammengepackt. (I4, 714 f.) Den Nahestehenden werden die Habseligkeiten und die Wertgegenstände mitgegeben. (I9, 280)
Orientierung: *Eine schöne und ruhige Atmosphäre.*	
3.8. Verabschiedung des Verstorbenen durch Nahestehende und Pflegende	

3.8.1. Abschied nehmen
Ziel: Nahestehende stärken, stützen und schützen. (I5, 1412–1415; I8, 698)
Die Pflegenden stellen alles für das Abschied-Nehmen bereit: Kaffeetisch neben Verstorbene, Stühle hinstellen, Getränke anbieten, Taschentücher bereitlegen. (I4, 703; I12, 254–257) Um Nahestehende kümmern, wenn jemand kollabiert. (I9, 274–279)
Nahestehende sollen (nicht) allein gelassen werden. Nicht allein lassen oder allein lassen? (I8, 710–713) Verabschieden kann ich mich nur, wenn ich verbunden bin oder verbunden werde – dazu braucht's Menschen, die das führen. (I1, 362 f.) Eltern begleiten und nicht „allein lassen in so einer Situation. Einer kümmert sich um Mutter." (I19, 129) Dass Eltern sich vom verstorbenen Kind verabschieden, sieht die Pflegende in I19 als zwingend an. Sie unterstützt das aktiv und zieht sich dann sehr bewusst stufenweise zurück. Sie macht das Verstorben-Sein für die Eltern **begreifbar**, indem sie das Halten des verstorbenen Kindes durch die Mutter anbahnt – Anfassen (Beziehung) und Ansehen anbahnen. Nach dem Tod ihres Kindes sind „Mutter und Vater geschockt – wollten das Kind nicht sehen und nicht anfassen. Das Kind ist friedlich eingeschlafen, angezogen. Ich signalisiere immer, dass ich immer in der Nähe bin. Sie hatte das (Kind) lange im Arm gehabt. Frage, ob alles ok ist. Dann ziehe ich mich zurück, am Anfang wollen sie nicht, dass man geht. Ich stehe vor der Tür und bin nicht weit weg. Wird angenommen." (I19, 149–156) Immer in der Nähe sein. (I19, 153 f.) Oder aber: Wenn „die Angehörigen da sind, lässt man die Angehörigen mit der Patientin alleine." (I10, 298) Nach dem Versterben die Eltern mit dem Kind unter sich sein lassen. (I19, 262 f.)
Trauer um Verstorbene gehört in den Kreis der Familie, die den Einzelnen schützt. Das ist eine berufliche Konstruktion aus einer biografischen Erfahrung heraus. Der Pflegende in I2 hatte es als positiv erlebt, wenn die Verstorbenen mitten unter uns sind. So auch die Pflegende in I19. Sterbe- und Trauerbegleitung ist eine Aufgabe der Familie. (I19, 63 f.) **Alle** waren traurig beim Tod der Großmutter und **ich** mittendrin. (I19, 61)

<table>
<tr><td colspan="2">Nahestehende nehmen „richtig" Abschied. „Die Kinder sind da, da ist einfach die ganze Familie, ganz viele Menschen." (I5, 439) Dann können die Nahestehenden informiert werden. Oder wenn da, sie ins Zimmer holen. (I13, 539 f.) Dieser Abschied nach dem Schön-Machen ist der „richtige Abschied". „Dass die [...] sich dann nochmal richtig verabschieden." (I15, 372) Mit Nahestehenden wird über das Leben des Verstorbenen gesprochen. (I7, 543–559)</td></tr>
<tr><td colspan="2">3.8.2. Seelsorger:innen dazu holen</td></tr>
<tr><td>SPV</td><td>Intensiv</td></tr>
<tr><td>In keinem Interview der SPV-Pflegenden wird an dieser Stelle oder auch davor ein*e Seelsorger*in erwähnt, bei den Intensivpflegenden aber regelhaft. Die Pflegenden selbst bieten entsprechende Rituale an. Gebet angeboten und/oder Rosenkranz (in katholischer Einrichtung). (I4, 707)</td><td>Bei Bedarf soll ein*e Seelsorger*in hinzugezogen werden. (I9, 278 f.) „Wenn die Leute gläubig sind, sehen wir zu, dass dann der Pfarrer mit dabei ist." (I10, 297) „Psychologin oder die Seelsorgerin da, dass die sich vielleicht um die Eltern kümmert oder die Verwandtschaft." (I20, 668 f.) Oder die Trauernden bringen selbst eine/n Geistliche/n oder anderen spirituellen Beistand mit. (I20, 735–737)</td></tr>
<tr><td colspan="2">3.8.3. Die Abschiedsfeier: ein besonderes hospizliches Ritual
Zum palliativen Selbstverständnis vieler hospizlich Pflegender gehören symbolische Handlungen am Lebensende und nach dem Verstorben-Sein. Eine besondere ritualisierte Form des Abschieds ist die Abschiedsfeier als Abschied von den Verstorbenen. Sie werden in die (räumliche) Mitte einer liturgisch durchkomponierten Feier genommen. Die Pflegenden verabschieden sie auf diese Weise aus dem Leben. Die Verstorbenen werden am Ende der Feier gesegnet. Pflegende und Nahestehende nehmen Abschied von Verstorbenen und auch voneinander.
Elemente solcher Feiern sind:
– Von Pflegenden, nicht von Geistlichen gestaltet. (I5, 1129; I6, 606)
– Lieder und Texte: „dieses Ritual, indem du ein Lied singst, einen Text singst, in persönliche Worte fasst und dabei kommen dann wirklich nur die, ähm, Freunde und Bekannte und auch die Pflegekräfte, die die betreut haben, begleitet haben in dieser Zeit vom Hospiz." (I1, 400–403) Die Abschiedsfeier ist gerahmt von der Norm des Schönen. „Wunderschöne Abschiedsfeier mit Musik und mit Texten." (I21, 182 f.)
– Kerzenritual/Erinnerungsritual: „mach ich das mit den Kerzen, dass ringsum [um Verstorbene] diese ganzen Kerzen stehen. Von der Symbolik her wieder diese Wärme. Wieder dieses Licht da mit reinzubringen." (I21, 431 f.)
– Dass „man das Leben nochmal würdigt." (I5, 1144)</td></tr>
<tr><td colspan="2">3.8.4. Totenwache (Hospiz)
Den Trauernden wird die Möglichkeit einer Totenwache angeboten. (I5, 1184 f.)</td></tr>
</table>

3.8.5. Den Sarg gestalten und Verstorbene in den Sarg umbetten/einsargen (Hospiz)

Der Sarg kann durch Nahestehende gestaltet werden. Verstorbene werden eingesargt nach dem Tschüss Sagen. (I8, 375 f.) Nahestehende können bei der Umbettung dabei sein. (I5, 1550) Was Nahestehende mitgeben können: Grabbeigaben. (I1, 1035)

Orientierung: *Viele Pflegende empfinden das als eigentlichen Abschied. Zelebriert wird der Abschied vom Leben, der Abschied von den Nahestehenden, von den Pflegenden und voneinander. In Orientierung am Schönen.*

3.9. Wegbringen von Station	**Im klinischen Kontext muss der Verstorbene weggebracht werden.** Dazu ist es üblich, den Verstorbenen zugedeckt in den Kühlraum zu bringen. (I2, 1668 f.; I19, 100) Das Kind wird zu zweit in die Pathologie gebracht. (I20, 691 f.) Im Kühlraum werden Verstorbene erneut umgebettet. Auf eine Bahre und dann in die Kühlbox geschoben. Es gibt einen Hausstandard, wie Verstorbene auf Bahre zu legen sind: „Kopf nach vorne und reinschieben." (I11, 149) Das Beerdigungsinstitut holt die Verstorbenen ab. Wenn das Beerdigungsinstitut kommt, ist das Leben vorbei. (I2, 1674 f.) **Wann endet die Zuständigkeit für Verstorbene und Nahestehende?** Für den Intensivpflegenden in I9 ist die Feststellung des Todeszeitpunkts das Eingangstor in die Verantwortung für Verstorbene. Das Ausgangstor ist das Wegbringen der Verstorbenen und Neubelegung des Platzes. Das umreißt für ihn den Verantwortungsbereich für die Pflege Verstorbener. Die Pflegenden der SPV haben einen weiter gefassten Verantwortungsbereich. Die Aufbahrung gehört dazu. Die Abschiedsfeier wird grundsätzlich angeboten. Das Einsargen kann begleitet werden. Es kann an Beerdigungen teilgenommen werden. Die Übergänge sind fließend. Das beschreibt ein feldspezifisches Selbstverständnis. Aber auch Intensivpflegende beschreiben das: „Im ersten Stock gab's einen ‚Raum der Stille'. Wenn jemand verstorben war, hat man den da hingefahren. Dann war der dort. Und wenn die Angehörigen nicht mit dabei waren, dann ist man mit denen dahin. Man hat die dort jetzt nicht so explizit aufgebahrt. Man hat die halt schön gebettet." (I15, 287–290) So auch auf der Kinderintensivstation: Das Kind kann für die Eltern nochmals aus der Kühlkammer geholt und aufgebahrt werden. (I20, 692–696) Eltern und weitere Nahestehende können im Abschiedsraum Abschied nehmen. „Man kann's schön herrichten." (I20, 696) Manche Kinderintensivpflegenden gehen zur Beerdigung.

<table>
<tr><td colspan="2">Orientierung: Die Dauer der Verantwortlichkeit nach dem Versterben kann in der SPV feldspezifisch beantwortet werden, im Intensivbereich eher individuell.</td></tr>
<tr><td colspan="2">4. Trauerbegleitung und -handeln</td></tr>
<tr><td>4.1. Trauernachsorge</td><td>In allen Bereichen gibt es die Idee, Trauernden etwas mit auf den Weg zu geben oder auch die Trauernden weiter zu begleiten. „Für Angehörige eine Abschiedskarte hinlegen." (I11, 582 f.) Zur Verabschiedung der Eltern aus der Klinik: „Karte bei Mutter vorbei bringen. Selbst entscheiden, wann sie es öffnet." (I19, 100 f.)
Trauernde weiter begleiten – dass das Leben der Nahestehenden nach dem Sterben gelingen darf. Den Mann einer Frau, die gequält verstorben war, hatte die Pflegende in I21 in seiner Trauer begleitet. Dass der Mann, der seine Frau sehr geliebt hatte und um seine Frau sehr getrauert hatte, sich dann neu verliebte, machte für die Pflegende aus einer schweren Geschichte eine mit Happy End. „Er hatte seine Frau sehr geliebt und sehr mitgelitten. Es war schwer, aber es war letztendlich dann doch eine runde Sache. Und für ihn ist's Leben weiter gegangen. [...] Da ist etwas gelungen." (I21, 342–344) Die Pflegende in I13 erzählt darüber, was ihr geholfen hatte in der Zeit ihrer Trauer um ihren Bruder: „Das hat mich sehr belastet, aber ich konnt's zulassen. Ich hab geweint, hab drüber gesprochen. Das wurde mit der Zeit besser. Hatte gute Kollegen, mit denen man toll sprechen konnte. Wusste auch, mit wem ich mich austauschen konnte." (I13, 185–187)</td></tr>
<tr><td colspan="2">Orientierung: Trauernde nicht allein lassen.</td></tr>
<tr><td>4.2. Die Trauer der Pflegenden</td><td>Auch die Pflegenden sind in Trauer. Eine Pflegende erzählt, dass im Team über verstorbene Kinder gesprochen wird, und zwar über das „Dass" ihres Verstorben-Seins. Das scheint wichtig, um einen Abschluss hinzubekommen. (I20, 916–939) Man darf Pflegende in ihrer Trauer nicht allein lassen. „Was mir gefallen hat: man hat zusammen gehört. Da war die Einsamkeit auch nicht so da. Da war diese Trauer. Da rückt man ja ein bisschen zusammen und gehört zusammen." (I8, 380–382)</td></tr>
<tr><td colspan="2">Orientierung: Auch die Pflegenden trauern. Von dieser Trauer wird selten gesprochen.</td></tr>
<tr><td>4.3. Abschied bei Bestattung</td><td>„Beim Begräbnis dabei sein. [...] Es gibt Patienten, mit denen man sich gut verstanden hat. Da ist man dann zum Begräbnis gegangen und hat da Abschied genommen." (I11, 583–585)</td></tr>
<tr><td colspan="2">Orientierung: Diese Passage ist eine Möglichkeit des Abschiednehmens.</td></tr>
</table>

4.4. Gestalten der Beerdigung	Die Interviewten geben ihre normativen Vorstellungen preis. Schön, wenn man das selbst bestimmen kann, wie die Beerdigung gestaltet wird und wie das Grab. Ihr Freund „weiß sogar, wie ich beerdigt werden will. (lacht)" (I10, 609) Dass Nahestehende über das Leben der Verstorbenen erzählen, damit diese als Person spürbar werden. Dass alle Nahestehenden dabei sind. Die Interviewte in I7 empfand es als schrecklich, dass enge Freund:innen nicht dabei waren. (I7, 224–228)
Orientierung: *Die Pflegenden orientieren sich am selbstbestimmten Planen am Lebensende.*	
4.5. Das Grab schön machen	Ihre Mutter macht das Grab sauber. (I7, 304)
Orientierung: *Pflegende orientieren sich am Schönen.*	
4.6. Das Gedenken an die Verstorbenen	Durch das Gedenken werden die Verstorbenen erinnert und nicht vergessen – sei dies im Rahmen eines Gottesdienstes oder im Rahmen des Besuchs einer Kirche, in der sie zur Erinnerung Kerzen anzündet. (I11, 213–215) Sie geht auf den Friedhof, um mit den Verstorbenen zu sprechen. Friedhof als Medium, um über den Tod nachzudenken: „An Tod denke ich nur, wenn ich auf dem Friedhof bin." (I11, 361 f.) Die Pflegende in I20 besucht das Grab eines verstorbenen Kindes. Am Grabschmuck erkennt sie: „Das ist noch nicht vergessen das Kind. Das war eigentlich ganz angenehm so für mich selber, wo ich denk: [...] irgendwie ist's ja nicht so spurlos weg gegangen." (I20, 519–521) „Ich finde, es ist gar nicht wichtig, ob man nun ein Grab hat oder keins oder einen Baum oder keinen, sondern wichtig ist ja eigentlich, wie der Mensch (.) einem in Erinnerung bleibt." (I14, 587–589) Intensivpflegende der Kinderintensivstation bereiten das Erinnern an das Kind vor: „Fußabdruck, Löckchen, Händeabdruck." (I19, 87)
Orientierung: *Gedenken wider das Vergessen.*	

4.6. Die Praxis des Umgangs mit Sterbenden, Verstorbenen und Nahestehenden erlernen

Der Umgang mit Sterbenden, Verstorbenen und Nahestehenden kann nicht theoretisch erlernt, sondern nur in der Praxis angeeignet und eingeübt werden. Die Pflegenden beziehen sich im Erzählen sehr selten auf stations- bzw. hauseigene Handlungsrichtlinien zum Umgang mit Verstorbenen, nie aber auf Standard Operating Procedures (SOPs) der Fachgesellschaften.[13]

4.6.1. Biografische Erfahrungen und biografisch erlernte Praktiken

Die Pflegenden erzählen in den Interviews aus einer Gegenwartsperspektive und betrachten und bewerten aus dieser Perspektive private wie berufliche Erfahrungen im Umgang mit Sterbenden und Verstorbenen.

Erfahrungen aus eigener familiärer Betroffenheit sind in unserem Denken, Fühlen und Handeln verankert und Hintergrundfolie für berufliches Handeln. Sie können das Wissen, was andere in Situationen größter Verletzlichkeit wirklich brauchen, und das Handeln der Pflegenden orientieren. „Durch die Situation mit meiner Oma und durch die Situation mit meiner Mutter auch gespürt, dass das gar nicht geht. Dass die Leute da unbedingt jemand brauchen. In so einem kargen Besucherzimmerchen kommt geschwind jemand rein und geht wieder raus und dann sitzt man da. Also wie kann denn so was sein?" (I12, 575–578) Es braucht ein ehrliches Wort in einer Haltung des Zugewandt-Seins. Dass alles offen miteinander besprochen werden kann und soll, lernte die Pflegende in I14 von ihrer Großmutter. Der Pflegende in I2 holt Seelsorger:innen in Sterbebegleitungen hinein, weil er beim Sterben des Schwiegervaters eine „fantastische Begleitung" durch eine Seelsorgerin erlebt hatte. (I2, 1480 f.) Pflegende können auf private biografische Erfahrungen zurückgreifen, wie in der eigenen Familie mit Verstorbenen umgegangen worden ist. Als Gegenhorizont zum Horizont der eigenen Erfahrung ist der Pflegenden in I1 wichtig, dass die Verstorbenen nicht gleich ein- und weggepackt werden, sondern dass sie unter den Trauernden sein dürfen (I1, 185 f.). Die Pflegende in I8 erinnert sich positiv daran, dass ihre verstorbene Großmutter im Schlafzimmer aufgebahrt worden war. (I8, 367) Verstorbenen soll Zeit gelassen werden. (I6, 856) Im Umgang mit privat und beruflich erlernten Praktiken entwickeln sie eigene ritualisierte

13 Beispielsweise Ahrens et al. 2017.

Praktiken des Umgangs mit Verstorbenen. Die Pflegende in I1 verbeugt sich vor Verstorbenen. Viele Pflegende berühren die Verstorbenen – an Stirn, Händen, Füßen. (I18, 1134 f.)

Berufliche Erfahrungen können Hintergrundfolie für private Erfahrungen und weitere berufliche Erfahrungen sein – als Horizont oder als Gegenhorizont. Die Pflegenden erzählen, was sie über sich und ihren Umgang mit Sterbenden, Verstorbenen und Nahestehenden im Laufe ihrer beruflichen Tätigkeit gelernt haben: „ich hab viel über meine Trauer und mich selber gelernt." (I21, 260) „Ich hab mich in meinen Tiefen ausgelotet und kann deshalb auch die Tiefen der anderen sehen. Die Nöte, die dahinter stecken. (I21, 268 f.) Die Pflegende in I13 spricht von einer Verwandlung – Menschen in Situationen großer Verletzlichkeit anders wahrzunehmen und gut zu unterscheiden: „Dass ich lerne, was bin ich und was bist Du?" (I13, 787) Die Pflegende in I20 berichtet, dass sie gelernt hat, gut für sich zu sorgen, wenn das Sterben oder der Tod eines Kindes ihr besonders nahe geht: „ich brauch jetzt was, […] was nur für mich ist, was […] mir Seelenbalsam ist. Das […] Kind ist trotzdem tot. Es ist trotzdem traurig, aber (.), ähm, ich brauch jetzt irgendwie so Seelennahrung ein bisschen […] so komm ich da irgendwie am besten (.) damit zurecht." (I20, 1071–1075) Sie lässt nicht zu, dass sie schlaflose Nächte hat wegen belastender Ereignisse. (I20, 1228–1230) Zu Beginn ihrer beruflichen Tätigkeit hatte sie oft eine große Nähe zugelassen, was zu starken Trauerreaktionen geführt hatte. Diese besondere Nähe lässt sie nicht mehr zu, sie geht nicht mehr zu Beerdigungen, weil das für sie eine Grenze überschreitet und Berufliches und Privates zu sehr vermischt. Sie bindet die Trauer an den beruflichen Ort, an das *Drinnen*. Ihre Trauer muss hierbleiben. Das hat sie gelernt. (I20, 833–842) Pflegende wertschätzen ihr Leben anders angesichts ihrer Erfahrungen. (I21, 314 f.) „Man lernt viel fürs Leben (.) Im Hospiz. (lacht) […] Nicht so immer in die Zukunft. Was wird sein? Sondern sozusagen, heute, diesen Tag zu nützen. […] weil man auch weiß, wie schnell es anders sein kann […] dieses Leben, ähm, sich daran zu freuen, und zu sagen, ja, es ist einfach schön dieses Leben […] und wir haben auch die Erlaubnis, wirklich gut zu leben und, ähm, das jeden Tag zu genießen. (.) Als Geschenk." (I5, 1204–1213)

4.6.2. Sicherheit im Handeln entsteht durch Wissen, Erfahrung und Vorbilder

Pflegende brauchen berufliche Erfahrung und Vorbilder für die Sterbebegleitung. Die Pflegende in I11 bleibt beim Sterben ihres Vaters in der Rolle der Krankenschwester und zeigt ihrer Schwester, „wie ich das mache." (I11, 727) In ihrer Ausbildung hatte sie erlebt: Sterbebegleitung machen nur erfahrene Pflegende. Während des Sterbens hatte sie Kinder nicht allein „versorgt", sondern immer zusammen mit einer erfahrenen Krankenpflegehelferin. „Die hatte diesen Kindern beim Waschen, beim Ankleiden immer Lieder vorgesungen. Vor sich hin gesummt. Mit denen geredet. [...] Das hat sich in mein Gedächtnis eingeprägt. Die hat auch getrauert und hat Kerze angezündet, wenn ein Kind verloren gegangen ist." (I11, 33–36) Diese Erfahrung teilt die Pflegende in I20. Die erfahrenen Pflegenden betreuen sterbende Kinder – weil das meist auch die schwerstkranken Kinder sind. (I20, 964–967) Nur Erfahrungswissen befähigt und berechtigt zur Betreuung schwerstkranker und sterbender Kinder. Das Wissen über den Umgang mit Sterbenden und Verstorbenen ist nicht lehrbar, sondern wird in der Praxis von Kolleg:innen abgeschaut und erlernt oder als Gegenhorizont zu deren Handeln und Verhalten entwickelt. (I8, 693; I12, 567 f.) Alle müssen hier ihren eigenen Weg finden. (I8, 811) „Das hat mir niemand beigebracht. Das ist learning bei doing durch Vorbilder." (I12, 471 f.) „So gemacht, wie die anderen einem das gezeigt haben." (I15, 308 f.)

Sterbebegleitung setzt menschliche und berufliche Reife voraus: „schwer kranke Kinder zu versorgen und auch diese Eltern mitttragen zu können, da gehört auch eine gewisse menschliche Reife einfach dazu. Weil die Eltern haben da schon ganz gute Antennen. Wenn da jemand [...] unsicher ist, dann, dann werden die noch ängstlicher." (I20, 1365–1368) Die Kombination aus menschlicher und beruflicher Reife befähigt die Pflegenden, Entscheidungen in kritisch-ethischer Distanz zu betrachten. So setzt sich die Pflegende in I7 dafür ein, vermeintlich sinnlose Diagnostik nach dem Krampfanfall einer Patientin zu unterbinden. Sie fragt, was in dieser Situation schadet und was nützt. (I7, 628–640) Zur Reife gehört, sich eigener Triggerpunkte bewusst zu werden, die unsere Entscheidungen und unser Handeln beeinflussen. (I21, 196 f.) Dazu können berufliche Angebote hilfreich sein. Während aber die meisten Pflegenden äußern, dass Angebote zum Umgang mit Sterben und Tod im Rahmen ihrer Ausbildung wenig hilfreich für das konkrete Handeln waren, war das Sterbeseminar für die Pflegende in I14 deshalb wichtig, weil es nicht ums konkrete

Handeln, sondern um die Reflexion eigener Anteile im Betroffen-Sein gegangen war. Das half ihr zu begreifen, „dass mich der Tod meiner Oma überhaupt berührt hat. Bis zu diesem Tag. Weil da hab ich nämlich genauso geheult wie jetzt. Noch viel schlimmer. Ich konnt mich ja eigentlich gar nicht mehr beruhigen (Lachen). Da kam das alles dann nach den Jahren endlich mal raus. [...] da hab ich eigentlich auch gelernt, dass es nicht schlimm ist, wenn man am Bett steht und heult. [...] das war die Lehre." (I14, 572–577) Das heißt durch berufliche Angebote können Pflegende etwas über sich, über die eigene Trauer, dass Trauer in der Begleitung Sterbender sein darf und auf was zu achten ist in der Sterbebegleitung, lernen. Auch die Pflegende in I20 betont den Nutzen beruflicher Bildung: „was man machen kann, dass man selber nicht irgendwie dadurch aufgefressen wird. (.) Sondern wie man [...] gut damit umgehen kann." (I20, 1034–1036)

Unerfahrenheit und schlechte Erfahrungen sind für Pflegende Gegenhorizont zum Horizont des heute durch Erfahrung abgesicherten Handelns in der Gegenwart. Für die Pflegende in I17 ist ihre Arbeit auf einer Palliativstation Hintergrundfolie für ihre Erzählungen: hätte sie das damals gewusst. Woran sich die Pflegende in I12 im Blick auf ihre erste Sterbeerfahrung erinnert, ist nicht, wer verstorben war (I12, 320 f.), sondern die Unsicherheit der jungen berufsunerfahrenen Kollegin bei der Pflege von Verstorbenen. (I12, 195–214)

Welche Normen für die rechte Sterbebegleitung lernen Pflegende im Laufe ihres Lebens kennen? Achtsamkeit kann durch Anschauung der Praxis gelernt werden. (I4, 725) „Schön, wenn jemand selbstbestimmt bleiben darf bis zuletzt." (I13, 445 f.) Die Pflegende in I5 hat in der Sterbebegleitung gelernt, „dass man da auch (.) wirklich vertrauen darf und es wird (.) irgendwie gut." (I5, 188 f.) Die Pflegenden lernen unterschiedliche kulturelle Prägungen kennen: „Religion kommt dazu: wie man mit Verstorbenen umgeht." (I11, 148) Die Pflegende in I21 lernte im Pflegepraktikum, dass Pflegende sich von Verstorbenen verabschieden. (I21, 71 f.) Ein schönes Bild und eine schöne Erinnerung zu schaffen, kannte die Pflegende in I3 aus ihrer Ausbildung nicht. (I3, 815) Den Referenzrahmen für diese Praxis hat sie aus ihrer Hebammenausbildung und aus ihrer Arbeit auf Palliativstation. (I3, 811–819) Auch für die Pflegende in I20 ist es wichtig, welches Bild, welche Erinnerung Eltern mitnehmen, wenn ihr Kind stirbt. Alles wird in Ruhe gemacht, als Team, damit für die Eltern kein Eindruck einer Anleitung oder von Unsicherheit entsteht: „ich hätte immer Angst, dass die Eltern das in Erinnerung behalten, da musste jetzt jemand sterben lernen. […] An meinem Kind wurde gelernt, wie, ähm, wie Sterben geht oder so.“ (I20, 1127–1130) Die Vorstellung der Notwendigkeit der Distanzierung und ihre Praxis werden besonders im Kontext der Intensivarbeit habitualisiert. Es kann dort die normierte Praxis als Kultur des Teams sein, dass Pflegende auf Abstand zu Patient:innen und nahestehenden Menschen gehen. „Hab dann immer wieder auch an mir versucht zu arbeiten und das auch nicht so anzunehmen. Man übernimmt das auch so.“ (I13, 130 f.)

Teil IV: Diskussion – Handlungsleitende Orientierungen im Umgang mit Sterbenden und Verstorbenen

„Einmal erkannt, läßt sich das Wissen von der Unentrinnbarkeit des Todes nicht mehr vergessen.“ (Bauman 1994, 11)

Was wissen erfahrene Pflegende aus den Feldern der Intensivpflege und der Spezialisierten Palliative Care über Sterben und Tod, was orientiert ihr Handeln und wie sprechen sie darüber – angesichts der Nichterfahrbarkeit von Sterben und Tod?

Sprechen in der zweiten und dritten Person: Nur Sterbende selbst können in der ersten Person darüber sprechen, was sie im Sterben erleben. (Landsberg 2009; Jankélévitch 2017) Die Pflegenden erzählen über ihre Erfahrungen und Erlebnisse, über dichte Situationen und gefühlsintensive Augenblicke im privaten und beruflichen Umgang mit Situationen des Sterbens und Verstorben-Seins. Der Tod bleibt ein Bereich des Nichterfahrbaren und Nichterzählbaren. Bilder und Symbole füllen die Unsagbarkeit des leeren Begriffs Tod aus. Sie sprechen über ihren Umgang mit Sterbenden und Verstorbenen oft in sprachlichen Distanzierungen, mittels Metaphern und Deutungen des Erlebten sowie über ihre Praktiken des Schön-Machens. Sie sprechen stets in der zweiten Person übers Sterben. Selbst die zwei Pflegenden, die im Laufe ihres Lebens lebensbedrohlich erkrankt waren, sprechen nicht in der ersten Person übers Sterben. Sie erzählen über diese wichtige Phase ihres Lebens kaum etwas. Auch sie bleiben im *Erzählen* – wie die anderen Interviewten – vor allem ihren beruflichen Kontexten verhaftet. Das ist ihr Lern-, Wissens- und Handlungsfeld. Das sind die *Sterbewelten*, durch die sie geprägt wurden und werden und die sie selbst habituell prägen. D. h. ihr Wissen über den Umgang mit Sterbenden und Verstorbenen schöpfen sie v. a. aus beruflichen Erfahrungen. Es ist ein *konjunktives Wissen*, das aufgrund geteilter Erfahrungen erworben wird und kollektiv geteilte Orientierungen umfasst. (Asbrand 2011) Sie *erzählen* in sprachlich und emotional dichten Passagen in der zweiten Person über Sterbende und Verstorbene und in *argumentativen Passagen* auch in der dritten Person: in verallgemeinernden Aussagen über das Quälen der Menschen auf Intensivstation, über das Draußen-stehen-Lassen der Nahestehenden vor der Tür (allein gelassen in und mit ihrer Not) sowie über das Festlegen letzter Wünsche für das Lebensende in Patientenverfügungen.

Counterstories angesichts unausweichlich bedrängender Erfahrungen: In der Auswertung der Interviews war durch die Textsortentrennung deutlich geworden, dass die Pflegenden ihre Erzählungen häufig in Argumentationen einbetten, in denen Orientierungen wirksam sind, die für sie im Umgang mit belastenden Erfahrungen und Erlebnissen und im Sprechen darüber hilfreich sind – damit der dauerhafte Umgang mit Menschen an der Grenze des Lebens zum Tod aushaltbar bleibt. Sie bewegen sich also zwischen *Erzählungen*, die das für sie unausweichlich Belastende und Bedrängende zum Ausdruck bringen (im Raum des *Innen* mit dem Fehlen der Möglichkeit einer Distanzierung) und *entlastenden Counterstories*: Erzählungen über Praktiken des Umgangs mit Sterbenden und Verstorbenen, die von einem besonderen Wissen orientiert werden (der Raum des *Draußen* durch Distanzierung und Deutung sowie normierte Praktiken des Umgangs mit Sterbenden und Verstorbenen, die durch Normierung die Pflegenden schützen).

Unausweichlich bedrängende Nähe braucht Distanzierung: Durchweg finden sich im Erzählen und Erzählten sprachliche, emotionale, räumliche und rationalisierende Distanzierungen: das unausweichlich Bedrängende des Umgangs mit Sterbenden und Verstorbenen verlangt nach Distanzierung – im Erlebten und im Sprechen darüber. So findet sich in den Interviews beispielsweise die Figur der Diskrepanz zwischen Erzähltem und darauf bezogenen Argumentationen: in den Erzählteilen der Interviews bekommt das Belastende des Umgangs mit Sterbenden und Verstorbenen Raum (*was ich nicht vergessen kann*), das die Pflegenden – „antithetisch" – in argumentativ gefassten Konstruktionen eines (vermeintlichen) *Vergessen-Könnens* einbetten. Dem Bedrängenden der Erzählungen setzen sie Ich-Konstruktionen des Aushalten-Könnens entgegen. Die belastenden Erfahrungen sind in den Interviews v. a. berufliche Erfahrungen, die mit Erzählungen über Belastendes während der Ausbildung beginnen. Private Erfahrungen können als Gegenhorizont zu belastenden beruflichen Erfahrungen erzählt werden – die berufliche Belastungserfahrung wird dadurch verstärkt. Es finden sich aber auch im privaten Bereich belastende Erfahrungen, die in beruflicher Perspektive fortgeschrieben werden. Belastende Situationen sind die Hintergrundfolie (*Horizont*) des Erzählens von Counterstories (Selbstkonstruktionen als *Gegenhorizont*). Je dichter die erzählenden Passagen, umso mehr Raum hat das Bedrängende in den Erzählungen (*Nähe*). Je dominanter die Argumentationen und Ich-Konstruktionen, desto verdeckter ist das Bedrängende (*Distanz*). Die Erzählungen über den Umgang mit Sterbenden und Verstorbenen enthalten außerdem Zuschreibungen und Deutungen: spirituelle und „magische" Deutungen, Deutungen zur Kontingenzbewältigung, Deutungen von Macht und Kontrolle angesichts der Erfahrung von Ohnmacht und Kontrollverlust. Das Handeln der Pflegenden in der Sterbebegleitung und Verstorbenenpflege orientiert ein Wissen um das sinnlich oft unausweichlich Erschreckende von Sterben und Tod, von dem sie sich im Sprechen distanzieren und mit dem sie sinndeutend und durch Praktiken des Schön-Machens umzugehen suchen.

Orientierung am Wissen um unausweichlich Belastendes und Bedrängendes im Umgang mit Sterbenden und Verstorbenen: Die Ergebnisse der Analyse der Interviews lassen sich diesen beiden Typen von Narrativen zuordnen: über Belastendes und Bedrängendes sprechen Pflegende, indem sie ihre *Narrative einer Moral unausweichlicher Nähe* in Narrativen einbetten, die *Counterstories zum Erlebten* sind und das Sprechen über Belastendes und Bedrängendes sowie die Praxis des täglichen Umgangs mit Sterbenden und Verstorbenen orientieren. Narrative des unausweichlich Belastenden und Bedrängenden handeln davon, was Pflegende *nie vergessen* werden. So erinnern sie sich in den Interviews vor allem an belastende Situationen. Das beobachten auch Sinclair und Gerstenkorn: auch wenn die „hässlichen Tode" seltener erlebt werden als die friedlichen, bleiben diese den Pflegenden besonders in Erinnerung. (Sinclair 2011, 185; Gerstenkorn 2004, 122) Belastungen wurden in den untersuchten Feldern bereits umfassend erforscht: so ist Nähe ein Risiko für eine große Belastung. Die weiteren Dimensionen des unausweichlich Bedrängenden, die in dieser Arbeit identifiziert werden konnten, finden in der Forschung aber bisher nur wenig Raum. So erzählen die Pflegenden über:

- *Erfahrungen der bedrängenden Unausweichlichkeit des mit allen Sinnen Erlebten, das sie nicht vergessen können.* Während Pflegende in Argumentationen behaupten, das beruflich Erlebte rasch wieder vergessen zu können, finden sich in allen Textsorten Erinnerungen an sinnlich belastende Erlebnisse. Eine besondere Sprach- und Denkfigur und wichtige

Orientierung ist das *Drinnen- und damit unausweichliche (leiblich-räumliche) Nahe-Sein – besonders bedrängend im Umgang mit körperlich entgrenzten Menschen.*

- *Das unausweichlich Bedrängende emotionaler Nähe zu anderen.* Dieser Aspekt findet sich im Belastungsdiskurs gut erforscht.
- *Das unausweichlich Bedrängende des Wissens um die Wirklichkeit falscher Orte und der falschen Zeit fürs Sterben und Verstorben-Sein* – beispielsweise im Erleben eines Bruchs zwischen eben noch Lebendig- und nun Tot-Sein. Sie betätigen die Befunde über das Leichenparadox und das Erleben des Plötzlichen des Todes als Bruch.
- *Das unausweichlich Bedrängende der eigenen Hilflosigkeit im Umgang mit Sterbenden und Nahestehenden*, die sie ungewollt allein lassen. Pflegende fühlen sich allein gelassen im beruflichen Umgang mit Sterbenden, im Rahmen dessen sie stets auch mit ihrer eigenen Sterblichkeit konfrontiert sind. Ihre Arbeit verändert ihr Leben.

Sinndeutung als Orientierung angesichts erlebter Kontingenz: Erfahrungen des unausweichlichen *Drinnen-Seins* im gemeinsamen Raum mit Sterbenden und Verstorbenen sind in den Erzählungen häufig Erfahrungen des Erschreckens im Umgang mit Sterbenden, Verstorbenen und deren Nahestehenden. Sie sind mit dem Bedürfnis verbunden, der Erfahrung von Kontingenz Sinnerfahrungen entgegenzusetzen – *durch Deutungen und Praktiken.* Wie Pflegende mit belastenden Situationen umgehen und welchen Orientierungen sie hierbei folgen, zeigt sich in den Counterstories. Sie enthalten Argumentationen über den eigenen guten Umgang mit belastenden Situationen an der Grenze des Lebens, entlastende Deutungen sowie Deutungen der eigenen Rolle und Bedeutsamkeit in der Begleitung von Sterbenden sowie Nahestehenden und in der Verstorbenenpflege. Die Counterstories orientieren sich:

- *An Formen der Distanzierung* angesichts der Erfahrung der Unausweichlichkeit des kontingent Nichtplanbaren und Nichtkontrollierbaren von Sterben und Tod.
- *Am Wissen um ihre Wirksamkeit* am Übergang des Lebens zu Sterben und Tod.
- *Am Erfahrungs-, Spür-, „magischen“ sowie spirituellen Wissen*, mit dem sie Erlebtes deuten. Fast alle Pflegenden folgen dabei der Konzeption des

partiellen und vorläufigen oder endgültigen Endes des Menschen (Wittwer 2014b) verbunden mit der Praxis des Fenster-Öffnens im Prozess des Sterbens oder gleich nach dem Verstorben-Sein.

- *An Praktiken des Schön-Machens des Sterbens und Verstorben-Seins* – für einen guten Abschied. Sie folgen in der Sterbebegleitung und Verstorbenenpflege der normierten Praxis schön machender Inszenierungen rund ums Sterben, damit das Sterben, das Verstorben-Sein und der Abschied schön, ruhig und friedlich sein können. Die Verstorbenenpflege ist normiert – es gibt Handlungsroutinen und Rituale.

Es sind **Orientierungen im Umgang mit Sterbenden und Verstorbenen**, die in der Forschung bisher wenig Beachtung finden: (1) Wissen um das unausweichlich Bedrängende des sinnlich Erlebten als orientierende Hintergrundfolie für die palliative Praxis. (2) Formen der Distanzierung im Erzählen und im erzählt Erlebten von unausweichlich belastenden Erfahrungen. (3) Umgang mit kontingent Erlebtem durch deutende Zuschreibungen in Narrativen der Kontingenzbewältigung: durch Erfahrungs- und Spürwissen, durch das Wissen um die eigene Wirksamkeit, durch magische und spirituelle Gewissheiten. (4) Inszenierung des Schönen in der Begleitung Sterbender und in der Praxis der Verstorbenenpflege. Diese vier Orientierungsmuster sollen im Folgenden betrachtet werden.

1. Drinnen: das unausweichlich Bedrängende in Räumen des Sterbens und des Todes

„Als er krank und die Wohnung zur Welt wurde und zum Schutz vor der Welt, und in ihr das Leben bedroht war, brauchten wir einen Raum, der uns aushielt.“
(Von Arnim 2021, 103)

Eine bedeutsame Orientierung im Sprechen und Handeln ist *das Drinnen- oder Draußen-Sein*. Drinnen im Raum des Sterbens, der Sterbenden und Verstorbenen sind die Pflegenden ihnen unausweichlich nahe. Die Tür ist nicht nur Tür, sondern Metapher für eine Grenze, die das Drinnen-Sein vom Draußen-Sein trennt. Die Vorstellung des Raums definiert den Abstand zu anderen – der Raum schafft vermeintlich Distanz, um den peripersonalen Raum zu schützen: „was wir in unserer Nähe hören oder sehen, wird besondere Bedeutung eingeräumt, denn was uns jetzt nur nah ist, kann bald mit uns kollidieren. […] Der Begriff des peripersonalen Raums eröffnet eine neue Perspektive auf die Frage nach dem Selbst, indem sie es nicht von innen, sondern von außen definiert. Man ist schlicht der Mittelpunkt dessen, was einen umringt." (De Vignemont 2021, 51) Drinnen-Sein bedeutet in den Erzählungen: (1) Sterbenden und Verstorbenen unausweichlich nahe zu sein durch das sinnliche Erleben im gemeinsamen Raum, (2) in palliativer Praxis mit der Wirklichkeit entgrenzter Menschen konfrontiert zu sein, (3) im gemeinsamen Resonanzraum leiblich miteinander in Berührung zu kommen, (4) mit der Gewissheit falscher Orte und der falschen Zeit fürs Sterben und Verstorben-Sein umzugehen und schließlich (5) in palliativer Praxis mit der Hilflosigkeit, andere in ihrer Not allein zu lassen und selbst allein gelassen zu werden, umgehen zu müssen.

1.1. Drinnen: sinnliches Erleben im gemeinsamen Raum

> *„Um Mitgefühl empfinden zu können, muss man über eine ziemlich komplexe Abfolge von Gedanken verfügen: dass ein anderes Wesen leidet, dass dieses Leiden schlecht ist, dass es gut wäre, wenn es gelindert würde."*
> *(Nussbaum 2020, 43 f.)*

Das unausweichlich Bedrängende im Drinnen ruft in Verantwortung. Die Pflegenden erzählen über sinnlich Erlebtes, das sie nicht vergessen können: was sie sinnlich wahrnehmen, führt zu Sterbebildern und -erinnerungen, die sie nicht vergessen und von denen sie sich nicht distanzieren können. Das unausweichlich Bedrängende des sinnlich Erlebten affiziert sie. Sie geraten durch das sinnliche Erleben in den Raum des *Drinnen* und damit in eine Nähe zu anderen, die in ihrer Unausweichlichkeit bedrängt und in Verantwortung ruft. Im Sehen, Hören, Riechen und Berühren kommen sie schwerstkranken und sterbenden Menschen unausweichlich bedrängend nahe. In allen Interviews ist die Unausweichlichkeit des Anschauen-Müssens leidvoller Situationen das eindringlichste Narrativ. Die Pflegenden präsentieren sich als Augenzeug:innen des Schrecklichen und Dramatischen von Sterben und Tod, sie fühlen sich von Angesicht zu

Angesicht unausweichlich mit den Leidenden verbunden. Das visuell Erinnerte ist verbunden mit Emotionen, das Bild wird zusammen mit der Gefühlserfahrung erinnert – Schuldgefühle und andere Emotionen machen aus dem Visuellen ein Bedrängendes. Augen und Gesichter der schwerstkranken und sterbenden Menschen rufen in Beziehung und Verantwortung. Ihr Gesicht affiziert die Pflegenden besonders dann, wenn es mit Leid verbunden ist. Ihnen in die Augen zu schauen, affiziert sie und verbindet sie mit ihnen. Augen machen das Leid offenbar, dem sie sich nicht entziehen können. Bedrängende Bilder von sterbenden und verstorbenen Menschen bleiben ihnen als Hintergrundfolie für ihr berufliches Handeln erhalten. Bilder der Not, der fremden wie der eigenen, orientieren als Horizont den Umgang mit sterbenden, verstorbenen und nahestehenden Menschen und begründen die Notwendigkeit der emotionalen Begleitung der Pflegenden.

Distanzierung im Draußen: Viele der Erzählungen orientieren sich an den Polen drinnen und draußen. Drinnen ist der Ort des leiblich-sinnlich Bedrängenden und Berührenden – drinnen ist der Resonanzraum. Draußen ist der Ort der Möglichkeit einer Distanzierung vom Bedrängenden: die Deutungen des in der Sterbebegleitung Erlebten sind Ausdruck der Gewissheit von Notwendigkeit anstelle von Kontingenz von Sterben und Tod (Kontingenz als Horizont, Notwendigkeit durch Deutung als Gegenhorizont). Die Perspektive des (räumlich) von außen auf einen Menschen im Zimmer bzw. Bett Schauenden ist entlastender Gegenhorizont zum bedrängenden Horizont des Drinnen-Seins. Verbunden mit der Unausweichlichkeit des Drinnen-Seins ist das leiblich-sinnliche Nicht-Ausweichen-Können der Pflegenden – sie können sich nicht distanzieren. Das leiblich resonante Unausweichliche wird durch die gemeinsame Räumlichkeit bedrängend. Das zeigt sich auch an der Entlastung verheißenden Argumentation der Möglichkeit einer vermeintlichen Trennung von beruflich und privat (Orientierung *Diskrepanz zwischen Erzähltem und Argumentation*). Mit Metaphern des räumlichen Getrennt-Seins stützen die Pflegenden sprachlich die Argumentation – als ob man beruflich eine „Tür" hinter sich zu machen könnte, damit das Private davon unberührt bliebe.

Die Unausweichlichkeit des sinnlich Erlebten mit einer Übernahme von Verantwortung zu verbinden, kann care-ethisch begründet werden. Das sinnlich Erlebte bedrängt die Pflegenden, sie können es nicht vergessen: das Gesicht, die Augen, der entgrenzte Mensch, der seine Körpergrenzen verloren hat, der seine Integrität und damit den Schutz seiner Würde zu verlieren droht. (Marks 2021) Es sind Gesichter und Augen, Gerüche, Geräusche und das Berühren eines Menschen, die Pflegende im Resonanzraum zweier verletzlicher Menschen anrührt. Dass sie das Angesicht des anderen rührt, ist nicht nur Ausdruck einer beruflichen Sorgebeziehung, sondern Ausdruck des Mensch-Seins, das ein Sein auf andere hin, ein Sein in Bezogen-Sein ist. Dieses Bezogen-Sein lässt sie ansprechbar für andere sein, es ruft in Sorge für sie – das Angesicht des anderen ruft in Verantwortung – indem er „sich in meine Verantwortung begibt." (Lévinas 1996, 22) Verantwortung wird nicht übernommen, sondern ist mit dem Subjekt gegeben. „Das Subjekt *ist* Verantwortung, weil es als sinnliches Subjekt dem Anderen und seinem Anruf ausgesetzt ist." (Staudigl 2009, 66) Durch die Begegnung mit dem anderen erst wird der Mensch als Subjekt mit seiner Individualität angesprochen. Vom Antlitz des anderen her erhalte ich selbst ein Gesicht. (ebd.) Das Besondere menschlicher Beziehungen ist die Begegnung von Angesicht zu Angesicht. Dabei meint Antlitz nicht das konkrete Gesicht, „sondern eine Offenheit hin auf die Verwundbarkeit des Menschen" (ebd., 77): seine Verlassenheit und Sterblichkeit. Das Antlitz des anderen erinnert mich an meine eigene Sterblichkeit. (ebd.) „In diesem Menschenantlitz sind die Augen der schutzloseste, der nackteste Teil des Körpers. Und sie bedeuten Anruf, Aufforderung zur Antwort, zur Verantwortung." (ebd., 78)

Care als sorgende Praxis entsteht „als Reaktion auf Abhängigkeit und Vulnerabilität, die für [Eva Feder] Kittay die Grundkonstanten menschlichen Lebens sind. Voraussetzung von Care als sorgender Praxis ist ein Verständnis vom Menschen, das ihn aufgrund seiner grundsätzlichen Bezogenheit als schon immer Abhängigen und Angewiesenen begreift. In diesem situativ und kontextuell verfassten Mehr oder Weniger an Abhängigsein liegt der Auftrag zur Sorge begründet. […] Wie Abhängigkeit ist Care also in jedem Menschen als anthropologischer Status verankert und wird als solcher institutionell und gesellschaftlich wirksam." (Baumann/Kohlen 2018, 99) Care ist die Perspektive, von der aus eine care-ethische Reflexion stattfindet. Immer beziehen sich die Fragen auf die konkrete Situation eines konkreten Menschen – im Eingebettet-Sein in persönlichen, beruflichen und gesellschaftlichen Kontexten. Care ist eine sozial und politisch vermittelte Praxis. Eine soziale Praxis ist sie durch den beziehungsorientierten Fokus. Eine politische Praxis ist sie, weil die Auffassung von Care das Zusammenleben von Menschen in einer Gesellschaft bestimmt.

(Leget et al. 2019, 22) Im sozialen Miteinander stellt sich Würde her. „Ich fühle mich wahrgenommen in meiner Einzigartigkeit, als Person gefragt und von Bedeutung. Die Würde eines Menschen entsteht im Dialog, im Gespräch und in der Interaktion.“ (Klie/Student 2007, 99) Care als sorgende Praxis wird durch Achtsamkeit für andere in Gang gebracht. Dass dieses Resonant-Sein belasten kann, sprechen Pflegende in den Interviews direkt aus und distanzieren sich im Erzählen und Erzählten.

1.2. Drinnen: die Wirklichkeit entgrenzter Menschen

Eine besondere Form des Erschreckens in der täglichen Arbeit ist das Konfrontiert-Sein mit *entgrenzten Körpern*. In den Interviews finden sich viele Hinweise auf die Belastung, die durch das Sehen-, Riechen-, Hören- und Spüren-Müssen von entgrenzten Körpern entsteht. Der natürlich begrenzte Körper verliert die Integrität seiner körperlichen Hülle und Begrenzung, indem Schläuche in ihn hineingesteckt werden (Ablaufsonden, Urinkatheter und andere Zu- und Abgänge, die die Körperhülle durchlässig machen) sowie durch Deformierung bestimmter Körperareale durch Unfälle oder Tumoren, durch Wunden oder durch Öffnen bestimmter Körperareale, sodass Köperflüssigkeit austreten kann, letztlich durch aufgrund eines Lymphstaus tropfende Beine, exulzerierende Tumoren und das Gehirn, das auf die Straße fließt. (I3, 270) In den Erzählungen über *entgrenzte Körper* wird das Bedrängende in besonderer Weise unausweichlich, weil die Grenzen zwischen draußen und drinnen, wo wir anderen ungeschützt und unmittelbar begegnen, im Umgang mit ihnen aufgehoben sind. Die Körper sterbender und auch verstorbener Menschen sind dadurch entgrenzt, dass sie in Krankheit, Sterben und Tod ihre Körpergrenzen verloren haben. Entgrenzten Menschen fehlen die natürlichen Grenzen eines menschlichen Körpers, die ihn von der Außenwelt und die Außenwelt vor ihm abschirmen und die Integrität der sich im Raum des Innen begegnenden Menschen wahren. Dass die Pflegenden ins Innere der Sterbenden sehen können, ist eine Steigerung der Orientierung *das Innen des Sterberaums betreten oder von außen betrachten*, indem die Sterbenden für die Pflegenden transparent werden. Mit den Interviewten schauen wir ins Innere der Sterbenden. Im Umgang mit entgrenzten Menschen können auch die körperlichen Grenzen der Pflegenden durchbrochen sein: dringen Ausscheidungen, Geräusche und

Gerüche in sie ein, ist ihre Integrität gefährdet. Entgrenzte Körper berühren uns über das Sehen, Riechen, Hören und Berühren. Die Integrität des geschlossenen Raums des Körpers ist verletzt: der Verlust der Integrität ist sichtbar, hörbar, riechbar, spürbar. „Gerüche sind [...] unzerstörbar." (Bauman 1994, 11) Sich entgrenzten Menschen sinnlich nicht entziehen zu können, messen die Interviewten aller Felder eine besondere Bedeutung bei. In den Erzählungen sind sie Augenzeug:innen des Schrecklichen und Dramatischen in der Begleitung von schwerstkranken und sterbenden Menschen. Das drückt sich nicht nur im *Inhalt* des Gesprochenen, sondern vor allem auch darin aus, *wie* es gesagt wird: die Erzählstimme verändert sich. Es wird betonter gesprochen, pointierter oder auch plötzlich ganz leise und immer leiser bis zur Unverständlichkeit. Oder das Erzählte wird argumentativ als schrecklich und dramatisch bewertet.

Julia Lawton (1998) und Stefan Dreßke (2005) setzen sich in ihren Untersuchungen mit dem Phänomen und der Bedeutung entgrenzter Körper auseinander. Dreßke beschreibt eine Situation ähnlich den in den Interviews geäußerten Situationen. „Der beißende Geruch nach Desinfektionsmittel, der die noch übleren Wundgerüche nur schwer verdeckt; der Anblick eines Gesichts, [...] das in Blut und Sekret zu zerfließen droht. Auch das Zimmer scheint [...] absorbiert zu sein [...]. Ihre Person dehnt sich [...] durch Schleim und Geruch auch auf fernere Gegenstände aus und nimmt schließlich Besitz von allen Umstehenden." (Dreßke 2005, 123) Er beschreibt einen entgrenzten Körper, „der sich über seine normal angenommenen Grenzen hinweg ausdehnt, insbesondere über die der Haut. Der Körper öffnet sich an Stellen, die dafür nicht gedacht sind [...]. Der entgrenzte Körper äußert sich unwillkürlich und unkontrolliert. In seiner extremsten Form zeigt er sich in eitrigen Wunden, offenen Krebsgeschwüren, schlechten Gerüchen, schleimigen Sekreten und unkontrollierten Ausscheidungen [...] Der derart entgrenzte Körper ist zwar ein medikalisierter Körper [...], aber eben undiszipliniert und nur unvollkommen reguliert. [...] Eine Eigenschaft des entgrenzten Körpers besteht darin, sich auszudehnen und symbolisch und real in Räume einzudringen, deren Inbesitznahme ihm nicht gestattet ist." (ebd., 125 f.) Pflegende sind *drinnen* „schockierenden Anblicken, Gerüchen, Geräuschen und Gefühlen ausgesetzt." (ebd., 43) Der beschädigte Körper, dessen Defizite sich nicht mehr verstecken lassen, ist Ordnungsmerkmal im Hospiz. (ebd., 117 f.)

Lawton entdeckt im Rahmen ihrer Studie, dass Hospize heute in besonderem Maße Menschen aufnehmen, deren Körper durch die Erkrankung zerstört, entgrenzt und entstellt werden. (Lawton 1998, 123) Es sind Menschen, die „verfaulen" (I2, 906; I20, 381) bzw. von ihrem Tumor aufgefressen werden – einhergehend mit einem totalen Rückzug, ihrem sozialen Sterben. (Lawton 1998, 128 ff.) Sie haben in unserer Gesellschaft, die sich an stabile, körperlich abgegrenzte und autonome Menschen gewöhnt hat (ebd., 134), keinen anderen Ort, um bis zuletzt zu sein. Am Beispiel der 67jährigen Annie veranschaulicht sie, wie das Auslaufen von Kot und Urin sie beschämt und ihre Würde verlieren lässt. (ebd., 125) Durch Krankheit verlieren Menschen ihre Körpergrenzen, Sekrete fließen nach außen und Geräusche und Gerüche dringen in andere Menschen ein, die sich davon abzugrenzen versuchen. (ebd., 133) Die Mauern des Hospizes dienen als Grenze für die Körper von entgrenzten Menschen. (ebd., 134) Indem Hospize solche Menschen verbergen, tragen sie dazu bei, „das Idealbild vom menschenwürdigen Sterben stabiler, abgegrenzter und autonomer Individuen aufrechtzuerhalten." (Leget 2021, 37) Hospize sind Mediatoren zwischen begrenzten und entgrenzten Körpern, wenngleich das Austreten von Ausscheidungen aus durchbrochenen Körpergrenzen Gefühle von Ekel auslösen kann. (Lawton 1998, 132 f.) Der Körper der Pflegenden spielt somit eine wichtige Rolle im Rahmen palliativer Praxis. Üblicherweise kontrollieren sie ihn entsprechend sozialer Normen, was aber nur schwer gelingt, wenn sie Ekel empfinden. So manifestieren sich im Ekligen nach Dreßke „die Ordnungskriterien des Reinen und Schmutzigen." (Dreßke 2005, 120) Er beschreibt den **Umgang der Pflegenden mit Gefühlen von Ekel** in Situationen von Entgrenzung, die Sterbende, Nahestehende und Pflegende belasten.

(1) Sie kommen mit „schockierenden Eindrücken des Patientenkörpers in Verbindung, dem es gilt, ein natürliches Ansehen zu geben und Zeichen der Krankheit möglichst zu verstecken […]. Sie bereiten die Bühnen für die Präsentation des Patienten […zum Zwecke der] Inszenierung des würdevollen Sterbens." (ebd., 48 f.) Sie verhüllen und verdecken das sichtbar Unschöne. „Strategien zur Kontrolle des entgrenzten Körpers sind diejenigen der Maskierung, etwa durch Verbände" (ebd., 127) wie beim Abschied vom Vater in I17: Offene Stellen am Körper werden abgedeckt, die bedrängende Verletzung der Integrität damit unsichtbar gemacht. (I17, 935 ff.)

(2) Ekel wird mitunter vermieden. Die Arbeit an ekelerregenden Wunden zeigt, „auf welche Weise professionelle Pflege dem Patienten verpflichtet ist und auch unter schwierigen Umständen seine Person wertschätzt." (Dreßke 2005, 9)

(3) Demgegenüber gibt es den zulassenden Modus: „Ekel darf zugelassen werden, Entgrenzungen gehören zum Sterben, beides sind Formen menschlichen Ausdrucks.“ (ebd., 141) „In dieser Perspektive können die Aspekte der körperlichen Deformation dethematisiert werden. [...] Die Störfähigkeit und Offensivität des Körpers wird nicht mehr bemerkt, und der Blick des Personals richtet sich schließlich auf ein Selbst ohne Körper.“ (ebd., 161) Das heißt auch der zulassende Modus grenzt das Eklige aus. (ebd., 152) Wenn „der distanzierende Modus die Basisstrategie ist, so kann man den zulassenden Modus als eine Repräsentationsstrategie bezeichnen. Mit ihm wird das Selbst des Patienten inszeniert [...] und konstituiert die Person des Patienten mit seinen Identitätsansprüchen, selbst wenn er diesen nicht mehr gerecht werden kann.“ (ebd., 162)

(4) Auch Dreßke orientiert sich an der Bedeutung des Drinnen: „Von hohem Symbolwert für die territoriale Verortung des Ekligen ist die Zimmertür. [...] Sie markiert die Grenze zwischen dem Reinen und dem Verschmutzten.“ (ebd., 131)

(5) Durch Biographisierung des entgrenzten Menschen wird das Eklige vom Reinen getrennt: „Das Reine wird individualisiert, während das Eklige kollektiviert wird.“ (ebd., 152)

Hospize vermitteln beispielhaft zwischen dem Ideal selbstbestimmter Sterbender und der Wirklichkeit körperlicher Verfallserscheinungen. Für die Mitarbeiter:innen ist es eine „Herausforderung, die Rhetorik des guten Sterbens mit den faktischen Gegebenheiten der Versorgung Schwerstkranker in Übereinstimmung zu bringen“ (ebd., 8) – sichtbar am zunehmend hinfällig werdenden Körper der Schwerstkranken und Sterbenden. „Er verliert seine funktionale Integrität und seine organische Zusammengehörigkeit. [...D]er sterbende Körper entzieht sich mehr und mehr der Willkür und dem Willen der Person, die er präsentieren soll.“ (ebd., 93) Der hinfällig gewordene Körper wird mittels pflegerischer und medizinischer Verfahren reguliert und diszipliniert, um den Verlauf der Verschlechterung zu kontrollieren und zu gestalten. (ebd., 21 f.) Die Interviewten aller Felder betten das Erlebte im Erzählen in Counterstories eines besonderen Wissens der Pflegenden ein und sie beschreiben Praktiken, die sich an der Norm des Schönen orientieren, damit das Erlebte aushaltbar ist.

1.3. Drinnen: leiblich in Berührung kommen – Resonanz

Das unausweichlich Bedrängende leiblich-emotionaler Nähe zu anderen: Wenn die Not der anderen die Pflegenden affiziert und sie in ihre Not mitfühlend verwoben werden, geraten die Pflegenden in eine belastende Nähe zu ihnen, zu deren Not und zu ihren eigenen Ängsten. Pflegende können durch Situationen großer Nähe belastet sein, eine Distanzierung gelingt nicht mehr. Nähe entsteht durch Zeit für Zuwendung – Zeit schafft Nähe und Nähe schafft Zeit. Nähe entsteht durch (ein junges) Alter und durch Bezüge zur eigenen Lebenswelt. Nähe entsteht durch ähnliche familiäre Situationen, durch die eigene Rolle als Mutter oder Tochter und durch die Gleichaltrigkeit der Sterbenden. Nähe entsteht durch leiblich(-sinnliches) Wahrnehmen. Pflegende können mit ihrem Leib (fühlender Leib) den Leib des anderen (gefühlter Leib) fühlen.[14] „Leiblich" entsteht Resonanz zwischen ihnen und anderen, was zur Übernahme von Verantwortung und dann zur Sorge für sie führt. Nach Frédérique de Vignemont verfügen wir über zwei verschiedene Tastsinne. Der eine hilft uns zu erkennen, was uns berührt, das heißt womit wir direkt in Berührung gekommen sind. Der andere ist auf angenehme oder unangenehme Objekte spezialisiert wie Gesichter oder die Beschaffenheit dessen, was wir sehen. Unser Gehirn simuliert potenzielle Tastempfindungen, die angenehm oder unangenehm sein können. Wir sorgen bei unangenehmen Empfindungen für mehr Abstand. Diese affektive Berührung ist bedeutend für unsere soziale Einbindung. (De Vignemont 2021, 51)

Resonanz ist ein Beziehungsmodus und als solcher Ausdruck einer „Beziehung zwischen zwei (oder mehreren) Objekten oder Körpern." (Rosa 2016, 285) Welt und Subjekt berühren sich aufeinander antwortend in einem Resonanzraum. (ebd.) Resonanzräume können Sorge-Beziehungen sein oder die institutionellen Rahmungen von Sorge-Beziehungen in den Feldern der spezialisierten Palliativ- oder Intensivpflege. Resonanz umfasst den ganzen Menschen: sie „ist eine emotionale, neuronale und vor allem durch und durch leibliche Realität." (ebd., 747) Rosa teilt mit der Care-Ethik die Auffassung vom Menschen als einem Beziehungswesen und damit die „Vorstellung einer der Trennung von Subjekt und Objekt vorausgehenden Grundbezogenheit." (ebd., 66) Resonanz

14 „Mit dem Leibbegriff wird eine Dimension körperlichen Daseins benannt, die nicht in einem objektivistischen oder materialistischen Körperverständnis aufgeht, sondern aufs engste mit der Kategorie der Erfahrung verbunden ist." (Alloa et al. 2012, 1)

ist nicht Folge von Begegnung, sondern Bedingung ihrer Möglichkeit. Beziehungen sind das Ausgangsmaterial der Wirklichkeit. Mensch und Welt sind aufgrund ihrer Grundbezogenheit immer schon auf Resonanzerfahrungen hin angelegt. (ebd., 68) Für die Konzeptualisierung von Weltbeziehungen bedeutet das, „dass diese Beziehungen zunächst existentiell und leiblich fundiert und gestiftet werden und dass die *Welt* als die immer schon gegenwärtig andere Seite dieser Beziehung uns als Subjekte notgedrungen *etwas angeht*, dass sie *Bedeutung* für uns hat und dass wir uns intentional auf sie gerichtet finden." (ebd.) Deshalb geht von der „leiblichen Präsenz oder vom Antlitz eines Anderen eine unmittelbare Resonanzaufforderung aus, der gegenüber wir uns als unsererseits leibliche Wesen niemals vollständig verschließen können, so dass die vollständige Verdinglichung eines Anderen immer ein Moment der Selbstverstümmelung enthält." (ebd., 666 f.) Im Blick eines Kranken sehen wir eine Resonanzaufforderung, die uns in Resonanzbeziehungen einlädt. (ebd., 400) Kranke „wollen gesehen, gehört, berührt werden". Sie „erwarten *Antworten*, nicht bloß *Behandlungen*." (ebd.) Denn Behandlungen machen uns zu Objekten, sie verdinglichen uns. So ist die Resonanztheorie der Kompass „für einen beziehungsorientierten Umgang mit […] Pflegebedürftigen, die nicht als Versorgungsfälle und Belastungen für das Sozialsystem *verortet* werden dürfen, sondern als beständige Quellen von ‚Anrufungen'." (ebd., 760) In Verantwortung werden wir nicht gerufen, sondern sind schon immer in ihr und damit anrufbar: nicht der Ohnmächtige ruft uns in die Macht des Helfens. Die Anrufung entsteht aus der Situation des Bezogen-Seins heraus: wir werden berührt, weil wir uns berühren lassen, indem wir uns unseres Bezogen-Seins und der daraus entstehenden Verantwortung für andere gewahr werden. Durch das Gefühl, den anderen zu erreichen, erfahren wir uns selbst als berührbar. (ebd., 25) Sorge-Beziehungen sind eingebettet in förderlichen oder hinderlichen institutionellen und gesellschaftlichen Kontexten. Als Resonanzräume sind sie Räume für *Konvivialität* – Räume der Begegnung auf Zeit. Konvivialität bezeichnet ein soziales Klima „wechselseitiger Zugewandtheit, Hilfeleistung und Loyalität, eines verbindlichen Engagements und Commitments für das Wohlergehen des Anderen, durch das sich alle ‚Bewohner' […] eines ‚*Konvivialitätsraumes*' sicher und zuverlässig unterstützt fühlen können." (Petzold 2010, 7)

Mit dem anderen leiblich spürend in Berührung kommen: Resonanz spielt in den Interviews in verschiedenen Gewändern eine Rolle. Die Pflegenden sind sehend, hörend, riechend, über Berührung und leiblich spürend in Kontakt mit den Menschen, die sie begleiten – sie begegnen sich in einem Resonanzraum. Im Ansehen der anderen nehmen sie ihre Verantwortung wahr. Im Blick eines Menschen liegt eine Resonanzaufforderung. Ihn nicht zu erwidern, enthält ein Moment der Repulsion. (Rosa 2016, 336 f.) Resonanz kann da zum Risiko werden, wo die Welt uns angesichts entgrenzter Menschen leiblich, affektiv und kognitiv anrührt und zum Aushalten und Handeln herausfordert. Das sinnlich Erlebte wird in seiner Unausweichlichkeit bedrängend und kann zu Ekelgefühlen führen und zur Not des Umgangs mit Ekelgefühlen angesichts der Not der mit uns verantwortlich Verbundenen. Schließlich beinhaltet das in Resonanz-Sein mit anderen, dass wir andere spüren – wie es ihnen geht, ob sich ihr Zustand verschlechtern wird oder verschlechtert hat, wenn Menschen sterbend sind und wir spüren, dass sie verstorben sind. Pflegende berichten, was sie in Begleitungen spüren. Sie deuten Erlebtes auf ihr Spüren hin. Sie berichten, „dass sie spüren würden, dass der von ihnen begleitete Mensch im Sterben liege. […] Neben dem expliziten Wissen scheint […] ein erfahrungsgebundenes, nicht formalisierbares Wissen im Sinne eines *tacit knowing* erlernbar zu sein, ein implizites Wissen, das nicht verbalisierbar ist, aber als Grundlage einer intuitiven Performanzregulation dienen kann." (Becker/Xander 2011, 133) Den Tod als solchen kann man spüren, als ob er eine Person ist, deren Gegenwart gespürt werden kann. „Es gibt Situationen, da spürt man den Tod (‚Gevatter Tod') im Zimmer wie in den alten Bildern der Märchen beschrieben. Alle fühlen, dass es dem Ende zugeht." (Heller 2019b, 8)

Trauererleben als Resonanzerfahrung: Papadatou beschreibt das Trauererleben beruflich Sorgender, das sich vom Trauererleben direkt betroffener Menschen (schwerstkrank, sterbend, hinterblieben) unterscheidet: sie trauern, wenn sie den Tod einer Person als persönlichen Verlust erleben. Sie teilt die Verlustarten in sechs Kategorien ein. (1) Die Trauer über den Verlust der persönlichen Bindung zur Person, die stirbt. (2) Die Trauer über den Verlust einer wichtigen Beziehung durch Identifikation mit den Hinterbliebenen. Ein ähnliches Alter, Geschlecht oder Familienkonstellation begünstigen die Identifikation. Durch das Erleben der Verluste anderer trauern wir um eigene vergangene oder künftige Verluste. Trauer kann im Bewusstwerden darüber entstehen, dass wir sterblich sind und deshalb auch unsere Beziehungen endlich sind. (3) Die Trauer angesichts des sich nicht Bewusstwerdens eigener ehrgeiziger beruflicher Ziele und unrealistischer Erwartungen – verbunden mit Gefühlen des Versagens. Beispielsweise durch den Wunsch, einen guten Tod herbeiführen zu sollen, zu wollen und zu können. (4) Der Verlust unserer sinnhaften Annahmen über uns selbst, über andere und über das Leben. Unser Sinnerleben (Kohärenzgefühl), dass der Tod etwas Unausweichliches und also Natürliches ist, kann ins Wanken geraten angesichts des Todes von Kindern und jungen Menschen, angesichts des Begleitens von Menschen, die schier unerträglich leiden, angesichts iatrogen verursachter Todesfälle und schließlich angesichts der Dichte des als sinnlos erlebten Sterbens von Menschen. (5) Die Trauer durch das Auftauchen eigener vergangener nicht betrauerter persönlicher Verluste, deren Betrauern sanktioniert oder aberkannt war und die sich nun Bahn brechen. (6) Die Trauer durch Bewusstwerden unserer eigenen Sterblichkeit und antizipatorische Trauer. Eine besondere Form der Trauer entsteht dann, wenn beruflich Sorgende selbst schwer erkrankt sind, sich mit Sterbenden identifizieren und im Sterben des anderen ihr eigenes Sterben erleben. Sterben und Tod bleiben dann nicht abstrakt das Sterben und der Tod der anderen, sondern werden zur eigenen konkreten schmerzlichen Bedrohung. (Papadatou 2009, 134 ff.)

Das Ende der Resonanz ist der Tod als Beziehungsabbruch. Die Orientierung dafür, dass die Seele als Ausdruck des Lebendigen aus dem Körper und dann *nach draußen* entweichen muss, ist die Orientierung *drinnen-draußen*. Drinnen sind die Sterbenden. Das Drinnen kann mit ihnen gleichgesetzt werden: es ist der Raum des Sterbens. Nach dem Versterben muss das Leben oder das, was den Körper lebendig machte und nun selbst das Lebendige ist, nach draußen. Was im Raum ist, ist nur noch eine körperliche Hülle. Die Beziehung ist abgebrochen – *ein plötzlicher Bruch*.

1.4. Drinnen: falsche Orte und Zeit fürs Sterben und Verstorben-Sein

Im Wissen um die Bedingungen eines guten Sterbens und Todes wissen die Pflegenden auch: es gibt falsche Orte fürs Sterben, Verstorben-Sein und Abschiednehmen, und sie erzählen über ihre Erfahrungen der falschen Zeit fürs Sterben.

Die Pflegenden orientieren sich an der Vorstellung, dass es fürs Sterben richtige Orte oder an falschen Orten zumindest ein richtiges Handeln gibt, das sich an den Sterbenden und ihren Familien orientiert. Dass Menschen am falschen Ort sterben, belastet die Pflegenden sehr. Sie betrachten vor allem Kliniken und dort die Intensivstationen als falsche Orte fürs Sterben. Bis in die 80er-Jahre starben Menschen mitunter zwischen Badewanne und Abfalleimer oder es mussten Nahestehende dort von ihren Verstorbenen Abschied nehmen, und das nicht nur im Erwachsenen-, sondern auch im Kinder- und Jugendbereich. Auch Verstorbene wurden an falsche Orte gebracht – auch sie kamen oft ins Bad. Davon berichten erfahrene Pflegende. In Kliniken und auf den Intensivstationen fehlen häufig die Rahmenbedingungen, um Sterbende gut begleiten zu können. Wenn für das Sterben Raum, Zeit und erforderliche Rahmenbedingungen fehlen, entsteht eine unerträgliche Hilflosigkeit. Sterbende und Pflegende brauchen Ruhe (Gegenhorizont) statt Hektik (Horizont) in der Situation der Sterbebegleitung. Zeit haben bedeutet Ruhe haben im Sterben und für die Begleitung der Sterbenden. Kliniken werden als Orte beschrieben, an denen Menschen entmenschlicht und wertlos werden – Pflegende und Patient:innen werden dort verletzt. Die Verletzung der Integrität der Patient:innen führt zu Konflikten zwischen Ärzt:innen und Pflegenden. Pflegende leiden darunter, dass Patient:innen gezwungen werden, unter sinnlosen und quälenden Therapien bis zum Schluss leiden zu müssen. Besonders Intensivstationen sind demnach falsche Orte fürs Sterben. Sie sind Orte des Nicht-sterben-lassen-Könnens. Nahestehende werden draußen vor der Tür allein gelassen. Dass Sterbende auf den Intensivstationen gequält werden, macht Intensivmedizin und -pflege zur skurrilen und sadistischen Praxis. Intensivpflegende fühlen sich belastet durch eine Praxis, die für sie am Ende des Lebens eines Menschen, dessen Sterben nicht zugelassen wird, eine zutiefst quälende Praxis ist – unverantwortlich, nicht normal, skurril, sadistisch, und sie selbst werden bei alldem zu Mittäter:innen. Die Qual der anderen wird zur eigenen Qual und das Quälen am Lebensende könnte auch sie selbst eines Tages treffen.

Sie wissen außerdem um die falsche Zeit fürs Sterben. Sie erzählen über die Belastung eines langsamen Sterbens, eines zu frühen Sterbens, von zu wenig Zeit für Zuwendung in der Sterbebegleitung und über die Dichte der Sterbebegleitungen. Pflegende haben keine Zeit und Ruhe für die Sterbenden und für sich selbst. Die Orientierung *Zeit und Ruhe für Sterbende* steht im Kontrast zur Erfahrung der Praxis, Zeit haben zu sollen und auch zu wollen und eben keine zu haben. Belastende Erfahrungen mit dem Sterben zur falschen Zeit sind das Sterben im falschen Alter, nicht vorbereitet zu sein verbunden mit dem Erleben des Sterbens als plötzlich und unvermittelt: selbst wenn dem Versterben eine lange Zeit der Krankheit und des Sterbens vorausging, kann das Versterben bei den Pflegenden als etwas dann doch *plötzlich* Geschehendes in Erinnerung bleiben. Sie erzählen außerdem über die *Schwierigkeit der rechten Zeit*: Nahestehende rechtzeitig zu rufen – nicht zu früh und nicht zu spät. Hintergrundfolie einiger Interviews ist die Vorstellung, dass es eine rechte Zeit gibt – fürs Versterben und für bestimmte pflegerische Praktiken, die dem vorauszugehen haben. Pflegende sprechen vom rechten Zeitpunkt des Sterben-Lassens und von ihrer Machtlosigkeit dabei.

1.5. Drinnen: die eigene Hilf- und Machtlosigkeit

Angesichts der unausweichlichen sinnlichen und emotionalen Nähe fühlen sich Pflegende in vielen Situationen der Sterbebegleitung und Trauerbegleitung hilflos. Sie erzählen darüber, was das Sterben für sie schrecklich macht, was sie schockiert und hilflos sein lässt. Offen nach ihren Erfahrungen befragt, erzählen sie vor allem über belastende Situationen. Wie sie mit diesen umgehen und welchen Orientierungen sie hierbei folgen, zeigt sich in ihren Counterstories mit Zuschreibungen und Deutungen, die sie die Begegnung mit Sterben und Tod aushalten lassen. Tirschmanns Deutung angstbefreiter Kommunikationsgemeinschaften im spezialisierten palliativen Feld (Tirschmann 2017, 14) kann ich deshalb nicht zustimmen – für die argumentativ vorgebrachten Eigentheorien der Interviewten mag dies zutreffen, für die Erzählungen nicht. Pflegende erleben Situationen existenzieller Not, über die sie in Form von Horizonten direkt oder in Form von argumentativen Gegenhorizonten indirekt erzählen. Es sind Situationen von Angst und Unruhe der Sterbenden, des Allein-Gelassen-Habens, der Schwere des Sterbens und von empfundener Schuld. Sie fühlen sich hilflos und ohne Antwort und müssen Menschen in ihrer Not deshalb allein lassen. (Gerstenkorn 2004, 259) Sie fühlen sich ohnmächtig. Das Sterben auf einer Intensivstation wird von den Intensivpflegenden häufig in ein Leidensszenario eingebettet: dort geht es nicht um Menschen, sondern Maschinen. Es sind Bilder vom Vegetieren an Maschinen, vom Ausgeliefert-Sein an Technik und vom Leiden in Abhängigkeit.

Die Not der Pflegenden, Sterbende und Nahestehende in ihrer Not allein zu lassen: Die Pflegenden beschreiben die Unruhe von Sterbenden am Lebensende. Wo Unruhe ist, soll Ruhe sein. Diese Norm orientiert die Praxis. Pflegende erinnern sich an viele Situationen eines als schwer empfundenen Sterbens. Sie bieten eine Deutung an und schreiben das Schwere den Menschen selbst zu, die sich mit dem Sterben schwertun. Für die Pflegenden sind solche Begegnungen mit Sterben und Tod belastend und schwer. Die Art des Versterbens wird als belastend erinnert: wenn Menschen zu ersticken drohen und in größter Atemnot versterben, ist das für die Sterbenden eine Qual. Sie berichten über die Not der Sterbenden, die nicht sterben wollen, und über die Not der Sterbenden durch Nahestehende, die sie nicht sterben lassen können. Sie berichten über sterbende Menschen, die nicht sterben, sondern leben wollen. Diese Menschen sterben dann nicht schön. (I3, 913–915) Pflegende stehen oft hilflos daneben, halten nicht alles aus, werden wütend. Gerade der Umgang mit Nahestehenden belastet sie häufig sehr – sie fühlen sich hilflos, es fehlen die Worte und oft auch die Zeit. Es entsteht ein emotionaler und zeitlicher Druck durch Nahestehende, die Orientierung und ein Gegenüber zum Sprechen brauchen. Pflegende können von der Trauer anderer und ihrer eigenen Trauer überwältigt sein. Sie sind keine Roboter – ihren Argumentationen zum Trotz, in denen sie behaupten, Belastungen würden sie nicht mit nach Hause nehmen. Sie erleben sich selbst immer wieder als Trauernde in Situationen des Affiziert-Seins durch eine Person, deren Schicksal und das Bild vom anderen. Sie sprechen über Schuldgefühle gegenüber Sterbenden und Nahestehenden. Ihre Erwartungen an sich selbst, an ihre berufliche Rolle und die Vorstellung der idealen Praxis des Da-Seins und Da-Bleibens führen zu Gefühlen von Überforderung und Schuld: keine Zeit zu haben, keinen Raum für Nähe und Beziehung zu bieten, Patient:innen angesichts ihres Leids nicht helfen zu können trotz des Sollens und Wollens, Nahestehenden nicht gerecht zu werden, sie in Situationen größter Not allein gelassen zu haben und Sterbende allein gelassen zu haben. Sie haben das Gefühl, anderen etwas schuldig geblieben zu sein.

Pflegende fühlen sich allein gelassen in der Begleitung Sterbender und nahestehender Menschen, die einen bedeutenden Teil ihrer beruflichen Arbeit ausmacht. Wie kann mit Nahestehenden in Trauer gesprochen, wie mit ihnen umgegangen werden – wohl wissend, darauf nicht richtig vorbereitet zu sein? Das verursacht Gefühle von Ohnmacht und Hilflosigkeit. (Andersson et al. 2016) In ihrer täglichen Arbeit sind sie mit starken Emotionen von schwerstkranken und sterbenden Menschen und nahestehenden Personen konfrontiert. Sie sind unsicher im Umgang mit ihnen – sie wissen nicht, was sie sagen dürfen, was sie sagen sollen, was sie tun sollen und was nicht. Sie werden mit ihren eigenen Emotionen allein gelassen, Systemzwänge lassen keinen Raum zum Durchatmen. Ein Pflegender und seine Frau ziehen das Fazit: Pflegende werden systembedingt missbraucht. (I2, 1119) Ohne Wissen zu sein, lässt sie blöd da stehen. Das Leiden unter Wissensdefiziten ist ein wichtiger Horizont in den Erzählungen der Pflegenden. Sterben ist für sie ein Schrecken, wenn man nicht weiß, wie man reagieren soll. Allein gelassen zu werden, ist eine Erfahrung von der Ausbildung bis heute. Sie berichten an vielen Stellen von ihrer Not als Auszubildende: sie fühlten sich theoretisch und praktisch schlecht bis gar nicht begleitet und vorbereitet. Sie hatten meist während ihrer Praktika oder dann in der Ausbildung ihre erste Sterbeerfahrung. Als Auszubildende wurden sie unvorbereitet zu Sterbenden geschickt, mussten dort sitzen bleiben, die Verstorbenenpflege empfanden sie mitunter als lieblos, das Wegbringen Verstorbener war eine ihrer Aufgaben. Viele schreckliche und erschreckende Erlebnisse im ersten Umgang mit Sterbenden und Verstorbenen sind Horizont beruflicher Biografien und werden in den Interviews zu Gegenhorizonten im Anspruch ihres heutigen palliativen Handelns. Eine Pflegende veranschaulicht ihre Bedrängnis als Auszubildende anhand der Orientierung des *Drinnen-sein-Müssens*: das distanzierende *im Zimmer sein* heißt beim Sterbenden sein (müssen), in Ruhe beim Unruhigen am Bett auf einem Stuhl sitzen müssen. Die Kontraste könnten bedrängender nicht sein: die Unausweichlichkeit des *Innen-Seins* verbunden mit dem *Festgebunden-Sein* auf einem Stuhl angesichts der *unerträglichen Unruhe* des Patienten. Das *sinnlich Bedrängende* kann nicht im *Innen* des Sterberaums festgehalten werden, es schafft sich seinen Weg nach *draußen* – der Sterbende schreit, dass die Not auch *im Außen* hörbar ist. Das *nicht Schöne* wird nach *außen* sichtbar. Das bedrängt alle auf der Station. (I5, 490–586)

Die Pflegenden fühlen sich schließlich bedrängt vom Wissen um das rational nicht Fassbare ihres Nicht-mehr-Seins. Alle sitzen im selben Boot: Patient:innen, Nahestehende, Pflegende. (I6, 383) Diese Metapher veranschaulicht die Not der Unausweichlichkeit: die Not der Unmöglichkeit einer räumlichen und persönlichen Distanzierung, die Not des ständigen Bewusst-Seins der eigenen Endlichkeit und des Wissens um ein künftiges Nicht-mehr-Sein. Das veranschaulicht auch die Metapher des *Bruchs zwischen lebendig sein und tot sein*. Pflegende berichten vom Erleben eines Bruchs, den das Verstehen nicht überwinden kann. Begreifen zu können, dass ein Mensch verstorben ist, kommt vorm Verstehen. Das Begreifen braucht Bilder – Bilder des Versterbens und das Sehen des Toten selbst, aus dem das Leben gewichen ist, der kein Gesicht mehr hat, mit dem er mich anschaut und mit dem er mich zum verantwortlichen Gegenüber, zum Du macht. Das Begreifen braucht Bilder der Veränderung des anderen. Nach dem Versterben sehen Pflegende und Nahestehende, wie der Körper sich verändert. Der Anblick vom Verstorbenen löst den Schrecken des Bewusstseins aus, dass der andere nicht mehr ist. Das erlebte Ausgeliefert-Sein ans Schicksal zeigt: Leben und Sterben sind nicht plan- und kontrollierbar. Pflegende, Nahestehende und auch die Sterbenden fühlen sich belastet und hilflos angesichts der täglichen Konfrontation mit dem Endlich-Sein und der Furcht, nicht mehr zu sein. In dieser Furcht und Hilflosigkeit, die sie teilen, sind sie verbunden. Das ist das Herausfordernde der Arbeit auf den Intensivstationen und im palliativen Bereich: die ständige Konfrontation mit der Gewissheit, irgendwann, und das sehr wahrscheinlich nicht plan- und kontrollierbar, nicht mehr zu sein. Das unausweichlich Bedrängende des Nicht-mehr-Seins wird greifbar in der *Proklamation „er/sie ist sterbend/verstorben“*. Die Pflegende in I8 erzählt sehr anschaulich, wie sie damit ringt, den richtigen Zeitpunkt zu bestimmen, dass ein Mensch sterbend ist, die Proklamation *„sterbend“* vorzunehmen und dann entsprechend zu handeln. Denn von der Proklamation hängt stets das weitere Handeln ab. Mit der Proklamation bricht die Wirklichkeit der Unausweichlichkeit des Bald-nicht-mehr-Seins verbunden mit entsprechenden nicht vorhersehbaren Handlungsfolgen in die Handlungsroutinen der Pflegenden ein. Das Erkennen des rechten Zeitpunkts für die Proklamation und das Aussprechen der Proklamation *sterbend* sind nicht leicht, weil die Proklamation Folgen für Nahestehende hat und die Pflegenden in einer Situation der Verunsicherung in Verantwortung bringt. Häufig sind sie verantwortlich für die Proklamation und ringen mit der Ambivalenz, die die Proklamation mit sich bringt: nicht zu wissen, ob; dass es sein könnte, dass; aber es dennoch nicht zu wissen. Das ist der Horizont der Verantwortlichkeit der Pflegenden, die das Mitteilen einer solchen Nachricht mit sich bringt. Denn sie hat die Kraft, das Leben der Nahestehenden von einem Tag auf den anderen auf den Kopf zu stellen – ihre Wirklichkeit zu verändern.

2. Sich im Erzählen vom unausweichlich Bedrängenden distanzieren

Die Pflegenden distanzieren sich im Sprechen vom Bedrängenden – sprachlich, emotional, leiblich und räumlich. Sie konstruieren den Verstorbenen beim Abschiednehmen als *Person* und distanzieren sich in rationalisierenden Argumentationen vom Erlebten, indem sie *darüber* sprechen, wie Sterben und Tod aufzufassen sind. Die Notwendigkeit zur Distanzierung liegt in der Unausweichlichkeit der bedrängenden Nähe in Situationen der Sterbebegleitung und Verstorbenenpflege. Für Candrian hat das Sprechen eine verhüllende Funktion: beruflich Sorgende schützen sich durch ihr Sprechen über Sinnzuschreibungen an ihr Erleben von Sterben und Verstorben-Sein vor der Kontingenz des Erlebten. Die Sprache sei codiert und erzeuge dadurch einen Taburaum, wie im entsprechenden Feld gesprochen werden darf. So werde über den Tod in einer Weise gesprochen, die versuche, die unschönen Seiten des Todes und die Furcht vorm Tod unsichtbar zu machen. (Candrian 2015, 114) Durch das sprachliche Zähmen des Todes unterdrücken die Akteur:innen das, was in der alltäglichen Arbeit kaum zu ertragen ist: die Unaussprechlichkeit ihrer Furcht zu sterben oder zu erkranken. (ebd., 116 f.) Die Art und Weise, wie über Situationen, die sich auf das Thema des Interviews beziehen, berichtet wird, bildet ein Sinnmuster, das den Erzählungen zugrunde liegt – der Orientierungsrahmen. Diesem Dokumentsinn kommt man „über die **Performanz**, die Gestaltung und über (sprachliche) Bilder auf die Spur“ (Przyborski/Wohlrab-Sahr 2014, 286 f.) – beispielsweise in den Formen der Distanzierung, die in den Interviews ein eigenes Muster bilden.

2.1. Sprachliche Formen der Distanzierung

Die Interviewten bringen sich beim Sprechen in Distanz zum Erlebten. Sie distanzieren sich durch kurze Erzählungen, Nicht-Erzählen und Nicht-Erinnern. Sie sprechen übers „Sterben“ und nicht über „Sterbende“. Pflegende nehmen sich in Erzählungen über belastende Situationen sprachlich aus der Situation heraus, indem sie nicht im „Ich“ des Handelnden sprechen, sondern im „man“ oder sie heben das „ich“ im „wir“ auf. Das neutrale Personalpronomen *man* kann „zur entlastenden Entindividualisierung von (vorzugsweise problematischen) Erfahrungen eingesetzt werden.“ (Lucius-Hoene/Deppermann 2004,

223) Sie bleiben unbestimmt, verwenden evaluative Formulierungen oder Verkleinerungen der erlebten Situation. Sie distanzieren sich über Versachlichung und Entmenschlichung der Sterbenden und Verstorbenen und des Sterbens (I3, 501 f.: *was* da dann geboren wird; sie erleben dramatische *Sachen*) und über deren Zuordnung zu Patient:innengruppen (Hirntoxische, Hirntumorleute etc.). Sie distanzieren sich von der Wirklichkeit, die ein Drama ist. Sie distanzieren sich durch feldtypische Sprachstile und Sprachfiguren: sie beginnen eine Erzählung im Übergabe-Stil und verwenden eine Intensiv- bzw. eine Palliativsprache. In diesen Stereotypisierungen bewegen sich Pflegende auf sicherem Terrain. Pflegende sprechen häufig nicht vom „Sterben", sondern verwenden Metaphern fürs „Sterben" – Wegmetaphern, Metaphern der Zeitlichkeit, Atemmetaphern, Schlafmetaphern, Metaphern des Kampfes, technische Metaphern, die Metapher und Praxis des Fenster-Öffnens.

In grundlegender Weise hatte der Philosoph Hans Blumenberg die Bedeutung von Mythen und Metaphern untersucht. Er stellt fest, dass der Mensch zu existieren vermag, indem er sich nicht unmittelbar mit der Wirklichkeit einlässt. „Der menschliche Wirklichkeitsbezug ist indirekt, umständlich, verzögert, selektiv und vor allem ‚metaphorisch'." (Blumenberg 2012, 115) Unser Umgang mit der Welt besteht darin, dass wir sie nach unseren je eigenen Vorstellungen erfinden. Wir entlasten uns durch Leistungen der Distanz von der übermächtigen Willkür der Welt. „Da die Wirklichkeit für den Menschen meist schwer zu ertragen ist, sucht er […] Möglichkeiten, ihrer Willkür zu entfliehen oder sie mit allen ihm zur Verfügung stehenden Mitteln in ihre Schranken zu weisen." (Wetz 2014, 95) „Blumenberg beschreibt den Menschen als nacktes, bedürftiges Wesen, dessen endliche Existenz voller Sorgen und Nöte sei und das als solches immer wieder zu sich selbst Stellung nehmen müsse, um sein ständig bedrohtes Dasein erhalten und in eine erfüllte Existenz verwandeln zu können." (ebd., 97) Als animal symbolicum suchen wir die tödliche Wirklichkeit zu beherrschen, indem wir wegsehen von dem, was uns unheimlich ist, auf das, was uns vertraut ist. (Blumenberg 2012, 116) Wir deuten Vertrautes in Unheimliches hinein, um „die Wirklichkeit als Ganzes auf Abstand zu bringen. Das macht nach Blumenberg den Menschen zum ‚animal symbolicum', als das er aus sich heraus Sinnwelten erzeugt, in denen er Heimat sucht und teilweise findet. […] Als winziges, vergängliches Mängelwesen inmitten einer unermesslichen Welt verfügt er über die besondere Gabe, sich von der übermächtigen, stummen Wirklichkeit zu distanzieren und dadurch sein ebenso sorgenvolles wie haltloses Leben zu orientieren und zu stabilisieren." (Wetz 2014, 98) Metaphern entlasten uns, indem sie uns von der Wirklichkeit distanzieren und uns zugleich in ihr orientieren. Zeichen, Symbole, Metaphern und Sprache als Zeichensystem sind Objektivationen von subjektiv Gemeintem. Das subjektiv Gemeinte kann nur von Mitgliedern einer bestimmten Gruppe verstanden werden. (Berger/Luckmann 2016, 36 ff.) Sprache steckt die Koordinaten eines semantischen Feldes ab. „Die Summe sprachlicher Objektivationen, welche zu meinem Beruf gehört, ist ein semantisches Feld, das alle Routineereignisse meiner täglichen Arbeit sinnhaft ordnet." (ebd., 43) Die Mitglieder eines Feldes partizipieren an seinem Wissensvorrat, der in den Metaphern des Feldes greifbar ist – so beispielweise in den sehr typischen Metaphern des Schlafs, des Weges und Loslassens fürs Sterben.

(1) **Schlaf** ist in der antiken Mythologie ein Synonym für den Tod. (Thieme 2019, 5) Ruhe und Frieden nach dem Verstorben-Sein erinnern an einen Zustand des Schlafes. „Die Vorstellung des Schlafs ist unverzichtbar für das moderne Bild des ‚natürlichen Todes' […]; friedliches, geradezu unmerkliches Einschlafen ohne alle Gewalt: so wünschen wir uns den ‚natürlichen Tod'." (Macho 1987, 42 f.)

(2) Sterben als Weg oder Reise: Sterben und Tod können umschrieben werden mit Bildern des Abschieds, der Abreise und der Wanderung in eine neue Daseinsform. Seit Menschengedenken und in vielen Kulturen und Religionen ist die Metapher der Reise für den Sterbeprozess „eine häufige Form der Verdeutlichung des Übergangs zwischen Leben und Tod." (Groß et al. 2010c, 18) „Gemäß eines christlichen Verständnisses werden in vielen Hospizen die Patienten als Gäste bezeichnet, die auf dem Weg ins Jenseits das Hospiz als Herberge aufsuchen." (Dreßke 2005, 34) Dieses Motiv wurde in der modernen Hospiz- und Palliativbewegung kultiviert und eine historische Herleitung über das Bild von Hospizen an Pilgerstraßen und eine religiöse Begründung als Ort der Ruhe auf dem Weg des Lebens am Ende des Lebens unternommen – letztlich aber ist es ein archaisches Bild, das den Weg vom Reich der Lebenden ins Totenreich beschreibt. Das Bild der Abreise stellt den Sterbenden als aktiv dar. Es wird über ihn gesprochen, als sei er der Urheber seines eigenen Todes. Das Bild einer Reise umschreibt zugleich den sozialen Tod. „Jede Reise verlangt den Abschied von der vertrauten Lebensform, die Überschreitung der kollektiv definierten Grenzen des sozialen Körpers." (Macho 1987, 366)

(3) Sterben als Loslassen-Können: Nach Engelke sollen Sterbende leben wollen und hoffen dürfen bis zuletzt. „Der Patient oder der Angehörige, der ‚nicht loslassen kann', ist eine typische Etikettierung im Hospiz." (Dreßke 2005, 71) Es kann auf ein von der Hospiznorm abweichendes Verhalten hinweisen, ist also mit einem Cluster von Verhaltenserwartungen verbunden, das den Sterbenden als aktiven Urheber seines Todes deutet. Sterbende werden als Akteur:innen dargestellt. (ebd., 176)

2.2. Emotionale Formen der Distanzierung und der innere Raum

Neben diesen sprachlichen Formen einer emotionalen Distanzierung gibt es Formen, in denen die emotionale Distanzierung nicht nur sprachlich greifbar wird, sondern auch unmittelbar im Wissen und Verhalten. Die Pflegenden distanzieren sich in den Interviews im Sprechen und auch in erzählt erlebten Situationen vom unausweichlich Bedrängenden des Nichtplanbaren und Nichtkontrollierbaren von Sterben und Tod. Sie distanzieren sich von der inneren Not, die die erlebten Situationen mit sich brachten und beim Erzählen mit sich bringen.

(1) Das Wissen, dass Emotionen in belastenden Situationen nicht immer verfügbar sind, entlastet und schützt sie. Sie berichten von Situationen, in denen sie nicht von ihren Emotionen überwältigt werden, in denen sie nicht weinen und trauern können, sondern „abgestumpft" sind und konkrete Menschen mit ihrem Schicksal nicht mehr wahrnehmen.

(2) Sie solidarisieren sich mit dem Interviewer. Sie wechseln während des Interviews zum Du und teilen vermeintlich ein gemeinsames „magisches" Wissen. Sie machen den Interviewer zum Insider und können dadurch über Situationen und Deutungen sprechen, über die sie sonst nicht sprechen würden.

(3) Diskrepanz zwischen Erzählungen und Argumentationen. Sie versuchen bewusst, Emotionen von sich fernzuhalten, was ihnen in ihren Argumentationen (Konstruktionen des Selbst) vermeintlich gelingt, durch ihre Erzählungen aber widerlegt wird. Auf der Ebene der Textsortentrennung zeigt sich eine Diskrepanz zwischen dem Erzählen über Bedrängendes, das nicht vergessen werden kann, und Argumentationen, die das Bild konstruieren, dass Pflegende abspalten könnten, was sie bedrängt, um an der Wirklichkeit nicht verrückt zu werden: Erinnerungen und der Schmerz, der durch die Erinnerungen hervorgerufen wird. Aber sie können nicht vergessen. Berufliches und Privates in einer Person trennen zu können, wäre eine dissoziative Vorstellung vom Menschen. Es ist die **eine** Person, die etwas Belastendes erlebt und dazu erst in Distanz gehen kann, wenn sie das Erlebte ganz, also kognitiv und emotional zu sich herholt und bewusst damit umgeht. Die Konstruktion von argumentativen Gegenhorizonten hilft nur vermeintlich, belastende Situationen auszuhalten. Die Fähigkeit des Vergessens ist eine konstruierte Fähigkeit und schafft nicht die erhoffte Distanz. Für einen bewussten Umgang mit dem Wissen um die eigene Endlichkeit und Sterblichkeit entwickelt Carlo Leget (2021) – inspiriert von der mittelalterlichen Ars moriendi und von Beobachtungen im palliativen Feld – das Modell des „inneren Raums“, das uns einlädt, unsere Gedanken und Emotionen zu Sterben und Tod im Raum zwischen den folgenden fünf Gegenpolen zu ordnen: Wer bin ich und was will ich wirklich – im Raum zwischen meinem ich und den anderen? Wie gehe ich mit Leiden um – im Raum zwischen tun und lassen? Wie kann ich mich verabschieden – im Raum zwischen festhalten und loslassen? Wie schaue ich auf mein Leben zurück – im Raum zwischen erinnern und vergessen? Worauf kann ich hoffen – im Raum zwischen wissen und glauben? (Leget 2021, 66) Der innere Raum ist eine Metapher für eine Geisteshaltung der Offenheit, „in der man Gedanken, Emotionen und Impulse erleben kann, ohne sich mit ihnen zu identifizieren oder von ihnen weggefegt zu werden.“ (ebd., 56)

(4) **Pflegende distanzieren sich durch eine ritualisierte Praxis**, die mit Emotionen bewusst umgeht und so Distanz zum belastenden Erleben schaffen kann.[15] Nahestehenden und Pflegenden stehen Abschiedsrituale zur Verfügung, die sie als Abschiednehmende emotional stützen. Pflegende unterscheiden hiervon routinierte Praktiken wie das „Richten“ Verstorbener. Auch Routinen schützen. In beiden Feldern sind diese Routinen verfügbar und werden von den Pflegenden mit institutions-, stationstypischen oder auch individuellen Abweichungen in ähnlicher Weise ausgeführt. Während die Pflegenden in den spezialisierten palliativen Feldern und in den Intensivbereichen für Neugeborene

15 Für Renate Tewes haben Rituale „im Gegensatz zu Routinen immer eine bewusste oder unbewusste tiefere Bedeutung. […] In der ritualisierten Pflege sind Einstellung und Haltung wichtiger als Fähigkeiten und Wissen. Die routinisierte Pflege erfordert Fähigkeiten und das Wissen wird wichtiger, während die Einstellung an Bedeutung abnimmt.“ (Tewes 2008, 211 f.)

und Kinder auf vorgegebene und kollektiv gelebte Pflege- und Abschiedsrituale zurückgreifen können, zeichnen die Interviews für die Pflegenden in den Erwachsenenintensivbereichen das Bild eines eher individuell motivierten Ringens um entsprechende Rituale. Den auf den Intensivstationen herrschenden kulturellen Paradigmen für die Versorgung von schwerstkranken und sterbenden Menschen ordnen sich die Pflegenden deshalb entweder unter und werden selbst zu habituellen Träger:innen der herrschenden kulturellen Ordnung oder sie gehen in irgendeiner Form in Widerstand und werden so zu Träger:innen einer Gegenhaltung zumindest in einem gewissen Teil ihrer intensivpflegerischen Praktiken oder sie verlassen schließlich die Intensivpflege.

2.3. Leiblich-räumliche und rationalisierende Formen der Distanzierung

Pflegende distanzieren sich im Sprechen, aber auch in ihren Praktiken leiblich-räumlich vom *Drinnen* des Bedrängenden im Sterberaum: (1) Sie sprechen vom *Zimmer* und *Bett* als räumliche Metaphern für Sterbende statt von *Sterbenden.* Sie gehen und schauen *ins Zimmer*, stehen *am Bett* und greifen *ins Bett.* (2) Sie distanzieren sich von Sterbenden und Verstorbenen im gemeinsamen Raum: Verstorbene werden in der Regel (anders: Hospize) sehr rasch nach dem Versterben zugedeckt und räumlich entfernt. (3) Pflegende verlassen für sie unerträgliche Situationen und Orte – sie kündigen oder gehen ins Ausland.

Eine andere Form der Distanzierung vom bedrängenden Wissen des Nicht-mehr-Seins ist die Konstruktion einer Person beim Abschiednehmen von Verstorbenen. Sie orientiert sich an der Unausweichlichkeit des Sehens des Verstorbenen und des Bruchs zwischen lebendig und tot sein. Verstorbene lösen in dem, der sie ansieht und berührt, Unbehagen aus. Das Gesicht ist kein Gesicht eines Gegenübers mehr: ich kann mir im Gegenüber des anderen, der nun tot ist, nicht mehr ein Selbst werden. Was von diesem Unbehagen des Sehens von Verstorbenen und des damit verbundenen Erkennens über sich selbst distanzieren kann, ist die Konstruktion der Verstorbenen als Person.

3. Kontingenzbewältigung durch Counterstories

Was Pflegende in der Begleitung Sterbender erleben, sind: „Ganz irre Sachen." (I15, 155) Sie erzählen über das unausweichlich Bedrängende im Raum des Sterbens – *drinnen* fühlen sie sich häufig macht- und hilflos. Bedrängende Sterbe- und Todeserfahrungen können nicht vergessen werden. (Sinclair 2011) Gegenläufig zur bedrängenden Erfahrung der eigenen Hilf- und Machtlosigkeit (*Horizont/Narrativ*) erzählen sie über das Wissen um ihre Wirksamkeit am Übergang des Lebens zu Sterben und Tod (*Gegenhorizont/Counterstory*). Hilde Lindemann Nelson beschreibt, wie unsere Identität durch Masternarrative gebildet und beschädigt und durch Counterstories, in denen Personen von sich als wirksam berichten, repariert werden kann (narrative repair). (Lindemann Nelson 2001) Wie die Pflegenden mit dem unausweichlich Bedrängenden umgehen und welchen Orientierungen sie hierbei folgen, zeigt sich in den Counterstories in Zuschreibungen und Deutungen, die sie die dichte und anhaltende Begegnung mit Sterben und Tod aushalten lassen. So ist die in der Sterbebegleitung erlebte Hilf- und Machtlosigkeit eingebettet in besonderen Wissensbeständen der Pflegenden.

(1) **Was sie erleben, deuten sie anhand eines besonderen Wissens:** ihres Erfahrungswissens, des Wissens, *Not und Veränderungen des Zustands* eines schwer kranken Menschen spüren und sehen zu können, eines „magischen" Wissens über die vermeintliche Beeinflussbarkeit des Sterbens und Versterbens und schließlich eines besonderen spirituellen Wissens. Sie folgen ihrer Intuition und der Idee, dass das Sterben beeinflusst werden kann – sie sprechen Erlaubnisse am Sterbebett aus. An diesem besonderen Wissen orientiert sich ihr Umgang mit Sterbenden und Verstorbenen.

(2) **Sie suchen die erlebte Wirklichkeit so zu ordnen und deutend in Zusammenhänge zu bringen, dass sie ihnen sinnvoll und notwendig erscheint.** Ihr Spüren, Denken und Handeln orientiert sich an einem Sinn, den sie verinnerlicht haben. (Eschenbruch 2007) Sie leisten **Kontingenzarbeit**, um dem *Irren* eine Bedeutung abzutrotzen: Sinn und Bedeutsamkeit gegen das Kontingente und Ausgeliefert-Sein an das Kontingente. Bedeutsamkeit „ist die Form, in der der Hintergrund des Nichts als dessen, was ängstet, auf Distanz gebracht worden ist [...]. Denn das Bedürfnis nach Bedeutsamkeit wurzelt darin, daß wir uns als der Ängstigung nie endgültig enthoben bewußt sind." (Blumenberg 2017, 125)

3.1. Das besondere Wissen der Pflegenden

Pflegende wissen um ihre Wirksamkeit am Übergang des Lebens zu Sterben und Tod. Was sie erleben, deuten sie anhand eines besonderen Wissens: ihres Erfahrungswissens, ihres Wissens, *Not sowie Veränderungen des gesundheitlichen Zustands* eines schwer kranken Menschen spüren und sehen zu können, ihres „magischen“ und spirituellen Wissens.

Wissen um die eigene Wirksamkeit am Übergang des Lebens zu Sterben und Tod: Angesichts des unausweichlich Bedrängenden von Sterben und Tod, das sie in der Sterbebegleitung erleben und aushalten müssen, und angesichts der Unverfügbarkeit des Lebens sowie der Unverfügbarkeit von Kontrolle und Sicherheit im Sterben orientieren Pflegende ihr Handeln und die Deutung ihres Handelns am Wissen um die eigene Wirksamkeit in Situationen vermeintlicher Hilflosigkeit und Ohnmacht. Sie erzählen darüber in Counterstories: sie erzählen Erfolgsgeschichten, sie berichten von besonderen Begabungen und Praktiken, durch die und in denen Wirksamkeit, Sicherheit und Kontrolle spürbar werden. Sie erzählen über die Wirksamkeit ihres Sprechens und Handelns am Übergang des Lebens zu Sterben und Tod: sprechen ist handeln und kann eine Situation verändern. Das geschieht in Form der Proklamation *„er/sie ist sterbend/verstorben“*: das ist nun so, eine Wirklichkeit wird zur Wirklichkeit für die Beteiligten. Und es geschieht in Form von Erlaubnissen: *„er/sie darf sterben“*. Die Proklamation, dass ein Mensch jetzt sterbend ist oder dass er verstorben ist, hat eine besondere Bedeutung in der Praxis der Sterbebegleitung. Sie ist ein wirksames Instrument, das durch Aussprechen einer Wirklichkeit und durch das Herein-Holen anderer in diese Wirklichkeit die Situation für Pflegende und Nahestehende verändert und eine neue Wirklichkeit schafft. Bei Pflegenden erzeugt die Notwendigkeit einer solchen Proklamation mitunter Gefühle der Hilflosigkeit und des Überfordert-Seins: die Proklamation schafft eine neue Wirklichkeit, mit der alle umgehen müssen, die in diese Situation eingebunden sind – es muss mit starken Emotionen gerechnet werden. Erschwert wird dies durch die Furcht, die Proklamation, dass ein Mensch jetzt sterbend ist, nicht zur rechten Zeit auszusprechen – rechtzeitig, aber auch nicht zu vorzeitig. Die Proklamation eröffnet den Raum fürs Abschiednehmen.

Erfahrungswissen: Pflegende verfügen durch viele Jahre im Beruf über ein besonderes Erfahrungswissen. Dass sie auf der Hintergrundfolie dieses Erfahrungswissens sprechen, wird an der Orientierung *was ich damals nicht wusste* *und heute weiß* deutlich, die als *Norm des praktischen Wissens der Pflegenden* erzählerisch wirksam ist. In den Erzählungen sind Gegenwarts- und Vergangenheitsperspektive miteinander verwoben und kaum zu trennen – die orientierenden Normen der Gegenwart beeinflussen den Blick auf das zu Erzählende. Pflegende sprechen außerdem vom intuitiven Wissen. Intuition ist ein Resultat von Erfahrung. (Von Kittlitz 2021, 60)

Wissen um ihr Spüren und Sehen, was andere nicht spüren und sehen: Pflegende können Bedürfnisse, Not und Trauer spüren und sehen. Sie können Veränderungen des gesundheitlichen Zustands eines schwer kranken Menschen spüren und sehen. Sie spüren und wissen, dass jemand sterbend ist. Sie können Anzeichen des Sterbens und des Todes sehen und deuten. Sie verfügen über die Fähigkeit des tiefen Verstehens: die Not des anderen wirklich verstehen zu können.

„Magisches" Wissen: Die Pflegenden verfügen über das Wissen, dass das Sterben beeinflussbar ist und was das Sterben beeinflussen kann. Ich nenne es aufgrund des Zuschreibens konstruierter Zusammenhänge an vermeintlich Kontingentes das „magische" Wissen der Pflegenden. An diesem Wissen richten sie ihre Praktiken und ihr Sprechen aus. Magisches Wissen ist Insiderwissen, das sie nur mit wenig anderen Pflegenden und mit dem Interviewer teilen. Sie erzählen Geschichten, in denen Sterbende, Nahestehende und Pflegende um den Zeitpunkt des Sterbens und des Verstorben-Seins wussten. Sie erzählen über Visionen, Träume und besondere Hinweise auf die Nähe des Todes. Sie erzählen darüber, dass sie sehen und spüren können, was im Prozess des Sterbens passiert. Sterbende können Gedanken lesen. Sie erzählen über ihre eigene Verbindung zur anderen Welt und dass sie diese Welt spüren können. Sie können Seelen, Verstorbene und Geister spüren. Mitunter ist der Tod als Person spürbar: der Raum verändert sich durch die Anwesenheit des Todes. Sie folgen der Vorstellung, dass Zeitpunkt und Art des Sterbens beeinflusst werden können – von den Sterbenden selbst, von Nahestehenden, von den Pflegenden und von weiteren Einflussfaktoren: auf jemanden warten ist Bedingung des Sterben-Könnens, nicht mehr warten wollen ist Bedingung des Sterbens, Unerledigtes erledigen wollen ist Bedingung des Sterben-Könnens, am richtigen Ort sterben wollen, nicht sterben wollen, nach einem Kampf des nicht Sterben-Wollens es am Lebensende geschafft haben, loslassen, dass Friede ist statt Kampf, sich aufgeben. Der fehlende Lebenswille beeinflusst den Zeitpunkt des Sterbens.

Die Menschen suchen sich aus, bei wem sie sterben. Nahestehende und Pflegende nehmen Einfluss auf Zeitpunkt und Art des Sterbens, indem sie ihnen das Sterben erlauben/nicht erlauben. Die Vorstellung, Einfluss auf das Unverfügbare nehmen zu können (*Gegenhorizont*), richtet sich gegen die Kontingenz des Sterbens und gegen das Gefühl des Ausgeliefert-Seins (*Horizont*). Pflegende deuten nach ihrer Auffassung vermeintlich Kontingentes, stellen Zusammenhänge her und nehmen Zuschreibungen vor. Manche Ereignisse sind für sie keine Zufälle, sondern haben einen tieferen Sinn. Manche Pflegende schreiben langen Leidenswegen einen Sinn zu. Auch Zahlen (immer *drei* Menschen sterben in Folge), Träumen und Symbolen (Raben etc.) schreiben sie einen tieferen Sinn zu.

Spirituelles Wissen: Pflegende verfügen über ein spirituelles Wissen, das sie mit anderen Pflegenden teilen. Dieses Wissen ist meist enthalten in Argumentationen über die Auffassung der Pflegenden, was im Sterbeprozess geschieht, was im Augenblick des Sterbens geschieht und was möglicherweise danach ist. Es hilft ihnen, das Erlebte in eigene Verstehenszusammenhänge einzuordnen und also versteh- und greifbar zu machen – angesichts einer vermeintlichen Kontingenz des Erlebten. Auch Pflegende, die sich abgeklärt präsentieren, greifen immer wieder auf den Horizont der *spirituellen Deutung des Erlebten* zurück. Eine durchgängig verwendete Metapher ist die der „Seele". Sie bleiben meist vage in der Verwendung des Begriffs. Seele ist das, das sich von etwas anderem abgrenzt. Für das andere haben sie verschiedene Begriffe: Körper, Leib und Hülle. Sie greifen auf die Vorstellung eines Dualismus von Seele und Körper zurück, die sie weder begründen noch näher ausführen, aber durchgängig vertreten, und die von Bedeutung ist, wenn sie über das Sterben und Verstorben-Sein erzählen. Diese Vorstellung liegt auch der Praxis des Fenster-Öffnens zugrunde und damit einer irgendwie materiellen Vorstellung von der Seele, die ein geöffnetes Fenster braucht, um den Raum verlassen zu können. Für das, was sie im Sterbeprozess erleben, verwenden sie Metaphern, die ihre Vorstellung vom Übergang vom Leben in den Tod ausdrücken. Für sie ist die Vorstellung tröstlich, dass nach dem Tod etwas ist und nicht nichts. Sie greifen auf religiöse Vorstellungen und Symbole zurück – Leben und Tod sind Geschenk und Schicksal. Sie folgen der Vorstellung, dass Menschen in Todesnähe letzte Aufgaben haben, die erledigt werden müssen: ordnen und sich verabschieden; die letzte Zeit gestalten; was im Argen liegt, klären, dass sie sich vorbereiten können. Auch die Pflegenden haben Aufgaben in der Sterbebegleitung. Sie verstehen Sterbebegleitung als Auftrag, Systemzwängen zu widerstehen und Möglichkeiten zu finden, sterbenden Menschen Wohl zu tun.

Exkurs: Spirituelles Wissen von der Seele

Die „hartnäckigste und mächtigste unter diesen Utopien, mit denen wir die traurige Topologie des Körpers auszulöschen versuchen, ist der große Mythos der Seele."
(Foucault 2017, 27)

Die Pflegenden verwenden in ihren Deutungen des Sterbens häufig die Metapher der Seele, in deren Bestimmung sie vage bleiben und die sie im Sterbeprozess mit der Praxis des Öffnens eines Fensters verbinden, damit die Seele entweichen kann. Sie folgen einem *partiellen* Konzept des Todes (der Körper ist tot, die Seele existiert fort), an keiner Stelle dem christlichen Konzept eines vollständigen Todes. (Wittwer 2014b) In den Interviews wird ein buntes Portfolio an Vorstellungen über die Seelen und Geister der Verstorbenen beschrieben, die populär-kulturellen spirituellen Vorstellungen zugeordnet werden können, in die traditionelle Vorstellungen eingewoben sind, die sich in den Interviews wiederfinden. Seit alters her gilt die Seele „als Urbild des Lebens und Erlebens. […] Für besondere Eigenschaften der Seele halten wir ihre Innerlichkeit, Unkörperlichkeit, Unfassbarkeit und Unsterblichkeit. Die menschliche Seele zeichnet den Menschen als Lebewesen Mensch aus. […] Die Seele ist das, was der Körper eines Toten nicht mehr besitzt." (Goller 2017, 319) Ein frühes Symbol für die Seele ist der *Hauch* oder *Atem*. Frühe Vorstellungen enthalten das Bild des windartigen Totengeistes oder „das Bild der Hauchseele, die als Lebenskraft beim letzten Hauch entweicht." (ebd., 254) Bei Homer bezeichnet psyché die Totenseele, den Totengeist bzw. Schattenseele, eine Vorstellung aus Mesopotamien. Die Schattenseele ist das, was vom Menschen übrig bleibt, wenn er aufhört zu atmen. Der Atem verlässt mit dem Tod den Körper als Wind. Er wird vom Leichnam fortgeblasen und begibt sich in die Unterwelt. Die Psyché ist verselbstständigter, kalt gewordener Atem. Erst im klassischen Griechisch bedeutet psyché lebendige, empfindende Seele. Sie ist vom Körper abtrennbar und existiert nach dem Tod fort. (ebd., 24 f.) Der Mensch besitzt einen vom Körper unabhängigen Wesenskern „als Träger seiner Lebenskraft, seines Empfindens und seines Bewusstseins." (ebd., 26)

In vielen Kulturen und Religionen findet sich eine dualistische Auffassung vom Menschen. Der Körper ist die Hülle für die Seele. Seine Existenz endet mit dem Tod des Menschen, während sich die Seele bereits vorm Versterben, mit dem Versterben oder nach dem Versterben vom Körper löst. „Dem Leib werden die Merkmale des Verwerflichen und Vergänglichen zugeschrieben, der Seele dagegen das ‚Reine' und ‚Unsterbliche' unterstellt." (Thieme 2019, 41) So Platon, der den Tod als Trennung von Körper und Seele auffasste. Die Seele ist immateriell, der Körper materiell. Mit dem Tod zerfällt die Materie des Körpers. Die Seele ist unsterblich und als der vollkommene Teil des Menschen während seines irdischen Daseins an den Leib als geringeren Teil des Menschen gebunden. (Brathuhn 1999, 63 f.) Für Platon ist die Seele das Prinzip des Lebens. Die Gegenwart der Seele haucht dem Körper Leben ein. Der Körper ist das Gefängnis der Seele, im Tod löst sich die Seele vom Körper. Zurück bleibt der Leichnam. Die Seele ist unsterblich, also postexistent, und wandert nach der Trennung vom Körper durch verschiedene Körper oder kehrt nach einer idealen Lebensführung „als reine Seele in den Bereich des Unvergänglichen oder Göttlichen zurück." (Goller 2017, 255) Für Aristoteles ist die Seele die Form des Organismus. „Die Seele formt die Materie zu einem lebendigen menschlichen Leib, belebt und beseelt ihn." (ebd., 111) Die Geistseele existiert ohne den Körper weiter, sie ist unsterblich. Der Begriff der Seele dient Aristoteles dazu, „das Lebendig-Sein, alle biologischen Vorgänge und Prozesse sowie sämtliche körperlichen und geistigen Aktivitäten des Lebewesens" zu erklären. (ebd., 112 f.) In der gegenwärtigen philosophischen Debatte wird der Leib durch Körper, Organismus und Gehirn ersetzt. Von der ursprünglichen Bedeutung des lebendigen, beseelten Körpers des Menschen ist nicht mehr die Rede. Seele wird durch Geist, Bewusstsein oder das Mentale ersetzt. Auch hier ist nichts von der ursprünglichen Bedeutung, dass die Seele der innere Grund des Lebendigen, für alle geistigen Tätigkeiten und für die Einmaligkeit und Unverwechselbarkeit des Menschen ist, übrig. (ebd., 240 f.) Den gegenwärtigen philosophischen Deutungen „gelingt es nicht, der körperlich-geistigen Einheit unseres Erlebens gerecht zu werden." (ebd., 320)

Was ist der Sinn einer dualistischen Vorstellung vom Menschen? Für Jankélévitch ist die dualistische Denkfigur das „Ergebnis einer Schlußfolgerung.

Mehr: der Tod stellt für uns die Erfahrung der Trennung dar: indem er uns das Schauspiel eines leblosen und des Lebens beraubten Leibes bietet, trennt er für das Denken aus diesem Leib etwas ab, das noch bis vor kurzem aus diesem Leib eine lebendige und persönliche Anwesenheit machte. [...] da wir nun einen Leib ohne Seele sehen (oder zu sehen glauben), der an die Stelle des belebten, sprechenden und anwesenden Leibes getreten ist [...], hindert uns nichts an dem Glauben, daß der andere ‚Bestandteil' der vorliegenden ‚Verbindung' ebenfalls weiterexistiert. Die tödliche Dissoziierung im Dualismus ist nichts anderes als eine simple rechnerische Subtraktion: die belebende Seele, die man nicht sieht, steht für den Unterschied zwischen dem belebten Leib, den man eben noch sehen konnte, und dem nun leblosen Leichnam [...D]er ‚körperliche Rückstand' [...] ist der Leib von eben, der lebende Organismus und der psychosomatische Komplex minus der belebenden Seele. [...D]er Leichnam ist um seine Seele vermindertes lebendes Fleisch. [...] Die Seele, das heißt die vitale Differenz zwischen einem lebenden Körper und einem Leichnam, befreit sich von ihrer Hülle und läßt diesen gestaltlosen Überrest [...] zurück, der ihr als Umhüllung diente." (Jankélévitch 2017, 478 f.) Macho nimmt als Grund für die Entstehung der Vorstellung von der Unsterblichkeit der Seele an, dass aus der Fähigkeit, sich reflexiv vom eigenen Körper zu distanzieren, die Seele als eine dieser Fähigkeit zugrunde liegenden Substanz abgeleitet wurde. Die „Unsterblichkeit des Menschen sollte aus seinem Wissen vom Tode deduziert werden. Im Begriff der unsterblichen Seele wurde gleichsam die Individualität des Menschen verankert. ‚Individualität' bedeutet [...] ‚Unteilbarkeit', und auf die Gegenüberstellung von teilbar/sterblichem Körper und unteilbar/unsterblicher Seele gründete sich die platonische Unsterblichkeitslehre." (Macho 1987, 81) Für Feldmann konkurrieren in der modernen Gesellschaft zwei Weltanschauungstypen: die naturwissenschaftlich geformte Vorstellung vom Menschen als Organismus, der durch den physischen Tod endgültig zerstört wird, und die symbolische durch vielfältige Kulturerfahrungen geformte dualistische Vorstellung vom Menschen. „In der natürlichen Welt dominiert die Sterblichkeit, in der symbolischen [...] die Unsterblichkeit bzw. das ‚soziale Weiterleben'." (Feldmann 2010, 119 f.) „Seele" ist eine Sinn-Konstruktion.

3.2. Sinn-Konstruktionen angesichts der Erfahrung von Kontingenz

Mit ihrem Wirkungs-, Erfahrungs- und Spür- sowie mit ihrem magischen und spirituellen *Wissen* deuten die Pflegenden im Umgang mit dem Nichtversteh- und Unkontrollierbaren von Sterben und Tod Kontingentes, sie konstruieren Zusammenhänge und schreiben Sinn zu.[16] Sinn-Konstruktionen sind als Bedürfnis tief in uns verankert – so die Philosophen Hans Blumenberg und Richard Rorty, die sich in Suchbewegungen an ein Verstehen des Umgangs mit dem Kontingenten anzunähern versuchen und Hinweise geben, warum wir das Bedürfnis haben, das Nichtversteh- und Unkontrollierbare von Sterben und Tod verstehen und kontrollieren zu wollen, Kontingenz also Notwendigkeit entgegenzusetzen.

Kontingenz ist ein Schlüsselbegriff in Rortys nach-metaphysischem Denken. Kontingenz bedeutet, dass etwas auch anders sein könnte. Etwas ist eben zufällig so, wie es ist, auch wenn wir daran glauben, dass es Schicksal ist, oder auch wenn wir zu meinen wissen, welche Bedeutung es für die Situation hat. Das Kontingente ist das, was *sich ereignet*. Unsere Sprache, unser Bewusstsein und unsere Gemeinschaft sind Produkte von Zeit und Zufall. (Rorty 2016, 50) Selbst unsere tiefsten Überzeugungen sind Produkte des Zufalls. Wir *machen* unsere Wahrheiten: da „Wahrheit eine Eigenschaft von Sätzen ist, da die Existenz von Sätzen abhängig von Vokabularen ist und da Vokabulare von Menschen gemacht werden, gilt dasselbe für Wahrheiten." (ebd., 49) Die Suche nach Begründungen soll aufgegeben werden, sodass es keinen Raum mehr für die Vorstellung geben kann, „der Sinn des Lebens endlicher, sterblicher, zufällig existierender menschlicher Wesen leite sich von irgendetwas anderem ab als endlichen, sterblichen, zufällig existierenden Menschen." (ebd., 86) Aufgabe unserer Kultur ist es, die tiefen metaphysischen Bedürfnisse (wie auch die ontologische Unterscheidung von Leib und Seele) weg zu therapieren. (ebd., 87) Rorty lehnt die Frage nach dem *warum* ab, denn die Frage nach Argumenten ist für ihn immer die Frage nach Metaphysik. (ebd., 160) Wir *finden* keine Wahrheit (Metaphysik), sondern *machen* Wahrheit (Utopien). (ebd., 21) Wahrheit

16 Anja Bednarz beobachtet in der Befragung von Hinterbliebenen, „wie immer wieder auf magisches oder traditionelles Wissen Bezug genommen wird, um mittels Durchschaubarkeit und Erklärbarkeit Kontrolle zurückgewinnen zu können. Der erfahrenen Kontingenz wird also eine Notwendigkeit der Ereignisse entgegengesetzt." (Bednarz 2003, 222)

ist ein *Ziel*, das wir uns selbst setzen. Worauf also ist unser Leben angelegt, was ist das identitätsstiftende Hauptmoment im menschlichen Leben? Nach Viktor Frankl machen weder der Wille zur Lust (Sigmund Freud) noch der Wille zur Macht (Alfred Adler) das Sein des Menschen aus, sondern der Wille zum Sinn. Aus existenzialphilosophischer Sicht trifft das allerdings nicht zu. Nach Albert Camus verbirgt die Welt keinen tieferen Sinn. Nur die menschliche Solidarität (vereint durch unser absurdes Verhältnis zur Welt) kann uns helfen, uns vor der sinnentleerten Kulisse der Welt dem Leben zuzuwenden. Blumenberg spricht vom Unsinn des Sinns: Sinn als Sinnfrage ist eine Konstruktion der Moderne. Erwartungen und Hoffnungen sind nicht naturgegeben, sondern vom Christentum konstruiert. Sinnansprüche sind nicht zu erfüllen, sondern abzubauen in der Erkenntnis ihrer Konstruiertheit. (Blumenberg 2014)

Warum magisches Denken als Umgang mit der Furcht vorm Unbekannten? Was ist der Nutzen der Konstruktion eines magischen Wissens? Magie erzeugt den Schein, „es sei vom Menschen für die Bedingungen seines Lebens mehr auszurichten als seine Fertigkeiten reell belegen konnten. [...] Die schmale Zone realistischen Verhaltens ist immer umgeben von einem Umfeld der Handlungs- und Bewirkbarkeitssuggestionen. [...] Die Menschheit hat den größten Teil ihrer Geschichte und des Volumens ihres Bewußtseins von unwiderlegbaren Annahmen gelebt und tut dies vielleicht [...] immer noch." (Blumenberg 2017, 18 f.) Magie ist ihrem substanziellen Kern nach eine List und damit eine mythische Kategorie. Magie diskriminiert das Faktische und legitimiert so dessen Missachtung zugunsten des eigenen Willens. (ebd., 139)

Am Beispiel des Mythos kann Blumenberg zeigen, dass der Mensch das ängstigende Nichts durch Zuschreibung einer Bedeutung auf Distanz bringt. (ebd., 125) Mythen sind Erzählungen, die die Wirklichkeit zu erklären versuchen. Angesichts einer uns kontingent begegnenden Wirklichkeit, die wir nur bedingt verstehen und nicht kontrollieren können und vor der wir uns deshalb fürchten, sind Wissenschaft, Religion und Mythen Versuche, die Idee von Notwendigkeit und fassbaren Zusammenhängen in diese Wirklichkeit zu bringen und sie dadurch beherrschbar und weniger erschreckend zu machen – angesichts der Wirklichkeit, „daß der Mensch die Bedingungen seiner Existenz annähernd nicht in der Hand" hat. (ebd., 9) Dieser Annahme folgt auch ein radikaler Konstruktivismus. „Wissen wird vom lebenden Organismus aufgebaut, um den an und für sich formlosen Fluß des Erlebens soweit wie möglich in wiederholbare Erlebnisse und relativ verläßliche Beziehungen zwischen diesen zu ordnen.“ (Von Glasersfeld 2018, 37) Wo die Theorie der Wissenschaft „versagt, wo sie sprachlos bleibt in der Herstellung von faßbaren Zusammenhängen, […] scheint es immer das Angebot der Mythisierung zu geben. Oder kann die theoretische Rationalität selbst eine Grundform des Mythos annehmen, die der Wiederholung des Gleichen?“ (Blumenberg 2017, 559) Ein Mythos ist also der rational angelegte Versuch, Unbegreifbares begreifbar zu machen. Mythen haben folglich den Sinn, das bedrängende Gefühl von Ohnmacht gegenüber der Wirklichkeit zu verarbeiten. Angesichts einer unsicheren Welterfahrung versucht der Mensch, die Wirklichkeit zu verstehen, indem er sie strukturiert und ihr einen Sinn gibt. Denn Grundstreben des Menschen ist es, „das Bedrohliche […], Unverfügbare und Unheimliche unter Kontrolle […] zu bringen.“ (Wetz 2014, 110) Geschichten werden erzählt, um die Furcht zu vertreiben. (Blumenberg 2017, 40) Im Mythos werde das eigene Entsetzen in Distanz überführt sowie eine unbestimmte Mächtigkeit angenommen angesichts des Gefühls der Ohnmacht, „daß der Mensch nicht Herr seines Schicksals, seiner Lebenszeit, seiner Lebensumstände ist.“ (ebd., 72) Wir „besitzen keine andere Wirklichkeit, als die von uns ausgelegte.“ (ebd.) Bedeutsamkeit „ist die Form, in der der Hintergrund des Nichts als dessen, was ängstet, auf Distanz gebracht worden ist […]. Denn das Bedürfnis nach Bedeutsamkeit wurzelt darin, daß wir uns als der Ängstigung nie endgültig enthoben bewußt sind. […] Die ‚nackte Wahrheit‘ ist nicht das, womit das Leben leben kann; denn […] dieses kommt aus der langen Geschichte völliger Kongruenz von Umwelt und ‚Bedeutung‘.“ (ebd., 125)

Unser Wirklichkeitsbezug ist metaphorisch. Wir vermögen deshalb zu existieren, indem wir uns nicht unmittelbar mit der Wirklichkeit einlassen. „Der menschliche Wirklichkeitsbezug ist indirekt, umständlich, verzögert, selektiv und vor allem ‚metaphorisch‘.“ (Blumenberg 2012, 115) Unser Umgang mit der Welt besteht darin, dass wir sie nach unseren je eigenen Vorstellungen erfinden. Wir entlasten uns durch Leistungen der Distanz von der übermächtigen Willkür der Welt. „Da die Wirklichkeit für den Menschen meist schwer zu ertragen ist, sucht er […] Möglichkeiten, ihrer Willkür zu entfliehen oder sie mit allen ihm zur Verfügung stehenden Mitteln in ihre Schranken zu weisen.“ (Wetz 2014, 95) „Blumenberg beschreibt den Menschen als nacktes, bedürftiges Wesen, dessen endliche Existenz voller Sorgen und Nöte sei und das als solches immer wieder zu sich selbst Stellung nehmen müsse, um sein ständig bedrohtes Dasein erhalten und in eine erfüllte Existenz verwandeln zu können." (ebd., 97) Als *„animal symbolicum"* beherrsche der Mensch die ihm tödliche Wirklichkeit, indem er wegsehe von dem, was ihm unheimlich sei, auf das, was ihm vertraut sei. (Blumenberg 2012, 116) Das heißt der Mensch „verfügt über die Fähigkeit, vom Unheimlichen wegzusehen und hinzublicken auf das, was ihm vertraut erscheint, ja Vertrautes in Unheimliches hineinzudeuten, um so die Wirklichkeit als Ganzes auf Abstand zu bringen. Das macht nach Blumenberg den Menschen zum ‚animal symbolicum', als das er aus sich heraus Sinnwelten erzeugt, in denen er Heimat sucht und teilweise findet. [...] Als winziges, vergängliches Mängelwesen inmitten einer unermesslichen Welt verfügt er über die besondere Gabe, sich von der übermächtigen, stummen Wirklichkeit zu distanzieren und dadurch sein ebenso sorgenvolles wie haltloses Leben zu orientieren und zu stabilisieren." (Wetz 2014, 98)

Das Ringen um *Notwendigkeit* als Kontingenzbewältigung angesichts Krankheit, Sterben und Tod: Aufgrund unserer Kontingenzerfahrung „sind wir trostbedürftig: Wir müssen über die Tatsache, dass wir keinen Grund haben, da zu sein, [...] ‚hinweggetröstet' werden." (Müller 2014, 198 f.) „Der tiefste Konflikt, den das [...] reflektierende Subjekt mit sich selbst haben kann, ist die Feststellung seiner mundanen Kontingenz, seines Mangels an Notwendigkeit." (Blumenberg 2017, 298) Kontingenz ist das „Nichtnotwendige: das, was auch hätte nicht sein können oder auch hätte anders sein können." (Von Graevenitz/Marquard 1998b, XI) Der Mensch als leidendes Wesen muss das, was ihm widerfährt, verarbeiten (Kontingenzbewältigung). Krankheit und Tod verängstigen und erschrecken die Menschen seit jeher. In den Erfahrungen mit Krankheit und Tod „bekommen wir geradezu hautnah den Absolutismus der Wirklichkeit zu spüren." (Wetz 2014, 167) „Insbesondere unser verletzlicher Körper ermöglicht es, die unverhüllte Wahrheit menschlicher Not zu verstehen." (ebd., 166) Das heißt die Wirklichkeit als unabhängige und übermächtige Welt steht dem Ich als sterblichem und endlichem Mensch gegenüber. (ebd., 194) Die Überlegenheit dieses Absolutismus der Wirklichkeit „tritt völlig ungeschminkt beim Sterben hervor, wenn der Körper das Ich zum Schweigen bringt, ohne auf dessen angemaßte Absolutheit und Außerweltlichkeit besondere Rücksicht zu nehmen." (ebd., 197) Denn weil unser Denken grenzenlos im Erleben der Absolutheit der Wirklichkeit als Weltzeit ist, stößt es hart auf den Tod als unsere darin begrenzte Lebenszeit. (Nordhofen 1996) Unser unausrottbares Sinnbedürfnis, Ich und Welt einen Sinn verleihen zu wollen (Wetz 2014, 216), muss ohne Antwort bleiben. Konstruktivistisch gefasst ist es das Wissen „um die Relativität und den subjektiven Ursprung jedes Sinnes […], daß jede Zuschreibung von Sinn und Bedeutung und jedes Benennen eine ganz bestimmte Wirklichkeit [erst] schafft." (Watzlawick 2018b, 314)

Sinn-Konstruktionen im Umgang mit Sterbenden und Verstorbenen: „Im Fall der verstorbenen Frau wird dem Leichnam wider die medizinische Vernunft eine gewisse Ausdrucksmöglichkeit unterstellt, die Erlösung vom Leid suggerieren soll und auf Versöhnung des Lebens mit dem Tode hoffen lässt." (Tirschmann 2017, 126) In den Interviews sprechen Pflegende vom friedlichen Versterben, auch wenn das Sterben nicht friedlich war – das Ergebnis *ein friedlicher Leichnam* ist es schließlich. Es finden sich unterschiedliche Deutungsmuster: die Deutung des nicht zufällig Geschehenden und Beeinflussbaren, die Deutung durch Metaphern und die Deutung von Sterbesituationen als schön, ruhig und friedlich. An der Grenze des Lebens zu arbeiten, kann Verstand und Herz für Mysteriöses öffnen. (Sinclair 2011, 183) So hatte das Sterben auch traditionell eine Aura des Geheimnisvollen umgeben – mit den magischen Gesten, die Fenster zu öffnen und die Uhren anzuhalten. (Elias 1995, 46) Thomas Schwinn unterscheidet religiöse, säkulare (an Werte gebunden) und pragmatische Glaubensüberzeugungen bzw. subjektive Überzeugungserlebnisse. Der pragmatische Glaube leitet ohne ausreichend verfügbares Wissen, aber durchdrungen von der Evidenz einer Wahrnehmung häufig unser Handeln an (Intuition). (Schwinn 2015, 2) „Wir haben heute eine enorme Verbreitung des Aberglaubens und magischer Praktiken. […] Umfrageergebnisse offenbaren das Ausmaß des Aberglaubens in der Bevölkerung. So glauben drei Viertel der Amerikaner an Engel und an Wunder." (ebd., 9) Es sind theologisch begründete von populärkulturellen Vorstellungen über Engel zu unterscheiden. (ebd., 11) Traditionell war es Auftrag der Vertreter:innen religiöser Glaubensüberzeugungen, Deutungen für Kontingentes im Leben anzubieten. (ebd., 13) Heute suchen Menschen Deutungen für Kontingentes in Formen einer nomadisierenden Spiritualität. (ebd.) Aufgrund der Annahme der absoluten Notwendigkeit der Kontingenz als des Wissens vom Anders-Sein-Können der weltlichen Dinge (Meillassoux 2018, 61) kann mit Meillassoux geschlussfolgert werden, „dass mein Ganz-Anders-Sein-Können im Tod (im Glanz Gottes, vernichtet) genauso denkbar ist wie mein identisches Fortbestehen. […] Mein Nicht-Sein-Können ist daher als Pendant zur Abwesenheit meines Daseinsgrundes denkbar, obwohl ich nicht denken kann, was es ‚faktisch' bedeutet, nicht mehr zu sein." (ebd., 81 f.) Denn: „Ich kann nicht das Undenkbare denken, aber ich kann denken, dass es nicht unmöglich ist, dass das Undenkbare ist." (ebd., 63) Kontingenz bedeutet, alles kann geschehen oder nichts geschieht, „und dass das, was ist, bleibt, wie es ist." (ebd., 90)

4. Die Inszenierung des Schönen in der Sterbebegleitung und Verstorbenenpflege

„Wir suchen bei der Schönheit Zuflucht,
um dem Schrecken unserer Endlichkeit zu entrinnen."
(Ralph Waldo Emerson in Solomon 2016, 109)

Wenig Beachtung findet in den Analysen des Sterbeideals die Orientierung *Sterben und Tod schön machen*, die in den Interviews eine dominante Rolle spielt und als Prozessstruktur die Praktiken der Sterbebegleitung und Verstorbenenpflege orientiert. Auf diese Weise sollen – so der Befund von Candrian – die Wildheit und die unschönen Seiten des Todes durch unser Sprechen und unsere Handlungspraxis gebändigt werden, um den Tod unter Kontrolle zu bringen. (Candrian 2015, 87) *Sterben und Tod schön machen* orientiert sich an den Normen des Schönen, Friedlichen und Ruhigen sowie an der Norm der sozialen Einbettung der Sterbenden und Verstorbenen im Prozess des Abschiednehmens, damit Sterben und Verstorben-Sein für die Abschied nehmenden Nahestehenden und Pflegenden schön sein können. Timmermans weist auf die Normativität des Ideals des guten Sterbens für die Praxis der Hospizpflege hin, in der das Abschiednehmen von Sterbenden und Verstorbenen optimiert werde. (Timmermans 2010, 24) Im Zentrum von Palliative Care steht „die Organisation eines Sterbeprozesses, die jene umfassende Betreuungssicherheit erzeugt, die der Sterbende und seine Angehörigen […] benötigen. Darüber hinausgehend ist jedoch auch jene Deutungsgewissheit eines erfahrenen ‚guten' Sterbens bedeutsam, die die (Weiter-)Lebenden für ihr neu zu organisierendes alltägliches Leben nach der Erfahrung des Todes eines ihnen wichtigen Anderen brauchen." (Schneider 2014, 61) Im Bereich der SPV findet sich das Ideal des Schönen, Ruhigen und Friedlichen mit großem Umsetzungswillen, was im Krankenhaus kaum möglich scheint und wahrnehmbar gemacht werden kann, nach Aussagen der Intensivpflegenden aber auch dort Orientierung für die Betreuung sterbender Patient:innen ist – häufig verhindert durch die dort herrschenden Systemzwänge. Erst wenn Sterbende als sterbend akzeptiert und proklamiert werden, dürfen sie und ihre Nahestehenden einer Atmosphäre des Schönen, Ruhigen und Friedlichen zugeführt werden. Dreßke beschreibt die Verletzung der Norm des friedlichen und ruhigen Versterbens durch die Verletzung der Normen der rechten Zeit, der rechten Körperarbeit und des rechten Ortes. (Dreßke 2005, 165)

4.1. Den Abschied eines Menschen schön machen

Die Pflegenden möchten den Abschied eines Menschen schön machen: die Praktiken in der Sterbebegleitung und Verstorbenenpflege orientieren sich an entsprechenden normativen Vorstellungen. So soll im Umgang mit Sterbenden Ruhe sein, damit sie ruhig und friedlich sterben können, und aus Unschönem soll Schönes werden. Diese normativen Vorstellungen verbinden sich mit der Auffassung, dass Pflegende genau das bewirken und einen gelungenen Abschied herbeiführen können. Im Sinne von Bourdieus Habitustheorie orientieren diese Normen die Praktiken in der Sterbebegleitung und Verstorbenenpflege und werden durch diese auch wieder hervorgebracht, bestätigt oder verändert: (1) Die Pflegenden haben drei Perspektiven auf das *Schöne*: die Einbettung einer Erzählung über belastende Erlebnisse in den argumentativen Rahmen des Schönen, das Sprechen über schönes Sterben, Abschied und Tod sowie das schöne Aussehen der Verstorbenen. (2) Sie orientieren sich im Erzählen und in ihrer Praxis außerdem an der Norm des *Friedlichen*. Der Prozess des Sterbens soll ein friedlicher sein und auch das Ergebnis dieses Prozesses: Verstorbene sollen friedlich aussehen. (3) Die Norm des *Ruhigen* kommt in den Interviews in vielerlei Variationen zum Tragen. Wie das Schöne und das Friedliche bezieht sich das Ruhige auf das mit allen Sinnen Wahrnehmbare und ist damit argumentativer Gegenhorizont zum Horizont des sinnlich unausweichlich Bedrängenden. Die Norm des Ruhigen bezieht sich außerdem auf die Praxis der Begleitenden – Ruhe soll und kann durch beruhigende und ruhigstellende

Praktiken hergestellt werden. Ob das gelingt, liegt mit in der Verantwortung der Pflegenden. (4) Zu einem schönen Abschiednehmen gehört, dass Sterbende, Nahestehende und Pflegende *nicht allein gelassen* werden.

Das Abschiednehmen der Sterbenden, Nahestehenden und Pflegenden soll *schön* gestaltet werden. Besondere Bedeutung kommt im Intensivbereich den Seelsorger:innen zu, die die Teams beim Abschiednehmen unterstützen. Seelsorger:innen machen auf der Intensivstation Angebote zur Begleitung am Übergang. Während die SPV-Pflegenden in beruflichen Kontexten weder vor, während oder nach dem Versterben über Begleitungen durch Seelsorger:innen berichten, sind sie für die Intensivpflegenden zur eigenen Entlastung und zur Entlastung der Nahestehenden integraler Bestandteil der Sterbebegleitung. Den Abschied der Sterbenden gut zu gestalten, bedeutet, einen Raum zum Sterben in vertrauter Atmosphäre zu schaffen. Dazu gehören lindernde und wohltuende Praktiken und Sterbenden Ängste zu nehmen. Die Pflegenden beider Felder halten es für wichtig, dass Nahestehende Abschied nehmen – vom Sterbenden und vom Verstorbenen. Für die Intensivpflegenden sind die Nahestehenden, die – anders als ihre Patient:innen – sprechen und ihre Bedürfnisse direkt äußern können, Resonanzpartner:innen, auf deren Bedürftigkeit sie sensibel reagieren. Pflegende steuern das Abschiednehmen. Sie geben den Rahmen zum Abschiednehmen von Sterbenden und von Verstorbenen vor: sie verständigen die Nahestehenden, sie bestimmen den Zeitpunkt, sie machen das Angebot des Abschiednehmens nach dem Versterben und sie steuern das Richten der Verstorbenen. Auch der Abschied der Pflegenden soll gut gestaltet sein. Denn Pflegende können vom erlebten Sterben berührt sein. Sie sind mit den Menschen, die sie betreuen, in einer Sorgebeziehung verbunden – sie sind im Sorgen aufeinander bezogen. Das lässt sie nicht unberührt. Es handelt sich um mehr als nur eine Berührung auf der somatisch-sozialen Ebene. Es ist eine ganzheitliche Berührung: somatisch – psychisch – sozial – spirituell – biografisch. Dass Pflegende trauern, wird in den Interviews selten direkt benannt.

4.2. Verstorbene schön machen

„Er soll nicht in einem Krankenzimmer liegen,
sondern in einem Raum voller Schönheit und Ruhe.
Ruhe kann man nicht sehen. Aber wir nennen Ruhe schön."
(Von Arnim 2021, 206)

Die Pflegenden beider Felder folgen ähnlichen Strategien, die gesellschaftlich normiert und beruflich habitualisiert sind: sie machen den Prozess des Sterbens, die Sterbenden und Verstorbenen schön. Was nicht schön ist, wird verdeckt oder verhüllt.

Die Verstorbenenpflege beginnt mit der Proklamation „er/sie ist verstorben": Mit dem Tod vollzieht sich eine radikale Transformation des Körpers, „die für die umgebenden Menschen gedanklich und affektiv schwer nachzuvollziehen und zu verarbeiten ist." (Rosentreter/Groß 2010, 81) Gefühle von „Ohnmacht angesichts der Macht und Unumkehrbarkeit des Todes, Ergriffenheit vor der Leblosigkeit des Leichnams, Scheu vor dessen Kälte, Unsicherheit in Anbetracht der sich abzeichnenden Veränderungen im Leben" (ebd.) sind möglich. Am Objekt des Verstorbenen wird die Faktizität des Todes deutlich. Während Pfeffer das Fertig-Machen bzw. Herrichten der Verstorbenen als Transformation der Lebenden zu Toten deutet (Pfeffer 2005, 309), wird die Transformation der Lebenden zu Toten den Interviews dieser Arbeit folgend bereits mit der Proklamation „er/sie ist verstorben" vollzogen. Die Proklamation führt zur Erfahrung der unabänderlichen Tatsache, dass der Mensch verstorben ist. Sie spricht den irreversiblen Übergang des Lebens zum Tod in die Wirklichkeit der Betroffenen hinein und macht den Bruch und das Plötzliche zur erfahrenen Wirklichkeit. Das Fertig-Machen ist Teil des Abschiednehmens.

Routinen und Rituale: Die Pflegenden haben für die Verstorbenenpflege und also für die Inszenierung der **schön** Verstorbenen und **schönen** Verstorbenen habitualisierte Routinen und Rituale – für die Hinterbliebenen und für sich selbst. „Rituale sind eine Form der Interaktion mit der Umwelt [...]. Durch vorgegebene Handlungsabfolgen und ihren vermittelnden Symbolgehalt tragen Rituale zur Reduktion von Komplexität bei. Die so gewonnene Verhaltenssicherheit und psychische Entlastung ermöglichen dem Individuum, auch in Problemsituationen handlungsfähig zu bleiben." (Rosentreter/Groß 2010, 90)

Klinikinterne Standards rahmen die postmortale Pflege. (Arndt 2007, 508) In den Interviews berichten die Pflegenden von den ersten Dingen, die sie nach dem Versterben eines Menschen tun. Bei aller Individualität des Handelns hat das „Richten“ – so nennen die Pflegenden ihre Praxis der Verstorbenenpflege – das Ziel, Verstorbene schön zu machen. Sie orientieren sich dabei an einer routinierten sowie individuell und institutionell ritualisierten Vorgehensweise in der Pflege von Verstorbenen, die in der Reihenfolge individuell variieren kann, deren Kernelemente aber doch in allen Interviews benannt werden. Auch wenn sie während ihrer Ausbildung schlechte oder wenig hilfreiche Erfahrungen im Umgang mit Verstorbenen gemacht hatten, ist ihnen unabhängig vom Ort, vom Zeitpunkt und von der Art ihrer Ausbildung ein habitualisiertes Vorgehen in der Verstorbenenpflege eigen, das in den **Kernelementen** identisch ist und nur durch die Art der Ausführung der Kernelemente in den unterschiedlichen Feldern variiert:

(1) Symbolische Handlungen
Die Pflegenden handeln auf Grundlage allgemein bekannter Symbole. Sie beschreiben symbolische Handlungen, die zu verschiedenen Zeitpunkten der Verstorbenenpflege stattfinden können, aber für viele Pflegende am Anfang der Verstorbenenpflege stehen: eine Kerze anzünden, Verstorbene/das Bett/den Raum mit Blumen schmücken, das Fenster öffnen, religiöse Symbole verwenden.

(2) Formale Handlungen
Die Pflegenden handeln in der Sterbebegleitung und in der Verstorbenenpflege sehr autark – nach Regeln, um die sie aus Erfahrung wissen: den Zeitpunkt des Versterbens dokumentieren, Ärzt:innen informieren, Nahestehende informieren, Mitpatient:innen informieren.

(3) Ablauf und Praktiken der Verstorbenenpflege: Richten/Schön-Machen
Die Reihenfolge der Verstorbenenpflege kann variieren – je nach Pflegenden, je nach Verstorbenen und deren Nahestehenden und je nach Situation. Im Großen und Ganzen orientiert sich der Ablauf an folgendem Schema:

- **Das Zimmer betreten:** Die Pflegenden orientieren sich dabei häufig an *der (Re-) Konstruktion der Person der Verstorbenen*. Sie klopfen mitunter an.
- **Pflegende verabschieden sich:** Die Pflegenden aller Felder berichten, dass und wie sie sich von den Verstorbenen *verabschieden*. Der Abschied geschieht in Ruhe. Die Pflegenden berühren mitunter die Verstorbenen.
- **Technik entfernen:** Der natürliche Mensch wird wieder hergestellt – frei von Technik. Es soll ein *schönes Bild* von den Verstorbenen entstehen und zurück bleiben.
- **Verstorbene grob richten, Raum belassen oder nur grob aufräumen:** In Orientierung am *Schönen der natürlichen Person* und am Raum des *Innen*.
- **Erster Abschied der Nahestehenden:** Die Pflegenden orientieren sich am *guten* Abschied der Nahestehenden.
- **Verstorbenenpflege/Verstorbene richten** – in Orientierung am Schönen und an den Nahestehenden, denen Angebote gemacht werden. Die Pflegenden folgen neben Erfahrungen auch vorgegebenen Regeln. Folgende Elemente werden genannt:
  - Vorab ist der Rahmen zu klären: kulturelle Orientierungen, hauseigene Handlungsrichtlinien als Orientierung, wer richtet und mit wem, Regeln zum zeitlichen Verbleib im Bereich?
  - Ob Ganzkörperwäsche oder nicht, wird unterschiedlich gehandhabt: im Bereich der SPV und Kinderintensivstation immer; auf den Erwachsenenintensivstationen nach Abwägen.
  - Die Verstorbenen werden angezogen: SPV individuell, wie der Mensch war; Kinderintensiv: schönes Bild; Erwachsenenintensiv: in der Regel frisches Flügelhemd.
  - Verstorbene werden schön gebettet.
  - Persönliche Dinge bleiben bei Verstorbenen.
  - Kinn hochbinden?
  - Augen schließen?
  - Besondere Erinnerungsrituale auf den Kinderintensivstationen.
  - Fußzettel anbringen?
- **Zimmer aufräumen:** Für eine *schöne und ruhige* Atmosphäre.
- **Verabschiedung der Verstorbenen durch Nahestehende und Pflegende**
  Viele Pflegende empfinden dies als eigentlichen Abschied. Zelebriert wird der Abschied vom Leben, der Abschied von den Nahestehenden, von den Pflegenden und voneinander – in Orientierung am *Schönen*. Folgende Elemente werden genannt:
  - Nahestehende nehmen Abschied.
  - Seelsorger:innen können dazu geholt werden.
  - Eine Abschiedsfeier wird angeboten als besonderes hospizliches Ritual: Nahestehende und Pflegende nehmen miteinander Abschied.
  - Totenwache durchführen (Hospiz)?
  - Der Sarg kann gestaltet werden, Verstorbene können gemeinsam oder in Anwesenheit von Nahestehenden/Pflegenden in den Sarg umgebettet/eingesargt werden (Hospiz).
- **Wegbringen von Station:** Die Dauer der Verantwortlichkeit der Pflegenden für die Verstorbenen kann in der SPV feldspezifisch beantwortet werden, im Intensivbereich eher individuell.

(4) Trauerbegleitung und -handeln
In der Trauernachsorge lassen die Pflegenden die Trauernden *nicht allein*. Auf die Trauer der Pflegenden soll geachtet werden, denn auch sie trauern. Von dieser Trauer wird selten gesprochen. Es besteht die Möglichkeit zum Abschied bei der Bestattung. In der Gestaltung der Beerdigung orientieren sich die Pflegenden am *selbstbestimmten Planen* am Lebensende. Zum Trauerhandeln gehört, das Grab schön zu machen und der Verstorbenen zu gedenken – ein Gedenken wider das Vergessen.

Die Pflegenden erlernen die Praxis des Umgangs mit Sterbenden, Verstorbenen und Nahestehenden teilweise im Rahmen ihrer privaten, vor allem aber ihrer beruflichen Biografie. In den Interviews erzählen sie aus einer Gegenwartsperspektive und betrachten und bewerten aus dieser Perspektive private wie berufliche Erfahrungen im Umgang mit Sterbenden und Verstorbenen. Erfahrungen aus eigener familiärer Betroffenheit sind im Denken, Fühlen und Handeln verankert und Hintergrundfolie für das berufliche Handeln – als Horizont oder Gegenhorizont. Berufliche Erfahrungen wiederum können Hintergrundfolie für private Erfahrungen und weitere berufliche Erfahrungen sein – als Horizont oder Gegenhorizont. Sicherheit im Handeln entsteht durch Wissen, Erfahrung und Vorbilder.

Schließen von Augen und Mund: Bereits im antiken Griechenland wurde Verstorbenen Mund und Augen verschlossen. Der Leichnam wurde gewaschen, gesalbt, gekleidet und dann mit Kränzen und Zweigen geschmückt aufgebahrt. Diese Sitte findet sich auch im christlichen Mittelalter wieder. „Toten wird die würdevolle Haltung Ruhender verliehen, indem die ‚entstellenden Kennzeichen des Todes' – der gebrochene Blick und der offen stehende Mund – behoben und verdeckt werden." (Rosentreter/Groß 2010, 94) Die Augen rufen nicht mehr in Verantwortung und machen uns durch den fehlenden Blick des anderen nicht länger zum Gegenüber. „Die Verhüllung offenbart sich durch die Augen. […] An den Augen erleben wir, ob wir zu einem anderen Menschen Kontakt bekommen oder nicht […]. Man sagt, daß den Sterbenden die Augen brechen [… in dem Moment], in welchem der Augenkontakt mit dem Sterbenden abreißt. [… Z]u den ersten Handlungen, die am gestorbenen Menschen verrichtet werden, zählt, daß ihm die Augen zugedrückt werden." (Macho 1987, 411 f.) Ähnlich auch das Schließen des Mundes: um zu verhindern, dass der Tote den Kontakt aus dem Jenseits wiederherzustellen versucht. (ebd., 412 f.)

Die Pflegenden steuern das Schön-Machen der Verstorbenen und das Abschiednehmen von ihnen. Ziel ist es, Verstorbene schön herzurichten und einen schönen Rahmen fürs Abschiednehmen zu schaffen. Hier können die Pflegenden wirksam sein – angesichts des Gefühls von Hilflosigkeit, der Konfrontation mit der eigenen Endlichkeit und also der Einsicht, „wie machtlos man eigentlich als Mensch ist." (I5, 1551–1555) Sie inszenieren das Schöne: sie machen den Verstorbenen schön. Bei der Verstorbenenpflege geht es um die Konstruktion des Schönen als Gegenbild gegen das sinnliche Erleben und nicht Vergessen-Können des manchmal Schrecklichen im Kontext der Sterbebegleitung. Das Herrichten der Leiche (als ästhetisierende Praktiken) entsprechend seiner Persönlichkeit präsentiert das Arbeiten auf ein gutes Sterben und einen guten Tod hin. (Dreßke 2005, 204 f.) Verstorbene werden Hinterbliebenen als friedlich entschlafen präsentiert, auch wenn der Sterbeverlauf ein anderer – zu schnell, zu hektisch, zu langsam – war. „Die Leiche ist das Zeichen für einen reindividualisierten Patienten. Was im Verlauf des Sterbens nicht erreicht werden konnte, wird am Verstorbenen korrigiert." (ebd., 207) Die Verstorbenen werden als „Person" konstruiert und von den Pflegenden wie eine Person behandelt. Sie stellen den „Menschen" wieder her. Verstorbene Kinder sind kein Klinikmüll, sie sind Kinder. Die Pflegenden konstruieren das Bild eines schönen Kindes. Pflegende halten bei der Verstorbenenpflege die Hand des Kindes und waschen es mit warmem Wasser.

Depersonalisierung oder Personalisierung der Toten: Die Bestattung beginnt mit der Leichenwaschung, dem Ankleiden der Toten, dem Einsargen und mit einer ritualisierten Zeremonie. (Schweikardt/Groß 2010, 10) Schiefer beschreibt das „‚Herrichten' der Leiche als Deindividualisierung von Verstorbenen durch das Pflegepersonal." (Schiefer 2007, 279, im Original kursiv) „Die Art und Weise der Standardisierung von Verrichtungen am Leichnam, um die gewohnte Effektivität des Organisationsablaufes und der vertrauten (entlastenden) Alltagsroutine zu gewährleisten, lässt teilweise die Schlussfolgerung zu, der Verstorbene würde zu einer Art ‚Arbeitsgegenstand' herabgewürdigt. […] Beispiele wie das routinehafte und automatisierte ‚Herrichten' des Leichnams verweisen auf situative Dimensionen einer Depersonalisierung und Ent-Individualisierung des Verstorbenen, die für den Organisationsablauf einer so genannten ‚totalen Institution' als charakteristisch erscheint." (ebd., 280) Die in den Interviews beschriebene Praxis ist eine andere, sie ist an der Person der Verstorbenen und ihrer Individualität orientiert: Der Tote bleibt für die Überlebenden als Person präsent. (Rehbock 2012, 170) Menschen werden wiederhergestellt, mit

Verstorbenen wird wie mit Personen gesprochen, die Pflegenden klopfen an, Kinder im Intensivbereich und die Verstorbenen im Bereich der SPV werden als Personen präsentiert, entsprechend gekleidet und gebettet und der Raum wird dementsprechend gestaltet. Das entspricht der Beobachtung von Dreßke, dass die Verstorbenen entsprechend ihrer Persönlichkeit hergerichtet werden (Dreßke 2005, 204 f.) und Zeichen für re-individualisierte Patient:innen sind. (ebd., 207) Die Pflege Verstorbener erfolgt so, „als erfülle man die Bedürfnisse eines lebenden Patienten." (Higgins 2013, 225) „Aufgrund der dem Menschen zukommenden Menschenwürde gemäß Art. 1 GG besitzt auch der Körper [von Verstorbenen] einen Pietätsanspruch, der sich aus der Menschenwürde ableitet. […] Dem Interesse, die Empfindungen der Lebenden vor Verletzung durch pietätlose Behandlung des Leichnams zu schützen, dient das Recht der Totenfürsorge […:] für eine angemessene Bestattung Sorge zu tragen (Bestattungsrecht) und dem Leichnam als ‚objektgewordenem Menschenrest' mit Ehrfurcht und Respekt zu begegnen. […] Das Totenfürsorgerecht ist eine Ausprägung der Menschenwürde und des postmortalen Persönlichkeitsrechts. Es ist zwar gesetzlich nicht geregelt, ist aber gewohnheitsrechtlich anerkannt." (Thier/Tag 2010, 118–120)

Fazit und Ausblick

Im Folgenden fasse ich wichtige Ergebnisse der Arbeit zusammen.

(1) **Die Pflege schwerstkranker und sterbender Menschen gehört zu den Kernaufgaben beruflich Pflegender.** Sie schließt die Pflege Verstorbener, das Verabschieden der Verstorbenen sowie die Begleitung nahestehender Personen ein. Für Papadatou müssen Pflegende in spezialisierten palliativen Feldern – und als Ergebnis dieser Arbeit *auch die Intensivpflegenden* – tagtäglich mit der Vergänglichkeit des Lebens, der Unabänderlichkeit des Todes, dem Leid durch Verlusterfahrungen und der existenziellen Suche nach Sinn und Bedeutung zurechtkommen. (Papadatou 2009, 13)

(2) **Untersuchungen zur Sterbebegleitung** konzentrieren sich im Bereich der Intensivpflege (Kinder und Erwachsene) auf die Rolle der Pflegenden in Entscheidungsfindungsprozessen, die Kontinuität der Pflege nach Therapiezieländerung und mögliche Praktiken einer Comfort Care. Untersuchungen im Bereich der SPV thematisieren mitunter Orientierungen in den stationären Feldern der SPV. In allen Feldern beschäftigt sich ein Großteil der Untersuchungen mit den Belastungen der Pflegenden. Nur wenige Untersuchungen fokussieren dabei die aberkannte Trauer von Pflegenden (Papadatou 2009) – oder als Ergebnis dieser Arbeit weiter gefasst: *die aberkannten belastenden Emotionen* wie Trauer, Wut, Ekel, Scham, Schuldgefühle, die Furcht vorm Nicht-mehr-Sein etc. Die Pflegenden leiden darunter, wenn sie Sterbenden und Nahestehenden durch Unwissen etwas schuldig bleiben und durch Mittäterschaft im Intensivbereich Schuld auf sich laden.

(3) **Forschungsgegenstand und Methode:** Angesichts sehr dichter Sterbeerfahrungen ist nur wenig darüber bekannt, was für erfahrene Pflegende aus den Feldern der Spezialisierten Palliativversorgung und Intensivpflege im Umgang mit Sterbenden und Verstorbenen bedeutsam ist, welche Deutungen für sie im Umgang mit Sterbenden und Verstorbenen relevant sind und welche Orientierungen in ihrem Handeln in Situationen der Sterbebegleitung zum Tragen kommen. Diesen Fragen geht die vorliegende Arbeit nach. Nach Annahme des Symbolischen Interaktionismus handeln wir aufgrund von Bedeutungen, die

wir „den Dingen geben. Bedeutungen werden durch Personen gebildet, die gemeinsam handeln und sich untereinander verständigen. Bedeutungen sind also ‚soziale Produkte'." (Mayer 2007, 92) Der Sinn einer Handlung ist also kein rein individueller, sondern v. a. ein sozialer Sinn. Der soziale Sinn einer Handlung verwirklicht sich „vielfach ‚durch uns hindurch', so dass ein Einzelner darüber nicht ohne Weiteres im Sinne eines Experten für sein Handeln Auskunft geben kann." (Przyborski/Wohlrab-Sahr 2014, 18) So ist auch der Sinn der Praxis „Sterbebegleitung" kein rein individueller, sondern v. a. ein sozialer Sinn. Mittels biografisch-narrativer Interviews und deren dokumentarischer Auswertung konnten handlungsleitende Orientierungen im Umgang mit Sterbenden und Verstorbenen identifiziert werden. Erfahrene Pflegende bekamen in den Interviews Raum und Zeit, die Bedeutung ihrer Rolle als Sterbebegleiter:innen wahrzunehmen, zu reflektieren und anzuerkennen. Mit der dokumentarischen Methode konnten die Sinnstruktur, die ihrem Handeln zugrunde liegt, analysiert und handlungsleitende Orientierungen, die ihrer Praxis der Sterbebegleitung eingeschrieben sind und also in den untersuchten Feldern und in unserer Gesellschaft bedeutsam und verbürgt sind, identifiziert werden.

(4) Die Pflegenden sprechen, worüber nicht gesprochen werden kann. Die Ergebnisse der Auswertung sind zugleich Antwort auf die Frage, wie über Sterben und Tod angesichts der *Nichterfahrbarkeit des Todes* und der *Erfahrbarkeit des Sterbens allein aus der Perspektive auf den anderen* gesprochen werden kann und wird. Mit ihrem Sprechen über Sterben und Tod befinden sich die Pflegenden in der Rahmung zwischen traditioneller Verdrängungsvermutung und aktuell neuer Sichtbarkeit von Sterben, Sterbenden und Verstorbenen. In der ersten Person kann nicht gesprochen werden, aber aufgrund der großen Nähe zu den Begleiteten in der zweiten Person. Die Pflegenden können darüber erzählen, was sie in der Sterbebegleitung und in der Verstorbenenpflege erleben und was ihre Praktiken orientiert. In der dritten Person sprechen sie – gleichfalls mit großer emotionaler Beteiligung – über das Quälen von Patient:innen durch sinnlose Therapien und den vermeintlichen Schutz davor durch Patientenverfügungen, für die die Intensivpflegenden werben: für sich und nahestehende Personen, um sich und sie vor Leid zu schützen, das ihren Alltag in den Erzählungen der Interviews bestimmt. So hatte die Textsortentrennung im Rahmen der Auswertung gezeigt: die Pflegenden bewegen sich in den Interviews zwischen Erzählungen und argumentativ konstruierten Counterstories. Offen nach der Bedeutung von Sterben und Tod befragt, berichten sie in argumentativen Rahmungen, wie sie das Erlebte deuten: wie vermeintlich Kontingentes im Sterben notwendigerweise so sein und geschehen muss. Sie stellen Zusammenhänge her und betten in ihren Argumentationen Erzählungen ein, die Beispiele für das Geschilderte sein sollen, die auf einer rein erzählerischen Ebene dann aber von einem ganz anderen Erleben berichten, das implizit darunter liegt. So handeln die Erzählungen meist vom unausweichlich Belastenden und Bedrängenden des in der Sterbebegleitung Erlebten. Offen nach der Bedeutung von Sterben und Tod befragt, transportieren die Erzählungen vor allem belastende Erlebnisse, die die Pflegenden – sich sprachlich und inhaltlich distanzierend – in Counterstories des guten Begleitens und des schönen Abschieds einbetten (*das Draußen*). Die Erzählungen führen in den Raum des *Drinnen* mit dem Fehlen der Möglichkeit einer Distanzierung: die Pflegenden erzählen in Narrativen des unausweichlich Belastenden und Bedrängenden darüber, *was sie nie vergessen werden.* Es sind Erfahrungen der Unausweichlichkeit des sinnlich Erlebten und der emotionalen Nähe zu anderen, das Wissen um die Wirklichkeit falscher Orte und der falschen Zeit fürs Sterben sowie das Wissen um das unausweichlich Bedrängende der eigenen Hilflosigkeit – es sind Erfahrungen des gemeinsamen Raums, des unausweichlichen *Drinnen-Seins und Affiziert-Seins* im Raum mit den Sterbenden und Verstorbenen.

Über Belastendes und Bedrängendes sprechen Pflegende also, indem sie ihre Narrative einer unausweichlich bedrängenden Moral der Nähe in Narrativen einbetten, die Counterstories zum Erlebten sind, die die Erfahrungen des Belastenden und Bedrängenden und die Praxis des täglichen Umgangs mit Sterbenden und Verstorbenen orientieren. Die Erfahrungen im Raum des Sterbens als Ort des Unausweichlichen (*drinnen*) werden aus der Perspektive des entlastenden Raums des *Draußen* erzählt. Im *Drinnen* geht es um Fragen des Umgangs mit dem Unschönen entgrenzter Menschen sowie um die Frage der Bedeutung bedrängender Resonanz in der Sterbebegleitung. Es geht um die Frage des Umgangs mit dem Erlebten durch sprachliche, emotionale, leiblich-räumliche und rationalisierende Formen der Distanzierung im Erzählen und Erzählten. Im Drinnen geht es um die Frage der Bewältigung von Kontingenz durch deutende Sinnzuschreibungen: die argumentativ verfassten Counterstories beinhalten den eigenen guten Umgang mit belastenden Situationen, entlastende Deutungen anhand eines besonderen Wissens sowie Deutungen der eigenen Rolle und Bedeutsamkeit in Situationen des Begleitens von Sterbenden, von Nahestehenden und in der Verstorbenenpflege. Sie führen in den Raum des *Draußen* durch Distanzierung und normierte Praktiken des Umgangs mit Sterbenden und Verstorbenen, die durch Normierung die Pflegenden schützen. Angesichts der Erfahrung des unausweichlich Bedrängenden in belastenden Situationen und angesichts des vermeintlich Nichtplanbaren und Nichtkontrollierbaren von Sterben und Tod orientieren die Pflegenden ihr Handeln am Wissen um ihre Wirksamkeit am Übergang des Lebens zu Sterben und Tod, an ihrem besonderen Erfahrungs-, Spür-, „magischen" und spirituellen Wissen, mit dem sie das Erlebte deuten. Schließlich geht es um die Frage der Inszenierung des Schönen in der Begleitung Sterbender und in der Praxis der Verstorbenenpflege durch Praktiken des Schön-Machens des Sterbens und Verstorben-Seins – für einen schönen Abschied. Die Orientierung am *Wissen um ein gutes Sterben* ist in das Handeln der Pflegenden und in die Deutungen des in der Praxis Erlebten eingeschrieben – in den Feldern der SPV wie der Intensivpflege. Palliative Felder verfügen zwar über spezifische Sprachfiguren. Inhaltlich aber scheinen durch Pflegeausbildung und Berufserfahrung eine Haltung und Orientierung verfestigt, die beide Felder umgreifen. Das erlebte Quälen von jungen und erwachsenen Sterbenden auf den Intensivstationen ist bedrängender Horizont zum gewünschten und normierten Schönen, Ruhigen und Friedlichen, das als Handlungsorientierung in beiden Feldern wirksam ist. Die Orientierungen zeigen, dass das Schöne des Sterbens und Verstorben-Seins noch immer keine gesellschaftliche Realität ist, sondern erst hergestellt werden muss. (Nohl 2012, 45)

(5) Folgende in der Forschung bisher kaum wahrgenommene Wissensbestände sind Orientierungen im Umgang mit Sterbenden und Verstorbenen:

(a) Wissen um das unausweichlich Bedrängende des in der Sterbebegleitung sinnlich Erlebten als orientierende Hintergrundfolie für die palliative Praxis

> 1. *Die Orientierung damals bis heute:* Viele schreckliche und erschreckende Erlebnisse im ersten Umgang mit Sterbenden und Verstorbenen sind Horizont beruflicher Biografien und werden in den Interviews zu Gegenhorizonten im Anspruch ihres heutigen palliativen Handelns.

2. Die Wirklichkeit entgrenzter Menschen in der Körper- und Beziehungsarbeit der Palliativ- und Intensivpflegenden: Sich entgrenzten Menschen sinnlich nicht entziehen zu können, messen die Interviewten aller Felder eine besondere Bedeutung bei. In den Erzählungen sind sie Augenzeug:innen des Schrecklichen und Dramatischen in der Begleitung von schwerstkranken und sterbenden Menschen.

3. Die Orientierung drinnen-draußen ist sprachliche und inhaltliche Metapher für das Verhältnis des Raums des Sterbens als Ort des unausweichlichen *Drinnen* (Ort der Resonanz und des Affiziert-Seins) und des entlastenden Raums des *Draußen* (Ort der Distanz). Handeln und Sprechen der Pflegenden orientieren sich an den Polen *drinnen-draußen*. Drinnen-Sein bedeutet in den Erzählungen: Sterbenden und Verstorbenen unausweichlich nahe zu sein durch das sinnliche Erleben im gemeinsamen Raum.

4. Emotional-leiblich-räumliche Nähe zu Sterbenden und Nahestehenden in Resonanzräumen: Resonanz als Beziehungsmodus (Rosa 2016) ist angesichts des Leidens eines anderen notwendig gegeben – nicht als Ergebnis einer Begegnung, sondern als deren Voraussetzung: dass Begegnung möglich ist. Beziehungen sind das Ausgangsmaterial der Wirklichkeit: im Rahmen eines care-ethisch begründbaren grundsätzlichen Bezogen-Seins wird das Handeln der Pflegenden durch ihre Verantwortlichkeit für Menschen in leidvollen Situationen orientiert. In ihrer Verletzlichkeit sind die Begleiteten und die Pflegenden miteinander verbunden.

5. Die Pflegenden erleben in Resonanzräumen Trauer durch beruflich bedingte Verlusterfahrungen, die persönlich, institutionell, gesellschaftlich und in der Forschung nur wenig Beachtung findet. Dass sie als Sterbebegleiter:innen Menschen, die sie pflegen, und/oder deren Nahestehenden emotional sehr nahe kommen, kann zu Verlusterfahrungen und Trauerreaktionen führen. (Papadatou 2009) Diese Trauer weder wahrzunehmen noch anzuerkennen, verhindert, bewusst damit umgehen und Unterstützung einfordern zu können. So verstanden sich die Intensivpflegenden zunächst nicht als Sterbebegleiter:innen. Die Pflegenden leiden unter aberkannter Trauer und aberkannten belastenden Emotionen. Sie haben das Gefühl, während der Ausbildung und auch heute noch allein gelassen zu werden. Sie berichten, dass sie durch ihre Ausbildung weder theoretisch noch praktisch in angemessener Weise auf die Begleitung Sterbender und nahestehender Personen vorbereitet wurden. Sie befürchten mitunter, etwas falsch zu machen und ihnen womöglich zu schaden. (Kaluza/Töpferwein 2005, 34) Die Pflegenden fühlten sich damals allein gelassen und die Intensivpflegenden fühlen sich auch heute noch allein gelassen. Sie fürchten auszubrennen oder zu erkalten. Der eigene und fremde Umgang mit aberkannten Emotionen fordern aber zum bewussten Umgang mit diesen Emotionen heraus. „Pflegende lernen zu sagen: ich weiß um das Sterben und um den Tod, [...] ich kenne meine eigene Verletzlichkeit und kann auch meine Hilflosigkeit dem Tod gegenüber zugeben, kann damit leben und kann mit diesem Wissen meine Aufgabe als Pflegende/als Pflegender wahrnehmen." (Kreher/Arndt 2006, 202) Statt auf diese Weise mit bedrängenden Emotionen und Trauergefühlen umzugehen, Gefühle zuzulassen und ganz nah an sich heranzuholen, um einen guten Umgang und damit erst Distanz zum Erlebten gewinnen zu können, konstruieren Pflegende beider Felder eine *Diskrepanz* zwischen erzählt Erlebtem und argumentativer Selbstpräsentation. Sie sind davon überzeugt, das Berufliche vom Privaten trennen zu können, und zwar in dem Moment, in dem sie die *berufliche Türe* hinter sich schließen. Sie verkennen und aberkennen damit, dass beruflich Erlebtes nicht vergessen und vom Privaten nicht getrennt werden kann. Eine argumentativ konstruierte Distanz schafft keine echte Distanz, sondern negiert in unausweichlich belastenden Situationen entstandene Emotionen, die dennoch da sind – aberkannt und damit unerkannt und unbearbeitet, sodass Pflegende tatsächlich Gefahr laufen auszubrennen oder zu erkalten. Aberkannte belastende Emotionen, die in unausweichlich bedrängenden Situationen entstehen, konnten in den Interviews mithilfe der Textsortentrennung aufgedeckt werden. In der Freiheit der Methode, alles erzählen zu dürfen, erzählten die Pflegenden mehrheitlich über belastende Situationen, die sich in ihre Erinnerung – mit oder ohne Namen, mit oder ohne Gesicht bzw. Augen, die in Beziehung und Verantwortung rufen – eingebrannt haben. Die Erzählungen über die Hilflosigkeit des allein Lassens und allein gelassen Werdens fordern institutionelle Unterstützung ein. Die Pflegenden brauchen Zeit und Räume, in denen aberkannte Emotionen anerkannt und bearbeitet werden – da nur gefühlte Gefühle sich verändern können.

6. Not und Bedeutung der Proklamation er/sie ist sterbend/verstorben: Die Proklamation *er/sie ist sterbend* ist bedeutsam und wirksam, denn sie verändert alles. Wird sie ausgesprochen, ändert sich die Wirklichkeit für die Sterbenden, Nahestehenden und Pflegenden. Das Handeln richtet sich nun am Zustand *sterbend* aus. Die Sorge der Nahestehenden und Pflegenden ist nun auf einen Sterbenden bis zu dessen Versterben ausgerichtet. Entscheidungen, bestimmte Handlungen durchzuführen oder zu unterlassen, betrifft Pflegende in beiden Feldern und im Intensivbereich auch die Seelsorger:innen. Auch sie reagieren auf die Proklamation der Pflegenden und richten ihr Handeln daran aus. Die Proklamation ist heikel: sie soll weder zu früh noch zu spät ausgesprochen werden – um eine unnötige Belastung der Nahestehenden zu vermeiden. Die Proklamation fällt in der Praxis häufig den Pflegenden als Aufgabe zu. Auch die Proklamation *er/sie ist verstorben* kommt in der Regel den Pflegenden zu. Sie verändert die Wirklichkeit der Betroffenen. Die Proklamation ist Ausdruck der Transformation des eben noch Lebendigen zum plötzlich nicht mehr Lebendigen. Die Proklamationen können auf dem Hintergrund der theoretischen Annäherung an die disziplinäre Bedeutungsvielfalt der beiden Konzepte *Sterben und Tod* betrachtet werden. Die Pflegenden folgen einer medizinischen Deutung von Sterben und Tod, ihr Handeln richten sie im Vorfeld der Proklamationen aber an der Vorstellung des physischen, psychischen und zugleich sozialen Sterbens aus. Das Sterben eines Menschen „vollzieht sich in den für die Beteiligten gegebenen sozialen Beziehungen, wird entlang der jeweiligen, situativen institutionellen Bezüge und materialen Bedingungen ausgestaltet und ist an den je vorherrschenden gesellschaftlichen Normen und Leitvorstellungen zu Sterben und Tod ausgerichtet." (Schneider 2014, 62)

7. Wissen um Schuld und Mittäterschaft durch eine mitunter sadistisch-quälende Intensivpraxis: Im Bereich der Intensivpflege werden besondere Belastungen der Pflegenden durch dort Erlebtes benannt. Dass Intensivpflegende Sterbebegleiter:innen sind, löste in den Vorgesprächen zu den Interviews meist Erstaunen bei den Intensivpflegenden aus, die sich selbst nicht als Sterbebegleiter:innen verstanden, da ihrer Ansicht nach der Kontext einer Intensivstation für die Sterbebegleitung nicht geeignet ist. In ihren Erzählungen sind sie jedoch **wie** die Palliativpflegenden ganz im Raum des *Drinnen*, dem Raum des Sterbens, mit all den Erfahrungen unausweichlich bedrängender menschlicher Schicksale. Sie nahmen aber aufgrund des Fehlens der äußeren Passung, die sie argumentativ begründen, die Rolle von Sterbebegleiter:innen zunächst nicht an. Das veränderte sich jeweils im Laufe der Interviews mit dem Erzählen von Narrativen unausweichlich bedrängender Nähe. Es gibt weitere Orientierungen in den Interviews, die spezifisch für die Praxis der Intensivpflegenden sind. Sie plädieren in den Interviews häufig für den *Gegenhorizont des Sterben-Lassens* von Menschen in Situationen, in denen ihrer Ansicht nach eine Therapie schon lange sinnlos geworden ist. *Sinnlose Therapien weiter zu führen, ist für sie eine quälende und sadistische Praxis, durch die sie sich zu Mittäter:innen machen und Schuld auf sich laden.* Sie orientieren ihr Handeln am *Gegenhorizont des Sterben-Lassens und Wohltuns* in Abgrenzung zu einer Intensivpraxis, die Menschen auf sadistische Weise quält. Als Gegenhorizont zur Erfahrung eines technischen und getakteten Arbeitens wünschen sie sich im Sinne des Wohltuns und im Sinne der Normen eines guten Sterbens Ruhe und Zeit für die Sterbenden und für sich selbst, Frieden und einen schön gestalteten Abschied. Zeit ist hier nicht *Zeit an sich*, sondern *gefüllte Zeit*: eine *Zeit für Zuwendung*. Zeit schafft Nähe, Nähe schafft Zeit. Zeit für Zuwendung ist die Voraussetzung dafür, dass sich Pflegende und Patient:innen mit ihren Nahestehenden in einem Resonanzraum treffen, in der den Orientierungen *Bezogenheit und Verantwortlichkeit in Sorgebeziehungen* entsprechend gehandelt werden kann, sodass Pflegende sich weder als Mittäter:innen einer sinnlosen Behandlung schuldig machen noch den Sterbenden und Nahestehenden etwas schuldig bleiben müssen. Sie wünschen sich im Rahmen eines schönen Abschieds Zeit und Ruhe sowie das entsprechende Wissen und die Befähigung, damit auch im Kontext einer Intensivstation Palliative Care möglich sein kann.

(b) Formen der Distanzierung von unausweichlich belastenden Erfahrungen im Erzählen und im erzählt Erlebten

8. *Die sprachlichen, emotionalen, räumlichen und rationalisierenden Distanzierungen* führen aus der Bedrängnis der Nähe des Drinnen-Seins ins entlastende *Draußen*. Die Pflegenden distanzieren sich im Sprechen vom Bedrängenden. Sie konstruieren Verstorbene beim Abschiednehmen als Person und distanzieren sich in rationalisierenden Argumentationen vom Erlebten, indem sie darüber sprechen, wie Sterben und Tod aufzufassen sind. Durch diese Formen emotionaler Distanzierung distanzieren und entlasten sich die Pflegenden vermeintlich, da sie sich – das eben zeigt die Orientierung am Wissen um das unausweichlich Bedrängende des in der Sterbebegleitung sinnlich Erlebten als Hintergrundfolie palliativer Praxis – eben nicht distanzieren können. Durch das sprachliche Zähmen des Todes unterdrücken die Akteur:innen das, was in der alltäglichen Arbeit kaum zu ertragen ist: die Unaussprechlichkeit ihrer Furcht zu sterben oder zu erkranken. (Candrian 2015, 116 f.) Sterbe- und Todesmetaphern können eine Brücke im Sprechen über *Unaussprechliches* und *der Erfahrung Entzogenes* sein.

9. *Die Sprach- und Denkfigur der Diskrepanz* zwischen erzählt Erlebtem (was ich nicht vergessen kann) und argumentativ Konstruiertem (dass ich alles vergesse, wenn ich zur Tür raus bin) orientiert das Sprechen und Denken angesichts des unausweichlich Bedrängenden, um das Bedrängende des Erlebten aushalten zu können. Berufliches Vergessen aber ist ohne die Annahme einer dissoziativen Persönlichkeit nicht möglich. Vergessen ist eine Konstruktion zur Entlastung der Pflegenden.

(c) Auflösung des kontingent Erlebten durch deutende Zuschreibungen von Notwendigkeit in Narrativen zur Kontingenzbewältigung

10. Das besondere Wissen der Pflegenden: Angesichts des unausweichlich Bedrängenden sinnlicher Erfahrungen, der emotionalen Nähe zu den Betroffenen, des Wissens um die Wirklichkeit falscher Orte und der falschen Zeit für Sterben und Tod und einer damit verbundenen Not sowie Hilflosigkeit in Situationen der Sterbebegleitung und der Begleitung Nahestehender haben die Pflegenden ein recht homogenes Portfolio an Wissensbeständen. Sie verfügen über ein Wirksamkeitswissen angesichts des Wissens um die eigene Hilf- und Machtlosigkeit. Sie erzählen von ihrer Wirksamkeit am Übergang vom Leben zum Tod. Durch die Proklamation *er/sie ist sterbend/verstorben* verändern sie die Wirklichkeit für die Beteiligten, und sie sprechen Erlaubnisse aus (*er/sie darf sterben*). Sie verfügen über ein Erfahrungswissen (was ich damals nicht wusste und heute weiß als Bewertungsgrundlage heutigen Handelns) und ein besonderes Spürwissen (spüren können, dass jemand stirbt etc.). Sie verfügen über ein Portfolio an spirituellen Deutungen und Gewissheiten (was der Mensch ist, was die Seele ist, was ihn zum lebendigen Menschen macht, was im Sterben geschieht und was danach ist) sowie „magischen" Zuschreibungen: dass Menschen Einfluss auf Zeitpunkt und Art ihres Sterbens haben und damit Akteur:innen ihres Sterbens sind (Gerstenkorn 2004, 207; Dreßke 2008b, 16), dass Nahestehende und Pflegende ebenfalls Einfluss auf Zeitpunkt und Art des Sterbens nehmen können (Eschenbruch 2007, 97 ff.) und was das Sterben beeinflussen kann.

11. Die spirituelle Orientierung der Praxis der Pflegenden zu verstehen, kann die Unterscheidung möglicher Todeskonzeptionen hilfreich sein. So fällt auf, dass sie durchgängig partiell ausgerichtete Todeskonzeptionen vertreten, was erstaunen mag, da die christliche Tradition an dieser Stelle vergessen ist, die auf einer Ganztodesvorstellung basiert. Die Pflegenden verbinden das Konzept *Seele* mit *magischen* Vorstellungen (was die Seele ist) und Praktiken (was zu tun ist, wenn ein Mensch verstorben ist – nämlich u. a. die Fenster zu öffnen) – Seele ist eine Sinn-Konstruktion. Es hatte sich gezeigt, dass in den Interviews ein buntes Portfolio an Vorstellungen über die Seelen und Geister der Verstorbenen beschrieben wird, die populär-kulturellen spirituellen Vorstellungen zugeordnet werden können, in die traditionelle Vorstellungen eingewoben sind.

12. Notwendigkeit und Sinn statt Kontingenz und Unsicherheit: Mit der Vorstellung, dass Einfluss auf das Unverfügbare genommen werden kann (*Gegenhorizont*), richten sich die Pflegenden gegen die Kontingenz des Sterbens und gegen das Gefühl des Ausgeliefert-Seins (*Horizont*) – in Counterstories gegen die erlebte Hilf- und Machtlosigkeit: es sind Narrative zur Kontingenzbewältigung angesichts des Nichtplanbaren und Unkontrollierbaren, des Kontingenten von Sterben und Tod, des unausweichlich Bedrängenden eigener Erfahrungen und angesichts der Vorstellung des Nicht-mehr-Seins und einer möglichen Furcht davor und/oder Unbehagen. Im Sprechen und Handeln können wir mit der eigenen Todesfurcht und sozial verankerten Vorstellungen über den toten Körper konfrontiert sein. Der Umgang mit Sterbenden und Verstorbenen bedeutet ein Arbeiten an Grenzen: die Begrenztheit unserer Lebenszeit, die Grenzen unserer medizinischen Macht, die Grenzen unseres Bestimmen- und Verfügen-Könnens. (Knellwolf/Rüegger 2005, 102) Krankheit, Sterben und Tod verängstigen und erschrecken die Menschen seit jeher. In Sinnwelten suchen Menschen eine tröstende Heimat. Sinn-Konstruktionen sind also als Bedürfnis tief in uns verankert: wir haben das Bedürfnis, das Nichtversteh- und Unkontrollierbare von Sterben und Tod verstehen und kontrollieren zu wollen, Kontingenz und Unsicherheit also Notwendigkeit und Sinn entgegenzusetzen. (Blumenberg 2014 und Rorty 2016) Jede Zuschreibung von Sinn und Bedeutung schafft eine bestimmte Wirklichkeit (Watzlawick 2018b). Nach Blumenberg aber ist Sinn als Sinnfrage eine Konstruktion der Moderne. Erwartungen und Hoffnungen sind nicht naturgegeben, Sinnansprüche sind nicht zu erfüllen, sondern abzubauen in der Erkenntnis ihrer Konstruiertheit. (Blumenberg 2014) Unser Bedürfnis, Ich und Welt einen Sinn verleihen zu wollen, bleibt ohne Antwort. (Wetz 2014)

(d) Pflegerische Praktiken zur Inszenierung des Schönen in der Begleitung Sterbender und in der Praxis der Verstorbenenpflege – angesichts belastender, erschreckender und verunsichernder Erfahrungen

13. Die Orientierung „Sterben und Tod schön machen" als Prozessstruktur, die die Praktiken der Sterbebegleitung und Verstorbenenpflege orientiert. Die Erzählungen der Pflegenden enthalten das Wissen, dass das Abschied-Nehmen von Sterbenden und Verstorbenen an den Normen des Schönen, Friedlichen und Ruhigen orientiert werden soll. Sie beschreiben Praktiken des Schön-Machens des Sterbens und Verstorben-Seins – für einen schönen, ruhigen und friedlichen Abschied. Dies entspricht der *Orientierung an normativen Vorstellungen eines guten Sterbens und guten Todes.* Die Inszenierung des Schönen als Handlungsorientierung findet in der Literatur wenig Beachtung. Die Wildheit und die unschönen Seiten des Todes sollen durch unser Sprechen und unsere Handlungspraxis gebändigt werden, um den Tod unter Kontrolle zu bringen. (Candrian 2015) Die Verstorbenenpflege beginnt mit der Proklamation des Verstorben-Seins. In der Beschreibung des Ablaufs der Verstorbenenpflege mit den Kernelementen *symbolische Handlungen, formale Handlungen, Praktiken der Verstorbenenpflege* und *Trauerbegleitung und -handeln* gibt es wie in der Begleitung Sterbender kaum Unterschiede zwischen den Feldern. Die Verstorbenenpflege ist normiert durch Routinen und Rituale.

14. Die Pflegenden aller Felder halten in der Sterbebegleitung an der „Person" der Sterbenden fest. In der Verstorbenenpflege wird der natürliche Mensch wieder hergestellt – frei von Technik. Es soll ein schönes Bild von Verstorbenen entstehen und zurück bleiben.

15. Die Intensivpflegenden beschreiben die besondere Rolle der Seelsorger:innen als Stützen in der Situation des Sterbens und Verstorben-Seins. Während die SPV-Pflegenden in beruflichen Kontexten weder vor, während oder nach dem Versterben über Begleitungen durch Seelsorger:innen berichten, sind sie für die Intensivpflegenden zur eigenen Entlastung und zur Entlastung der Nahestehenden integraler Bestandteil der Sterbebegleitung auf den Intensivstationen. Ihnen kommen wichtige Aufgaben zu: den Übergang vom Sterben in den Tod begleiten – die Sterbenden, die Nahestehenden und die Pflegenden.

(6) Ausblick: Wurden die Pflegenden ganz allgemein nach der Bedeutung von Sterben und Tod gefragt, so antworteten sie vor allem mit Erzählungen über die eigene Hilflosigkeit und Ohnmacht in unausweichlich bedrängenden Situationen, die sie nicht vergessen können, sowie mit Argumentationen über eine besondere Wirksamkeit und Macht der Sterbenden, der Nahestehenden und von ihnen selbst. Die Erzählungen erlebter Ohnmacht sind eingebettet in

Zuschreibungen von Sinn und Notwendigkeit zur Bewältigung der Kontingenz von Sterben und Tod. Die Erzählungen sind Hinweis darauf, dass eine Notwendigkeit besteht, mit Bildern, die erschrecken, und mit Emotionen eines unausweichlichen Bedrängt-Seins umzugehen, um im Rahmen der Sterbebegleitung gesund zu bleiben. Aberkannte belastende Emotionen sollen wahrgenommen, anerkannt und mit ihnen aktiv umgegangen werden. Da sich die Pflegenden von der Ausbildung bis heute mit Sterben und Tod allein gelassen fühlen, braucht es maßgeschneiderte Angebote zur Unterstützung. Themen, mit denen umgegangen werden muss, sind Schuldgefühle, divergierende Vorstellungen von Sterben und Tod und der Umgang mit Nahestehenden. Was für die Pflegenden der beforschten Felder gilt, kann möglicherweise auch in anderen Feldern und in anderen Berufsgruppen entdeckt werden. Es kann sich lohnen und hilfreich sein, den Kreis der Befragten auf alle Bereiche der Versorgung und auf alle in die palliative Behandlung involvierte Akteur:innen auszuweiten – damit wahr- und ernstgenommen wird, wie wir *heute* über Sterben und Tod und unsere Rolle und Bedeutung sprechen und dass Korrekturen an der Annahme einer Tabuisierung und Verdrängung angesichts des Viel-Sprechens und der neuen Sichtbarkeit vorzunehmen sind.

Literaturverzeichnis

Abendroth, Dale Ann (2005). How expert hospice nurses find meaning in their work. Gonzaga University.

Ahrens, Marit et al. (2017). SOP – Umgang mit und Versorgung von Verstorbenen. In: Der Onkologe 23/2017, S. 218–223.

Alloa, Emmanuel et al. (Hrsg.) (2012). Leiblichkeit. Geschichte und Aktualität eines Konzepts. Mohr Siebeck: Tübingen.

American Sociological Association (ASA) (2008). Code of Ethics and Policies and Procedures of the ASA Committee on Professional Ethics. Washington. https://www.asanet.org/wp-content/uploads/savvy/images/asa/docs/pdf/CodeofEthics.pdf (Zugriff: 24.12.2022)

Andersson, Erika/Salickiene, Zivile/Rosengren, Kristina (2016). To be involved — A qualitative study of nurses' experiences of caring for dying patients. In: Nurse Education Today 38/2016, S. 144–149.

Anderson, Natalie Elizabeth/Kent, Bridie/Owens, R. Glynn (2015). Experiencing patient death in clinical practice. New Zealand nurses' recollections of their earliest memorable patient death. In: International Journal of Nursing Studies 52(03)/2015, S. 695–704.

Arbeitsgruppe Erhebung und Nutzung von Sekundärdaten (AGENS) der Deutschen Gesellschaft für Sozialmedizin und Prävention (DGSMP) und der Deutschen Gesellschaft für Epidemiologie (DGEpi) (2014). Gute Praxis Sekundärdatenanalyse (GPS). Leitlinien und Empfehlungen. 3. Fassung 2012, geringfügig modifiziert 2014. https://www.dgepi.de/assets/Leitlinien-und-Empfehlungen/GPS_revision2-final_august2014.pdf (Zugriff: 24.12.2022)

Arbour, Richard B./Wiegand, Debra L. (2014). Self-described nursing roles experienced during care of dying patients and their families: A phenomenological study. In: Intensive & critical care nursing 30(04)/2014, S. 211–218.

Arndt, Bendedicta (2007). Vom Leib zum Leichnam. Vom würdigen Umgang mit dem Verstorbenen. In: Knipping, Cornelia (Hrsg.) (2007). Lehrbuch Palliative Care. 2., durchgesehene und korrigierte Auflage. Verlag Hans Huber: Bern, S. 499–516.

Asbrand, Barbara (2011). Dokumentarische Methode. In: Online Fallarchiv Uni Kassel Schulpädagogik, S. 1–15. http://www.fallarchiv.uni-kassel.de/wp-content/uploads/2010/07/asbrand_dokumentarische_methode.pdf (Zugriff: 30.11.2022)

Baines, Mary (1999). Den totalen Schmerz bekämpfen. In: Saunders, Cicely (1999). Hospiz und Begleitung im Schmerz. Wie wir sinnlose Apparatemedizin und einsames Sterben vermeiden können. 4. Auflage. Verlag Herder: Freiburg im Breisgau, S. 41–54.

Barnes, Shannon/Jordan, Zoe/Broom, Margaret (2020). Health professionals' experiences of grief associated with the death of pediatric patients: a systematic review. In: JBI Evidence Synthesis 18(03)/2020, S. 459–515.

Bauman, Zygmunt (1994). Tod, Unsterblichkeit und andere Lebensstrategien. Fischer Verlag: Frankfurt/Main.

Baumann, Manfred (2013). Palliative Haltung. Masterarbeit. Vallendar. https://kidoks.bsz-bw.de/frontdoor/deliver/index/docId/403/file/Masterarbeit_Vallendar_25.08.2014.pdf (Zugriff am: 22.01.2021)

Baumann, Manfred/Kohlen, Helen/Brandenburg, Hermann (2014). „Ich pflege lebende Tote". Ethische Überlegungen zur Pflege hirntoter Patienten. In: Zeitschrift für medizinische Ethik 04/2014, S. 339–353.

Baumann, Manfred/Kohlen, Helen (2018). „Zeit des Bezogenseins" als Merkmal einer sorgeethisch begründeten palliativen Praxis. In: Bergemann, Lutz/Hack, Caroline/Frewer, Andreas (Hrsg.) (2018). Entschleunigung als Therapie? Zeit der Achtsamkeit in der Medizin. Jahrbuch Ethik in der Klinik. Band 11. Verlag Königshausen & Neumann: Würzburg, S. 95–118.

Baumann, Manfred/Kohlen, Helen (2019). Welche Ethik braucht Palliative Care? Ein Plädoyer für eine Ethik der Sorge. In: Kreutzer, Susanne/Oetting-Ross, Claudia/Schwermann, Meike (Hrsg.) (2019). Palliative Care aus sozial- und pflegewissenschaftlicher Perspektive. Beltz Juventa: Wiesbaden, S. 88–113.

Beck, Kerstin (2007). Pflegerische Praxis in Hospizen und auf Palliativstationen. Eine qualitative praxeologische Studie zur Strukturierung stationärer Schwerstkranken- und Sterbendenpflege. Reihe: SOCALIA – Studienreihe Soziologische Forschungsergebnisse. Verlag Dr. Kovac: Hamburg.

Becker, Christine A./Wright, Greg/Schmit, Kristen (2017). Perceptions of dying well and distressing death by acute care nurses. In: Applied Nursing Research 33/2017, S. 149–154.

Becker, Gerhild/Xander, Carola (2011). Zur Erkennbarkeit des Beginns des Sterbeprozesses. In: Bormann, Franz-Josef/Borasio, Gian Domenico (Hrsg.) (2011). Sterben. Dimensionen eines anthropologischen Grundphänomens. De Gruyter: Berlin, S. 116–136.

Bednarz, Anja (2003). Den Tod überleben. Deuten und Handeln im Hinblick auf das Sterben eines Anderen. Reihe: Studien zur Sozialwissenschaft. Westdeutscher Verlag: Wiesbaden.

Bergemann, Lutz/Hack, Caroline/Frewer, Andreas (Hrsg.) (2018). Entschleunigung als Therapie? Zeit der Achtsamkeit in der Medizin. Jahrbuch Ethik in der Klinik. Band 11. Verlag Königshausen & Neumann: Würzburg.

Berger, Peter L./Luckmann, Thomas (2016). Die gesellschaftliche Konstruktion der Wirklichkeit. Eine Theorie der Wissenssoziologie. 26. Auflage. Fischer Verlag: Frankfurt/Main.

Bernhard, Thomas (1982). Der Atem. Eine Entscheidung. 2. Auflage. Deutscher Taschenbuch Verlag: München.

Bertelsmann Stiftung (Hrsg.) (2015). Palliativversorgung. Leistungsangebot entspricht (noch) nicht dem Bedarf – Ausbau erfordert klare ordnungspolitische Strategie. Reihe: Faktencheck Gesundheit. Spotlight Gesundheit. Daten, Analysen, Perspektiven 10/2015. Bertelsmann Stiftung: Gütersloh.

Birnbacher, Dieter (2017). Tod. Walter de Gruyter GmbH: Berlin/Boston.

Bloomer, Melissa J. et al. (2015). Nursing care for the families of the dying child/infant in pediatric and neonatal ICU. Nurses' emotional talk and sources of discomfort. A mixed methods study. In: Australian Critical Care, 28(02)/2015, S. 87–92.

Bloomer, Melissa J. et al. (2016). Something normal in a very, very abnormal environment'—Nursing work to honor the life of dying infants and children in neonatal and pediatric intensive care in Australia. In: Intensive and Critical Care Nursing, 33/2016, S. 5–11.

Bloomer, Melissa J. et al. (2022). A national Position Statement on adult end-of-life care in critical care. In: Australian Critical Care 35(04)/2022, S. 480–487.

Blumenberg, Hans (2012). Wirklichkeiten in denen wir leben. Aufsätze und eine Rede. Reclam Verlag: Stuttgart.

Blumenberg, Hans (2014). Beschreibung des Menschen. Aus dem Nachlaß herausgegeben von Manfred Sommer. Suhrkamp Verlag: Frankfurt/Main.

Blumenberg, Hans (2017). Arbeit am Mythos. 5. Auflage. Suhrkamp Verlag: Frankfurt/Main.

Bohnsack, Ralf (2000). Rekonstruktive Sozialforschung. Einführung in Methodologie und Praxis qualitativer Forschung. 4., durchgesehene Auflage. Leske & Budrich: Opladen.

Bonnet, Andreas (2009). Die Dokumentarische Methode in der Unterrichtsforschung. Ein integratives Forschungsinstrument für Strukturrekonstruktion und Kompetenzanalyse. In: ZQF 02/2009, S. 219–240.

Borasio, Gian Domenico (2012). Über das Sterben. Was wir wissen. Was wir tun können. Wie wir uns darauf einstellen. 2. Auflage. C. H. Beck: München.

Bormann, Franz-Josef/Borasio, Gian Domenico (2012). Sterben. Dimensionen eines anthropologischen Grundphänomens. De Gruyter: Berlin/Boston.

Bourdieu, Pierre (1987). Die feinen Unterschiede. Kritik der gesellschaftlichen Urteilskraft. Übersetzt von Bernd Schwibs und Achim Russer. Suhrkamp Verlag: Frankfurt/Main.

Bourdieu, Pierre (1993). Sozialer Sinn. Kritik der theoretischen Vernunft. Übersetzt von Günter Seib. Suhrkamp Verlag: Frankfurt/Main.

Bourgeault, Ivy/Dingwall, Robert/De Vries, Raymond (Hrsg.) (2010). The SAGE Handbook of Qualitative Methods in Health Research. SAGE Publications: London et al.

Brathuhn, Sylvia (1999). Lernen, mit dem Tod zu Leben. Menschenwürdiges Sterben – Möglichkeiten der Sterbebegleitung – Hospizbewegung. Der Andere Verlag: Bad Iburg.

Braun, Kathrin (Hrsg.) (1999). „Life" is a battlefield. Aspekte der Bio-Macht. Offizin: Hannover.

Braun, Kathrin (Hrsg.) (2011). Between Self Determination and Social Technology. Medicine, Biopolitics and the New Techniques of Procedural Management. transcript Verlag: Bielefeld.

Breitsameter, Christof (2020). Die Semantik des „guten Sterbens" aus ethischer Perspektive. In: Ethik in der Medizin 32(04)/2020, S. 331–350.

Broden, Elizabeth G. et al. (2020). Defining a "Good Death" in the Pediatric Intensive Care Unit. In: American Journal of Critical Care 29(02)/2020, S. 111–121.

Buch, Robert/Weidner, Daniel (Hrsg.) (2014). Blumenberg lesen. Ein Glossar. Suhrkamp Verlag: Berlin.

Bundesärztekammer (Hrsg.) (2011). Grundsätze der Bundesärztekammer zur ärztlichen Sterbebegleitung. In: Deutsches Ärzteblatt 108(07)/2011, S. 346–348.

Bundesministerium der Justiz (Hrsg.) (2015). Gesetz zur Verbesserung der Hospiz- und Palliativversorgung in Deutschland (Hospiz- und Palliativgesetz – HPG). Vom 1. Dezember 2015. Bundesgesetzblatt Jahrgang 2015 Teil I Nr. 48, ausgegeben zu Bonn am 7. Dezember 2015.

Bundesministerium der Justiz (Hrsg.) (2017). Gesetz zur Reform der Pflegeberufe (Pflegeberufereformgesetz – PflBRefG). Vom 17. Juli 2017. Bundesgesetzblatt Jahrgang 2017 Teil I Nr. 49, ausgegeben zu Bonn am 24. Juli 2017.

Bundesverband Kinderhospiz e. V. (2021). Kinderhospizarbeit. https://www.bundesverband-kinderhospiz.de/kinderhospizarbeit (Zugriff: 21.11.2021)

Burgheim, Werner (Hrsg.) (2009). Qualifizierte Begleitung von Sterbenden und Trauernden. Forum-Verlag: Merching.

Calvin, Amy O./Kite-Powell, Dorothy M./Hickey, Joanne V. (2007). The neuroscience ICU nurse's perceptions about end-of-life care. In: Journal of Neuroscience Nursing 39(03)/2007, S. 143–150.

Calvin, Amy O./Lindy, Cheryl M./Clingon, Stefanie L. (2009). The cardiovascular intensive care unit nurse's experience with end-of-life care. A qualitative descriptive study. In: Intensive and Critical Care Nursing 25(04)/2009, S. 214–220.

Candrian, Carey (2015). Communicating Care at the End of Life. Reihe: Health Communication. Band 11. Peter Lang Publishing: New York.

Caws, Peter (2010). What's alive in living bodies, what's dead in dead ones? In: Groß, Dominik/Glahn, Julia/Tag, Brigitte (Hrsg.) (2010). Die Leiche als Memento mori. Interdisziplinäre Perspektiven auf das Verhältnis von Tod und totem Körper. Reihe: Todesbilder. Studien zum gesellschaftlichen Umgang mit dem Tod. Band 2. Campus Verlag: Frankfurt/New York, S. 13–21.

Clarke, Ellen B. et al. (2003). Quality indicators for end-of-life care in the intensive care unit. In: Critical Care Medicine 31(09)/2003, S. 2255–2262.

Conradi, Elisabeth (2001). Take Care. Grundlagen einer Ethik der Achtsamkeit. Campus Verlag: Frankfurt/Main.

Conradi, Elisabeth/Vosman, Frans (Hrsg.) (2016). Praxis der Achtsamkeit. Schlüsselbegriffe der Care-Ethik. Campus Verlag: Frankfurt/Main.

Conzen, Christel/Freund, Jutta/Overlander, Gabriele (Hrsg.) (2008). Pflegemanagement heute. Ökonomie, Personal, Qualität. Verantworten und organisieren. Urban & Fischer Verlag: München.

Copnell, Beverley (2005). Death in the pediatric ICU. Caring for children and families at the end of life. In: Critical Care Nursing Clinics of North America 17(04)/2005, S. 349–360.

Costello, John (2006). Dying well. Nurses' experiences of 'good and bad' deaths in hospital. In: Journal of Advanced Nursing 54(05)/2006, S. 594–601.

Council for International Organizations of Medical Sciences (CIOMS) (2016). International Ethical Guidelines for Health-related Research Involving Humans. Prepared by the Council for International Organizations of Medical Sciences (CIOMS) in collaboration with the World Health Organization (WHO). 4. Auflage. CIOMS: Genf.

Curtis, J. Randall/Engelberg, Ruth A. (2006). Measuring success of interventions to improve the quality of end-of-life care in the intensive care unit. In: Critical Care Medicine 34(11)/2006, S. 341–347.

Dally, Andreas/Ostertag, Martin/Ueberschär, Ellen (Hrsg.) (2006). Vom Sterben sprechen. Beiträge der Hospiztagungen 2001 bis 2005 an der Evangelischen Akademie Loccum (Loccumer Protokolle 10/05). Evangelische Akademie Loccum: Rehburg-Loccum.

Dasch, Burkhard et al. (2015). Sterbeorte. Veränderung im Verlauf eines Jahrzehnts. Eine populationsbasierte Studie anhand von Totenscheinen der Jahre 2001 und 2011. In: Deutsches Ärzteblatt 112(29-30)/2015, S. 496–504.

De Vignemont, Frédérique (2021). Wie nah ist zu nah? In: DIE ZEIT 15/2021, S. 51.

Deppermann, Arnulf (2013). Interview als Text vs. Interview als Interaktion. In: Forum: Qualitative Sozialforschung 14(03)/2013, Art. 13, S. 1–40.

Deutsche Akademie der Naturforscher Leopoldina e. V. Nationale Akademie der Wissenschaften/Union der deutschen Akademien der Wissenschaften e. V. (Hrsg.) (2015). Palliativversorgung in Deutschland. Perspektiven für Praxis und Forschung. Halle/Saale.

Deutsche Bibelgesellschaft (Hrsg.) (2016). Die Bibel. Nach Martin Luthers Übersetzung. Revidiert 2017. Mit Apokryphen. Deutsche Bibelgesellschaft: Stuttgart.

Deutsche Forschungsgemeinschaft e. V. (DFG) (2022). Leitlinien zur Sicherung guter wissenschaftlicher Praxis. Kodex. https://www.dfg.de/download/pdf/foerderung/rechtliche_rahmenbedingungen/gute_wissenschaftliche_praxis/kodex_gwp.pdf (Zugriff: 22.12.2022)

Deutsche Gesellschaft für Palliativmedizin e. V. (DGP) (2021). Hospiz- und Palliativversorgung im Überblick. Wer bietet was wo? https://www.dgpalliativmedizin.de/neuigkeiten/informationen-fuer-patienten-und-angehoerige.html (Zugriff: 07.07.2021)

Deutsche Gesellschaft für Palliativmedizin e. V. (DGP)/Deutscher Hospiz- und PalliativVerband e. V. (DHPV)/Bundesärztekammer (BÄK) (Hrsg.) (2010). Charta zur Betreuung schwerstkranker und sterbender Menschen in Deutschland. Berlin. https://www.charta-zur-betreuung-sterbender.de/files/dokumente/2020_Charta Broschuere_Stand_Jan2020.pdf (Zugriff: 01.01.2023)

Deutsche Gesellschaft für Soziologie (DGS)/Berufsverband Deutscher Soziologinnen und Soziologen (BDS) (2017). Ethik-Kodex der Deutschen Gesellschaft für Soziologie (DGS) und des Berufsverbandes Deutscher Soziologinnen und Soziologen (BDS). https://soziologie.de/fileadmin/user_upload/dokumente/Ethik-Kodex_2017-06-10.pdf (Zugriff: 24.12.2022)

Deutsche Interdisziplinäre Vereinigung für Intensiv- und Notfallmedizin e. V. (DIVI) (2021). Intensivregister. https://www.intensivregister.de/#/aktuelle-lage/laendertabelle (Zugriff: 07.07.2021)

Deutscher Hospiz- und PalliativVerband e. V. (DHPV) (Hrsg.) (2018). Gesetz. HPG und Koalitionsvereinbarungen – Zwischenbilanz und Ausblick. Das Sonderheft der hospiz zeitschrift palliative care 05/2018. der hospiz verlag: Esslingen.

Deutscher Hospiz- und PalliativVerband e. V. (DHPV) (2021). Palliative Pflege/Palliative Care (WHO). https://www.dhpv.de/themen_hospiz-palliativ_palliative-pflege.html (Zugriff: 21.01.2021)

Deutscher Hospiz- und PalliativVerband e. V. (DHPV) (2023). Zahlen zur Hospiz- und Palliativarbeit. https://www.dhpv.de/zahlen_daten_fakten.html (Zugriff: 30.12.2023)

Diehl, Elisabeth et al. (2018). Belastungsfaktoren von Pflegekräften in der spezialisierten Palliativversorgung – Ergebnisse einer qualitativen Studie. In: Zeitschrift für Palliativmedizin 19(06)/2018, S. 306–311.

Diel, Paula Katiúscia Vergutz et al. (2013). Nurses' experiences before the death at the neonatal intensive care unit. In: Journal of Nursing UFPE Online, 07(04)/2013, S. 1081–1089.

Dreßke, Stefan (2005). Sterben im Hospiz. Der Alltag in einer alternativen Pflegeeinrichtung. Campus Verlag: Frankfurt/New York.

Dreßke, Stefan (2008a). Identität und Körper am Lebensende: die Versorgung Sterbender im Krankenhaus und im Hospiz. In: Psychologie und Gesellschaftskritik 32(02/03)/2008, S. 109–129.

Dreßke, Stefan (2008b). Sterbebegleitung und Hospizkultur. In: Aus Politik und Zeitgeschichte 04/2008, S. 14–20.

Dryden-Palmer, Karen et al. (2018). Care for Dying Children and Their Families in the PICU: Promoting Clinician Education, Support, and Resilience. In: Pediatric Critical Care Medicine 19(08)/Suppl./2018, S. 79–85.

Dunger, Christine et al. (2018). 30 Gedanken zum Tod. In: Schnell, Martin W./ Schulz-Quach, Christian/Dunger, Christine (Hrsg.) (2018). 30 Gedanken zum Tod. Die Methode der Framework Analysis. Reihe: Palliative Care und Forschung. Band 6. Springer VS: Wiesbaden, S. 41–106.

Dworschak, Manfred (2016). Das eingebildete Leben. In: DER SPIEGEL 01/2016, S. 14–21.

Edo-Gual, Montserrat et al. (2014). The impact of death and dying on nursing students. An explanatory model. In: Journal of clinical Nursing 23/2014, S. 3501–3512.

Elias, Norbert (1995). Über die Einsamkeit der Sterbenden in unseren Tagen. 8. Auflage. Suhrkamp Verlag: Frankfurt/Main.

Engelke, Ernst (2015). Die Wahrheit über das Sterben. Wie wir besser damit umgehen. Rowohlt Taschenbuch Verlag: Reinbck bei Hamburg.

Eschenbruch, Nicholas (2007). Nursing stories. Life and death in a German hospice. New Directions in Anthropology Volume 27. Berghahn Books: New York/Oxford.

Esser, Andrea M./Kersting, Daniel/Schäfer, Christoph G. W. (Hrsg.) (2012). Welchen Tod stirbt der Mensch? Philosophische Kontroversen zur Definition und Bedeutung des Todes. Reihe: Todesbilder. Studien zum gesellschaftlichen Umgang mit dem Tod. Band 8. Campus Verlag: Frankfurt/New York.

European Association for Palliative Care (2017). Definition of palliative care. https://www.dgpalliativmedizin.de/images/DGP_GLOSSAR.pdf (Zugriff: 08.01.2023)

Feichtner, Angelika (2014). Lehrbuch der Palliativpflege. 4., überarbeitete und erweiterte Auflage. facultas Verlag: Wien.

Feichtner, Angelika (2016). Palliativpflege in der Praxis. Wissen und Anwendungen. facultas Verlag: Wien.

Feldmann, Klaus (2010). Tod und Gesellschaft. Sozialwissenschaftliche Thanatologie im Überblick. 2., überarbeitete Auflage. VS Verlag: Wiesbaden.

Feldmann, Klaus (2015). Sterben und Tod: soziologische Thesen und Literaturangaben. http://www.feldmann-k.de/texte/thanatosoziologie/articles/sterben-und-tod-soziologische-betrachtungen.html (Zugriff: 16.12.2022)

Feyerabend, Erika (2016). „Advance Care Planning". Zwischen Lebensklugheit und Planungszwang. Vortragsmanuskript zum Workshop beim 11. Kongress der Deutschen Gesellschaft für Palliativmedizin in Leipzig. https://www.bioskop-forum.de/media/erika_feyerabend___workshop____advance_care_planning____-_zwischen_lebensklugheit_und_planungszwang.pdf (Zugriff: 31.12.2022)

Flasspöhler, Svenja (2017). Gibt es einen guten Tod? In: Philosophie Magazin/Reclam Verlag (Hrsg.) (2017). Gibt es einen guten Tod? Reclam Verlag: Stuttgart, S. 7–13.

Flick, Uwe (2005a). Konstruktivismus. In: Flick, Uwe/Von Kardorff, Ernst/Steinke, Ines (Hrsg.) (2005). Qualitative Forschung. Ein Handbuch. Rowohlt Verlag: Hamburg, S. 150–164.

Flick, Uwe (2005b). Was ist qualitative Forschung? In: Flick, Uwe/Von Kardorff, Ernst/Steinke, Ines (Hrsg.) (2005). Qualitative Forschung. Ein Handbuch. Rowohlt Verlag: Hamburg, S. 13–29.

Flick, Uwe/Von Kardorff, Ernst/Steinke, Ines (Hrsg.) (2005). Qualitative Forschung. Ein Handbuch. Rowohlt Verlag: Hamburg.

Foucault, Michel (1992). Leben machen und sterben lassen. Die Geburt des Rassismus. DISS-Texte Nr. 25. Duisburger Institut für Sprach- und Sozialforschung. Duisburg, S. 27–52.

Foucault, Michel (2011). Die Geburt der Klinik. Eine Archäologie des ärztlichen Blicks. 9. Auflage. Fischer Verlag: Frankfurt/Main.

Foucault, Michel (2017). Die Heterotopien. Der utopische Körper. Zwei Radiovorträge. 3. Auflage. Suhrkamp Verlag: Berlin.

Fridh, Isabell/Forsberg, Anna/Bergbom, Ingegerd (2009). Doing one's utmost. Nurses' descriptions of caring for dying patients in an intensive care environment. In: Intensive and Critical Care Nursing 25(05)/2009, S. 233–241.

Friesacher, Heiner (2011). Pflegende und Ärzte auf der Intensivstation – eine schwierige und belastende Beziehung. In: intensiv 19/2011, S. 126–129.

Fuhse, Jan A. (2008). Menschen in Netzwerken. In: Rehberg, Karl-Siegbert (Hrsg.) (2008). Die Natur der Gesellschaft. Verhandlungen des 33. Kongresses der Deutschen Gesellschaft für Soziologie in Kassel 2006. Teilbände 1 u. 2. Campus Verlag: Frankfurt/Main, S. 2933–2943.

Garten, Lars (2014). Grundlagen neonatologischer Palliativversorgung. In: Garten, Lars/Von der Hude, Kerstin (Hrsg.) (2014). Palliativversorgung und Trauerbegleitung in der Neonatologie. Springer Verlag: Berlin/Heidelberg, S. 3–18.

Garten, Lars/Rösner, Bianka (2014). Begleitung in der Sterbephase. In: Garten, Lars/Von der Hude, Kerstin (Hrsg.) (2014). Palliativversorgung und Trauerbegleitung in der Neonatologie. Springer Verlag: Berlin/Heidelberg, S. 67–97.

Garten, Lars/Von der Hude, Kerstin (Hrsg.) (2014). Palliativversorgung und Trauerbegleitung in der Neonatologie. Springer Verlag: Berlin/Heidelberg.

Gehring, Petra (2011). Theorien des Todes zur Einführung. 2., ergänzte Auflage. Junius Verlag: Hamburg.

Gehring, Petra (2017). Sterben in der Epoche des Lebens. Eine Gegenwartsdiagnostik. In: Kahl, Antje/Knoblauch, Hubert A./Weber, Tina (Hrsg.) (2017). Transmortalität. Organspende, Tod und tote Körper in der heutigen Gesellschaft. Reihe: Randgebiete des Sozialen. Beltz Juventa: Weinheim, S. 36–48.

Gehring, Petra/Rölli, Marc/Saborowski, Maxine (Hrsg.) (2007). Ambivalenzen des Todes. wbg Academic: Darmstadt.

Gélinas, Céline et al. (2012). Stressors experienced by nurses providing end-of-life palliative care in the intensive care unit. In: The Canadian journal of nursing research 44(01)/2012, S. 18–39.

Gencer, Deniz et al. (2019). Belastungen im Berufsalltag von Palliativpflegekräften – eine Befragung in Kooperation mit dem KompetenzZentrum Palliative Care Baden-Württemberg (KOMPACT). In: Das Gesundheitswesen 81(02)/2019, S. 92–98.

George, Wolfgang M. (Hrsg.) (2014). Sterben in stationären Pflegeeinrichtungen. Situationsbeschreibung, Zusammenhänge, Empfehlungen. Psychosozial-Verlag: Gießen.

George, Wolfgang M. (2018a). Berufserfahrung wichtig für Betreuung Sterbender. Gießener Sterbestudie 2017. Welchen Einfluss haben biografische Erfahrungen von Ärzten und Pflegenden auf den Umgang mit sterbenden Patienten? Darum geht es in der neuen Auflage der Untersuchungsreihe „Gießener Sterbestudie". In: Die Schwester Der Pfleger 57 (06)/2018, S. 89.

George, Wolfgang M. (2018b). Sterbebegleitung: eigene Werte als wichtigste Ressource. In: Pflegezeitschrift 71(08)/2018, S. 54–60.

George, Wolfgang M. (2018c). Berufsbiografische Entwicklungen bei der Betreuung Sterbender. In: intensiv 26(04)/2018, S. 172–179.

George, Wolfgang M./Banat, G.-Andre (2015a). Sterbeort Hospiz. In: Deutsche Zeitschrift für Onkologie 47/2015, S. 1–3.

George, Wolfgang M./Banat, G.-Andre (2015b). Sterbesituation in stationären Pflegeeinrichtungen. In: das Krankenhaus 04/2015, S. 330–336.

George, Wolfgang M./Dommer, Eckhard/Szymczak, Viktor R. (Hrsg.) (2013). Sterben im Krankenhaus. Situationsbeschreibung, Zusammenhänge, Empfehlungen. Psychosozial-Verlag: Gießen.

Gerow, Lisa et al. (2010). Creating a Curtain of Protection: Nurses' Experiences of Grief Following Patient Death. In: Journal of Nursing Scholarship 42(02)/2010, S. 122–129.

Gerstenkorn, Uwe (2004). Hospizarbeit in Deutschland. Lebenswissen im Angesicht des Todes. Diakoniewissenschaft. Grundlagen und Handlungsperspektiven. Band 10. Kohlhammer Verlag: Stuttgart.

Glaser, Barney G./Strauss, Anselm (1968). Time for dying. Aldine Transaction: New Brunswick.

Glaser, Barney G./Strauss, Anselm L. (1974). Interaktion mit Sterbenden. Beobachtungen für Ärzte, Schwestern, Seelsorger und Angehörige. GRIN Verlag: Göttingen.

Glaser, Barney G./Strauss, Anselm L. (2009). Awareness of Dying. 9. Auflage. Routledge: New Brunswick/New Jersey.

Goebel, Swantje (2012). Die eigene Sterblichkeit im Blick. Eine biographieanalytische Studie mit Hospizhelfern. Wilhelm Fink Verlag: München.

Göckenjan, Gerd (2008). Sterben in unserer Gesellschaft – Ideale und Wirklichkeiten. In: Aus Politik und Zeitgeschichte 04/2008, S. 7–14.

Göckenjan, Gerd/Dreßke, Stefan (2002). Wandlungen des Sterbens im Krankenhaus und die Konflikte zwischen Krankenrolle und Sterberolle. In: Österreichische Zeitschrift für Soziologie 27(04)/2002, S. 80–96.

Göckenjan, Gerd/Dreßke, Stefan (2005). Sterben in der Palliativversorgung. Bedeutung und Chancen finaler Aushandlung. In: Knoblauch, Hubert A./ Zingerle, Arnold (Hrsg.) (2005). Thanatosoziologie. Tod, Hospiz und die Institutionalisierung des Sterbens. Reihe: Sozialwissenschaftliche Abhandlungen der Görres-Gesellschaft. Band 27. Duncker & Humblot: Berlin, S. 147–167.

Goller, Hans (2017). Das Rätsel Seele. Was sagt uns die Wissenschaft? Butzon & Bercker: Kevelaer.

Granda-Cameron, Clara/Houldin, Arlene (2012). Concept Analysis of Good Death in Terminally Ill Patients. In: American Journal of Hospice & Palliative Medicine 29(08)/2012, S. 632–639.

Graumann, Sigrid et al. (Hrsg.) (2004). Ethik und Behinderung. Ein Perspektivenwechsel. Campus Verlag: Frankfurt/New York.

Griese, Birgit (Hrsg.) (2010). Subjekt – Identität – Person? Reflexionen zur Biographieforschung. VS Verlag für Sozialwissenschaften: Wiesbaden.

Gronemeyer, Reimer (2007). Von der Lebensplanung zur Sterbeplanung. Eine Perspektive der kritischen Sozialforschung. In: Gehring, Petra/Rölli, Marc/ Saborowski, Maxine (Hrsg.) (2007). Ambivalenzen des Todes. wbg Academic: Darmstadt, S. 51–59.

Gronemeyer, Reimer (2012). Projekt Lebensende. Wo ist die Kunst des Sterbens geblieben. Essay von Reimer Gronemeyer. In: SPIEGEL WISSEN 04/2012, S. 124–127.

Groß, Dominik/Schweikardt, Christoph (Hrsg.) (2010). Die Realität des Todes. Zum gegenwärtigen Wandel von Totenbildern und Erinnerungskulturen. Reihe: Todesbilder. Studien zum gesellschaftlichen Umgang mit dem Tod. Band 3. Campus Verlag: Frankfurt/New York.

Groß, Dominik/Glahn, Julia/Tag, Brigitte (Hrsg.) (2010a). Die Leiche als Memento mori. Interdisziplinäre Perspektiven auf das Verhältnis von Tod und totem Körper. Reihe: Todesbilder. Studien zum gesellschaftlichen Umgang mit dem Tod. Band 2. Campus Verlag: Frankfurt/New York.

Groß, Dominik/Glahn, Julia/Tag, Brigitte (2010b). Thematische Einführung. Die Leiche als memento mori. In: Groß, Dominik/Glahn, Julia/Tag, Brigitte (Hrsg.) (2010). Die Leiche als Memento mori. Interdisziplinäre Perspektiven auf das Verhältnis von Tod und totem Körper. Reihe: Todesbilder. Studien zum gesellschaftlichen Umgang mit dem Tod. Band 2. Campus Verlag: Frankfurt/New York, S. 7–10.

Groß, Dominik/Kreucher, Sabrina/Grande, Jasmin (2010c). Zwischen biologischer Erkenntnis und kultureller Setzung: Der Prozess des Sterbens und das Bild des Sterbenden. In: Rosentreter, Michael/Groß, Dominik/Kaiser, Stephanie (Hrsg.) (2010). Sterbeprozesse. Annäherungen an den Tod. Reihe: Studien des Aachener Kompetenzzentrums für Wissenschaftsgeschichte. Band 9. kassel university press: Kassel, S. 17–31.

Groß, Dominik/Tag, Brigitte/Schweikardt, Christoph (Hrsg.) (2011). Who wants to live forever? Postmoderne Formen des Weiterwirkens nach dem Tod. Reihe: Todesbilder. Studien zum gesellschaftlichen Umgang mit dem Tod. Band 5. Campus Verlag: Frankfurt/New York.

Gruß, Marco/Bechtel, Timo/George, Wolfgang Michael (2015). Sterben nicht vorgesehen? In: Intensiv 23(01)/2015, S. 27–34.

Halcomb, Elizabeth et al. (2004). An insight into Australia nurses' experience of withdrawal/withholding of treatment in the ICU. In: Intensive and Critical Care Nursing 20/2004, S. 214–222.

Halfpap, Nicole (2009). Wenn Patienten sterben – Umgang mit Tod und Trauer bei Krankenpflegekräften. Eine qualitative Studie durchgeführt am Universitätsklinikum Freiburg im Breisgau. Inaugural-Dissertation zur Erlangung des Medizinischen Doktorgrades der Medizinischen Fakultät der Albert-Ludwigs-Universität Freiburg im Breisgau. Freiburg. https://freidok.uni-freiburg.de/fedora/objects/freidok:6896/datastreams/FILE1/content (Zugriff: 12.12.2022)

Heesch, Eckhard (2008). Sterbebegleitung auf der Intensivstation. In: intensiv 16(05)/2008, S. 274–277.

Heiermann, Adrián Carrasco/Kiziak, Tanja/Hinz, Catherina (2020). Auf ein Sterbenswort. Wie die alternde Gesellschaft dem Tod begegnen will. Berlin-institut für Bevölkerung und Entwicklung: Berlin.

Heimerl, Katharina/Heller, Andreas/Kittelberger, Frank (2005). Daheim sterben. Palliative Kultur im Pflegeheim. Lambertus Verlag: Freiburg im Breisgau.

Heller, Andreas (2019a). Editorial. Sterbenarrative. In: Praxis Palliative Care 42/2019, S.1.

Heller, Andreas (2019b). Ein Allgemeinwissen zum Sterben als Teil einer Allgemeinbildung des Sterbens. In: Heller, Andreas (Hrsg.) (2019). Sterbewissen. Das Jahresheft Praxis Palliative Care/demenz/Praxis Pflegen, S. 7–12.

Heller, Andreas/Pleschberger, Sabine (2015). Geschichte der Hospizbewegung in Deutschland. Hintergrundfolie für Forschung in Hospizarbeit und Palliative Care. In: Schnell, Martin et al. (Hrsg.) (2015). Palliative Care und Hospiz. Eine Grounded Theory. Springer VS: Wiesbaden, S. 61–74.

Heller, Andreas/Wegleitner, Klaus (2017). Sterben und Tod im gesellschaftlichen Wandel. In: Bundesgesundheitsblatt 60(01)/2017, S. 11–17.

Heller, Andreas/Heimerl, Katharina/Husebø, Stein (Hrsg.) (2007). Wenn nichts mehr zu machen ist, ist noch viel zu tun. Lambertus Verlag: Freiburg im Breisgau.

Heller, Andreas et al. (2012). Die Geschichte der Hospizbewegung in Deutschland. Mit einem Beitrag von Klaus Müller. der hospiz verlag: Ludwigsburg.

Heller, Birgit/Heller, Andreas (Hrsg.) (2014). Spiritualität und Spiritual Care. Orientierungen und Impulse. Hogrefe Verlag: Bern.

Herzog, Susanne (2009). Grenzbereiche und Entscheidungskonflikte in der Pflege von schwerkranken Menschen. In: Burgheim, Werner (Hrsg.) (2009). Qualifizierte Begleitung von Sterbenden und Trauernden. Forum-Verlag: Merching, 3.12, S. 1–10.

Higgins, Dan (2013). Die Leichentoilette. In: Jevon, Philipp (2013). Pflege von sterbenden und verstorbenen Menschen. Hans Huber Verlag: Bern, S. 223–244.

Hirseland, Andreas/Schneider, Werner (2008). Biopolitik und Technologien des Selbst. Zur Subjektivierung von Macht und Herrschaft. In: Rehberg, Karl-Siegbert (Hrsg.) (2008). Die Natur der Gesellschaft. Verhandlungen des 33. Kongresses der Deutschen Gesellschaft für Soziologie in Kassel 2006. Teilbände 1 u. 2. Campus Verlag: Frankfurt/Main, S. 5640–5648.

Hirsmüller, Susanne/Schröer, Margit (2012). „Meistens schaff ich das ja gut, aber manchmal…" Die Beziehung zum Patienten als ein Hauptbelastungsfaktor der Mitarbeiter. In: Müller, Monika/Pfister, David (Hrsg.) (2014). Wie viel Tod verträgt das Team? Belastungs- und Schutzfaktoren in Hospizarbeit und Palliativmedizin. 3. Auflage. Vandenhoeck & Ruprecht: Göttingen, S. 50–59.

Hitzler, Ronald/Eberle, Thomas S. (2005). Phänomenologische Lebensweltanalyse. In: Flick, Uwe/Von Kardorff, Ernst/Steinke, Ines (Hrsg.) (2005). Qualitative Forschung. Ein Handbuch. Rowohlt Verlag: Hamburg, S. 109–118.

Honneth, Axel (2010a). Das Ich im Wir. Studien zur Anerkennungstheorie. Suhrkamp Verlag: Berlin.

Honneth, Axel (2010b). Entmächtigungen der Realität. Säkulare Formen des Trostes. In: Honneth, Axel (2010). Das Ich im Wir. Studien zur Anerkennungstheorie. Suhrkamp Verlag: Berlin, S. 298–306.

Hopf, Christel (2005). Qualitative Interviews. In: Flick, Uwe/Von Kardorff, Ernst/Steinke, Ines (Hrsg.) (2005). Qualitative Forschung. Ein Handbuch. Rowohlt Verlag: Hamburg, S. 349–360.

Howes, Catherine (2015). Caring until the end. A systematic literature review exploring Paediatric Intensive Care Unit end-of-life care. In: Nursing in Critical Care 20(01)/2015, S. 41–51.

Illich, Ivan (2007). Die Nemesis der Medizin. Die Kritik der Medikalisierung des Lebens. 5. Auflage. C. H. Beck: München.

International Council for Harmonisation of Technical Requirements for Pharmaceuticals for Human Use (ICH) (2016). Leitlinie zur guten klinischen Praxis. Harmonisierte ICH-Leitlinie für die EU, Japan und die USA. E6 (R2) Addendumtext. https://ichgcp.net/de (Zugriff: 23.12.2022)

International Council of Nurses (2021). The ICN Code of Ethics for Nurses. Revised 2021. Genf. https://www.icn.ch/system/files/2021-10/ICN_Code-of-Ethics_EN_Web_0.pdf (Zugriff: 11.12.2022)

International Nurses' End-of-Life Decision-Making in Intensive Care Research Group (2015). Negotiated reorienting. A grounded theory of nurses' end-of-life decision-making in the intensive care unit. In: International Journal of Nursing Studies 52/2015, S. 794–803.

Ittner, Helmut (2016). Methodik für eine Forschung zum Standpunkt des Subjekts. In: Forum Qualitative Sozialforschung, 17(02)/2016, Art. 10, S. 1–44.

Jakoby, Nina/Thönnes, Michaela (Hrsg.) (2017). Zur Soziologie des Sterbens. Aktuelle theoretische und empirische Beiträge. Springer VS: Wiesbaden.

Jankélévitch, Vladimir (2017). Der Tod. Suhrkamp Verlag: Frankfurt/Main.

Jansen, Till/Von Schlippe, Arist/Vogd, Werner (2015). Kontexturanalyse – ein Vorschlag für rekonstruktive Sozialforschung in organisationalen Zusammenhängen. In: Forum Qualitative Sozialforschung, Vol. 16(01)/2015, S. 1–27.

Jevon, Philipp (2013). Pflege von sterbenden und verstorbenen Menschen. Hans Huber Verlag: Bern.

Jones, Kerry/Draper, Jan/Davies, Alison (2020). Nurses' early and ongoing encounters with the dying and the dead: a scoping review of the international literature. In: International Journal of Palliative Nursing 26(06)/2020, S. 310–324.

Jordan, Isabella (2011). Planning death. Debates on euthanasia, end of life care and living wills in Germany since the 1970s. In: Braun, Kathrin (Hrsg.) (2011). Between Self-Determination and Social Technology. Medicine, Biopolitics and the New Techniques of Procedural Management. transcript Verlag: Bielefeld, S. 65–93.

Jüngel, Eberhard (1993). Tod. 5. Auflage. Gütersloher Verlagshaus: Gütersloh.

Källström Karlsson, Inga Lill/Ehnfors, Margareta/Ternestedt, Britt-Marie (2008). Five Nurses' Experiences of Hospice Care in a Long-Term Perspective. In: Journal of Hospice and Palliative Nursing 10(04)/2008, S. 224–232.

Käppeli, Silvia/Bernhart-Just, Alexandra/Rist, Lukas (2007). „Ich spreche mit ihnen, als ob sie noch lebten". Die Gestaltung des letzten Abschieds im Spital. Band 90 der SGGP-Schriftenreihe. Schweizerische Gesellschaft für Gesundheitspolitik: Zürich.

Kahl, Antje (2010). Der tote Körper als Transzendenzvermittler. Spiritualisierungstendenzen im gegenwärtigen Bestattungswesen. In: Groß, Dominik/Glahn, Julia/Tag, Brigitte (Hrsg.) (2010). Die Leiche als Memento mori. Interdisziplinäre Perspektiven auf das Verhältnis von Tod und totem Körper. Reihe: Todesbilder. Studien zum gesellschaftlichen Umgang mit dem Tod. Band 2. Campus Verlag: Frankfurt/New York, S. 203–238.

Kahl, Antje/Knoblauch, Hubert A./Weber, Tina (Hrsg.) (2017). Transmortalität. Organspende, Tod und tote Körper in der heutigen Gesellschaft. Reihe: Randgebiete des Sozialen. Beltz Juventa: Weinheim.

Kaiser, Stephanie/Rosentreter, Michael/Groß, Dominik (2010). Sterbeprozesse. Annäherungen an den Tod. Eine thematische Einführung. In: Rosentreter, Michael/Groß, Dominik/Kaiser, Stephanie (Hrsg.) (2010).

Sterbeprozesse. Annäherungen an den Tod. Reihe: Studien des Aachener Kompetenzzentrums für Wissenschaftsgeschichte. Band 9. kassel university press: Kassel, S. 7–13.

Kakar, Sudhir (2021). Was ist Einsamkeit? Jedenfalls mehr als bloßes Alleinsein. Wer allein ist, bleibt umgeben von der Fülle der anderen. Das Umfeld der Einsamen aber ist nur Wüste. In: DIE ZEIT 46/11.11.2021, S. 59.

Kaluza, Jens/Töpferwein, Gabriele (2005). Sterben begleiten. Zur Praxis der Begleitung Sterbender durch Ärzte und Pflegende. Eine empirische Studie. trafo: Berlin.

Kehl, A. Karen (2006). Moving Toward Peace: An Analysis of the Concept of a Good Death. In: American Journal of Hospice & Palliative Medicine 23(04)/2006, S. 277–286.

Kellehear, Allan (2007). A Social History of Dying. Cambridge University Press: Cambridge.

Kellehear, Allan (2017). Current social trends and challenges for the dying person. In: Jakoby, Nina/Thönnes, Michaela (Hrsg.) (2017). Zur Soziologie des Sterbens. Aktuelle theoretische und empirische Beiträge. Springer VS: Wiesbaden, S. 11–28.

Kittay, Eva Feder (2004). Behinderung und das Konzept der Care Ethik. In: Graumann, Sigrid et al. (Hrsg.) (2004). Ethik und Behinderung. Ein Perspektivenwechsel. Campus Verlag: Frankfurt/New York, S. 67–80.

Kittay, Eva Feder (2006). Die Suche nach einer bescheideneren Philosophie. Mentalen Beeinträchtigungen begegnen – herausfinden, was wichtig ist. Dankesrede anlässlich der Verleihung des ersten IMEW-Preises am 23. Oktober 2006 in der Urania, Berlin. http://www.imew.de/de/imew-preis/imew-preis-2006/die-suche-nach-einer-bescheideneren-philosophie/ (Zugriff: 30.12.2022)

Klie, Thomas/Student, Johann Christoph (2007). Sterben in Würde. Auswege aus dem Dilemma Sterbehilfe. Verlag Herder: Freiburg im Breisgau

Klinger, Cornelia (Hrsg.) (2009). Perspektiven des Todes in der modernen Gesellschaft. Wiener Reihe. Themen der Philosophie. Band 15. Böhlau Verlag: Wien.

Knecht, Christiane et al. (2019). Palliative Pflege auf der Intensivstation. In: intensiv 27(03)/2019, S. 135–141.

Knellwolf, Ulrich/Rüegger, Heinz (2005). In Leiden und Sterben begleiten. Kleine Geschichten und ethische Impulse. 2. Auflage. Theologischer Verlag Zürich: Zürich.

Knipping, Cornelia (Hrsg.) (2007). Lehrbuch Palliative Care. 2., durchgesehene und korrigierte Auflage. Verlag Hans Huber: Bern.

Knoblauch, Hubert A. (2011). Der populäre Tod? Obduktion, Postmoderne und die Verdrängung des Todes. In: Groß, Dominik/Tag, Brigitte/Schweikardt, Christoph (Hrsg.) (2011). Who wants to live forever? Postmoderne Formen des Weiterwirkens nach dem Tod. Reihe: Todesbilder. Studien zum gesellschaftlichen Umgang mit dem Tod. Band 5. Campus Verlag: Frankfurt/New York, S. 27–53.

Knoblauch, Hubert A. (2013). Wissenssoziologie, Wissensgesellschaft und die Transformation der Wissenskommunikation. In: Aus Politik und Zeitgeschichte 63(18–20)/2013, S. 9–16.

Knoblauch, Hubert A./Zingerle, Arnold (Hrsg.) (2005a). Thanatosoziologie. Tod, Hospiz und die Institutionalisierung des Sterbens. Reihe: Sozialwissenschaftliche Abhandlungen der Görres-Gesellschaft. Band 27. Duncker & Humblot: Berlin.

Knoblauch, Hubert A./Zingerle, Arnold (2005b). Thanatosoziologie. Tod, Hospiz und die Institutionalisierung des Sterbens. Einleitung. In: Knoblauch, Hubert A./Zingerle, Arnold (Hrsg.) (2005). Thanatosoziologie. Tod, Hospiz und die Institutionalisierung des Sterbens. Reihe: Sozialwissenschaftliche Abhandlungen der Görres-Gesellschaft. Band 27. Duncker & Humblot: Berlin, S. 11–27.

Kohlen, Helen (1999). Hospizbewegung. Alternative Praxis zur Sterbebegleitung und Gegenkurs zur „Euthanasie-Debatte". In: Braun, Kathrin (Hrsg.) (1999). „Life" is a battlefield. Aspekte der Bio-Macht. Offizin: Hannover. S. 135–161.

Kohlen, Helen (2009). Conflicts of Care. Hospital Ethics Committees in the US and Germany. Campus Verlag: Frankfurt/New York.

Kohlen, Helen (2012). Care als politische Praxis – Feministisch-ethische Perspektiven. Vortrag (unveröffentlicht).

Kohlen, Helen (2015a). Care-Ethik in der klinischen Praxis. In: LER 01/2015, S. 14–17.

Kohlen, Helen (2015b). Ein Plädoyer für eine Ethik der Care-Praxis. In: Praxis Palliative Care, 28/2015, S. 28–31.

Kohlen, Helen (2016). Sterben als Regelungsbedarf, Palliative Care und die Sorge um das Ganze. Editorial. In: Ethik in der Medizin 01/2016, S. 1–4.

Kohlen, Helen/Kumbruck, Christel (2008). Zur Entwicklung der Care (Ethik) und das Ethos fürsorglicher Praxis (Literaturstudie). Artec-paper Nr. 151. Bremen. https://www.uni-bremen.de/fileadmin/user_upload/sites/artec/Publikationen/artec_Paper/151_paper.pdf (Zugriff: 08.01.2023)

Kohlen, Helen et al. (2008). Ethische und moralische Grundfragen des pflegerischen Handelns. In: Conzen, Christel/Freund, Jutta/Overlander, Gabriele (Hrsg.) (2008). Pflegemanagement heute. Ökonomie, Personal, Qualität. Verantworten und organisieren. Urban & Fischer Verlag: München, S. 131–153.

Kohlen, Helen et al. (2015). Dialogisches Realisieren und Reorientieren – Pflegerische Entscheidungsfindungsprozesse und Aktivitäten am Lebensende auf der Intensivstation. In: Pflege 28(06)/2015, S. 1–10 (329–338).

Krais, Beate/Gebauer, Günter (2010). Habitus. 3., unveränderte Auflage. transcript Verlag: Bielefeld.

Kraus, Margret/Marotzki, Winfried (Hrsg.) (2002). Biographische Arbeit. Perspektiven erziehungswissenschaftlicher Biographieforschung. Leske & Budrich: Opladen.

Kreher, Simone/Arndt, Marianne (2006). Vom Sterben schweigen. Die Sprache der Pflegenden. Ein Beitrag aus soziologisch-ethischer Sicht. In: Dally, Andreas/Ostertag, Martin/Ueberschär, Ellen (Hrsg.) (2006). Vom Sterben sprechen. Beiträge der Hospiztagungen 2001 bis 2005 an der Evangelischen Akademie Loccum (Loccumer Protokolle 10/05). Evangelische Akademie Loccum: Rehburg-Loccum, S. 191–215.

Kreutzer, Susanne/Oetting-Ross, Claudia/Schwermann, Meike (Hrsg.) (2019). Palliative Care aus sozial- und pflegewissenschaftlicher Perspektive. Beltz Juventa: Wiesbaden.

Kruse, Jan/Biesel, Kay/Schmieder, Christian (2011). Metaphernanalyse. Ein rekonstruktiver Ansatz. VS Verlag: Wiesbaden.

Küsters, Ivonne (2005). Soziologisch forschen mit narrativen Interviews. Hagen. https://vu.fernuni-hagen.de/lvuweb/lvu/file/FeU/KSW/2014SS/03622/oeffentlich/03622-vorschau.pdf (Zugriff: 08.01.2023)

Küsters, Ivonne (2009). Narrative Interviews. Grundlagen und Anwendungen. Hagener Studientexte zur Soziologie. 2.Auflage. VS Verlag für Sozialwissenschaften: Wiesbaden.

Landsberg, Paul Ludwig (2009). Die Erfahrung des Todes. Matthes & Seitz Berlin Verlag: Berlin.

Lang, Alexander/Frankus, Elisabeth/Heimerl, Katharina (2022). The perspective of professional caregivers working in generalist palliative care on 'good dying': An integrative review. In: Social Science & Medicine 293(02)/2022, S. 1–13.

Lawton, Julia (1998). Contemporary hospice care. The sequestration of the unbounded body and 'dirty dying'. In: Sociology of Health & Illness 20(02)/1998, S. 121–143.

Lee, K. Jane/Dupree, Claretta Y. (2008). Staff Experiences with End-of-Life Care in the Pediatric Intensive Care Unit. In: Journal of palliative medicine 11(07)/2008, S. 986–990.

Leget, Carlo (2021). Der innere Raum. Wie wir erfüllt leben und gut sterben können. Eine Ars Moriendi für unsere Zeit. Patmos Verlag: Ostfildern.

Leget, Carlo/Van Nistelrooij, Inge/Visse, Merel (2019). Beyond demarcation: Care ethics as an interdisciplinary field of inquiry. In: Nursing ethics 26(01)/2019, S. 17–25.

Leick, Roman (2012). „Gier ist der Anfang von allem". Die Entwicklung des ökonomischen Ethos: der tschechische Wirtschaftswissenschaftler Tomás Sedlácek über Moral und Krise. In: Der Spiegel 66(12)/2012, S. 112–116.

Leitlinienprogramm Onkologie der Arbeitsgemeinschaft der Wissenschaftlichen Medizinischen Fachgesellschaften e. V. (AWMF), Deutschen Krebsgesellschaft e. V. (DKG) und Deutschen Krebshilfe (DKH) (Hrsg.) (2020). Erweiterte S3-Leitlinie Palliativmedizin für Patienten mit einer nicht-heilbaren Krebserkrankung. Langversion 2.2 – September 2020. AWMF-Registernummer: 128/001OL. Berlin. https://www.leitlinienprogramm-onkologie.de/fileadmin/user_upload/Downloads/Leitlinien/Palliativmedizin/Version_2/LL_Palliativmedizin_Langversion_2.2.pdf (Zugriff: 07.01.2023)

Lévinas, Emmanuel (1996). Gott, der Tod und die Zeit. Passagen-Verlag: Wien.

Liaschenko, Joan/O'Conner-Von, Susan/Peden-Mcalpine, Cynthia (2009). The „big picture". Communicating with families about end-of-life care in intensive care unit. In: Dimensions of Critical Care Nursing 28(05)/2009, S. 224–231.

Liedke, Ulf/Oehmichen, Frank (Hrsg.) (2008). Sterben. Natürlicher Prozess und professionelle Herausforderung. Akzente der Entwicklung sozialer Arbeit in Gesellschaft und Kirche. Band 12. Evangelische Verlagsanstalt: Leipzig.

Lima, Raquel dos Santos/Júnior, Jeronimo Abreu Costa (2015). The process of death and dying in nurses vision. In: ReOnFacema 01(01)/2015, S. 25–30.

Lindemann Nelson, Hilde (2001). Damaged Identities. Narrative Repair. Cornell University Press: Ithaca/London.

Lindsay, Gail et al. (2012). Narratives of Neonatal Intensive Care Unit Nurses. Experience with End-of-Life Care. In: Illness Crisis & Loss 03(03)/2012, S. 239–253.

Löbner, Daniela/Kaluza, Jens (2011). Intensivtherapiestation – Ort der Rettung, aber auch des Sterbens und der Trauer. In: intensiv 19(03)/2011, S. 131–135.

Loewy, Erich H./Springer Loewy, Roberta (2000). The Ethics of Terminal Care. Orchestrating the End of Life. Springer Verlag: New York.

Lucius-Hoene, Gabriele/Deppermann Arnulf (2004). Rekonstruktion narrativer Identität. Ein Arbeitsbuch zur Analyse narrativer Interviews. 2. Auflage. VS Verlag für Sozialwissenschaften: Wiesbaden.

Lütkehaus, Ludger (2014). SWR2 Essay. Der Tod des Anderen. Vom Nachsterben. Sendung: 29.12.2014. Wiederholung: 27.05.2013. Redaktion: Stephan Krass. Regie: Ulrich Lampen. Produktion: SWR 2013. SWR2 Manuskript. Essays Features Kommentare Vorträge, S. 1–19.

Lunde, Maja (2018). Die Geschichte der Bienen. 17. Auflage. Verlagsgruppe Random House: München.

Lunney, June R. et al. (2003). Patterns of Functional Decline at the End of Life. In: Journal of the American Medical Association 05/2003, S. 2387–2392.

Macho, Thomas H. (1987). Todesmetaphern. Zur Logik der Grenzerfahrung. Suhrkamp Verlag: Frankfurt/Main.

Macho, Thomas H. (2008). Sterben heute. Essay. In: Aus Politik und Zeitgeschichte 04/2008, S. 3–4.

Macho, Thomas H. (2012). Sterben zwischen neuer Öffentlichkeit und Tabuisierung. In: Bormann, Franz-Josef/Borasio, Gian Domenico (Hrsg.) (2012). Sterben. Dimensionen eines anthropologischen Grundphänomens. De Gruyter: Berlin, S. 41–49.

Macho, Thomas H. (2015). SWR 2 Aula. Eine neue Sichtbarkeit? Der Umgang mit dem Tod. Gespräch mit Thomas Macho. Sendung: Karfreitag, 3. April

2015, 8.30 Uhr. Redaktion: Ralf Caspary. Produktion: SWR 2013. SWR 2 Manuskript. Essays Features Kommentare Vorträge. http://www.swr.de/-/id=15127282/property=download/nid=660374/1qqo6hv/swr2-wissen-20150403.pdf (Zugriff: 02.01.2023)

Macho, Thomas H./Marek, Kristin (Hrsg.) (2007a). Die neue Sichtbarkeit des Todes. Wilhelm Fink Verlag: München.

Macho, Thomas H./Marek, Kristin (2007b). Die neue Sichtbarkeit des Todes. In: Macho, Thomas/Marek, Kristin (Hrsg.) (2007). Die neue Sichtbarkeit des Todes. Wilhelm Fink Verlag: München, S. 9–21.

Maeve, Katherine (1998). Weaving a fabric of moral meaning. How nurses live with suffering and death. In: Journal of Advanced Nursing 27/1998, S. 1136–1142.

Maher-Griffiths, Cathy (2022). Perinatal Palliative Care in the Neonatal Intensive Care Unit. In: Critical Care Nursing Clinics of North America 34(01)/2022, S. 103–119.

Maio, Giovanni (2014). Medizin ohne Maß? Vom Diktat des Machbaren zu einer Ethik der Besonnenheit. TRIAS Verlag: Stuttgart.

Maio, Giovanni (2020). Was heißt es, zu sterben? Wenn ein Leben zu Ende geht, ist medizinisch nichts so wichtig wie eine Haltung der Sorge, die auf die Not des sterbenden Menschen zu antworten versteht. In: DIE ZEIT 47/2020, S. 53.

Marks, Stephan (2021). Scham – die tabuisierte Emotion. Völlig überarbeitete Neuausgabe. Patmos Verlag: Ostfildern.

Marotzki, Winfried (2005). Qualitative Biographieforschung. In: Flick, Uwe/Von Kardorff, Ernst/Steinke, Ines (Hrsg.) (2005). Qualitative Forschung. Ein Handbuch. Rowohlt Verlag: Hamburg, S. 175–186.

Martens, Matthias/Asbrand, Barbara (2009). Rekonstruktion von Handlungswissen und Handlungskompetenz – auf dem Weg zu einer qualitativen Kompetenzforschung. In: Zeitschrift für Qualitative Forschung 10(02)/2009, S. 201–217.

Mayer, Hanna (2007). Pflegeforschung anwenden. Elemente und Basiswissen für Studium und Weiterbildung. 2., aktualisierte und überarbeitete Auflage. facultas Verlag: Wien.

Mayer, Hanna (Hrsg.) (2009). Pflegewissenschaft – von der Ausnahme zur Normalität. Ein Beitrag zur inhaltlichen und methodischen Standortbestimmung, Schriftenreihe Pflegewissenschaft der Universität Wien. facultas Verlag: Wien.

McCarthy, Joan/Gastmans, Chris (2015). Moral distress. A review of the argument-based nursing ethics literature. In: Nursing Ethics 22(01)/2015, S. 131–152.

McMillen, Rachel E. (2008). End of life decisions. Nurses perceptions, feelings and experiences. In: Intensive and Critical Care Nursing 24(04)/2008, S. 251–259.

Medical Research Council (MRC) (Hrsg.) (2006). Developing and evaluating complex interventions: new guidance. https://www.betterevaluation.org/sites/default/files/Complex_interventions_guidance.pdf (Zugriff: 24.12.2022)

Meillassoux, Quentin (2018). Nach der Endlichkeit. Versuch über die Notwendigkeit der Kontingenz. diaphanes: Zürich/Berlin.

Melvin, Christina S. (2012). Professional compassion fatigue. What is the true cost of nurses caring for the dying? In: International Journal of Palliative Nursing 18(12)/2012, S. 606–611.

Messner, Hubert/Koppelstätter, Lenz (2020). Der schmale Grat. Als Arzt und Abenteurer zwischen Leben und Tod. 3. Auflage. Ludwig Verlag: München.

Michalsen, Andrej/Hartog, Christiane S. (Hrsg.) (2013). End-of-Life Care in der Intensivmedizin. Springer-Verlag: Berlin/Heidelberg.

Mol, Annemarie/Moser, Ingunn/Pols, Jeannette (Hrsg.) (2010). Care in Practice. On tinkering in clinics, homes and farms. transcript Verlag: Bielefeld.

Moore, Bryanna S.et al. (2019). Anticipation, Accompaniment, and a Good Death in Perinatal Care. In: Yale Journal of biology and medicine 92/2019, S. 741–745.

Morgan, Deidre D. et al. (2019). The trajectory of functional decline over the last 4 months of life in a palliative care population. A prospective, consecutive cohort study. In: Palliative Medicine 33(06)/2019, S. 693–703.

Mu, Pei-Fan et al. (2019). Nurses' Experiences in End-of-Life Care in the PICU. A Qualitative Systematic Review. In: Nursing Science Quarterly 32(01)/2019, S. 12–22.

Müller, Dirk/Wistuba, Bettina (2014). Die Situation von Hospizarbeit und Palliative Care in Deutschland. Fakten, Bewertungen, Verbesserungsbedarf. Konrad-Adenauer-Stiftung e. V.: Berlin.

Müller, Janine (2018). Sterben und Tod als Lerngegenstand in der Gesundheits- und Krankenpflegeausbildung. Eine empirische Untersuchung. Springer Verlag: Wiesbaden.

Müller, Monika et al. (2010). Wie viel Tod verträgt das Team? Eine bundesweite Befragung der Palliativstationen in Deutschland. In: Zeitschrift für Palliativmedizin 11/2010, S. 227–233.

Müller, Monika/Pfister, David (Hrsg.) (2014). Wie viel Tod verträgt das Team? Belastungs- und Schutzfaktoren in Hospizarbeit und Palliativmedizin. 3. Auflage. Vandenhoeck & Ruprecht: Göttingen.

Müller, Oliver (2014). Mensch. In: Buch, Robert/Weidner, Daniel (Hrsg.) (2014). Blumenberg lesen. Ein Glossar. Suhrkamp Verlag: Berlin, S. 185–200.

Nagel, Thomas (2017). Der Tod. In: Philosophie Magazin/Reclam Verlag (Hrsg.) (2017). Gibt es einen guten Tod? Reclam Verlag: Stuttgart, S. 120–137.

Nagl-Cupal, Martin (2009). Intensivpflege als Thema der Pflegeforschung im deutschen Sprachraum. In: Mayer, Hanna (Hrsg.) (2009). Pflegewissenschaft – von der Ausnahme zur Normalität. Ein Beitrag zur inhaltlichen und methodischen Standortbestimmung, Schriftenreihe Pflegewissenschaft der Universität Wien. facultas Verlag: Wien, S. 153–166.

Nagl-Cupal, Martin/Schnepp, Wilfried (2010). Angehörige auf Intensivstationen. Auswirkungen und Bewältigung. Eine Literaturübersicht über qualitative Forschungsarbeiten. In: Pflege 23(02)/2010, S. 69–80.

Nassehi, Armin (2007). Vorwort des Mitherausgebers Armin Nassehi. In: Schiefer, Frank (2007). Die vielen Tode. Individualisierung und Privatisierung im Kontext von Sterben, Tod und Trauer in der Moderne. Wissenssoziologische Perspektiven. LIT: Berlin, S. 9 f.

Nassehi, Armin/Saake, Irmhild (2005). Kontexturen des Todes. Eine Neubestimmung soziologischer Thanatologie. In: Knoblauch, Hubert A./Zingerle, Arnold (Hrsg.) (2005). Thanatosoziologie. Tod, Hospiz und die Institutionalisierung des Sterbens. Reihe: Sozialwissenschaftliche Abhandlungen der Görres-Gesellschaft. Band 27. Duncker & Humblot: Berlin, S. 31–54.

National Commission for the Protection of Human Subjects of Biomedical and Behavioral Research (NCPHS) (1978). The Belmont Report. Ethical Principles and Guidelines for the Protection of Human Subjects of Research. https://www.hhs.gov/ohrp/sites/default/files/the-belmont-report-508c_FINAL.pdf (Zugriff: 24.12.2022)

Nohl, Arnd-Michael (2005). Dokumentarische Interpretation narrativer Interviews. In: Bildungsforschung 02(02)/2005. http://www.pedocs.de/volltex

te/2014/4658/pdf/bf_2005_2_Nohl_Dokumentarische_Interpretation.pdf (Zugriff: 29.11.2022)

Nohl, Arnd-Michael (2012). Interview und dokumentarische Methode. Anleitungen für die Forschungspraxis. 4., überarbeitete Auflage. Springer VS: Wiesbaden.

Noll, Peter (2009). Diktate über Sterben und Tod. Mit der Totenrede von Max Frisch. Piper Verlag: München.

Noome, Marijke et al. (2016). The nursing role during end-of-life care in the intensive care unit related to the interaction between patient, family and professional. An integrative review. In: Scandinavian Journal of Caring Science 30(04)/2016, S. 645–661.

Nordhofen, Eckhardt (1996). Zum Tode des Philosophen Hans Blumenberg. In: DIE ZEIT 16/1996. https://www.zeit.de/1996/16/blumenb.txt.19960412.xml?utm_referrer=https%3A%2F%2Fwww.google.com%2F (01.01.2021)

Nussbaum, Martha C. (2020). Königreich der Angst. Gedanken zur aktuellen politischen Krise. btb Verlag: München.

Olthuis, Gert/Leget, Carlo/Dekkers, Wim (2007). Why Hospice Nurses Need High Self-Esteem. In: Nursing Ethics 02/2007, S. 62–71.

Paganini, Maria Cristina/Bousso, Regina Szylit (2015). Nurses' autonomy in end-of-life situations in intensive care units. In: Nursing Ethics 22(07)/2015, S. 803–814.

Papadatou, Danai (2009). In the Face of Death. Professionals Who Care for the Dying and the Bereaved, Springer Publishing Company: New York.

Patientenschutzorganisation Deutsche Hospiz Stiftung (Hrsg.) (2011). HPCV-Studie 2010. Im Spannungsfeld zwischen Bedarf und Wirklichkeit. Hospizliche Begleitung und Palliative-Care-Versorgung in Deutschland. Sonder Hospiz Info Brief 03/10, Dortmund/Berlin/München. https://www.stiftung-patientenschutz.de/uploads/files/pdf/publikationen/HPCV-Studie_2010.pdf (Zugriff: 14.10.2022)

Peters, Joachim/Heckel, Maria/Ostgathe, Christoph (2020). Schlüsselbegriffe in der Palliativversorgung. Deutsche Gesellschaft für Palliativmedizin e. V.: Berlin.

Peters, Louise et al. (2013). Emergency and palliative care nurses' levels of anxiety about death and coping with death. A questionnaire survey. In: Australasian Emergency Nursing Journal 16(04)/2013, S. 152–159.

Peterson, Jennifer et al. (2010). Where do nurses go for help? A qualitative study of coping with death and dying. In: International Journal of Palliative Nursing 16(09)/2010, S. 432; 434–438.

Petzold, Hilarion G. (2010). Trost/Trostarbeit und Trauer/Trauerarbeit – Konzepte, Modelle, Kontexte – Materialien aus der Integrativen Therapie. In: POLYLOGE 19/2010, S. 1–9.

Pfeffer, Christine (2005). „Hier wird immer noch besser gestorben als woanders". Eine Ethnographie stationärer Hospizarbeit. Hogrefe Verlag: Bern.

Philosophie Magazin/Reclam Verlag (Hrsg.) (2017). Gibt es einen guten Tod? Reclam Verlag: Stuttgart.

Pleschberger, Sabine (2005). Nur nicht zur Last fallen. Sterben in Würde aus der Sicht alter Menschen in Pflegeheimen. Lambertus Verlag: Freiburg im Breisgau.

Pleschberger, Sabine/Heimerl, Katharina (2005). Palliativpflege lehren und lernen. Die Pflege schwer kranker und sterbender Menschen im Kontext der Pflegeausbildungen. In: Pleschberger, Sabine/Heimerl, Katharina/Wild, Monika (Hrsg.) (2005). Palliativpflege. Grundlagen für Praxis und Unterricht. 2., aktualisierte Auflage. facultas Verlag: Wien, S. 15–29.

Pleschberger, Sabine/Heimerl, Katharina/Wild, Monika (Hrsg.) (2005). Palliativpflege. Grundlagen für Praxis und Unterricht. 2., aktualisierte Auflage. facultas Verlag: Wien.

Pleschberger, Sabine/Hornek, Alexandra (2011). Was ist Sterben und wann beginnt es? Eine Analyse deutschsprachiger Lehrbücher der Pflege. In: Pflege 04/11, S. 259–269.

Pockrandt, Bruno (2006). Grenzgänge im Angesicht des Todes. Biographische Narrationsanalysen zur Kontingenzverarbeitung im onkologischen Feld. Reihe: Biographie – Interaktion – Gesellschaft. Band 1. kassel university press GmbH: Kassel.

Przyborski, Aglaja/Wohlrab-Sahr, Monika (2014). Qualitative Sozialforschung. Ein Arbeitsbuch. 4., erweiterte Auflage. Oldenbourg Verlag: München.

Puente-Fernández, Daniel et al. (2020). Nursing Professionals' Attitudes, Strategies, and Care Practices Towards Death: A Systematic Review of Qualitative Studies. In: Journal of Nursing Scholarship 52(03)/2020, S. 301–310.

Ranse, Kristen Louise (2013). End-of-life care in the critical care setting: Nurses' practices and factors affecting these practices. Queensland University of Technology.

Ranse, Kristen Louise/Yates, Patsy/Coyer, Fiona (2012). End-of-life care in the intensive care setting: A descriptive exploratory qualitative study of nurses' beliefs and practices. Post-print of Article in Australian Critical Care 12(01)/2012, S. 4–12. https://research-repository.griffith.edu.au/bitstream/handle/10072/381148/RansePUB5776.pdf;jsessionid=680848A4FFB77DFE18D7F065400F6E91?sequence=1 (Zugriff: 29.08.2020), S. 1–22.

Rehberg, Karl-Siegbert (Hrsg.) (2008). Die Natur der Gesellschaft. Verhandlungen des 33. Kongresses der Deutschen Gesellschaft für Soziologie in Kassel 2006. Teilbände 1 u. 2. Campus Verlag: Frankfurt/Main.

Rehbock, Theda (2012). Person über den Tod hinaus? Zum moralischen Status der Toten. In: Esser, Andrea M./Kersting, Daniel/Schäfer, Christoph G. W. (Hrsg.) (2012). Welchen Tod stirbt der Mensch? Philosophische Kontroversen zur Definition und Bedeutung des Todes. Reihe: Todesbilder. Studien zum gesellschaftlichen Umgang mit dem Tod. Band 8. Campus Verlag: Frankfurt/New York, S. 143–178.

Remmers, Hartmut (2006). Zur Bedeutung biografischer Ansätze in der Pflegewissenschaft, in: Zeitschrift für Gerontologie und Geriatrie 03/2006, S. 183–191.

Remmers, Hartmut (2019). Philosophische Dimensionen. Die Endlichkeit personalen Lebens. In: Kreutzer, Susanne/Oetting-Ross, Claudia/Schwermann, Meike (Hrsg.) (2019). Palliative Care aus sozial- und pflegewissenschaftlicher Perspektive. Beltz Juventa: Wiesbaden, S. 20–48.

Ricoeur, Paul (1988). Zeit und Erzählung. Band I. Zeit und historische Erzählung, Übergänge. Texte und Studien zu Handlung, Sprache und Lebenswelt. Band 18/I. Wilhelm Fink Verlag: München.

Ricoeur, Paul (1989). Zeit und Erzählung. Band II. Zeit und literarische Erzählung, Übergänge. Texte und Studien zu Handlung, Sprache und Lebenswelt. Band 18/II. Wilhelm Fink Verlag: München.

Ricoeur, Paul (1991). Zeit und Erzählung. Band III. Die erzählte Zeit, Übergänge. Texte und Studien zu Handlung, Sprache und Lebenswelt. Band 18/III. Wilhelm Fink Verlag: München.

Ricoeur, Paul (2005). Vom Text zur Person. Hermeneutische Aufsätze (1970–1999). Reihe: Philosophische Bibliothek. Band 570. Felix Meiner Verlag: Hamburg.

Ricoeur, Paul (2011). Lebendig bis in den Tod. Fragmente aus dem Nachlass. Französisch-Deutsch: Reihe: Philosophische Bibliothek. Band 614. Felix Meiner Verlag: Hamburg.

Rorty, Richard (2016). Kontingenz, Ironie und Solidarität. 11. Auflage. Suhrkamp Verlag: Frankfurt/Main.

Rosa, Hartmut (2005). Beschleunigung. Die Veränderung der Zeitstrukturen in der Moderne. Suhrkamp Verlag: Frankfurt/Main.

Rosa, Hartmut (2014). Beschleunigung und Entfremdung. Entwurf einer Kritischen Theorie spätmoderner Zeitlichkeit. 3. Auflage. Suhrkamp Verlag: Berlin.

Rosa, Hartmut (2016). Resonanz. Eine Soziologie der Weltbeziehung. Suhrkamp Verlag: Berlin.

Rosa, Hartmut (2019). Unverfügbarkeit. 5. Auflage. Residenz Verlag: Wien/Salzburg.

Rosenthal, Gabriele (2010). Die erlebte und erzählte Lebensgeschichte. Zur Wechselwirkung zwischen Erleben, Erinnern und Erzählen. In: Griese, Birgit (Hrsg.) (2010). Subjekt – Identität – Person? Reflexionen zur Biographieforschung. VS Verlag für Sozialwissenschaften: Wiesbaden, S. 197–218.

Rosenthal, Gabriele (2014). Interpretative Sozialforschung. Eine Einführung. 4. Auflage. Reihe: Grundlagentexte Soziologie. Beltz Juventa: Weinheim/Basel.

Rosentreter, Michael/Groß, Dominik (2010). O tempora, o mores (curae mortui). Der Leichnam zwischen kommerzieller Totenfürsorge und affektiver Trauerbewältigung. In: Groß, Dominik/Schweikardt, Christoph (Hrsg.) (2010). Die Realität des Todes. Zum gegenwärtigen Wandel von Totenbildern und Erinnerungskulturen. Reihe: Todesbilder. Studien zum gesellschaftlichen Umgang mit dem Tod. Band 3. Campus Verlag: Frankfurt/New York, S. 77–110.

Rosentreter, Michael/Groß, Dominik/Kaiser, Stephanie (Hrsg.) (2010). Sterbeprozesse. Annäherungen an den Tod. Reihe: Studien des Aachener Kompetenzzentrums für Wissenschaftsgeschichte. Band 9. kassel university press: Kassel.

Rosser, Megan/King, Lindy (2003). Transition experiences of qualified nurses moving into hospice nursing. In: Journal of Advanced Nursing 43(02)/2003, S. 206–215.

Salis Gross, Corina (2001). Der ansteckende Tod. Eine ethnologische Studie zum Sterben im Altersheim. Campus Verlag: Frankfurt/Main.

Salum, Maria Eduarda Grams et al. (2017). The process of death and dying. Challenges in nursing care for patients and family members. In: Rev Rene 18 (04)/2017, S. 528–535.

Schäfer, Rainer/Schuhmann, Günter (Hrsg.) (2017). „Sterben in Würde – Mythos oder erreichbares Ziel?“ Palliativ- und Hospizarbeit zwischen Idealvorstellung und Wirklichkeit. Verlag Königshausen & Neumann: Würzburg.

Schiefer, Frank (2007). Die vielen Tode. Individualisierung und Privatisierung im Kontext von Sterben, Tod und Trauer in der Moderne. Wissenssoziologische Perspektiven. LIT: Berlin.

Schneider, Werner (2005). Der >gesicherte< Tod. Zur diskursiven Ordnung des Lebensendes in der Moderne. In: Knoblauch, Hubert A./Zingerle, Arnold (Hrsg.) (2005). Thanatosoziologie. Tod, Hospiz und die Institutionalisierung des Sterbens. Reihe: Sozialwissenschaftliche Abhandlungen der Görres-Gesellschaft. Band 27. Duncker & Humblot: Berlin, S. 55–79.

Schneider, Werner (2014). Sterbewelten: Ethnographische (und dispositivanalytische) Forschung zum Lebensende. In: Schnell, Martin W./Schneider, Werner/Kolbe, Harald (Hrsg.) (2014). Sterbewelten. Eine Ethnographie. Palliative Care und Forschung. Reihe: Palliative Care und Forschung. Band 2. Springer VS: Wiesbaden, S. 51–138.

Schnell, Martin W./Schneider, Werner/Kolbe, Harald (Hrsg.) (2014). Sterbewelten. Eine Ethnographie. Palliative Care und Forschung. Reihe: Palliative Care und Forschung. Band 2. Springer VS: Wiesbaden.

Schnell, Martin W./Schulz-Quach, Christian/Dunger, Christine (Hrsg.) (2018). 30 Gedanken zum Tod. Die Methode der Framework Analysis. Reihe: Palliative Care und Forschung. Band 6. Springer VS: Wiesbaden.

Schnell, Martin W. et al. (Hrsg.) (2013). Der Patient am Lebensende. Eine Qualitative Inhaltsanalyse. Reihe: Palliative Care und Forschung. Springer VS: Wiesbaden.

Schnell, Martin W. et al. (Hrsg.) (2015). Palliative Care und Hospiz. Eine Grounded Theory. Reihe: Palliative Care und Forschung. Springer VS: Wiesbaden.

Schweikardt, Christoph/Groß, Dominik (2010). Die „Realität des Todes“ – eine thematische Einführung. In: Groß, Dominik/Schweikardt, Christoph (Hrsg.) (2010). Die Realität des Todes. Zum gegenwärtigen Wandel von Totenbildern und Erinnerungskulturen. Reihe: Todesbilder. Studien zum gesellschaftlichen Umgang mit dem Tod. Band 3. Campus Verlag: Frankfurt/New York, S. 9–15.

Schwinn, Thomas (2015). Wissen – Glaube(n) – Aberglaube. Soziologische Perspektive. In: Forum Marsilius-Kolleg 15/2015, S. 1–18.

Seale, Clive (1998). Constructing Death. The Sociology of Dying and Bereavement. Cambridge University Press: Cambridge.

Shaw, Julia/Porter, Stephen (2015). Constructing rich false memories of committing crime. In: Psychological Science 26(03)/2015, S. 1–11.

Shimoinaba, Kaori e al. (2014). Losses Experienced by Japanese Nurses and the Way They Grieve. In: Journal of Hospice & Palliative Nursing 16(04)/2014, S. 224–230.

Shorey, Shefaly/Chua, Chrystal (2022). Nurses and nursing students' experiences on pediatric end-of-life care and death: A qualitative systematic review. In: Nurse Education Today 112(04)/2022.

Shorter, Melanie/Stayt, Louise Caroline (2010). Critical care nurses' experiences of grief in an adult intensive care unit. In: Journal of Advanced Nursing 66(01)/2010, S. 159–167.

Silveira, Natyele Rippel et al. (2016). Palliative Care and the intensive care nurses. Feelings that endure. In: Revista Brasileira de Enfermagem 69(06)/2016, S. 1012–1019.

Sinclair, Shane (2011). Impact of death and dying on the personal lives and practices of palliative and hospice care professionals. In: Canadian Medical Association Journal 183(02)/2011, S. 180–187.

Skivington, Kathryn et al. (2021a). A new framework for developing and evaluating complex interventions: update of Medical Research Council guidance. In: BMJ 374(2061)/ 2021, S. 1–11.

Skivington, Kathryn et al. (2021b). Framework for the development and evaluation of complex interventions: gap analysis, workshop and consultation-informed update. In: Health Technology Assessment 25(57)/2021.

Solomon, Sheldon (2016). „Zuflucht in der Schönheit". SPIEGEL-Gespräch. Wir müssen sterben – und leider wissen wir das. Der Psychologe Sheldon Solomon hat erforscht, wie die Furcht vor dem Tod unser Leben bestimmt. In: DER SPIEGEL 25/2016, S. 106–109.

Sorensen, Roslyn/Iedema, Rick (2009). Emotional labour. Clinicians' attitudes to death and dying. In: Journal of Health Organization and Management 23(01)/2009, S. 5–22.

Stadelbacher, Stephanie (2017). Das Lebensende als Randgebiet des Sozialen? Zur Praxis des ‚guten' Sterbens zu Hause am Beispiel der ambulanten Hospiz- und Palliativarbeit. In: Jakoby, Nina/Thönnes, Michaela (Hrsg.) (2017). Zur Soziologie des Sterbens. Aktuelle theoretische und empirische Beiträge. Springer VS: Wiesbaden, S. 49–70.

Stanzl, Nicola/Scammell, Janet (2022). Nurses' perceptions of supporting a ‚good death' in intensive care units. In: International Journal of Palliative Nursing 28(08)/2022, S. 357–364.

Statistisches Bundesamt (Destatis) (2017). Gesundheit. Diagnosedaten der Patienten und Patientinnen in Krankenhäusern (einschl. Sterbe- und Stundenfälle). Fachserie 12. Reihe 6.2.1. https://www.destatis.de/DE/Themen/Gesellschaft-Umwelt/Gesundheit/Krankenhaeuser/Publikationen/Downloads-Krankenhaeuser/diagnosedaten-krankenhaus-2120621167004.pdf?__blob=publicationFile (Zugriff: 12.05.2020)

Statistisches Bundesamt (Destatis) (2020). Sterbefälle. Fallzahlen nach Tagen, Wochen, Monaten, Altersgruppen und Bundesländern für Deutschland. 2016–2020. Sonderauswertung. https://www.destatis.de/DE/Themen/Gesellschaft-Umwelt/Bevoelkerung/Sterbefaelle-Lebenserwartung/Tabellen/sonderauswertung-sterbefaelle.html (Zugriff: 12.05.2020)

Staudigl, Barbara (2009). Emmanuel Lévinas. Vandenhoeck & Ruprecht: Göttingen.

Stayer, Debra L. (2013). Living with Dying in the Pediatric ICU. A Nursing Perspektive. Doctoral Dissertation. Duquesne University. https://dsc.duq.edu/cgi/viewcontent.cgi?article=2251&context=etd (Zugriff: 15.05.2021)

Stayer, Debra L./Lockhart, Joan Such (2016). Living with dying in the pediatric intensive care unit: A nursing perspective. In: American Journal of Critical Care 25(04)/2016, S. 350–356.

Steffen-Bürgi, Barbara (2007). Reflexionen zu ausgewählten Definitionen der Palliative Care. In Knipping, Cornelia (Hrsg.) (2007). Lehrbuch Palliative Care. 2., durchgesehene und korrigierte Auflage. Verlag Hans Huber: Bern, S. 30–38.

Steffen-Bürgi, Barbara (2009). Ein „Gutes Sterben" und ein „Guter Tod". Zum Verständnis des Sterbeideals und seiner Bedeutung für Hospiz und Palliative Care. In: Pflege 22(05)/2009, S. 371–378.

Stiel, Stephanie/Radbruch, Lukas (2010). Die Angst vor Sterben und Tod in der Palliativmedizin. In: Rosentreter, Michael/Groß, Dominik/Kaiser, Stephanie (Hrsg.) (2010). Sterbeprozesse. Annäherungen an den Tod. Reihe: Studien des Aachener Kompetenzzentrums für Wissenschaftsgeschichte. Band 9. kassel university press: Kassel, S. 231–239.

Streeck, Nina (2017). Sterben, wie man gelebt hat. Die Optimierung des Lebensendes. In: Jakoby, Nina/Thönnes, Michaela (Hrsg.) (2017). Zur Soziologie des Sterbens. Aktuelle theoretische und empirische Beiträge. Springer VS: Wiesbaden, S. 29–48.

Sudnow, David (1973). Organisiertes Sterben. Eine soziologische Untersuchung. Fischer Verlag: Frankfurt/Main.

Tewes, Renate (2008). Sterberituale in der Pflege. In: Liedke, Ulf/Oehmichen, Frank (Hrsg.) (2008). Sterben. Natürlicher Prozess und professionelle Herausforderung. Akzente der Entwicklung sozialer Arbeit in Gesellschaft und Kirche. Band12. Evangelische Verlagsanstalt: Leipzig, S. 211–227.

Thieme, Frank (2019). Sterben und Tod in Deutschland. Eine Einführung in die Thanatosoziologie. Springer VS: Wiesbaden.

Thier, Markus/Tag, Brigitte (2010). Rechtsfragen im Umgang mit der Leiche. In: Groß, Dominik/Glahn, Julia/Tag, Brigitte (Hrsg.) (2010). Die Leiche als Memento mori. Interdisziplinäre Perspektiven auf das Verhältnis von Tod und totem Körper. Reihe: Todesbilder. Studien zum gesellschaftlichen Umgang mit dem Tod. Band 2. Campus Verlag: Frankfurt/New York, S. 103–124.

Thorn, Hronn/Uhrenfeldt, Lisbeth (2017). Experiences of non-specialist nurses caring for patients and their significant others undergoing transitions during palliative end-of-life cancer care: a systematic review. In: JBI database of systematic reviews and implementation reports 15(06)/2017, S. 1711–1746.

Timmermans, Stefan (2010). There's More to Dying than Death: Qualitative Research on the End-of-Life. In: Bourgeault, Ivy/Dingwall, Robert/De Vries, Raymond (Hrsg.) (2010). The SAGE Handbook of Qualitative Methods in Health Research. SAGE Publications: London et al., S. 19–33.

Tirschmann, Felix (2017). Der Alltag des Todes. Perspektiven einer wissenssoziologischen Thanatologie. Springer VS: Wiesbaden.

Trachsel, Manuel/Maercker, Andreas (2016). Lebensende, Sterben und Tod. Fortschritte der Psychotherapie. Band 61. Hogrefe Verlag: Göttingen.

Tranter, Shelley/Josland, Elisabeth/Turner, Kylie (2016). Nurses' bereavement needs and attitudes towards patient death: a qualitative descriptive study of nurses in a dialysis unit. In: Journal of Renal Care 42(02)/2016, S. 101–106.

Tronto, Joan C. (1993). Moral Boundaries. A Political Argument for an Ethic of Care. Routledge: New York/London.

Tronto, Joan C. (2013). Caring Democracy. Markets, Equality, and Justice. New York University Press: New York.

Truog, Robert D./Meyer, Elaine C./Burns, Jeffrey P. (2006). Toward interventions to improve end-of-life care in the pediatric intensive care unit. In: Critical Care Medicine, 34(11)/2006, S. 373–379.

Tugendhat, Ernst (2014). Gedanken über den Tod. In: Wittwer, Héctor (Hrsg.) (2014). Der Tod. Philosophische Texte von der Antike bis zur Gegenwart. Reclam Verlag: Stuttgart, S. 296–311.

Vagts, Dierk A./Mutz, Christian W. (2013). Verhältnis von Intensiv- zu Palliativmedizin. In: Michalsen, Andrej/Hartog, Christiane S. (Hrsg.) (2013). End-of-Life Care in der Intensivmedizin. Springer-Verlag: Berlin/Heidelberg, S. 101–105.

Van Brussel, Leen (2014). A Discourse-Theoretical Approach to Death an Dying. In: Van Brussel, Leen/Carpentier, Nico (Hrsg.) (2014). The Social Construction of death. Interdisciplinary Perspectives. Palgrave Macmillan: Basingstoke, S. 13–33.

Van Brussel, Leen/Carpentier, Nico (2014a). Introduction. In: Van Brussel, Leen/Carpentier, Nico (Hrsg.) (2014b). The Social Construction of death. Interdisciplinary Perspectives. Palgrave Macmillan: Basingstoke, S. 1–10.

Van Brussel, Leen/Carpentier, Nico (Hrsg.) (2014b). The Social Construction of death. Interdisciplinary Perspectives. Palgrave Macmillan: Basingstoke.

Van den Heuvel, Ingeborg/Nolte-Buchholtz, Silke/Rellensmann, Georg (2019). Pädiatrische Intensiv- und Palliativmedizin – unsere Patienten brauchen beides! In: Intensivmedizin up2date 15(01)/2019, S. 91–110.

Van der Meide, Hanneke/Olthuis, Gert/Leget, Carlo (2015). Why Frailty Needs Vulnerability. A Care Ethical Perspective on Hospital Care for Older Patients. In: Nursing Ethics 22(08)/2015, S. 860–869.

Van Nistelrooij, Inge/Leget, Carlo (2017). Against dichotomies: On mature care and self-sacrifice in care ethics. In: Nursing Ethics 24(06)/2017, S. 1–10.

Vogd, Werner (2002). Die Bedeutung von „Rahmen“ (frames) für die Arzt-Patient-Interaktion. Eine Studie zur ärztlichen Herstellung von dem, „was der Fall ist“ im gewöhnlichen Krankenhausalltag. In: Zeitschrift für qualitative Bildungs-, Beratungs- und Sozialforschung 03(02)/2002, S. 321–346.

Von Arnim, Gabriele (2021). Das Leben ist ein vorübergehender Zustand. Rowohlt Verlag: Hamburg.

Von Glasersfeld, Ernst (2018). Einführung in den radikalen Konstruktivismus. In: Watzlawick, Paul (Hrsg.) (2018). Die erfundene Wirklichkeit. Wie wissen wir, was wir zu wissen glauben? Beiträge zum Konstruktivismus. 11. Auflage. Piper Verlag: München, S. 16–38.

Von Graevenitz, Gerhart/Marquard, Odo (Hrsg.) (1998a). Kontingenz. Reihe: Poetik und Hermeneutik. Band 17. Wilhelm Fink Verlag: München.

Von Graevenitz, Gerhart/Marquard, Odo (1998b). Vorwort. In: Von Graevenitz, Gerhart/Marquard, Odo (Hrsg.) (1998). Kontingenz. Reihe Poetik und Hermeneutik Band 17. Wilhelm Fink Verlag: München, S. XI-XVI.

Von Kittlitz, Alard (2021). Die Macht des Bauchgefühls. In: DIE ZEIT 15.07.2021 29/2021, S. 59–61.

Watzlawick, Paul (Hrsg.) (2018a). Die erfundene Wirklichkeit. Wie wissen wir, was wir zu wissen glauben? Beiträge zum Konstruktivismus. 11. Auflage. Piper Verlag: München.

Watzlawick, Paul (2018b). Epilog. In: Watzlawick, Paul (Hrsg.) (2018). Die erfundene Wirklichkeit. Wie wissen wir, was wir zu wissen glauben? Beiträge zum Konstruktivismus. 11. Auflage. Piper Verlag: München, S. 310–315.

Weglage, Gabriele (2014). Leben auf Zeit. Anpassungsstrategien palliativ betreuter Menschen. Mabuse-Verlag: Frankfurt/Main.

Weidner, Frank (2011). Professionelle Pflegepraxis und Gesundheitsförderung. Eine empirische Studie über Voraussetzungen und Perspektiven des beruflichen Handelns in der Krankenpflege. 3. Auflage. Mabuse-Verlag: Frankfurt/Main.

Weischedel, Wilhelm (1980). Skeptische Ethik. Suhrkamp Verlag: Frankfurt/Main.

Weller, Wivian (2005). Karl Mannheim und die dokumentarische Methode. In: Zeitschrift für qualitative Bildungs-, Beratungs- und Sozialforschung 06(02)/2005, S. 295–312.

Welzer, Harald (2000). Das Interview als Artefakt. Zur Kritik der Zeitzeugenforschung. In: BIOS 13(01)/2000, S. 51–63.

Wenzel, Claudia/Pleschberger, Sabine (2009). Der Sterbeprozess – Theoretische Konzepte und ihr Nutzen für die Praxis. In: Pflegewissenschaft 10/2009, S. 532–536.

Wetz, Franz Josef (2014). Hans Blumenberg zur Einführung. 4., unveränderte Auflage. Junius Verlag: Hamburg.

Wilson, Janet/Kirshbaum, Marilyn (2011). Effects of patient death on nursing staff: a literature review. In: British journal of nursing 20(09)/2011, S. 559–563.

Wittkowski, Joachim (Hrsg.) (2003). Sterben, Tod und Trauer. Grundlagen, Methoden, Anwendungsfelder. Kohlhammer Verlag: Stuttgart.

Wittkowski, Joachim (2013). Forschung zu Sterben, Tod und Trauern. In: Psychologische Rundschau 63(03)/2013, S. 131–141.

Wittwer, Héctor (Hrsg.) (2014a). Der Tod. Philosophische Texte von der Antike bis zur Gegenwart. Reclam Verlag: Stuttgart.

Wittwer, Héctor (2014b). Einführung. In: Wittwer, Héctor (Hrsg.) (2014). Der Tod. Philosophische Texte von der Antike bis zur Gegenwart. Reclam Verlag: Stuttgart, S. 7–30.

Wittwer, Héctor (2014c). Sterben und Tod als Themen der Philosophie – eine kurze Darstellung mit einem Blick auf die Begleitung Sterbender. In: Ethik-Journal 02/14, S. 1–15.

Wittwer, Héctor/Schäfer, Daniel/Frewer, Andreas (Hrsg.) (2010). Sterben und Tod. Ein interdisziplinäres Handbuch. J.B. Metzler Verlag: Stuttgart/Weimar.

Wong, Paul T.P./Tomer, Adrian (2011). Beyond terror and denial. The positive psychology of death acceptance. In: Death Studies 35(02)/2011, S. 99–106.

World Health Organization (2002). Definition of Palliative Care. www.dgpalliativmedizin.de/images/stories/WHO_Definition_2002_Palliative_Care_englisch-deutsch.pdf (Zugriff: 08.01.2023)

World Medical Association (WMA) (2013). Deklaration von Helsinki – Ethische Grundsätze für die medizinische Forschung am Menschen. https://www.bundesaerztekammer.de/fileadmin/user_upload/_old-files/downloads/pdf-Ordner/International/Deklaration_von_Helsinki_2013_20190905.pdf (Zugriff: 23.12.2022)

Wüller, Johannes et al. (2014). Palliativpflege. Elsevier: München.

Zheng, Ruishuang/Lee, Susan Fiona/Bloomer, Melissa Jane (2018). How nurses cope with patient death: A systematic review and qualitative meta-synthesis. In: Journal of Clinical Nursing 27(01-22)/2018, S. e39–e49.

Zwierlein, Eduard (2009). Einleitung. In : Landsberg, Paul Ludwig (2009). Die Erfahrung des Todes. Matthes & Seitz Berlin Verlagsgesellschaft: Berlin, S. 7–19.